VERHANDLUNGEN

DES I. INTERNATIONALEN KONGRESSES FÜR

SEXUALFORSCHUNG

BERLIN VOM 10. BIS 16. OKTOBER 1926

VERANSTALTET VON DER

INTERNATIONALEN GESELLSCHAFT FÜR SEXUALFORSCHUNG

REDIGIERT VON

DR. MAX MARCUSE

ZWEITER BAND

PHYSIOLOGIE, PATHOLOGIE UND THERAPIE

MIT 61 ABBILDUNGEN UND FIGUREN IM TEXT

BERLIN UND KÖLN

A. MARCUS & E. WEBER'S VERLAG

1928

Inhalt

Seite

S. Aschheim, Hormon und Schwangerschaft (Selbstbericht) . . 1
Ernst Baader, Berufsarbeit mit Blei, Quecksilber, Phosphor und Arsen in ihrer Wirkung auf die Sexualhormone 2
Silvestro Baglioni, I processi nervosi sessuali. Mit 4 Figuren . . 6
W. M. Bechterew, Die Geschlechtstätigkeit vom Standpunkt der Reflexologie 17
Harry Benjamin, Altersbekämpfung durch Keimdrüsentherapie . 43
O. Berner, Maskulinisation durch Ovarialgeschwülste. Mit 10 Figuren 56
Diskussion: *Hugo Sellheim* S. 71. — *O. Berner* (Schlußwort) S. 73.
Karl Birnbaum, Die Bedeutung der Sexualität für die Gestaltung der Psychose 74
Hans Bürger, Die Sexual-Störungen der Postencephalitiker . . . 77
Carlo Ceni, Beziehungen zwischen psychischen und sexuellen Vorgängen. Mit 11 Figuren 81
Franz M. Groedel, Interferometrische Untersuchungen zur Frage der Drüsenveränderungen im Alter 96
Diskussion: *Paul Hirsch* S. 101. — *Franz Groedel* S. 102. — *Paul Hirsch* S. 103. — *Karl Hellmuth* S. 103. — *A. Streck* S. 104.
H. F. O. Haberland, Die Überpflanzung der männlichen Keimdrüsen (Autoreferat) 108
Diskussion: *Peter Schmidt* S. 108. — *B. P. Wiesner* S. 109. *H. F. O. Haberland* S. 109.
Karl Hellmuth, Das Problem der inneren Sekretion (einschließlich Plazenta) im Lichte der interferometrischen Serodiagnostik . 110
Kankeleit, Über Selbstbeschädigungen und Selbstverstümmelungen der Geschlechtsorgane. Mit 7 Abbildungen 117
A. Landecker, Die Möglichkeit der Konstitutionsumwandlung durch kombinierte Organ- und Strahlentherapie 128
E. Laqueur, Über weibliches Sexualhormon (Menformon) im bes. seine Eichung 133
Erich Leschke, Zwischenhirn und Sexualität 139
Alfred Loeser, Die Wirkung der Eierstocküberpflanzung auf die infantile, innersekretorisch kranke und alternde Frau . . . 141
G. Mingazzini, Die nervösen Störungen während der Schwangerschaft und der Malthusianismus 147
Salvatore Minutilla, La cura dei bagni marini nelle affezioni

croniche degli organi sessuali femminili 150
Rudolf Polland, Vererbung einer vorzeitigen Entwicklung des Geschlechtstriebes 155
H. Rohleder, Die Trisexualität 158
Diskussion: *Ernst Levinger* S. 160.
Vladislav Růžička, Über Altern und Lebensdauer 162
Peter Schmidt, Klinische Altersbekämpfung 169
Hugo Sellheim, Serum-Extrakt-Reaktion und ihr Erklärungsversuch 171
Robert Stigler, Vergleichende Sexualphysiologie der schwarzen und der weißen Frau. Mit 20 Abbildungen 182
S. Stocker-Dreyer, Erfahrungen mit der Keimdrüsenüberpflanzung bei Menschen 207
A. Streck, Fermentbiologie und Interferometrie 212
Arthur Walton, Hammond and Asdell, On the Vitality of the Spermatozoon in the Male Female Genital Tracts and Outside the Body 217
Wilh. Weygandt, Beitrag zur forensischen Sexualpathologie. . . 220
B. P. Wiesner, Zur Keimdrüsenfunktion des Kindesalters. Mit 9 Abbildungen 229
B. P. Wiesner, Über Sexualzyklus, Brunst- und Scheinschwangerschaft 235
Diskussion: *Selmar Aschheim* S. 240. — *B. P. Wiesner* S. 241. — *S. Aschheim* S. 242. — *B. P. Wiesner* S. 242.
Z. F. Willis, Some Special Problems of Adolescence 243

Hormon und Schwangerschaft.

Von *Dr. S. Aschheim,* Berlin.

(In extenso veröffentl. i. d. Mediz. Klinik 1926 Nr. 53.)

Die Untersuchungen betreffen das Vorkommen des Ovarialhormons und des Hypophysenvorderlappenhormons (beziehungsweise diesen in der Wirkung auf das Ovarium gleichender Substanzen) bei der schwangeren Frau.

Das Ovarialhormon wurde an der kastrierten Maus durch das Auftreten der oestrischen Scheidenveränderungen (sogenannter Allen-Test) nachgewiesen.

Bei der schwangeren Frau wurde Ovarialhormon gefunden:

1. Im Corpus luteum graviditatis und zwar in der Hälfte der geprüften Corpora lutea.

2. In der Rinde des Schwangerschaftsovariums und zwar in einem Drittel der untersuchten Ovarien; hier ist es nach Ansicht des Vortragenden an die hyperplastischen und hypertrophischen Thecazellen atretischer Follikel gebunden.

3. In der Placenta. Der Nachweis erfolgte durch Implantation von Placentarstückchen in die Muskulatur der kastrierten Maus, durch Verfütterung von Placenta und durch Extractbereitung aus der Placenta.

4. Im Blutserum schwangerer Frauen vom Ende des vierten Monats der Schwangerschaft an; konstant fand es sich in den letzten Monaten; auch bei Eklampsie wurde es im Blute noch 3 Stunden post partum gefunden. Es fehlte in einem Falle von schwerer zum Tode führender Nephritis einer Kreissenden.

Es wurde im Schwangernserum durch direkte Injektion von 3 ccm Serum (auf 2 Tage verteilt) nachgewiesen. Es ist das Ovarialhormon im Schwangernblute in großen Mengen also vorhanden.

5. In derselben Weise wurde Ovarialhormon im Nabelschnurblut gefunden.

Der Nachweis im festen Gewebe wurde durch die Methode der elektiven Implantation (Zondek-Aschheim) erbracht. Niemals wurde Ovarialhormon in der Deocidua parietalis der ersten vier Schwangerschaftsmonate gefunden.

Das Hypophysenvorderlappenhormon (beziehungsweise ihm an Wirkung auf das Ovarium gleichender Substanzen) wurde an infantilen nicht kastrierten Mäusen nachgewiesen. Die Testwirkung dieser Substanz besteht darin, daß im Ovarium der infantilen Maus nach Zuführung der Wirksubstanz durch Implantation oder durch Injektion die Follikel reifen und Corpora lutea sich bilden. Die Reifung der Follikel dokumentiert sich durch das Auftreten der oestrischen Veränderungen in der Scheide der infantilen Maus.

Das Hypophysenvorderlappenhormon wurde bei der schwangeren Frau gefunden.

1. In der Decidua parietalis in allen untersuchten Fällen.

2. Im Corpus luteum graviditatis; hier ist es vermutlich an das für das Schwangerschaftscorpus-luteum charakteristische Colloid gebunden.

3. In der Placenta.

4. In dem Serum schwangerer Frauen in denselben Fällen, in denen auch Ovarialhormon sich fand, aber auch schon in den ersten Monaten.

5. Im Nabelschnurblut, in mehreren Fällen.

Im Serum zweier trächtiger Kühe am Ende der Tragzeit wurden beide Hormone n i c h t gefunden.

Der Vortragende weist darauf hin, daß beide Hormone Wachstumsstoffe sind und ihre Anwesenheit im Blute schwangerer Frauen und in der Placenta die gewaltigen Wachstumsvorgänge bei der schwangeren Frau und dem Foetus unserem Verständnis näher bringen. Er hebt auch die Bedeutung des Hypophysenvorderlappenhormons für die Follikelreifung im Ovarium hervor.

Berufsarbeit mit Blei, Quecksilber, Phosphor und Arsen in ihrer Wirkung auf die Sexualhormone.

Von Dr. *Ernst Baader*,

dirigierendem Arzt der inneren Abteilung des Kaiserin Auguste Viktoria-Krankenhauses in Berlin-Lichtenberg.

Von allen gewerblichen Giften steht das Blei in seiner Bedeutung für den Menschen an erster Stelle. Hunderttausende, Männer und Frauen, sind in den Industrieländern Europas und Nordamerikas des Broterwerbes halber gezwungen, sich mehr oder minder den Einwirkungen dieses tückischen Metalls bei ihrer Berufsarbeit auszusetzen. Ich erinnere nur an die Bleischmelzen, die Akkumulatorenfabriken, die Herstellungsbetriebe von Bleiweißfarbe und Mennige, an Lötereien und Druckereien, an Maler, Lackierer, Emailleure etc. Es gibt weit über 100 verschiedene Berufszweige, die Blei verwenden. Die Frage der Wirkung des Bleis auf die Genitalorgane der mit bleihaltigem Material Arbeitenden verdient also mehr als nur theoretisches Interesse.

Die Klinik der Bleivergiftung deckt schon rein äußerlich deutliche Beziehungen zwischen Blei und den Generationsorganen auf, indem sowohl Hodenatrophien bei chronischer Bleiintoxication wie schmerzhafte akute Hodenschwellungen bei akuter Bleierkrankung beobachtet wurden. Anschließend an die Hodenschwellung soll bei einem Patienten eine längere Zeit anhaltender völliger Verlust der Potenz aufgetreten sein. Klagen über Potenzverminderung oder völligen Verlust der Potenz sind bei Bleikranken häufig. Ich habe im Verlauf des letzten Halbjahres in der meiner Leitung unterstehenden Gewerbekrankenabteilung des Kaiserin Auguste Viktoria-Krankenhauses in Berlin-Lichtenberg bei 64 einwandsfrei bleikranken Arbeitern 29 — also fast 50%! — über merkliche Herabsetzung ihrer Libido klagen gehört. Die Mehrzahl berichtete, daß infolge der Bleikrankheit, die sich meist in allgemeiner Mattigkeit, Kopfschmerzen, Verstopfung und Gliederschmerzen äußerte, ihnen jede Lust zum Sexualverkehr geschwunden sei. Einige, die dem Wunsch ihrer Ehefrauen oder erotischen Partnerinnen zu sexueller Betätigung nachkamen, hatten nach dem Akt Schweißausbruch und starke Erschöpfungsgefühle. Fünf von den 29 hierüber Beschwerden Äußernden wollten ein völliges Erloschensein ihrer Sexualfunktionen bei sich beobachtet haben. Sie hatten die Erektionsfähigkeit verloren. Die Untersuchten befanden sich im Alter von 19—58 Jahren. Die Dauer der Bleibeschäftigung scheint für das Auftreten von Potenzherabsetzung oder Verlust ohne Belang zu sein. Ein 21 jähriger Anstreicher hatte schon nach 4 Monaten Bleiarbeit starke Herabsetzung seiner Libido und Schwitzen nach der Anstrengung des Aktes zu verzeichnen. Dagegen hatten ein 51 jähriger Bleihüttenschmelzer nach $5^1/_2$jähriger und ein 54jähriger trotz 20jähriger Arbeit am Bleihochofen keinerlei Einbuße ihrer Sexualkraft. Unter den Patienten, deren Sexualtrieb als ganz erloschen angegeben wurde, befand sich ferner ein erst 28jähriger Bleiweißmaler. Hieraus folgt, daß weder ein bestimmtes Alter noch die Dauer der Bleitätigkeit die durch Blei verursachten Potenzstörungen bedingt, sondern daß das Einsetzen letzterer von der individuellen Konstitution der Befallenen abhängt. Denn klinisch waren alle 64 Befragten etwa gleich stark bleikrank; sie waren sämtlich nicht bettlägerig. Die schweren Formen der Bleiintoxication wie periphere Lähmungen, Extremitätengangrän, Encephalopathia saturnina, habe ich absichtlich aus dem Vergleich gelassen, da anzunehmen war, daß diese wie jeder bettlägerige Schwerkranke keinen Sexualdrang besitzen würden. Ich bin mir wohl bewußt, daß die Beantwortung der Fragen viele nicht nachkontrollierbare subjektive Empfindungsmomente wiedergibt, darf aber darauf hinweisen, daß die Befragung unter Ausschaltung jeder Beeinflussung in einem abgetrennten Raume vor sich ging und die Untersuchten oft s p o n t a n ihren Potenzschwund als Beweis ihrer allgemeinen bleiernen Mattigkeit berichteten.

Weit empfindlicher als der Mann pflegt der Organismus der Frau auf gewerbliche Gifte zu reagieren. Für die deletäre Wirkung des Bleis auf die Genitalsphäre der Frau stehen uns denn auch recht reichliche Erfahrungen zur Verfügung. Die Schädigungen lassen sich gruppieren: 1. in solche, die die Menstruation betreffen, 2. die sich auf die Schwangerschaft beziehen und 3. diejenigen, die sich in der Kindersterblichkeit und Gesundheit der Nachkommenschaft äußern.

Die Bleibergwerke der Insel Sardinien, in denen bis vor kurzem noch viele weibliche Personen seit früher Kindheit unter ungünstigsten hygienischen Verhältnissen arbeiteten, bieten ein besonders wertvolles Studienmaterial, da es sich hier im Gegensatz zu der fluktuierenden Fabrikbelegschaft der Großstädte um eine konstant bleibende und unter gleichen Ernährungs- und Lebensbedingungen stehende weibliche Arbeiterschaft handelt. Es fand sich nun, daß die Menstruation von 456 Arbeiterinnen nur bei 44 rechtzeitig, d. h. im Alter von 13—15 Jahren eintrat, bei 123 Arbeiterinnen setzte sie erst verspätet zwischen dem 16. und 18. Lebensjahr ein und bei dem Rest von 289 Arbeiterinnen trat die erste Regel erst zwischen 18 und 25 Jahren auf, was zumal bei einer romanischen Rasse als abnorm spätes Stadium angesehen werden muß. Ebenso wie der Eintritt, so war auch der Verlauf der Regel stark pathologisch. Bei den gleichen 455 Arbeiterinnen hatten nur 63 regelmäßige Monatsblutungen, bei 289 waren diese ganz unregelmäßig und bei 104 der Untersuchten war die Menstruation jeweilig von starken Hämorrhagien begleitet. Auf Prozentsätze umgerechnet, war also die Menstruation nur in 9,6% sämtlicher Arbeiterinnen normal eingetreten und nur bei 13,8% von regelmäßigem Verlauf. Der schädliche Einfluß des Bleis auf die Schwangerschaft ist nicht minder unverkennbar. Von 374 verheirateten Arbeiterinnen dieser sardinischen Bleibergwerke blieben 77 kinderlos, also 20% der Ehen unfruchtbar. Von den übrigen, bei denen zwar eine Gravidität sich einstellte, waren wiederum 20% dieser Schwangerschaften, die vorzeitig durch Frühgeburten unterbrochen wurden. Während es sich bei diesen Beobachtungen nur um Frauen handelt, die in einem Bleimilieu leben und sicherlich sämtlich Bleiträgerinnen sind, ohne daß sie dabei freilich Zeichen einer Bleivergiftung aufzuweisen brauchen, so zeigen die Berichte, die sich auf die Gravidität ausgesprochener Bleikranker beziehen, noch weit ungünstigere Ergebnisse.

Schon 1860 hat der Franzose *Paul* bei 142 Schwangerschaften bleikranker Frauen 62 mal Fehlgeburt, 4 mal Frühgeburt und 5 mal Totgeburt gefunden. Von den restlichen 30 lebend geborenen Kindern starben zudem noch 20 im ersten Lebensjahr. Solche traurigen Befunde ergeben auch die Ermittelungen des englischen Gewerbearztes *Legge* bei Frauen im Töpfereigewerbe, des preußischen Landesgewerbearztes *Teleky* bei Gießereihilfsarbeiterinnen in Druckereien, des Berliner Toxicologen *Lewin* und anderer. Ich will Sie hier nicht durch zuviel statistisches Zahlenmaterial ermüden. Nur zwei Vorkommnisse mag es mir erlaubt sein, kurz zu schildern. Eine 52jährige Frau, welche seit ihrem 7. Lebensjahr in einer Bleiatmosphäre leben mußte und schwer bleikrank wurde, konnte 12 mal in ihrem Dasein Mutterfreuden entgegensehen und hat 12 mal abortiert! Und, ist es nicht erschütternd zu lesen, daß von weiteren 4 bleikranken Frauen, bei denen sich mit Sicherheit 15 Schwangerschaften nachweisen ließen, nur ein einziges lebendes Kind geboren wurde?

Es ist übrigens interessant zu vermerken, daß bei Aussetzen der Bleiarbeit vorher stets abortierende Frauen plötzlich normale Geburten zu verzeichnen hatten und umgekehrt Mütter gesunder Kinder nach Aufnahme einer gewerblichen Bleiarbeit nur Fehl- oder Totgeburten hatten. Vermutlich erklärt sich das aus dem schnellen Übergang des von der Mutter aufgenommenen und im Blute kreisenden Bleis durch die Placenta auf die Frucht, wie dies *Porak* und *Balland* im Tierversuch gezeigt haben. Auch Übergang des Bleis in die Muttermilch ist verschiedentlich festgestellt worden. In der nur 45 g schweren Leber einer 14 Tage alten Frühgeburt einer bleikranken Mutter fanden sich 16% Blei. Dieses Blei ist in den kindlichen Organismus aus den Bleidepots der Mutter hinübergespült worden und hat das Hindernis für weitere Lebensentwicklung gegeben.

Alle nun bisher besprochenen Schwangerschaften betrafen Frauen, die entweder selbst Bleiarbeit ausübten oder bleikrank waren. Demgegenüber ist es von großer Bedeutung, daß auch bei gesunder, nie mit Bleiarbeit in Berührung gekommener Mutter die Zeugung durch einen bleikranken Vater der Frucht verhängnisvoll werden kann. Hierfür einige Beispiele. Die Frau eines Malers hatte bereits 2 normale Kinder geboren, als der Mann bleikrank wurde. Seitdem hatte die Frau trotz bestem Gesundheitszustande 15 (!) Aborte zwischen dem 4. und 7. Monat! Es war hier sicher nur der bleigeschädigte Samen, der die Entwicklung der Leibesfrucht zunichte machte. Zu welchen Konsequenzen für die Ehegemeinschaft dies führen kann, zeigt der Fall einer Frau, die von ihrem bleikranken Manne zwei tote Kinder vorzeitig geboren hatte und als sie dann ein gesundes Kind normal austrug, darüber befragt, freimütig äußerte, sie habe „auch einmal ein lebendes Kind haben wollen" und sich nur für diesen Zweck einen anderen Vater gesucht. Menschlich verständlich mag die Handlungsweise dieser Frau erscheinen; zumal, wenn wir nun noch kurz das Schicksal der von bleikranken Eltern abstammenden Kinder betrachten. Ihre Sterblichkeit ist eine abnorm hohe. Der Engländer *Reid* hat 123 Kinder bleivergifteter Mütter gezählt, von denen 73 bereits im Mutterleibe starben, 20 folgten im ersten, 8 im zweiten, 7 im dritten Lebensjahr und nur 14 von den 123 Kindern blieben am Leben! Ich muß es mir versagen, Ihnen noch mehr dieser traurigen Zahlenreihen anzuführen; hervorheben aber muß ich, daß die Kinder, soweit sie nicht frühzeitig wegsterben, das Erbteil der Keimvergiftung durch ein sieches Leben meist dauernd zu büßen haben. Ein großer Teil der lebendgeborenen Kinder bleikranker Väter oder Mütter kommt kachektisch und degeneriert zur Welt. Im Archiv für Gynäkologie hat *Rennert* über die somatisch und geistig minderwertige Nachkommenschaft in einem hessischen Töpferdistrikt berichtet, wo unabhängig von Rachitis, die Kinder auffällig eckige Schädel mit stark vorspringenden Stirn- und Schädelhöckern aufwiesen, häufig an tonisch-klonischen Zuckungen litten, denen sie auch vielfach erlagen. Eine Anzahl Kinder waren verblödet. Charakteristischerweise waren die Mütter z. T. völlig gesund! Fallsucht, Idiotie, Hydrocephalus und Krämpfe sind ferner bei der Nachkommenschaft Bleikranker beobachtet worden. In den eingangs erwähnten sardinischen Bleiminendistrikten sind denn auch bei der militärischen Aushebung 90—95% der Gestellungspflichtigen als dienstuntauglich befunden worden.

Das Blei stellt demnach eines der stärksten Keimgifte dar, die wir überhaupt kennen. Es besteht eine unglückliche Affinität des Bleis zu den Generationsorganen, die fast chemotaktisch auf das Blei zu wirken scheinen. Selbst bei Tieren, die nur das in der Nähe von Bleibergwerken wachsende Grünfutterästen, fanden sich solche Schädigungen. So liegen sowohl aus den Bleiminendistrikten Schottlands wie aus den Silberhütten des Harz Berichte vor, daß dort Kühe, Schafe und Ziegen verwarfen, die Enten und Gänse oft Windeier legten und selbst die Hirsche im dortigen Harzbezirk Mißbildungen ihres Geweihes zeigten. Ja sogar bis in die Klasse der Wirbellosen läßt sich der Konnex zwischen Blei und Sexualorganen verfolgen. Der Franzose *Maillard* fand, daß die Bandwürmer bleikranker Hunde und Katzen das Blei aus dem Darm ihrer Wirtstiere aufnehmen und in ihrem Genitaltraktus speichern, so daß dieser deutlich schwarz gefärbt ist.

Nächst dem Blei ist die gewerbliche Arbeit mit Quecksilber von gefährlicher Wirkung auf die Sexualorgane. Auch die Zahl der Berufe, in denen quecksilberhaltiges Material verwandt wird, ist nicht gering, so in der Hutindustrie (Hasenhaarschneiderei), bei der Amalgamierung, bei Herstellung von Gleichrichtern, von Thermometern, Barometern etc. Früher wurden ja auch noch die Spiegel mit Quecksilber belegt. In Fürth i. Bayern befanden sich die größten Fabriken, in denen auch zahlreiche Arbeiterinnen als Spiegelbelegerinnen tätig waren. Über ihre Erkrankungen hat *Kußmaul* seine berühmte Quecksilbermonografie geschrieben. Potenz der quecksilbervergifteten Arbeiter und Konzeptionsfähigkeit der Frauen sollen dabei ungestört sein, aber gleichwohl Aborte ungemein häufig. Da ich beim Blei bereits analoge Verhältnisse geschildert, kann ich mich hier kurz fassen. Nur ein Beispiel sei angeführt: Ein alter Spiegelbeleger war dreimal mit Spiegelbelegerinnen verheiratet, deren Kinder sämtlich starben, abgesehen von den Kindern 3. Ehe, die geboren wurden, bevor die 3. Frau die Arbeit als Spiegelbelegerin ausübte. Ein später geborenes starb wie seine Vorgeschwister. Die Sterblichkeit soll groß gewesen sein. Nach *Hirt* starben von 100 Kindern der Fürther Quecksilberbelegerinnen 65 im 1. Lebensjahr. Den besten Überblick über die Quecksilberwirkung auf den menschlichen Organismus liefern jedoch die Quecksilberminen.

Einer Einladung der spanischen Regierung folgend, habe ich selbst im Frühjahr 1926 die größte und bedeutendste Quecksilbermine der Erde in Almadén im südöstlichen Spanien besucht, in der 70% der gesamten Quecksilberausbeute der Welt gefördert wird. In den wenigen Tagen meines Aufenthaltes konnte ich keine statistischen Berechnungen machen, doch verdanke ich dem in Almadén seit über 10 Jahren ansässigen Arzte Dr. *Fernandez Aldama* einige interessante Daten. Die Potenz der Quecksilberarbeiter ist selbst bei schwerster Vergiftung scheinbar nicht herabgesetzt oder gar wie beim Blei erloschen. Im Gegenteil. Trotz der oft schwersten Formen des Tremor mercurialis, der die Frauen der Bergleute zwingt, ihre erkrankten Männer mit Gurten ans Bett zu binden, um zu verhindern, daß diese durch die starken Schüttelbewegungen aus dem Bett geschleudert werden, besteht bei den so Befallenen noch die Libido. Der Sexualakt wird freilich durch den Tremor oft rein technisch sehr erschwert. Aborte gibt es in Almaden recht häufig. Ich halte diese Angaben für brauchbar und wertvoll, da gerade in Spanien die Familien auf dem Lande sehr kinderreich zu sein pflegen und der Klerus den artefiziellen Abort durch moralische Ächtung fast unmöglich gemacht hat. Anders steht es natürlich in unseren Großstädten, wo ich es längst aufgegeben habe, die Angaben von Blei- oder Quecksilberarbeiterinnen inbezug auf ihre etwaigen Aborte für verwertbar zu halten. Über die angeblich große Anfälligkeit der Kinder quecksilberkranker Eltern läßt sich m. E.

bei der allgemein sehr großen Kindersterblichkeit in Spanien nichts Zuverlässiges sagen. — Interessieren dürfte es die hier versammelten Syphilidologen, daß die Lues in Almadén trotz ständiger Einatmung einer quecksilberhaltigen Luft bei der Minenarbeit keineswegs erloschen oder abgeschwächt ist. Ihre Behandlung ist sogar um so schwieriger, da auf jegliche Quecksilbertherapie Verzicht geleistet werden muß. Die eingetretene Sensibilisierung der Körper durch die Quecksilberarbeit verursacht bei therapeutischer Quecksilberinjektion sogleich eine schwere anaphylaktische Phase. Doch ich will nicht vom Thema abstreifen. Erwähnen möchte ich noch, daß von *Colson* analog dem Blei auch Störungen der Menstruation bis zur Amenorrhoe als einwandfreie Quecksilberwirkung beschrieben wurde. Sie sehen also, wie viel Parallelen in der Wirkung der beiden Schwermetalle Blei und Quecksilber auf die menschliche Genitalsphäre bestehen.

Einige Worte nun noch über die beiden gewerblichen Gifte Phosphor und Arsen, die freilich in der Industrie eine wesentlich geringere Rolle spielen als die erstgenannten. Seitdem die Verwendung des weißen Phosphor beinahe durchweg durch den fast ungiftigen roten Phosphor ersetzt worden ist, wird Phosphor bloß noch als Ungeziefervertilgungsmittel und in einigen kleineren Industriezweigen gebraucht. Arsen wird in der Glasindustrie, beim Eisenhärten und Messingbeizen, bei Herstellung medizinischer Präparate, beim Konservieren von Tierbälgen etc. verwendet. Beide Gifte sind aus der Geschichte als viel geschätzte Abortivmittel bekannt. Zumal zur Zeit der Verwendung des weißen Phosphor bei Zündhölzchen waren die Phosphorvergiftungen bei Abtreibungsversuchen sehr häufig. Es lassen sich daher keine Rückschlüsse darauf machen, ob die Behauptungen zutreffen, daß Arbeiterinnen in Phosphorbetrieben durch die Einwirkung ihrer Berufsarbeit häufige Fehlgeburten erlebten. Allein in Schweden hat *Hedrén* über 1500 Abtreibungen beschrieben, von denen über $90^{1}/_{2}$% durch den Gebrauch von Phosphor zustande kamen. Auch vom Arsen liegen Dutzende von Fällen vor, in denen Arsen einen Abort veranlaßte, übrigens ebenso wie Phosphor mit meist tödlichem Ausgang für die Abortierende. Über die Wirkung auf die männlichen Genitalfunktionen widersprechen sich die Berichte. Während vom Phosphor behauptet wird, daß eine erhöhte geschlechtliche Erregung, die bei Tieren öfters nach Phosphorfütterung vorkommen soll, beim Menschen nur selten auftrete, soll das Arsen das beste Aphrodisiakum darstellen und zur Hebung geschwächter Manneskraft und Anregung der Geschlechtskraft dienen. Als Tonica in diesem Sinne werden ja auch beide in Präparaten therapeutisch oft verordnet. *L. Lewin* berichtet hingegen, daß mehrfach Arsengebrauch zur Abschwächung bzw. zum Verlust der geschlechtlichen Funktion geführt habe. Ja selbst durch Schlafen in Zimmern mit arsenhaltigen Tapeten soll Impotenz eingetreten sein. Der Kliniker *Erben* hat jedenfalls Anaphrodisie und Impotentia coeundi als Folge einer chronischen Arsenvergiftung beobachtet. Es fehlen mir persönliche Kenntnisse oder anderwärts beobachtete zuverlässige Daten über die Genitalwirkung von Phosphor und Arsen bei den beruflich mit ihnen Beschäftigten. Immerhin wollte ich das Wenige was darüber behauptet wird, Ihnen nicht vorenthalten.

Meine Damen und Herren! Der Zweck meiner Ausführungen wird voll erreicht sein, wenn es mir gelungen ist, Ihnen nahe zu bringen, welche Hekatomben keimender, menschlicher Leben durch die Gifte, welche die Eltern in den Betrieben aufnehmen, vernichtet werden. Die eherne Not, sich durch ihrer Hände Arbeit zu ernähren, zwingt viele Männer und Frauen neben dem Verlust ihrer Gesundheit, noch Zukunft und Entwicklung ihrer Kinder zum Opfer zu bringen, oft auch zum gänzlichen Verzicht auf Elternfreuden! Das Forum des 1. Internationalen Kongresses für Sexualforschung ist wohl dazu berufen, bei allen seinen Teilnehmern den Sinn dafür zu vertiefen, daß das begonnene Werk die Arbeiter in Giftbetrieben weitmöglichst zu schützen und Frauen überhaupt von jeder Giftarbeit fern zu halten, immer umfassender und in allen Staaten durchgeführt wird. Er kann sich dann rühmen, ein dunkles Kapitel menschlicher Schicksalstragödien segensreich beeinflußt zu haben.

I Processi Nervosi Sessuali.

Relazione del Prof. *Silvestro Baglioni*, direttore dell' Istituto di Fisiologia Umana della R. Università di Roma, Presidente della Società Italiana per lo studio delle Questioni sessuali.

Con 4 figure.

Nel campo della fisiologia sperimentale, sin da quando si iniziò la nuova êra degli studi fisiologici, che derivarono direttamente dalle scoperte e dottrine anatomiche e morfologiche della prima metà del secolo scorso, per opera specialmente di *Giovanni Mueller* e dei suoi geniali allievi, i complessi problemi delle funzioni sessuali trovarono una soluzione analitica, uniformemente agli altri atti complessi fisiopsichici dell'uomo e degli animali, nel concetto che essi risultassero dalla armonica cooperazione, anzi dalla regolare concatenazione di atti più semplici, quasi elementari, che riferiti al sistema nervoso, furono giudicati come atti riflessi.

D'allora ad oggi si può dire che i fisiologi seguendo questo schema generale, abbiano cercato di meglio definirne i particolari e i dettagli, sia stabilendo le vie nervose afferenti ed efferenti e i centri corrispondenti, sia indagando i diversi fattori e condizioni agenti sull'insorgere e decorrere dei riflessi stessi.

Indipendentemente da questa dottrina, per così dire fisiomorfologica, derivante invece dai concetti biochimici del metabolismo generale e speciale, sopratutto dalle scoperte nel campo delle glandole a secrezione interna, è sorta una nuova dottrina che cerca di spiegare molti fatti delle funzioni sessuali, che sembravano dovuti all'azione regolatrice del sistema nerveo. Alludo al complesso delle dottrine umorali o ormoniche delle glandole sessuali, di cui in questo congresso illustri scienziati vi hanno intrattenuto e vi intratteranno.

Queste due dottrine o tendenze di spiegazione della regolazione nervea o umorale, spesso sono poste a fronte, l'una in opposizione all'altra, come se fossero inconciliabili.

Ma un altro aspetto hanno i fatti sessuali: quello subiettivo o psichico, dal quale non si può prescindere se si si vuole affrontare nella sua interezza il problema nervoso sessuale.

Il rapporto logico tra i fenomeni obiettivi, di cui si occupa prevalentemente la fisiologia sperimentale, e i fatti subiettivi, che sono di pertinenza della psicologia, offre nel caso presente le stesse difficoltà di una soluzione soddisfacente di tutti gli altri problemi psicofisici; anzi nel nostro campo le difficoltà aumentano per il fatto che, praticamente nella discussione e nella trattazione dei fenomeni sessuali, è più che mai difficile, per non dire impossibile, scindere e tenere scisso l'interesse personale subiettivo, da quello impersonale o obiettivo.

In questa mia rapida rivista mi propongo di rilevare alcuni dei punti, che mi sembrano più salienti e controversi allo stato attuale di nostre nozioni, del difficile problema, e non privi di interesse oltre che pel fisiologo e psicologo, per quanti amano considerare scientificamente la questione da tutti i punti di vista, ben lieto se le mie parole daranno occasione a un fecondo dibattito.

Innervazione periferica.

L'analisi anatomo-fisiologica degli elementi nervosi periferici, che provvedono all'innervazione degli organi sessuali, maschili e femminili, è oggi abbastanza progredita, specialmente per ciò che riguarda il decorso, la provenienza e la distribuzione dei tronchi nervosi, da offrire un quadro sufficientemente completo e senza lacune. Si conoscono al riguardo i rami nervosi appartenenti al gran simpatico e al sistema autonomo sacrale, che provvedono all'innervazione vasomotoria, secretoria e motoria degli organi sessuali; si conoscono anche gli effetti della stimolazione artificiale, sia mediante la corrente elettrica, sia mediante i diversi veleni, eccitanti, deprimenti o paralizzanti; si conosce anche, almeno in via ipotetica, l'innervazione secretoria delle glandole secondarie (prostata, delle vescichette seminali, delle varie glandole mucose, di *Cowper,* di *Bartolini,* delle glandole mammarie ecc.), mentre poco si sa di ben definito sull'innervazione secretoria o vasomotoria delle glandole primarie (testes e ovaia) (fig. 1 e 2).

Per quanto importante sia il problema anatomofisiologico dell'innervazione periferica degli organi sessuali, non è ad essa, che desidero rivolgere in modo speciale l'attenzione. Sono piuttosto i processi centrali che mi propongo di considerare particolarmente.

Innervazione centrale.

Le dottrine riguardanti le attività dei centri nervosi sono andate modificandosi profondamente, secondo il metodo di indagine fisiologica o psicologica. Generalmente si può dire che l'interesse si è mano mano andato spostando dai centri inferiori spinali ai centri superiori o corticali, così come la considerazione e lo studio dei fatti sessuali, anche nel campo etico, si è andata spostando da un livello inferiore, quasi di dominio di istinti, accomunanti l'uomo coi bruti, a un livello sempre più elevato, di nobiltà e di umanità.

Trattando della fisiologia del midollo spinale (nel primo volume della Fisiologia dell'uomo, Coblenz 1844, pag. 701), *G. Mueller* scriveva:

„Das Rückenmark ist die Ursache der Potenz und der geschlechtlichen Spannung; die Ausübung des Geschlechtstriebes ist durch dasselbe bedingt. Unstreitig ist das Rückenmark bei dem Coitus am meisten in Affection; man sieht dies aus den heftigen Reflexionsbewegungen, die nach den Empfindungsreizungen der Rutennerven folgen, aus den Reflexionsbewegungen der Samenbläschen und der Dammmuskeln. Die auf die Ausübung des Geschlechtstriebes folgende Abspannung kann nur in dem Rückenmarke ihren Grund haben. Erst allmählich wird dieses Organ wieder in die zum Geschlechtstriebe nötige Tension seiner Kräfte versetzt; es entsteht wieder jener Überfluß, jene Spannung des wirksamen Prinzips in diesem Organe, wo jede

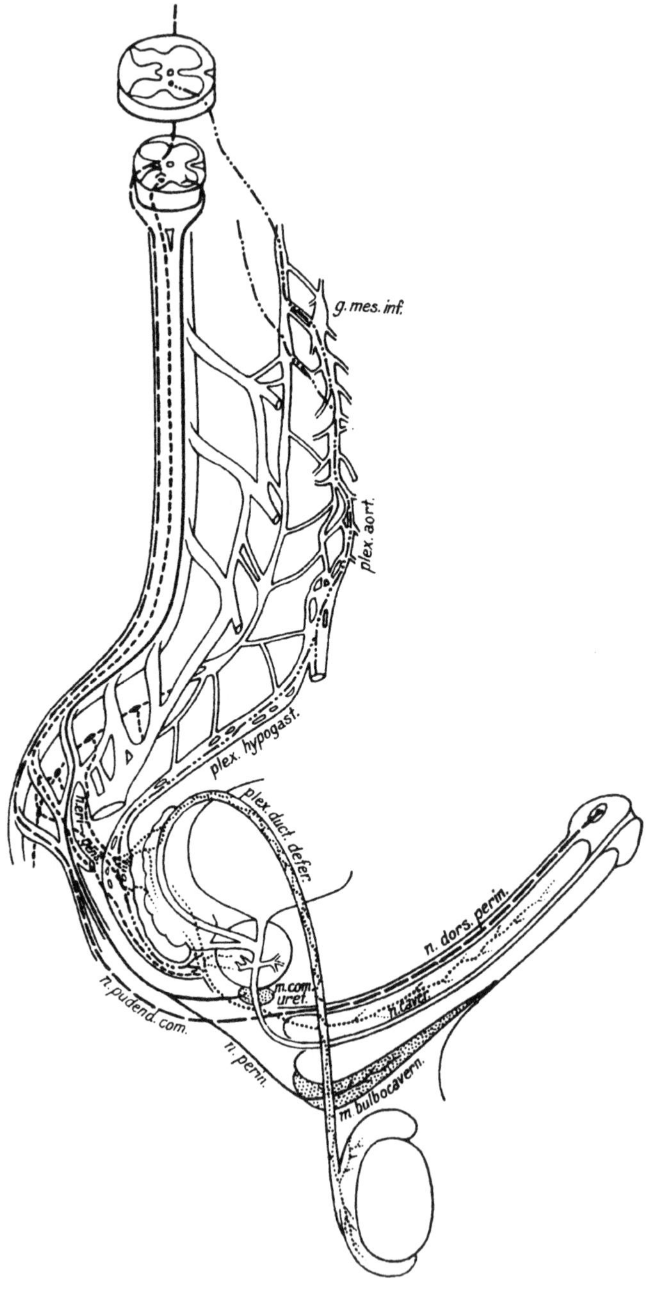

Fig. 1.

Innervazione degli organi sessuali maschili (*L. R. Müller*).

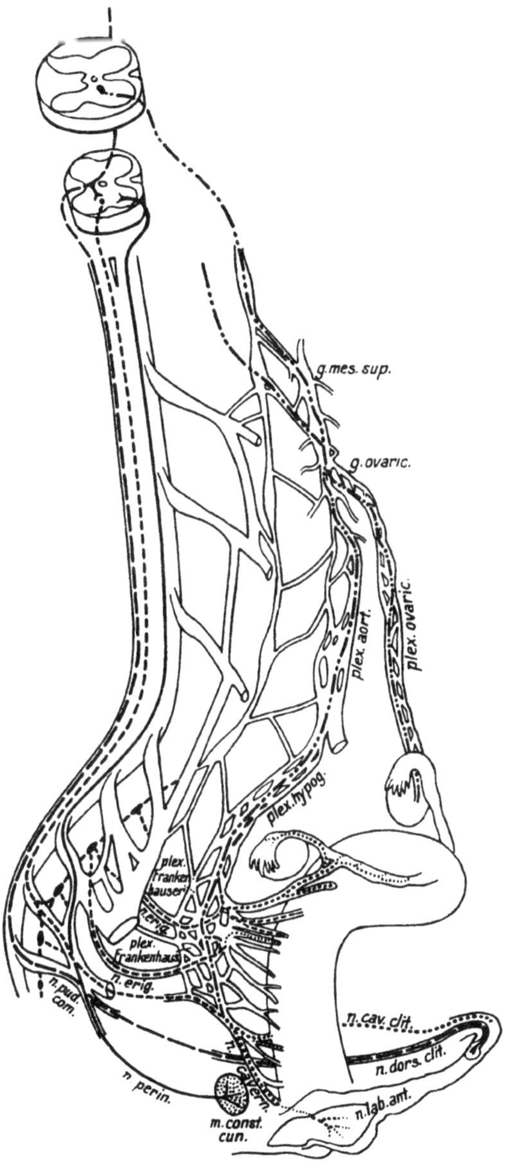

Fig. 2.
Innervazione degli organi sessuali femminili (*L. R. Müller*).

Stimmung des Sensoriums auf geschlechtliche Gegenstände Erection bewirken, wo die Vorstellung den geladenen Zustand des Rückenmarkes gleichsam entladen kann, um auf den von ihm ausstrahlenden organischen Nerveneinfluß jene Anhäufung des Blutes in der Rute zu bewirken. Diese Potenz des Rückenmarkes geht aber durch Affectionen des Rückenmarkes auch verloren."

G. *Mueller* attribuiva quindi la massima importanza ai centri spinali, pur ammettendo che all'insorgere degli atti riflessi contribuissero attività corticali o psichiche, ossia la Stimmung (intonazione) sensoriale e la Vorstellung (rappresentazione o idea), le quali agirebbero da cause determinanti la scarica dei centri spinali, in istato di tensione.

Nè d'altra parte era sfuggita a questo grande fisiologo la speciale importanza delle glandole sessuali. Riferendosi specialmente agli effetti della castrazione, eseguita nei maschi tanto impuberi che adulti, nel secondo volume del suo trattato, trattando della fisiologia degli organi della generazione, scriveva:

„Die Ursache des ganzen Geschlechtslebens liegt größtenteils in dem Bildungsorgan Eierstock und Hoden, und dessen Wechselwirkung mit dem ganzen Organismus."

I successivi fisiologi e scienziati, seguendo le orme e l'indirizzo del grande maestro, cercarono di completare nei dettagli il suo schema, dimostrando le diverse vie nervose periferiche e centrali, l'esatta sede spinale dei diversi riflessi cooperanti negli atti sessuali. Furono così per opera di *Eckhard* (per vari motivi memorabile scoperta) trovati i nervi e r i g e n t e s , i centri dell'erezione del pene, dell'ejaculazione, dei movimenti uterini e delle tube ecc.

Altri fisiologi, continuando l'analisi dei riflessi da un punto di vista più strettamente funzionale, dimostrarono vari fattori o condizioni, centrali e periferiche, che intervengono, sia in forma di stimoli meccanici, sia in forma di stimoli chimici, sia in forma di processi inibitori o agevolatori, sull'attività centrale, che mano mano però risultava sempre più complessa e vasta.

Fu così dimostrata una zona riflessogena cutanea, caratterizzata, in molti individui, dalla presenza di visibili papille nella c o r o n a g l a n d i s , dotata di speciale sensibilità a particolari ed adeguati stimoli meccanici, la cui funzionalità sembra indispensabile all'insorgere e al normale decorrere dei principali riflessi sessuali.

D'altro canto, le osservazioni sempre più numerose ed importanti di illustri psicologi, neurologi, psichiatri, e medici legali, nonchè quelle di antropologi, etnologi, zoologi e morfologi, hanno contribuito sempre più alla dimostrazione che non soltanto i centri spinali (i quali senza dubbio rappresentano anelli indispensabili della complessa catena dei centri sessuali), ma molti altri centri del nevrasse sono la normale sede degli eccitamenti sessuali.

Di essi è molto facile dimostrare la partecipazione, nei cosidetti riflessi sessuali in atto, dei centri respiratori cardiaci e motori, aventi sede nel bulbo, nel cervelletto e nei nuclei subcorticali; ma è più specialmente oggi rivolta l'attenzione alla intima e profonda partecipazione dei centri superiori corticali e dell'intera personalità psichica.

Per questa intima ed innegabile partecipazione di quasi tutti i centri nervosi all'insorgere e decorso degli atti sessuali (che, beninteso, si può manifestare con fatti di agevolazione o di inibizione), forse non è giusto parlare piú di riflessi sessuali, riserbando questa parola solo al caso sperimentale (e quindi abnorme) dell' isolamento dei centri spinali e della loro sopravvivenza indipendente dai centri sovrastanti.

E' così che a poco a poco è stata riconosciuta sempre più la preminente e vasta importanza dei fatti sessuali nel campo delle funzioni dei centri nervosi e della psiche umana, sino a considerarli i fattori più importanti e decisivi della personalità, intesa nelle sue varie manifestazioni ed aspetti, fisico o morfologico, fisiologico e psichico.

Tale preminente e dominante ufficio della sfera sessuale individuale non può meravigliare il biologo, il quale ben sa la massima importanza dello scopo a cui mira la riproduzione sessuale, ossia alla legge della conservazione della specie.

Se questo però rappresenta, per così dire, pel biologo un dato di fatto di intuitiva evidenza, per il fisiologo e lo psicologo rappresenta un problema.

Come, cioè, si può spiegare la partecipazione attiva di tanti centri e dell'intero organismo all'attività sessuale?

Alcuni fisiologi hanno creduto di poter rispondere facilmente coll'ammettere l'esistenza di speciali centri sessuali nella corteccia o nei gangli sottocorticali.

La dimostrazione sperimentale di questi speciali centri tentata variamente, negli animali o nell'uomo, non si può dire raggiunta.

Forse è più logico, come si fa per altre attività complesse motorie e sentimentali, intellettive e volitive (e tutti questi attributi possono essere dimostrati anche nella partecipazione sessuale dei centri superiori), pensare che tale compartecipazione ha piuttosto base funzionale, di processi associativi o sintetici, che base puramente anatomo-fisiologica, come vorrebbe l'ipotesi dell'esisenza di speciali centri superiori.

Ma prima di proseguire in questa analisi del meccanismo (come si usa dire forse poco giustamente, poichè con questa parola si pregiudica la questione psicofisica, presupponendone una soluzione meccanica) o, meglio, della modalità, con cui si possa spiegare la larga partecipazione e affezione di attività superiori corticali e psichiche, è necessario introdurre nell' esame i nuovi fatti della regolazione chimica ormonica.

Il concetto fondamentale di questa dottrina, basata su una serie di osservazioni concordi, alcune antiche (quali quelle degli effetti della castrazione o del mancato sviluppo delle gonadi e del complesso sistema glandolare sessuale), altre più recenti, (quali quelle dell'azione fisiologica e terapeutica della somministrazione di prodotti opoterapici), ed altre recentissime (quali quelle degli effetti del trapianto ed innesto di glandole sessuali in organismi di sesso diverso, e quelle della dimostrazione morfologica dei cosidetti tessuti interstiziali), consiste nell'ammettere che sia lo sviluppo normale morfologico, sia la persistenza e funzione degli organi che costituiscono i caratteri sessuali secondari e terziari, come pure l'attività potenziale dei centri sessuali, sono condizionati da un prodotto di secrezione interna (che si può indicare col nome di g o n o r m o n e), molto probabilmente elaborato dai tessuti interstiziali, e forse anche dalle diverse glandole parasessuali (il prodotto delle quali potrebbe essere distinto dal prodotto delle prime, indicandolo col nome di p a r a g o n o r m o n e).

Molteplici proprietà possono essere e sono state attribuite a questi ormoni sessuali; tutte quelle azioni fisiologiche che danno la impronta caratteristica, somatica e psichica, di mascolinità e femminilità, ai due sessi nell'epoca del loro più valido sviluppo e stato funzionale.

Prescindo, in questa relazione, dal considerare queste diverse proprietà (di cui eccelle quelle che regolano il metabolismo), limitandomi solo a considerare i rapporti che hanno gli ormoni sessuali coll'argomento di cui tratto, ossia coi processi nervosi, e più specialmente della loro azione sui centri nervosi.

La prima questione che deve essere risolta riguarda quella della specificità di azione, intesa nel senso che i gonormoni possano esplicare la loro azione elettiva sui centri sessuali (sopratutto spinali), oppure la estendano a tutti i centri nervosi in genere.

Dagli effetti delle castrazioni e delle altre ricerche sperimentali, sembra ben dimostrato che l'azione dei gonormoni si esplichi prevalentemente sulla potenza nervosa, nel senso che nella pubertà di pari passo collo sviluppo delle glandole sessuali e degli organi sessuali secondari, a poco a poco si sviluppano i centri spinali, si stabiliscono grado a grado i diversi riflessi, come se il gonormone agisse da sostanza chimica che elevi l'eccitabilità dei centri stessi e contribuisca potentemente alla loro differenziazione ed entrata in attività. Un'azione analoga si attribuisce loro sui centri superiori. Ma poichè tale eccitabilità (che forma la base fisiologica della *potentia coeundi*) non scompare colla soppressione delle gonadi, se non lentamente e nel lasso di anni, si crede che in questa azione eccitante o erotizzante (come si suol anche dire) possano essere, almeno temporaneamente, sostituiti da altri prodotti di secrezione interna, probabilmente delle glandole parasessuali, che di ordinario sono risparmiate nella mutilazione.

Gli effetti della mancanza delle glandole sessuali non si limitano però soltanto ai centri spinali sessuali; tutti i processi nervosi superiori e psichici, che costituiscono la personalità individuale, e che abbiamo visto essere in istretto rapporto colla attività sessuale, subiscono quelle notevoli modificazioni ben note negli eunuchi e nei castrati.

Anche questi effetti sono dai moderni entocrinologi messi in conto delle proprietà gonormoniche.

Sono ben lungi dal voler mettere in dubbio la realtà o l'importanza delle ricerche sperimentali che hanno portato a questa teoria: ma mi sembra, quando si vogliono con essa spiegare tutti i fatti della partecipazione sessuale dei vari organi, specialmente nervosi, che si corra il pericolo dell'esagerazione, negando ogni importanza all'ufficio di controllo o di coordinazione nervosa.

A un periodo della fisiologia, in cui si esagerava la importanza del sistema nerveo, attribuendo ad esso ogni ufficio coordinativo dei vari tessuti ed organi, è seguito il periodo odierno di reazione, in cui, attratti dalle brillanti scoperte dell'entocrinologia, si esagera nel trascurare completamente l'ufficio coordinativo e regolatore del sistema nervoso.

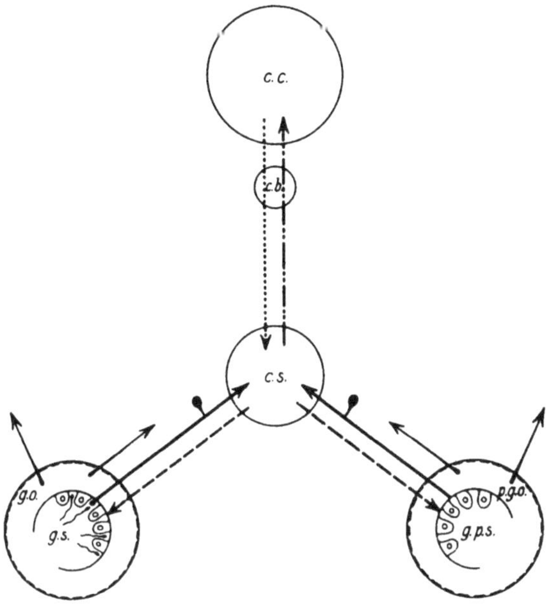

Fig. 3.
I fattori dell' eccitamento nella fase di carica
c. c. centri corticali; c. b. centri bulbari; c. s. centri spinali; g. o. gonormoni; g. s. glandola sessuale maschile; p. g. o. paragonormoni; g. p. s. glandole parasessuali.

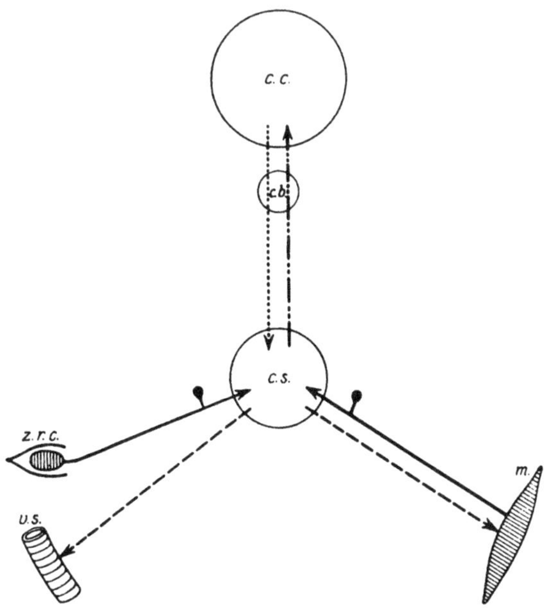

Fig. 4.
I fattori dell' eccitamento nella fase di scarica ed orgasmo.
Le stesse indicazioni della fig. 3; z. z. c. zona riflessogena c o r o n a e g l a n d i s; m. sistema muscolare; v. s. vasi sanguigni.

Credo che le due dottrine possono essere conciliate, ammettendo che gli ormoni sessuali e parasessuali elevino e mantengano elevata l'eccitabilità dei centri sessuali, condizionino il loro tono funzionale così come sono probabilmente gli stimoli chimici formativi durante lo sviluppo; ma in questa azione sensibilizzatrice o eccitante partecipano anche gli stimoli meccanici provenienti dall'accumulo dei prodotti sessuali veri e propri (seme o follicolo ovarico), che distendono le pareti dei tubuli o del parenchima ovarico ed eccitano in tal modo le terminazioni nervose dei nervi afferenti, così come credevano gli antichi fisiologi (fig. 3 e 4).

Se tutto quanto ho detto rappresenta un abbozzo sommario dei vari fattori, che allo stato odierno di nostre conoscenze ci aiutano a comprendere i mezzi fisiologici di cui si serve l'organismo per realizzare quella fine armonica coordinazione e regolazione dei vari processi funzionali dei diversi organi cospiranti al fine di proteggere la specie colla riproduzione sessuale, non crederei di aver assolto il problema che mi sono proposto, se non rivolgessi la attenzione all'importanza che i processi nervosi sessuali assumono per l'individuo.

Prescindendo dal considerare gli effetti delle funzioni normali dell'apparato sessuale, importanti e di cui altri certamente parleranno, sul metabolismo generale e dei vari organi, sulle manifestazioni funzionali generali e specifiche, mi limito ad accennare l'importanza che hanno i processi nervosi sessuali per la *cenestesi* e per le *attività psichiche*.

Uno dei campi più difficili a comprendere e ad analizzare pel fisiologo, pel psicologo e pel medico, è certamente quello dei cosidetti sensi interni, che si rivelano in quell'insieme vago e indistinto di sentimento del proprio io, del proprio organismo, di benessere e di malessere (in condizioni patologiche); ha profonde radici nel sub- e incosciente; si manifesta istintivamente; ha intimi rapporti coi bisogni e coi desideri o aspirazioni, assumendo in alcuni casi indomabili imperiosità, mentre in altri docilmente si sommette alla volontà e all'educazione.

Non è qui il caso di entrare nella intricata questione, se il sensorio e la coscienza avverte queste oscure, ma vitali sensazioni pel tramite di speciali nervi e organi di senso afferenti, oppure se, a differenza di tutte le altre specie di sensazioni, è in grado di avvertire lo stato generale, statico e dinamico del proprio corpo, indipendentemente dalle vie nervose, per mezzo di variazioni chimiche del plasma sanguigno (così come è il caso dei centri respiratori). Ciò che quì merita particolare ricordo è che all'insieme di queste importantissime sensazioni validamente contribuiscono i processi sessuali.

A tutti è noto lo stato di euforia e di vigore fisico e psichico, di ardore e di entusiasmo, di iniziativa, di gioja della vita e del lavoro, condizionato dallo stato di carica e di turgore degli organi sessuali. A questo particolare stato di benessere fisico e psichico fanno giustamente appello gli artisti e gli scienziati nei periodi più fecondi della loro attività, come i moralisti per esaltare i benefici effetti della continenza.

Nè meno noti sono gli effetti opposti che immediatamente seguono alla seconda fase della scarica sessuale.

Anche quì l'analisi fisiologica e psicologica dei fattori che condizionano l'uno e l'altro stato di cenestesi, non ha ancora condotto a un' esauriente risposta.

Ma negli individui normali ed intellettuali il complesso gruppo di sensazioni interne è alimentato, oltre che da fattori incoscienti e subcoscienti (alla cui analisi oggi hanno validamente contribuitio illustri psicologi), sui quali qui sorvolo, da potenti motivi psichici di sentimento, di intelletto e di volontà.

L'attività cosciente in questo campo, come in tutti quelli del suo dominio, consta infatti delle tre fonti essenziali, di cui ciascuna quò prevalere sull'altra secondo le qualità caratteristiche individuali, ma che tutte scaturiscono dall'autosservazione e autoesperienza. La memoria delle sensazioni (avvertite per esperienza o attinte da altri) che accompagnano gli atti sessuali, forma la base delle percezioni e dei pensieri erotici, fondendosi coi motivi spontanei di origine più oscura dei sensi interni. La vivacità delle tracce mnemoniche dipende dalla speciale eccitabilità dei centri, ma più specialmente dal grado di attenzione cosciente.

L'analisi intellettuale e conoscitiva, mediante l'introspezione, sempre difficile, in questo campo è ancora più ardua per le profonde, rapide e tumultuarie manifestazioni sentimentali ed emotive che lo coloriscono, e che forse furono la ragione per la quale gli antichi fisiologi posero nella categoria dei riflessi gli atti sessuali nervosi.

Dal tono affettivo, che raggiunge nella maggioranza delle persone il massimo grado del piacere, deriva il vivo desiderio e quindi la forte volontà che si ripetano le sensazioni in atto, oppure, negli intellettuali e negli artisti, che si ridestino e si mantengano vive le percezioni di vigore e di tono elevato che precedono e preparano il compimento degli atti.

Finalmente nel complesso dei sentimenti e delle percezioni entrano anche i dati dell'analisi conoscitiva sui fini degli atti sessuali, sulla responsabilità, sulla procreazione e sulla prole. E come il progresso della civiltà umana consiste nella conoscenza razionale, nella elevazione e nobilitazione delle forze naturali dominanti fisiologicamente nel nostro organismo, in forma istintiva e subcosciente, così come la conoscenza sempre più progredita delle cieche forze naturali del cosmo esterno é il fattore preminente della moderna civiltà, che colla loro conoscenza riesce ad assoggettarle ed utilizzarle, così la conoscenza razionale, ossia l'intervento e il dominio psichico sugli atti riflessi e i ciechi istinti sessuali, che rappresentano la misteriosa forza più potente e prepotente degli organismi adulti, conducono alla elevazione e alla nobilitazione di queste energie, asservendole e guidandole ai fini elevati, morali e sociali, tenendo nel massimo conto i loro effetti. Così, credo, anche la conoscenza psichica e lo studio dei processi nervosi sessuali possono fornire un grande contributo a comprendere e realizzare l'ideale dell'elevazione morale sessuale e di una benintesa eugenica.

Come l'istinto della fame e dell'appetito, della sazietà e dei godimenti alimentari, indagati dalla nuova scienza fisiologica della nutrizione e dell'alimentazione, si trasforma, per opera degli atti psichici superiori, in un desiderio e un'attuazione regolare di vivere, l'istinto sessuale deve, educandosi, trasformarsi nel desiderio di sopravvivere in organismi sani e possibilmente migliori di noi, così come appunto è il fine naturale della legge della conservazione e del progresso della specie.

Die Geschlechtstätigkeit vom Standpunkt der Reflexologie.

Von Akad. *W. M. Bechterew*, Leningrad.

Als Grundlage jedes Geschlechtes oder der Geschlechtsentwicklung im Bau des Organismus, und somit auch des Geschlechtstriebes, erscheinen, wie bekannt, die Geschlechtsdrüsen — die männlichen Drüsen in der Form von Hoden und die weiblichen Drüsen in der Form von Eierstöcken. Jede von diesen Drüsen, wie auch die anderen Drüsen innerer Sekretion, produziert ein besonderes chemisches Produkt, welches ins Blut ausgeschieden und Hormon genannt wird, dem das Individuum seinen Geschlechtstyp und die charakterologischen Zeichen verdankt. Es handelt sich darum, daß überhaupt alle Hormone, welche von den inneren Drüsen ausgeschieden werden, und solcher gibt es im Organismus eine größere Anzahl, außer den Geschlechtsdrüsen die Schilddrüse, die Epithelkörperchen, die Hypophysis, die Thymus, die Zirbeldrüse, die Nebenniere, der Pancreas, die Leber u. a.) und sogar das aus jedem Gewebe und aus jeder Zelle sezernierte Produkt erscheint, sich dem Blutbestand beimengend und durch die Gefäße in alle Körperteile gelangend, ein chemischer Reiz für die oder jene Gewebselemente, welche unter diesem Einfluß stark anzuwachsen beginnen. Diese morphogenetische oder Gewebe bildende Rolle des Drüsen- und des Gewebssekretes ist demnach in ihrer Basis ein chemischer Reiz, welcher ein bestimmtes Gewebe zu verstärktem Wuchs, als zu einer Antwortsreaktion seinerseits stimuliert. Da dabei jedes Gewebe seinen eigenen chemischen Bestand hat, der dessen biologische Eigentümlichkeit, nebst den Eigenheiten dessen Struktur bildet, so ergibt sich daraus, daß der Vorgang, welcher zu einem verstärkten Wachstum der Gewebe führt, und welchen wir eine Morphogenese nennen, eigentlich das Resultat chemischer Reflexe oder der Chemoreflexe ist. Aber ein und dasselbe Hormon, ein verstärktes Wachstum der einen Gewebe hervorrufend, wirkt gar nicht auf das Wachstum anderer Gewebe, oder beschränkt und dämpft sogar dasselbe. Folglich, gibt sich hier das Selektionsprinzip kund, welches allen chemischen Vorgängen eigen ist. In einem solchen vielzelligen Körper, wie der komplizierte Organismus erscheint, verwickelt sich die Sache freilich noch dadurch, daß jeden Augenblick ins Blut eine ungeheuere Menge chemischer Reize in der Form von Ausscheidungen oder Sekrete verschiedener Drüsen und Gewebe eindringen, wobei die gewebsbildende Rolle jedes von diesen Reizen nicht nur verschieden, sondern oft auch entgegengesetzt oder antagonistisch, und folglich die anderen Hormone neutralisierend, erscheint. Und stellen wir uns vor, daß jede Drüse und sogar jedes Gewebe reibend auf die oder jenen Drüsen und Gewebe einwirkt, während es die anderen Drüsen und Gewebe hemmend beeinflußt, so wird uns das komplizierte Spiel der wechselseitigen Beziehungen der chemischen Reflexe verständlich, welches im Organismus stattfindet und als dessen Resultat die Entwicklung eines bestimmten antropologischen und Rassentypus erreicht wird.

Die Arbeiten meines ehemaligen Assistenten und Mitarbeiters am Institut für Hirnforschung, Prof. *A. W. Belows* haben sogar das Grundgesetz der Beeinflussung der einen Drüsen durch die anderen in der Form der parallel-gekreuzten Wechselbeziehungen klar gelegt, dank welchen die durch irgend welche Ursachen hervorgerufene Erregung der Tätigkeit einer Drüse zu der Erregung der Tätigkeit einer mit der ersten gegenseitig wirkenden d. h. hemmenden Drüse führt, wodurch das gestörte Gleichgewicht zwischen der Tätigkeit der gegenseitig wirkenden Drüsen der inneren Sekretion wiederhergestellt wird. Über die wechselseitigen Beziehungen der Drüsen mittels des sympathischen und parasympathischen Nervensystems, werden wir hier nichts weiteres sagen. Alles in dieser Beziehung notwendige wird hier weiter unten besprochen.

Für uns kann von besonderem Interesse die Wechselseitigkeit der Geschlechtsdrüsen und der anderen Drüsen des Organismus, z. B. der Brustdrüsen der Frau und der Prostata des Mannes, sein, eine Reciprocität, welche sich nach dem obenerwähnten Prinzip einstellt. So wissen wir, daß die Erregung der Geschlechtsdrüsen zu einer verstärkten Tätigkeit der Brustdrüsen führt, und umgekehrt die Hemmung der Geschlechtsdrüsentätigkeit eine Verminderung der Brustdrüsentätigkeit zur Folge hat, daß aber ihrerseits die Zunahme der Brustdrüsentätigkeit, z. B. beim Stillen des Säuglings, eine Abnahme der Eierstocktätigkeit hervorruft und die Abnahme der Tätigkeit der ersteren die Tätigkeit der letzteren steigert[1]). Eine ebensolche parallel-gekreuzte Reciprocität besteht auch zwischen den Keimdrüsen und der Vorsteherdrüse (Prostata) des Mannes[2]). Also gehen von den Keimdrüsen zur Vorsteherdrüse, mittels des Hormons, parallele Impulse, d. h. die Erregung oder die Hemmung der ersten ruft eine Erregung oder eine Hemmung der zweiten hervor, während von der Vorsteherdrüse zu den Keimdrüsen gekreuzte Impulse, in der Form von erregender bei deren Hemmung, und von hemmenden bei deren Erregung ausgehen. Da die Zunahme der funktionellen Tätigkeit der Keimdrüsen auch den Geschlechtstrieb (libido sexualis) steigert, und die Verstärkung der Funktion der Vorsteherdrüse eine Steigerung der Erektionsfähigkeit hervorruft, so ist es klar, daß die vereinigte Zunahme der Tätigkeit des einen und des anderen Organes zu einer Steigerung der Geschlechtstätigkeit im allgemeinen führen wird. Umgekehrten Falles werden auch umgekehrte Erscheinungen stattfinden.

Es sind aber auch Fälle von gesteigerter Tätigkeit der Vorsteherdrüse bei verminderter Funktion der Keimdrüsen möglich. In diesem Falle haben wir eine Tendenz zum Priapismus ohne Geschlechtstrieb vor uns. In anderen Fällen kann eine Steigerung der Keimdrüsentätigkeit bei minderwertiger Funktion der Prostata bestehen. In diesen

1) In den weiblichen Geschlechtsdrüsen haben wir dem Wesen nach zwei Drüsen — eigentlich den Eierstock und die gelben Körper, wobei die oben erwähnte Reciprocität zwischen den Brustdrüsen und den gelben Körpern besteht.

2) *Below*, Neues in der Medizin. 1912.

Fällen haben wir einen gesteigerten Geschlechtstrieb bei untauglichen Mitteln und dieses liegt nach meinen Beobachtungen, der sog. Geschlechtsneurasthenie zu Grunde.

In den normalen Lebensverhältnissen handelt es sich um eine Reciprocität der Prostata und der Hoden, dank welcher die Zunahme des Sekretes der ersten Drüse die Tätigkeit der Keimdrüsen hemmt, und die Hemmung der letzteren die Vorsteherdrüse hemmend beeinflußt. Bei Anhäufung des Sekretes der Keimdrüsen entsteht eine Erektion, infolge der Erregung der Prostata. Dieser primäre Reflex löst einen durch Lebenserfahrung erworbenen Associationsreflex in Bezug auf das Aufsuchen eines Geschlechtsobjektes aus, und sofort nach dem Geschlechtsakt tritt eine Erschöpfung der Keimdrüse ein, dank der die Funktion der Vorsteherdrüse schwächer wird, was zu einer Geschlechtsruhe für die oder jene Zeitperiode führt.

Eine lange Abstinenz, welche zu einem Anhäufen von fertigen Produkten in den Keimdrüsen und zu einem Überfüllen der Vorsteherdrüse mit Sekret führt ruft aufs neue eine Erektion hervor, welche zu einem associativen Geschlechtsreflex führt, der auf ein bestimmtes Ziel, d. h. auf ein Geschlechtsobjekt gerichtet ist, und das dauert fort, bis die Vorsteherdrüse erschöpft wird.

Bei mehr oder weniger dauernder Funktionssteigerung der Keimdrüsen nehmen auch der Trieb (libido) und die Erektion zu; im entgegengesetzten Falle erhält man das umgekehrte, d. h. eine Verminderung des Triebes und das Fehlen der Fähigkeit zum Geschlechtsakt durch das Ausbleiben der Erektion. Im senilen Alter und in pathologischen Fällen können eine Impotenz oder Abschwächung der Geschlechtsfunktion durch senile Alterationen der Vorsteherdrüse entstehen. Aber der Hypoprostatismus (Abschwächung der Prostatafunktion) hat zur Folge einen Hypertestikulismus (eine Steigerung der Keimdrüsenfunktion), was zu einer Steigerung der Geilheit führt. Und dieses führt seinerseits zu verschiedenartigen Mitteln das Libido zu befriedigen, bei der Unmöglichkeit den normalen Geschlechtsakt zu realisieren und bedingt demzufolge die Neigung zu Zoten, zur Verfolgung der Frauen und zu den sog. Liederlichkeiten aller Art usw.

Wenn eine Schädigung der höheren Zentren vorhanden ist, so geht die Impotenz parallel der Abnahme des Libido und es kommt zu einer geschlechtlichen Gleichgültigkeit — einem Hyposexualismus. Beim Hyperprostatismus oder der Erregung der Vorsteherdrüse äußert sich eine gesteigerte Fähigkeit den Geschlechtsakt zu vollbringen, aber es gibt dabei keinen gesteigerten Geschlechtstrieb, wodurch die Hormone der Prostata zu einer allgemeinen Neuromuskulären Erregung führen.

Brown-Séquard hat bewiesen, daß die Injektion eines Keimdrüsenextraktes auf den neuro-muskulären Apparat steigernd wirkt, nach *Below* aber, kann sich die Wirkung dieses Extraktes nicht anders, als durch die Vermittelung der Vorsteherdrüse realisieren, da die Produkte selbst der Geschlechtsdrüsen die Herzarbeit vermindern, die Dissimilation steigern und die Assimilation vermindern (Kurze Übersicht der inneren Sekretion der Keimdrüsen." Neues in der Medizin. 1912. N. 2). Daraus ist es klar, daß die Hemmung der Keimdrüsen beim Hyperprostatismus keinen kritischen Moment ausmacht. Darum wirkt auch der Hyperprostatismus nicht schädlich auf den Zustand der höheren Reflexe ein.

Die Sache liegt anders mit dem Hyperprostatismus, wenn eine Steigerung des Keimdrüsenhormones besteht. Letzteres begünstigt die Dissimilation, aber nicht die Steigerung der oxydationstätigkeit, da diese im hohen Grade von der Prostata abhängt, welche eine große Menge S p e r m i n enthält — eine Substanz, die die Oxydationstätigkeit erhöht *(Reprew* u. a.). Darum werden die Zerfallprodukte nicht bis zum Grade der leicht ausscheidbaren Kohlensäure und Harnstoff oxydiert und die ungenügend angesäuerten Substanzen, wenn angehäuft, vergiften den Organismus, weswegen die associativ-reflectorische (geistige) und die physikalische Leistungsfähigkeit, unter dem Einfluß der Milchsäure abnimmt und eine Asthenie entsteht, welche sich durch eine Neigung zur Ermüdung charakterisiert. Dabei soll, nach *M. Fischer* ein Überfluß von Milch- und Oxalsäure die Nierentätigkeit vermindern, was die Ausscheidung der Zerfallprodukte noch mehr verzögert. Daher ein depressiver neurasthenischer Zustand, welcher bei größerer Entwicklung derselben Erscheinungen den Grad einer Melancholie erreichen kann.

Sich zum Geschlechtstyp wendend, muß man vor allem bemerken, daß er ausschließlich mit der Tätigkeit der Geschlechtsdrüsen zu verbinden ist, mit anderen Worten, sind alle Geschlechtseigentümlichkeiten, oder die sog. sekundären Geschlechtszeichen (das Wachstum und die Anlage des Haares am Gesicht, über dem Schambein und am Körper, die männliche Struktur der Kehle, das Vorherrschen des Muskelsystems und der Muskelkraft, die mangelhafte Entwicklung der Brustdrüsen und die Eigenheiten auf dem Gebiete der höheren Reflexe, welche den Männern eigen sind und, umgekehrt, die mangelhafte Entwicklung von Haar am Gesicht und am Körper der Frauen, die weibliche Struktur der Kehle, die entsprechende Entwicklung der Brustdrüsen und die größere Entwicklung des subkutanen Fettes bei geringerer Entwicklung des Muskelgewebes und der Muskelkraft und die Eigentümlichkeiten des Reagierens auf dem Gebiete der höheren Reflexe bei Frauen) ein Resultat der inneren Sekretion der Keimdrüsen bei Männern und der Eierstöcke bei Frauen, wobei die Entwicklung selbst der männlichen Geschlechtsorgane in einem Falle und der weiblichen Geschlechtsorgane im anderen Falle, ihrerseits die Folge einer ungleichen Menge von Chromosomen in der Keimzelle dieses oder jenes Geschlechtes, möglicherweise auch eines ungleichen chemischen Bestandes deren Protoplasmas erscheint. Die Abhängigkeit des Geschlechtstypes von der Geschlechtsdrüsentätigkeit wird durch die Kastrationsfälle bei Menschen und Tieren und durch Versuche der Geschlechtsdrüsentransplantation erwiesen, welche in neuester Zeit von *Steinach, Woronow* und *Zawadowsky* durchgeführt wurden.

Besonders lehrreich erscheinen in dieser Beziehung die Versuche von Prof. *Zawadowsky* an Hühnern. Der kastrierte Hahn ergibt etwas mittlere, in der morphologischen Beziehung, zwischen Hahn und Huhn, und wenn man dem kastrierten Hahn eine weibliche Drüse annäht, erhält man ein echtes Huhn. Auf analoge Weise kann man aus einem Huhn einen Hahn bekommen.

Es muß aber bemerkt werden, daß wenn die weibliche Geschlechtsdrüse (Eierstock) außer der Bildung von gelben Körpern und der Ovulation zur Ausscheidung der inneren Sekretion dient, so hat die männliche Geschlechtsdrüse (Keimdrüse) in dieser Beziehung eine doppelte Funktion: in der Form eines inneren Sekretes, durch die sog. Pubertätsdrüsen *(Steinach)* produziert, welche Leydigsche-zellen enthalten, und einer äußeren Ausscheidung in der Form des sog. Spermas oder männlichen Samens, welcher, sich allmählich anhäufend, aus den entsprechenden Behältern des Geschlechtsorganes, während des Coitus, ausgeht, und sich dem Schleim beimengend, zum Ende des Geschlechtsaktes in die Scheide der Frau ausgeworfen wird.

Die obenerwähnte Meinung von *Steinach,* nach welcher die äußere und innere Sekretion der männlichen Geschlechtsdrüsen durch verschiedene Zellenelemente vollzogen wird, ist jedoch nicht allgemein anerkannt, da die Auffassungen mehrerer französischer Autoren diesbezüglich den monistischen Standpunkt hervorheben, welcher annimmt, daß eine und dieselben Zellelemente der männlichen Geschlechtsdrüsen sowohl zur Produktion der äußeren Sekretion mit Bildung von Spermatozoen, als auch zur Produktion der inneren Sekretion dienen. Dieser Gesichtspunkt findet u. a. seinen Halt in der Tatsache, daß auch in anderen Drüsen, welche eine äußere und innere Sekretion besitzen (z. B. im Pankreas) keine Trennung der Formelemente in solche, die nur zur inneren Sezernierung und in solche die nur zum Ausüben der äußeren Sekretion dienen, besteht. Eine richtige Lösung dieser Frage ist offenbar Sache der Zukunft.

Man muß im Auge behalten, daß auch die sog. Ovulation, welche beim weiblichen Geschlecht periodisch stattfindet und durch den Ausgang des gereiften Eies in die Gebärmutter, mit einem verstärkten Blutandrang zu den Geschlechtsorganen charakterisiert wird, was mit der sog. Brunst bei Tieren und der Menstruation bei Frauen einhergeht, eigentlich eine äußere Funktion der Geschlechtsdrüse darstellt. Somit wird auch jeder Geschlechtsakt bei Frauen von einer Ausscheidung der Bartholinschen Drüsen begleitet, welche eine gewisse Bedeutung sowohl für den Geschlechtsakt selbst, als auch für die Weiterbeförderung der männlichen Spermatozoen, zwecks deren Annäherung dem weiblichen Ei, haben.

Aber auch außer den Geschlechtsbeziehungen wird eine verstärkte Tätigkeit der Geschlechtsdrüsen im Zusammenhang mit einem Blutandrang zu denselben durch verschiedene Ursachen erregt, welche zu einem verstärkten Anhäufen von sekretorischen Produkten führt. Dabei wirken die Produkte der inneren Keimdrüsensekretion, in den Blutkreislauf gelangend, in entsprechender Weise auf das Nervensystem ein, indem sie das letztere erregen. Dieses wurde zuerst von *Brown-Séquard* und später von einer Reihe anderer Autoren, inklusiv *Steinach, Woronow* und *Zawadowsky,* nachgewiesen. Im Tierreich gibt sich diese Verstärkung der inneren Sekretion der Keimdrüsen, während der Paarungsperiode, durch einen starken Anstieg von Zanksüchtigkeit kund.

Daß auch beim Menschen die verstärkte Tätigkeit der Geschlechtsorgane zu einem Energieanstieg führt, wird dadurch bewiesen, daß die Entwicklung der physikalischen Kraft sich hier in der Periode der Geschlechtsreife des Organismus und die Abschwächung derselben in der Periode des Verwelkens äußert. Andererseits geht, wie bekannt, die Kastration stets mit einem gewissen Sinken der physikalischen Kraft einher. Höchst interessant ist in dieser Beziehung das historische Beispiel des Rittertums, von welchem, laut den Verhältnissen der Kampftätigkeit, die Entwicklung einer wo möglich stärkeren physikalischen Kraft gefordert wurde, und, wie bekannt, galt es für einen Ritter als Regel eine Herzensdame zu besitzen, die platonische Liebe zu derselben mußte aber mit einer Steigerung der inneren Sekretion von den Geschlechtsdrüsen einhergehen.

Ein anderes Beispiel: die bekannten Weltkämpfer zeichnen sich stets durch eine Geschlechtstemperenz aus. Dies soll die innere Sekretion verstärken.

Nebst einem Energieanstieg spiegelt sich die innersekretorische Geschlechtsdrüsentätigkeit auch am Herzgefäßsystem ab, was sich bei geschlechtlicher Erregung durch einen verstärkten Herzschlag, erröten der Wangen und ein besonderes Glänzen der Augen ausdrückt, wie auch durch einen scharfen Blutandrang zu den Geschlechtsorganen, welcher die letzteren in den Zustand der sog. Erektion versetzt[1]).

Das Ausgesagte bestimmt schon, in einem gewissen Grade, auch die Entwicklung des Bedürfnisses eines Geschlechtsverkehrs vorher, was auch als Geschlechtstrieb bezeichnet wird.

Was die Entwicklung des Geschlechtsaktes selbst betrifft, welcher mit dem Anhäufen von Sekretionsprodukten in den Geschlechtsorganen im Zusammenhang steht, so wird er mit der Beteiligung der Reflexe sexualen Charakters realisiert, zu deren Betrachtung wir jetzt übergehen wollen.

Hier haben wir eigentlich zwei gegenseitig mit einander verbundene Reflexe — den Erektionsreflex und den sekretorischen. Der primär durch eine mechanische Reizung der Geschlechtsorgane ausgelöste Erektionsreflex besteht in der Entwicklung eines aktiven Blutandranges zu den letzteren, der den Erektionszustand dieser Organe hervorruft. Dieser Blutandrang entsteht auf rein reflektorische Weise bei Vermittlung der Ganglien der Beckengegend (plexus hypogastricus) und eines speziellen Erektionsnerven (n. erigens), welcher aus den unteren Abschnitten des Rückenmarks austritt, zu welchem die Reizung über zentripetale, von den Geschlechtsorganen selbst ausgehende Leistungen, hingetragen wird. Hier entsteht ein Gefäßreflex, analog dem, welcher auch beim mechanischen Reiz eines jukkenden Teiles der Hautoberfläche entsteht. Wie bekannt, genügt es, ein bißchen die juckende Hautoberfläche zu kratzen, um auf diese Weise einen scharfen Blutandrang zu erzeugen, welcher zu deren Rötung führt. Der Erektionsreflex wird auch unter der Bedingung einer Stuhl- und Harnverhaltung ausgelöst, da eben dadurch der allgemeine Blutandrang zur Beckengegend und folglich auch zu den Geschlechtsorganen bedingt ist.

1) Bei den Affen werden, wie bekannt, während der Periode der geschlechtlichen Erregung die nackten Hintern rot, was noch *Darwins* Aufmerksamkeit auf sich gelenkt hatte.

Wie dem auch sei, die Erektion der Geschlechtsorgane, rein mechanisch bedingt, und unter der Bedingung eines Blutandranges zu den Beckenorganen realisiert, stellt einen einfachen, mit anderen Worten einen vererbten Reflex dar, welcher nach meinen Beobachtungen schon einige Monate nach der Geburt nachgewiesen werden kann. Nach diesem Erektionsreflex, welcher sich später nicht allein in der Form eines einfachen, sondern auch in der Form eines Associationsreflexes entwickelt, (z. B. beim Anblick eines entblösten weiblichen Körpers), entwickelt sich auch unvermeidlich in der Periode der Geschlechtsreife (In der Regel im Alter nicht vor 12—14 Jahren), bei dauerndem mechanischem Reize der Geschlechtsorgane in der Form eines Reibens, der sekretorisch-motorische Reflex in den Geschlechtsorganen, welcher mit einem scharfen Blutandrang einhergeht und bei Männern mit einem S a m e n a u s w e r f e n aus der Harnröhre endigt [1]).

Der eine und der andere Reflex, sich allmählich einer nach dem andren während des Geschlechtsaktes entwickelnd, erscheinen einer vom anderen dermaßen unabhängig, daß sie auch einer ohne den andren erstehen können. Wir haben schon gesehen, daß der Erektionsreflex unter dem Einfluß mechanischer und anderer Reize bei Kindern im frühen Alter, vor der Periode der Geschlechtsreife, sich entwickeln kann, ohne von einer Samenausscheidung begleitet zu werden.

Es ist andererseits bekannt, daß nicht nur die Erektion, sondern auch die Geschlechtsbeziehungen auch bei Kastraten möglich sind, wenn die Kastration nach der Geschlechtsreife und nach stattgefundenen Geschlechtsakten vorgenommen worden ist, was u. a. auch betreffs der Tiere bekannt ist [2]).

Ferner sind solche krankhafte Zustände bekannt, bei welchen sowohl die Produktion, als auch die Ausscheidung des Samens ohne Erektion möglich sind, wie es oft im Resultate einer starken geschlechtlichen Erschöpfung, z. B. im Resultate eines dauernden Onanismus zu treffen ist.

Auch entgegengesetzte Fälle sind möglich, wo die Erektion der Geschlechtsorgane von keinem Samenauswurf begleitet wird. Ich traf zuweilen solche Fälle bei den traumatischen Neurosen.

Aber bei der normalen Geschlechtstätigkeit sind beide Reflexe gegenseitig miteinander nicht nur durch eine folgerechte Entwicklung verbunden, da die Erektion des Geschlechtsorganes, mit einem Blutandrang zu den Geschlechtsorganen einhergehend, auch eine verstärkte Samenproduktion hervorruft, und die Anhäufung desselben begünstigt schon an sich die Entwicklung des Erektionsreflexes. Der letztere erreicht während des Geschlechtsaktes die höchste Stufe seiner Entwicklung und bei Männern, durch die Weiterbeförderung des angehäuften Samens in die Harnröhre, zu einer Reizung deren Wände

1) Die Details dieses physiologischen Mechanismus sind in meinen „Grundlehren der Hirnfunktionen". Lief. 2 (russisch). und: Die Funktionen der Nervencentra, Jena, Fischer, (deutsch). zu finden.

2) Ein kastrierter Hengst, welcher schon vor der Kastration einen Koitus hatte, ist fähig, die Stute zu decken. Diese Tatsache findet ihre Erklärung darin, daß hier als Erreger die Reize erscheinen, welche ihren Einfluß auf die Geschlechtsphäre in der Form eines Associationsreflexes über das Gehirn übertragen. (Ansicht, Geruch.)

und zu einer Kontraktion, auf reflektorischem Wege, der bulbo-kavernösen Muskeln führt, was den Samenauswurf nach außen bedingt.

Aber auch darauf beschränkt sich die Sache nicht. „Es erhebt sich kein Zweifel", — sage ich in meinem Artikel „Die Entwicklung des Geschlechtstriebes vom Ansichtspunkt der Reflexologie" (*Russky Wratsch,* N. 33—36, 1918, S. 193), — daß sowohl die Geschlechtserregung, als auch in noch höherem Maße der Geschlechtsakt selbst, sogar bei einem gegenüber demselben passiven Verhalten, wie z. B. bei Frauen, sich nicht nur auf einen reflektorischen Effekt in den Geschlechtsorganen selbst beschränkt, sondern sich auch auf dem allgemeinen Zustand des Herzgefäßsystems kundgibt, was seinen Ausdruck in einer beschleunigten Herztätigkeit (und Atmung) und in einer Dilatation der Hirngefäße findet, wie es in dem von mir verwalteten Laboratorium durch spezielle Versuche erwiesen wurde, und auch in einer Dilatation der Hautgefäße, was sich am Gesicht, in der Form eines Rotwerdens der Wangen und eines eigentümlichen Glänzens der Augen äußert. Aber dieser verallgemeinerte Geschlechtsreflex, welcher sich außer der Erektion des Geschlechtsorganes noch durch den mimiko-somatischen (emotionellen) Zustand geschlechtlichen Charakters kundgibt, wird im frühen Kindesalter gar nicht beobachtet, da zunächst auch das Rotwerden des Gesichtes als Emotionsausdruck nicht vor dem Ende der ersten Kindheit erscheint, offenbar im Zusammenhang mit der Vorbereitung des gesamten physiologischen Prozesses, welcher die Geschlechtserregung charakterisiert.

Dieser allgemeine Herzgefäßgeschlechtsreflex, als Bestandteil der Geschlechtserregung, entwickelt sich erst mit der Zeit und nicht gleich vom Anfang des Erscheinens eines Erektionsreflexes und erlangt seine vollständige Entwicklung nur unter dem Einfluß einer verstärkten Spannung seitens der Geschlechtsdrüsen. Jedoch beschränkt sich die Rolle dieser Vorgänge nicht nur auf eine reflektorische Wirkung, welche sich besonders scharf am Herzgefäßsystem abspiegelt. Mit einem besonderen emotionellen (mimiko-somatischen) Zustand einhergehend, werden sie noch durch einen Drang charakterisiert, sich von überflüssigen Sekretionsprodukten in der Form physiologischer Pollutionen zu befreien [1])

Man muß auch in Betracht nehmen, daß die verstärkte Produktivität der Geschlechtsdrüsen, welche mit deren gesteigerten inneren Sekretion im Zusammenhang steht, auf den Blutumlauf und den Stoffwechsel wirkend zu einem Anstieg der Nervenenergie führt, während die Befreiung von Geschlechtsprodukten beim Coitus zu einer zeitweiligen Entwicklung einer allgemeinen Mattigkeit bringt.

Heute gibt es schon auch physiologische Daten, welche uns die Innervation der Geschlechtsfunktion klar legen. So wissen wir, daß durch den sympathischen Knoten des haemorrhoidalen Geflechtes der Beckenhöhle mittels eines Reflexes der primäre Tonus und die Span-

---

[1]) Nach den Untersuchungen in meinem Laboratorium, mittels einer besonderen Methode (von *Gürtle*) wurde erwiesen, daß während der Periode des Geschlechtsverkehrs bei der Hündin, welche unter den Versuchsbedingungen bei diesem Akt sich vollkommen passiv verhält, (im Gestell) nebst einer beschleunigten Herztätigkeit auch eine merkbare Dilatation der Hirngefäße stattfindet.

nung der Geschlechtsorgane unterhalten werden. Durch die sakralen Rückenmarkszentren werden sowohl der Ejakulationsprozeß, als auch die reflektorischen Einflüsse auf die Geschlechtsorgane realisiert, welche aus den anderen Körpergebieten ausgehen. Es gibt auch pathologische Befunde, welche annehmen lassen, daß im sakralen Rükkenmarksteil ein besonderes Zentrum für die Innervation der Geschlechtsorgane (Gefäße) und ein besonderes Zentrum für die Samenejakulation, oder eigentlich für ein reflektorisches Zusammenziehen des entsprechenden Muskelapparates existieren.

Wir wissen aber, daß die feineren, nämlich die faktilen Hautreize nicht ausschließlich über das Rückenmark, sondern auch über höherliegende Zentren, insbesondere die Zentren der Sehhügel und der Hirnrinde (Zentralwindungen: gyrus centralis beim Menschen und g. sigmoidens bei den Hunden) geleitet werden. Dementsprechend erwiesen die Untersuchungen Prof. *L. Pousseps* in meinem Laboratorium das Vorhandensein geschlechtlicher Erektionszentren sowohl in den Sehhügeln, als auch in der Hirnrinde der Hunde im Gebiete des oberen Teiles der sigmoiden Windung. Ich konnte mich vom Vorhandensein eines Erektionszentrums auch in der Hirnrinde des Menschen in der Nähe des Schenkelzentrums überzeugen. Zusammen mit *N. Misslawsky* habe ich noch viel früher das Vorhandensein von speziellen Zentren zur Vaginalbewegung in der motorischen Hirnrindengegend festgestellt [1]). *Bochefontaine* wies auf die Beeinflussung auch der Uterusbewegung durch die Hirnrinde hin und in meinem Laboratorium wurde diese Rindenwirkung durch die Untersuchungen von *Dr. Plochinsky*) außer Zweifel gestellt, wobei der Effekt auf die Uterusbewegungen annähernd von den Gebieten aus beobachtet wurde, welche denen benachbart liegen, von welchen auch der Effekt auf die Vaginalbewegungen erhalten wird. Ferner zeigten die in meinem Laboratorium von *L. M. Poussep* [3]) durchgeführten Untersuchungen, daß die Reizung des vorderen Hirnrindenabschnittes beim Kaninchen, und auch die Reizung des hinteren Abschnittes der sigmoiden Windung in der Nähe der kreuzförmigen Furche bei Hunden (was dem motorischen Teil der vorderen Zentralwindung der Hirnrinde beim Menschen entspricht) von zwei benachbarten Punkten aus eine sichtbare Zustandsveränderung der Keimdrüsengefäße, vorwiegend dergleichen Seite; in einem Falle deren Erweiterung, in einem anderen deren Veränderung, hervorruft, wobei im ersten Falle die Drüsensekretion verstärkt, im anderen Falle gehemmt wird. Durch dieselben Untersuchungen erwies sich, daß es besondere Zentren für die Erektion und für die Abscheidung und Auswerfen des Samens nicht nur im sakralen Rückenmarksgebiet, wie es oben besprochen war, sondern auch in der Sehhügelgegend gibt, während in der Hirnrinde, in der oben erwähnten Gegend, Zentren für die Erektion des Geschlechtsorgans und die Ausscheidung des Samens in den Drüsen nachgewiesen werden konnten, aber kein Zentrum zur Ejakulation des Samens zu

1 *W. Bechterew* und *N. Misslawsky*. Arch. f. Anatomie u. Physiologie. 1891.

2) Dr. *Plochinsky*. Obozrenie Psychiatrii, 1902.

3) Petersburger These. S. auch *W. Bechterew*, „Grundlagen der Lehre von der Hirnfunktion". Lief. 5 u. 6. S. auch *W. Bechterew*, Über die Funktionen der Nervencentra, II. 3, Jena, Fischer.

finden war. Die späteren Untersuchungen desselben Autores über die Vorsteherdrüse in meinem Laboratorium angestellt, erwiesen, daß auch dieses für die Geschlechtsfunktion wichtige Organ seitens des Rückenmarks und der subkortikalen Ganglien an der Schädelbasis innerriert wird, und außerdem in der Nähe des vorhergehenden Zentrums noch spezielle kortikale Zentren bestehen, welche die Saftausscheidung dieser Drüse beeinflussen [1]).

Was die Bedeutung der Hirnhemisphären in der Geschlechtsfunktion betrifft, so wird sie schon durch den *Goltzschen* Versuch erwiesen, nach welchem die Abtrennung der Hirnhemisphären beim Frosch den Geschlechtstrieb beseitigt. Jedoch wird durch diese Untersuchungen die Frage durchaus nicht angeregt, welche Gegenden der Hirnhemisphären hier eine besondere Rolle spielen, während die in meinem Laboratorium von *Dr. Poussep* durchgeführten Untersuchungen erwiesen, daß der Hund, welcher in der Brunstperiode der Hündin erregt wurde, gegenüber derselben sich ganz gleichgültig verhielt, wenn man bei ihm die oben erwähnten kortikalen Geschlechtszentren in beiden Hirnhemisphären entfernte [2]).

„Was die motorischen Komponenten des Geschlechtsaktes betrifft, so bestehen Gründe anzunehmen, daß eine primäre Koordination dieser Bewegungen schon in den sympathischen Knoten der Beckengegend möglich erscheint, wobei die Impulse, welche diesen koordinierten Mechanismus in Gang bringen in den einen Fällen durch den unteren Rückenmarksabschnitt, in anderen Fällen durch die Sehhügel, und in den dritten über die Hirnrinde übertragen werden, je nach dem Charakter der Impulse und deren Ursprungsquelle.“

Dieser motorische Teil des Geschlechtsaktes kann mit dem Kratzakt der juckenden Hautoberfläche verglichen werden. Wie durch mechanisches Reiben beim Kratzen ein Blutandrang zur juckenden Oberfläche entsteht, was die Hautausscheidung steigern muß und dadurch das Jucken selbst gelindert wird, so führt auch im Geschlechtsakt der durch Reiben erzielte Blutandrang zu den Geschlechtsorganen zu einer verstärkten Abscheidung der Geschlechtsdrüsen und zu einem konsequenten Ausscheiden des männlichen Samens, was die Spannung in diesen Organen lindert.

Wie bekannt, entwickelt sich auf Böden des gewöhnlichen, mittels der Rückenmarkszentren zu Stande kommenden, Reflexes der höhere oder associative Reflex kortikalen Ursprunges (bei höheren Tieren und dem Menschen) unter der Bedingung, daß neben dem Entstehen des reflektorischen Grundreizes ein Nebenreiz, sei es auch von indifferentem Charakter, einwirkt [3]). So wird der Säugling, der reflektorisch seine Hand von einem heißen Gegenstand, den er vor Augen hatte, wegzog, das nächste Mal, wenn er denselben Gegenstand erblickt, die Hand auch ohne abermalige Verbrennung wegziehen. Dieselbe Erscheinung kann auch bei einem Stich in die Hand oder

---

[1]) S. *W. Bechterew*, Grundlagen der Lehre von den Hirnfunktionen. Lief. 6. S. auch *W. Bechterew*, Die Funktionen der Nervencentra, H. 3.

[2]) Siehe *W. Bechterew*, Der Geschlechtstrieb. Russky Wratsch 1918, S. 195.

[3]) Siehe *W. Bechterew*, Allgemeine Grundlagen der Reflexologie des Menschen, 1923 und 1926 (russisch). S. auch Allg. Grundlagen der Reflexologie d. Menschen (deutsch), 1926. Wien, Deuticke.

den Fuß stattfinden. Ebenso entwickelt sich der höhere oder associative Reflex vom Charakter einer Erektion der Geschlechtsorgane. Wenn die Erektion des Organes, mechanisch ausgelöst, z. B. bei Onanismus mit einer visuellen Konzentrierung auf dem Geschlechtsorgan selbst während des Onanierens einhergeht, so genügt es später einer visuellen Konzentrierung auf dem Geschlechtsorgan, d. h. des Gedankens, um eine Erektion hervorzurufen, welche auch durch den onanistischen Akt ausgelöst werden kann. Ja es bedarf sogar nicht des visuellen Aktes, es genügt schon einer mentalen (d. h. mittels der associativen Tätigkeit der Zentren) Konzentrierung auf demselben Akt, um die Erektion des Organes und ferner auch den Onanismus auszulösen. Andererseits genügt bei Menschen, welche schon einen Geschlechtsakt mit dem entgegengesetzten Geschlecht ausgeübt hatten, einer visuellen Konzentrierung auf einem passenden Objekt entgegengesetzten Geschlechtes, um eine Erektion des Organes hervorzurufen, welche immer aufs neue anregt, die Realisierung des Geschlechtsaktes zu suchen.

In diesem, wie auch im vorhergehenden Falle haben wir einen höheren oder associativen Reflex, welcher durch Vermittelung des kortikalen Geschlechtszentrums, der in meinem Laboratorium bei Tieren *(Dr. Poussep)* und beim Menschen *(W. Bechterew)*[1]) entdeckt worden ist, ausgeführt wird. Da der Gedanke, wie die Reflexologie lehrt, derselbe Reflex ist, nur in seinem motorischen Teile nicht geäußert, so ist es natürlich, daß in diesen Fällen schon die Vorstellung eines Objektes entgegengesetzten Geschlechtes die Erektion des Geschlechtsorganes auslösen wird.

Was den anderen Teil der Geschlechtsfunktion, den sog. sekretorischen betrifft, so entsteht er, wie wir gesehen haben, ebenfalls in der Form eines, durch das Reiben des im Erektionszustand befindlichen Geschlechtsorganes auslösbaren, Reflexes, mag dieses Reiben bei normalem Geschlechtsakt oder mit der Hand beim Onanismus ausgeführt werden. Ohne in die physiologischen Einzelheiten bezüglich dieses Reflexes einzugehen, welche in meiner oben angeführten Arbeit „Über die Entwicklung des Geschlechtstriebes“[2]) zu finden sind, wollen wir bemerken, daß wir hier aufs neue denselben einfachen, oder vererbten sekretorisch-motorischen Reflex haben, welcher über den sakralen Rückenmarksteil geleitet wird und mit einer Samenejaculation endet. Auch auf dem Boden dieses einfachen oder vererbten Reflexes kann sich ein höherer Reflex entwickeln, welcher zuweilen während der Erektionsperiode schon bei einer visuellen Reizung, ohne Coitus, zu einer Samenausscheidung führen kann, wie es u. a. bei wollüstigen Träumen in der Form der sog. Pollutionen vorkommt.

Auf diese Weise ist es klar, daß sowohl der gefäßmotorische Erektionsreflex, als auch der sekretorisch-motorische Reflex, welcher mit der Ejaculation des männlichen Samens endet, nicht nur in der Form eines einfachen oder vererbten, durch Reibung bei Coitus u. a. Umständen auslösbaren, Reflexes, sondern auch in der Form eines associativen oder höheren Reflexes, realisiert werden kann, welcher sich,

[1]) Siehe *W. Bechterew,* Grundlagen der Lehre von den Hirnfunktionen, Lief. 6. S. auch *W. Bechterew,* Die Funktionen der Nervencentra, Bd. 3, Jena, Fischer.

[2]) Siehe „Russky Wratsch“ 1918. S. 194—195.

unter normalen Verhältnissen, ursprünglich unter dem Einfluß eines mechanischen und mit demselben vereinigten optischen Reizes, und später auch schon bei der optischen Einwirkung allein, entwickelt.

Das was wir für die Männer nachgewiesen haben, gilt auch für die Frauen, nur mit den Modifikationen, welche durch die besondere Struktur deren Geschlechtsorgane und deren besondere biologische Funktion bedingt sind. Um die Geschlechtsfunktion im vollen Maße zu erklären, muß man in Betracht nehmen, daß der Geschlechtsakt an sich, im echten Sinne des Wortes ein Konzentrierungsprozeß oder eine Dominante darstellt, folglich einen solchen Akt, bei welchem das erregte Zentrum nicht nur von einer Hemmung der sonstigen Zentren begleitet wird, sondern es entsteht noch die charakteristische Erscheinung, daß jeder Nebenreiz die Erregung des Zentrums noch mehr verstärkt. Deshalb pflegt während des Geschlechtsaktes jeder Nebenreiz in der Regel die Realisierung des Aktes zu beschleunigen, falls die Reizung nicht eine solche Kraft erreicht, daß sie den Konzentrationsprozeß (die Dominante) selbst überwältigt und vollkommen hemmt.

Wir haben schon oben gesagt, daß man, durch Beobachtungen geleitet, annehmen muß, daß der vererbte niedere Erektionsreflex sich recht frühzeitig entwickelt.

Nach *Groß,* erscheinen bei vielen Kindern die sexualen Erregungen schon sehr früh. *Bell* verzeichnet, als einen ausschließlichen Fall die frühzeitige Äußerung der sexualen Liebe (sex love) bei einem Kinde von $2^1/_2$ Jahren. Bei all dem braucht man durchaus nicht die Meinung von *Freud* als begründet ansehen, daß das Saugen der Mutterbrust den Säugling auch geschlechtlich anregt und die Brust selbst für ihn ein Geschlechtsobjekt ist. In dieser Beziehung konnte *Freud* den wesentlichsten objektiven Beweis nicht anführen, daß das Saugen der Mutterbrust beim Säugling einen Erektionsreflex in den Geschlechtsorganen auslöst, welcher nach meinen Beobachtungen unter solchen Umständen auch nicht vorkommt. Die von *Freud* zugelassenen Überlegungen, daß das äußere Aussehen des Gesichtes eines mit Milch gesättigten Säuglings dem Aussehen eines geschlechtlich befriedigten Erwachsenen ähnelt, können nicht für überzeugend gelten. Gleichfalls bestehen keine Belege zu Gunsten dessen, daß die Erektion des Geschlechtsorganes bei Kindern, welche, wie ich oben erwähnte, nach meinen Beobachtungen, durch mechanische Einflüsse schon in sehr zartem Alter (schon erstes Halbjahr nach der Geburt) ausgelöst werden kann, mit dem Säugereflex einhergehe, was beim Zusammenhang der einen und der anderen Erscheinung unvermeidlich wäre. Obgleich ich den Säugereflex bei schlafenden Kindern auch im siebenjährigen Alter beobachtete, konnte ich nicht konstatieren, daß dieser Säugeprozeß, offenbar im Zusammenhang mit einer Reizung seitens des Magendarmkanales entstehend, von einer Erektion des Geschlechtsorganes begleitet sei.

Jedenfalls ist die Erscheinung der letzteren im Säuglingsalter ein rein lokaler Reflex, durch einen lokalen Blutandrang zu der Beckengegend hervorgerufen und von einem allgemeinen mimiko-somatischen (emotionellen) Zustand begleitet, welcher durch Gesichtserröten charakterisiert ist. Beim Kinde kann man das Erröten des Gesichtes unter dem Einfluß von Konfusion und Scham nicht früher, als mehrere

Jahre nach der Geburt (nach meinen Beobachtungen etwa 6—7 Jahre), beobachten, und die periodische Samenejakulation im Schlafe in der Form von Pollutionen äußert sich nicht vor dem Eintritt der Geschlechtsreife. Dies alles spricht gegen die Annahme, daß der Geschlechtstrieb sich bei Kindern im Säuglingsalter entwickeln kann. Ausschließliche Fälle, wie der von *Bell* angeführte, können nicht als allgemeine Regel angenommen werden. Aber es versteht sich von selbst, daß eine öftere geschlechtliche Reizung, welche beim Kinde einen hauptsächlich lokalen Erektionsreflex auslöst, zu dessen habitueller Erneuerung unter entsprechenden Umständen führt, was seinerseits auch zu einer geschlechtlichen Frühreife führen kann.

Bei den Knaben wird die letztere durch die Erscheinung des sekretorisch-motorischen Reflexes charakterisiert, welcher von einer Samenejakulation begleitet ist, was etwa um das 12.—14. Lebensjahr beobachtet wird; bei den Mädchen aber entwickelt sich der Ovulationsreflex, welcher zur Zeit ihrer Geschlechtsreife durch den Eintritt der Menstruation charakterisiert wird, noch später. Der geschlechtliche Erektionsreflex aber erscheint, wie wir wissen, sehr frühzeitig und man kann die Entwicklung des Onanismus, sowohl bei Knaben, als auch bei Mädchen, zuweilen schon im 3. Lebensjahre beobachten.

Was aber besonders wichtig erscheint, ist, daß nicht nur der locale Erektionsreflex, sondern auch der höhere oder associative Erektionsreflex sich erheblich früher, als die Geschlechtsreife entwickelt, was ganz natürlich erscheint, da für denselben nur die Association eines optischen oder eines anderen äußeren Reizes mit der unmittelbaren Reizung der Geschlechtsorgane selbst, die zur Erektion führt, nötig ist. Daraus ist ersichtlich, daß die, unter der Benennung der Geschlechtserregung bekannte, Erscheinung mit der Entwicklung des Erektionsreflexes und nicht des Ejakulationsreflexes bei Männern oder des Ovulationsreflexes bei Frauen in Zusammenhang gestellt wird. Letztere Tatsache führt dazu, daß die Geschlechtserregung bei Kindern lange vor der Periode ihrer Geschlechtsreife bestehen kann. Hierher gehört auch der frühe kindliche Onanismus und die allgemein bekannte kindliche, oder die sog. Lehranstalts- (Instituts-) „Anbetung", so benannt, weil sie früher öfters in den geschlossen weiblichen Lehranstalten stattfand. Dieser kindlichen „Anbetung" fehlt der Geschlechtscharakter durchaus nicht und sie kann darum nicht ohne Grund eine Liebesanbetung genannt werden. Man kann sie dem gleichstellen, was uns bei erwachsenen Menschen, unter dem Namen platonische Liebe, bekannt ist, welche keine physische Verbindung zuläßt, und doch zweifelsohne mit einer entsprechenden sexualen Erregung einhergeht. Es bestehen sogar Gründe anzunehmen, daß die Geschlechtserregung bei platonischen Beziehungen zwischen Mann und Weib vor der Zeit einer physischen Verbindung sich stärker kundgibt, als nach der Einstellung einer physischen Verbindung. Diese Geschlechtserregung äußert sich, wie bekannt, auch durch entsprechende äußere Zeichen. Es handelt sich hier um einen solchen Zustand, der sich durch die Mimik der Verliebtheit charakterisiert, und welcher schon seinerseits vom Poeten *(Puschkin)* in folgenden Worten ausgedrückt worden ist:

Die hochmütigen Parthen erkennen wir an ihren hohen Kappen,
Die feurigen Rosse an den eingebrannten Zeichen,
Die glücklichen Buhlen erkenn' ich an ihren Augen,
In welchen eine schmachtende Flamme,
Das unbescheidene Zeichen der Wonne des Genusses scheint.

Wir haben schon oben erwähnt, daß die Geschlechtsdrüsen nicht allein eine äußere Sekretion, welche für produktive Geschlechtsbeziehungen notwendig ist, sondern auch eine innere Sekretion, welche mehr oder weniger konstant ins Blut gelangt, besitzen. Aber zweifelsohne wächst die innere Sekretion in einem besonders scharfen Grade in den Perioden an, wenn der, mit einem Blutandrang zu den Geschlechtsdrüsen in Zusammenhang stehende, Erektionsreflex entsteht. Eben diese innere Sekretion bedingt den mimiko-somatischen Zustand, welchen man einen mit der Geschlechtsfunktion verbundenen Liebesaufschwung nennen kann. Darum ist das Zusammentreffen mit dem Geschlechtsobjekt ein starker Erreger des positiven mimiko-somatischen Tonus, welcher durch ein Feuchtwerden und Glänzen der Augen, deren schmachtenden Ausdruck, Erröten der Wangen und eine diesen Äußerungen entsprechende erotische Einstellung charakterisiert wird, während die Trennung von demselben Objekt von entgegengesetzten äußeren Erscheinungen und einem negativen mimiko-somatischen Zustand begleitet wird, den man als Sehnsucht und Gram bezeichnet.

Was den Geschlechtstrieb selbst betrifft, so steht er im Zusammenhang nicht nur mit dem Erektions-, sondern auch mit dem sekretisch-motorischen Geschlechtsreflex, welcher zur Entleerung der angehäuften Geschlechtsprodukte führt, was einen inneren Impuls zum Aufsuchen des Geschlechtsobjektes schafft. Auf diese Weise kann sich der echte Geschlechtstrieb, in der Form eines Bedürfnisses des Geschlechtsaktes, in normalen Fällen nicht vor der Geschlechtsreife, d. h. nicht vor 12—14 Jahren bei Knaben, und etwas später bei Mädchen, äußern.

Es fragt sich, worin besteht denn der Geschlechtstrieb? Zunächst ist der Trieb ein Streben auf eine Annäherung gerichtet, zwecks einer Befreiung von der Spannung in den Geschlechtsorganen, welche durch eine Anhäufung der Geschlechtsdrüsenprodukte bedingt ist. Es sei bemerkt, daß der Drang sich von den Geschlechtsprodukten zu befreien unbedingt mit einer physischen Annäherung in Zusammenhang steht, und mit dem dabei stattfindenden Geschlechtsakt bei allen Tieren überhaupt mit einer geschlechtlichen Fortpflanzung, mit Ausnahme der l a i c h e n d e n Fische, wo die Befreiung des Männchens von Geschlechtsprodukten eigentlich mittels einer Annäherung desselben dem Weibchen und deren Verfolgung mit einem nachfolgenden Besprengen des Rogens mit seinen Geschlechtsprodukten in Erfüllung geht.

In welchem Maße bei einigen Tieren die physische Annäherung, während des Geschlechtsaktes, dauernd ist, erweist das Beispiel der Kröten, wo das Männchen das Weibchen wochenlang umarmt. Daß dieser Umarmungsreflex ausschließlich von der Reizung in den Geschlechtsorganen abhängt, wird durch spezielle Versuche erwiesen. Es genügt, die Samenbläschen des Männchens zu entfernen oder zu entleeren und der Umarmungsreflex hört sofort auf. Andererseits kann man dieselben Bläschen mit warmer Milch anfüllen, wie es Prof. *J. Tarchanow* tat, und der Umarmungsreflex entwickelt sich in voller Kraft. Es ist klar, daß der Umarmungsreflex bei Amphibien im innigsten Zusammenhang mit der Reizung der Samenbläschen steht. Aber auch bei höheren Tieren wird der Drang zu einer geschlechtlichen Annäherung durch vorhergehende physische Liebkosungen und unmittelbare Reizung der Geschlechtsorgane (Lecken bei Hunden u. dgl.) charakterisiert, und beim Menschen haben wir Liebkosungen in der Form von Streicheln, von Umarmungen und Küssen bei Verliebten, was durch primäre Reize erklärt wird, welche aus den Geschlechtsorganen mit der Abscheidung entsprechender Produkte ins Blut und mit der Zeit nur unter dem Einfluß der Seh-, Schall- und taktilen Reize allein entstehenden Associationsreflexen, ausgehen. Diese letzteren spiegeln sich aber an den Geschlechtsorganen ebenso ab, wie auch die unmittelbare Reizung der Geschlechtsorgane wirkt, da sie in denselben, in dem oder jenem Maße, einen Blutandrang hervorrufen, und folglich dadurch die Geschlechtserregung und die Erektion des Geschlechtsorganes entwickeln und unterstützen, was seinerseits den Drang zur Annäherung verstärkt, und die oder jene Handlungen, welche der Realisierung des Geschlechtsaktes vorausgehen, hervorruft. Es handelt sich hier um eine Dominante, aber um eine Dominante höherer Ordnung, welche in einer Konzentrierung auf dem Geschlechtsobjekt besteht.

Dabei muß man in Betracht nehmen, daß jeder Blutandrang zu den Geschlechtsorganen von einer Zunahme der inneren Sekretion der Geschlechtsdrüsen, in der Form von Hormone, begleitet wird, welche, in großer Menge in das Blut eindringend, durch Erregung des sympathischen Systems eine mehr oder weniger scharfe Herzschlagbeschleunigung und eine mit demselben in Zusammenhang stehende Atmungsveränderung, Erröten der Wangen, Feuchtwerden der Augen und dergl. hervorrufen. Im allgemeinen handelt es sich hier um einen positiven mimiko-somatischen Tonus, welcher mit einem eigenartigen subjektiven Zustand, allen Verliebten so gut bekannt ist, einhergeht. Eine derartige allgemeine Reaktion — mit einer Einstellung auf ein bestimmtes Geschlechtsobjekt, denn dessen individuellen charakterologischen Eigentümlichkeiten — welche durch einen Blutandrang zu den Geschlechtsorganen und die davon abhängende Abscheidung der Geschlechtshormone bedingt ist, pflegt man als Liebe zu bezeichnen. Dieser Zustand verstärkt noch mehr die Neigung zu solchen Taten, wie Liebkosungen, Umarmungen und Küsse, welche schon an sich von einem Blutandrang zu den Geschlechtsorganen, und folglich von einer Abscheidung der Geschlechtshormone, begleitet werden.

Daraus entsteht der konstante Drang zu einer Annäherung zweier Wesen mit dem Charakter des Geschlechtstriebes, und wenn nun einmal ein solcher Trieb zur Annäherung sich eingestellt hat, so ist es natürlich, daß dessen Fehlen, welches im Resultate der Trennung von zwei liebenden Geschöpfen oder bei der Unmöglichkeit, infolge irgendwelcher Ursachen, eine Annäherung zu erzielen, erscheint, zu einer Nichtbefriedigung infolge der Abwesenheit eines Annäherungsobjektes führt. Diese Nichtbefriedigung geht mit einem negativen mimiko-somatischen Tonus, mit einer Herzschlagalteration und Atmungsveränderung, mit nicht seltenem Seufzen und mit Zeichen des Kummers und der Nichtgenugtuung einher.

Wir haben schon oben erwähnt, daß man im Geschlechtstrieb, wie auch überhaupt in den instinktiven Akten, noch die Verhältnisse des Entstehens jenes Prozesses in Betracht nehmen muß, welchen die Physiologen der Schule von Prof. *N. E. Wwedensky* (Prof. *Uchtomsky* [1]) als Dominante bezeichnen, die als allgemeines Arbeitsprinzip der Nervenzentren erscheint. Es handelt sich darum, daß unter dem Einfluß der Hormone, wie auch unter dem Einfluß der von außen erregten Reflexe, im Nervensystem sich Herde gesteigerter Erregung bilden, welche infolgedessen in erleichterter Art auf die mannigfachsten und distaten Reizungen des Organismus reagieren. Daneben entsteht bei der Erregung eines bestimmten Zentrums die Hemmung anderer nichtarbeitender Zentren, und somit verstärken die Nebenreize die Wirkung des erregten Zentrums auf dem Gebiete der höheren Reflexe. Eine solche Erscheinung kann man, wie ich schon früher in meiner „Objektiven Psychologie" (1907—1912 russisch und 1913 deutsch) gezeigt habe, bei dem von mir so genannten Konzentrierungsprozeß, bei welchen alle Bewegungen aufhören und jeder Nebenreiz die Konzentrierung noch mehr steigert, beobachten.

In der von uns betrachteten Frage entsteht der Konzentrierungsprozeß als Resultat der organischen Reizung, welche die Entwicklung des instinktiven Aktes anregt. Auch dies kann experimentell erwiesen werden. Z. B. bei der Katze ruft während der Brunstperiode jeder beliebige Reiz, in der Form eines Tellerklopfens, eines Anrufes zur Nahrungsschüssel usw., nicht die gewöhnlichen Äußerungen eines Nahrungstriebes, sondern eine Zunahme der Brunst selbst hervor. Dies erscheint analog dem, daß in der Hungerperiode die verschiedensten ungenießbaren Substanzen Erreger der Nahrungsreaktion sein können. Durch diesen Konzentrierungsprozeß läßt sich auch die Tatsache erklären, daß überhaupt jeder Reiz von einem geliebten Menschen ausgehend, beim Verliebten den Geschlechtstrieb verstärkt, auch dann, wenn er unmittelbar, weder die Geschlechtssphäre, noch die sekundären Geschlechtszeichen betrifft. Daher die allgemein bekannte gegenseitige Überschätzung der Eigenschaften der sich Liebenden.

Schließlich äußert sich noch in den instinktiven Akten der Mechanismus der Associationsreflexe, welche sich auf dem Boden der angeborenen Reflexe entwickeln, was ich als Grundprinzip bei der Äußerung der instinktiven Akte in derselben „Objektiven Psychologie" (s. auch meine „Allgemeine Grundlagen der Reflexologie" *Wien, Deuticke,* 1926) hervorgehoben habe, und davon schon oben die Rede war. Mag der instinktive Akt unter dem Einfluß eines somatischen Reizes (z. B. hungerndes Blut) oder unter dem Einfluß eines reflektorischen Reizes (Geschlechtserektion) entstehen, unvermeidlich wird er von Nebenreizen begleitet, und das führt dazu, daß letztere an sich reflexogene Reize werden, und sie vollkommen ersetzen zu können. Dadurch erklärt sich z. B. daß ein Hengst, der kastriert worden ist, wenn er schon früher eine Stute besprungen hatte, auch nach der

[1]) Prof. *A. A. Uchtomsky.* Der Instinkt und die Dominante. Staatsuniversität in Smolensk. Nautschnoje jswestia. Smolensk, 1923.

Kastration eine Geschlechtserregung äußern und die Stute wieder bespringen kann, obgleich bei ihm schon der Eintritt der Geschlechtsdrüsenhormone ins Blut fehlt, was z. B. bei einem Wallachen, der im Alter vor dem Eintritt der Geschlechtsreife kastriert wurde, und folglich keinen Geschlechtsakt ausgeübt hatte, unmöglich ist [1]).

Also sind die Etappen der Geschlechtsentwicklung, wie wir sie in der objektiven Forschung nachweisen konnten, so dargestellt: ursprünglich in einem lokalen geschlechtlichen Erektionsreflex, ferner in einer Entwicklung auf dessen Boden des geschlechtlichen Associationsreflexes, welcher die Bedingungen für die Geschlechtserregung schafft; die häufigen Geschlechtserregungen können aber zu der Entwicklung des Onanismus und der Verliebtheit führen, und mit der Geschlechtsreife gehen die Geschlechtserregungen, sich in der Form eines Konzentrierungsprozesses äußernd, in einen echten Geschlechtstrieb über, der der Einstellung von Associationsreflexen auf ein bestimmtes Geschlechtsobjekt, welche als Liebe bezeichnet wird, zugrunde liegt.

Aber die Rolle der Associationsreflexe kann sich auch in einer anderen Richtung äußern. Es ist allgemein bekannt, daß der Trieb nicht immer sexual ist. So die elterliche Liebe zu den Kindern, die sog. Schwesterliebe und dergl. Zwar handelt es sich auch hier um dieselben Äußerungen eines Dranges zur Annäherung in der Form von Liebkosungen, Umarmungen und Küsse, welche auch beim Geschlechtsakt stattfinden, aber in diesen Fällen werden derartige Associationsreflexe infolge der nahen Verwandtschaftsbeziehungen ausgelöst; die Geschlechtserregung wird dabei dank der sozialen Verhältnisse in solchem Grade gedämpft, daß die oben erwähnten Handlungen die Geschlechtsfunktion und den Geschlechtstrieb durchaus nicht erregen. Ebenso kann und soll man bei der Anhänglichkeit der Kinder an ihren Eltern die Liebkosungen, Umarmungen und das Küssen der Eltern seitens ihrer Kinder, von unserem Gesichtspunkt aus, nicht als ein direktes Resultat der aus den Geschlechtsorganen ausgehenden Reize deuten. Die kindliche Anhänglichkeit an ihren Eltern entsteht auf Grund der sozialen Verhältnisse, insbesondere unter dem Einfluß der elterlichen Pflege der Kinder, und wenn sie sich durch Liebkosungen, Umarmen und Küssen ausdrückt, so sind dies nur Handlungen, welche eben solche Handlungen der Eltern gegenüber den Kindern nachahmen. Natürlich abgesehen von besonderen Fällen physischer Liebkosungen der Kinder von ihren Wärterinnen, wie auch von degenerativen Kindern mit frühzeitigen Geschlechtstrieben. Jedoch muß man nicht außer Acht lassen, daß sogar die bescheidene elterliche Liebkosung in der Form eines Streichelns der Hautoberfläche, insbesondere des Bauches, des Rückens und des Gesäßes nicht umhin kann, sich beim Kinde auch an seiner sexuellen Sphäre kund zu geben, durch einen über das sympathische Nervensystem geleiteten Reflex. Es läßt sich bestimmt sagen, daß z. B. das Streicheln des Bauches oder des Rückens den Erektionsreflex sehr leicht auslöst; die Küsse auf den Mund, besonders die Schmatzküsse haben in dieser Beziehung auch eine gewisse Bedeu-

[1]) Prof. *Uchtomsky*, Russky physiolog. Journal. F. G. 1923.

tung; schließlich auch das Klatschen auf den Hintern, welches die Mütter und Wärterinnen so oft ausüben, hat in dieser Beziehung dieselbe Wirkung.

Insbesondere aber bewirken die Rutenschläge, als eine früher sehr oft ausgeübte Strafform, die auch jetzt noch in den unkulterellen Volksschichten gänzlich durchlebt ist, einen außerordentlich stark erregenden Einfluß auf die Geschlechtssphäre. In früheren Zeiten, da man so oft in Erziehungsanstalten die Rute gab, wurden die Kinder zu echten Flagellanten, d. h. es waren Kinder, welche sich absichtlich der Rutenstrafe unterwarfen, um eine entsprechende Geschlechtserregung zu erfahren. Ein kurzer Auszug aus einem pornographischen Poem aus den Zeiten von Nikolaus I., welches auf die damaligen Pagen bezogen ist, kann diese Tatsache gut illustrieren:

„Und so angenehm war es mir auf flaumweichen Kissen zu liegen,
Und im vollen Vergnügen die süße und neue Wonne zu genießen.
Die Ruten hörte man taktmäßig sausen,
Aber davor war mir nicht bange.
Ich brannte vor Lustbegierde ohne maßen . . . ."

Ohne Zweifel sind auch die modernen Rutenliebhaber das Resultat des „Birkenreis", welcher in den alten Schulen von geschlossenem Typus (Internaten) so große Verbreitung fand.

Auf diese Weise ist es klar, daß die Mütter und Wärterinnen durch ihre überflüssigen Liebkosungen, in der Form von Küssen, Streicheln und Beklopfen, eventuell auch Klatsch auf den Hintern, und in ausschließlicheren Fällen von Rutenschlägen, zweifellos eine frühere Entwicklung der Geschlechtsreflexe und des Geschlechtstriebes bei ihren Kindern begünstigen.

Jetzt können wir die Frage antreten, wodurch, vom reflexologischen Gesichtspunkt aus, der sog. heterosexuelle Trieb d. h. der auf das entgegengesetzte Geschlecht gerichtete Trieb, bedingt ist. Wie bekannt, haben wir bei niederen Tieren noch vor der Äußerung des geschlechtlichen Verkehres in der philogenetischen Reihe, die sog. Konjugation, welche, als ein Faktor von wesentlicher Bedeutung, im Sinne einer Erneuerung der ältesten Spezies, anerkannt wird. Die geschlechtliche Fortpflanzung hat in biologischen Beziehungen, augenscheinlich, noch mehr Vorteile für die Erneuerung der Lebensfähigkeit der Spezies, und auch für die Entwicklung der individuellen Eigenheiten in der Nachkommenschaft. Aber hier soll uns insbesondere die Frage interessieren, wodurch die Tatsache bedingt ist, daß, in der Regel, das Objekt des Geschlechtstriebes das entgegengesetzte Geschlecht erscheint.

Diesbezüglich finden wir eine große Verschiedenheit der Meinungen in der Wissenschaft. Das Wesen dieser Uneinigkeit besteht darin, daß wir nach einer eine angeborene Neigung zum entgegengesetzten Geschlecht haben, nach den anderen aber diese Neigung durch äußere Umstände bestimmt wird, und als Resultat der sozialen Lebenserfahrungen erscheint. Wir wollen diesen Gegenstand eingehender besprechen.

Nach *Krafft-Ebing* steht der heterosexuelle Trieb im Zusammenhang mit der Bildung entsprechender Zentren im Gehirn. Solcher Zentren gibt es von Natur im Hirne zwei: ein männliches und ein weibliches, wobei nur eines derselben sich zur Zeit der Geschlechtsreife entwickelt, und zwar ist dies vom Charakter der Geschlechtsdrüse abhängig. Diese sog. bisexuale Theorie nimmt zugleich den heterosexualen Trieb, ebenso wie die sekundären Geschlechtszeichen, als angeboren an. Die letzteren sind ursprünglich dieselben bei jedem Menschen in latentem Zustand, aber mit der Geschlechtsbestimmung entwickeln sich die einen, und die anderen werden gehemmt. Auf diese Weise wird die Entwicklung der Eierstöcke, die Entwicklung des Bartes hemmend, und die Entwicklung der Brustdrüsen fördernd, zur gleichen Zeit den Geschlechtstrieb gegenüber der Frau hemmen, und die Entwicklung der Hoden, die Entwicklung der Brustdrüsen verzögernd, und die Entwicklung des Bartes und des Haares im allgemeinen begünstigend zur gleichen Zeit den Geschlechtstrieb gegenüber dem Manne hemmen.

Moll steht auch für das Angeborensein des heterosexualen Geschlechtstriebes, aber in einer anderen Richtung. Er nimmt das Angeborensein der Fähigkeit an, auf Reize, welche vom entgegengesetzten Geschlecht ausgehen, sexual zu reagieren. Dabei wird der Geschlechtstrieb nicht in den Geschlechtsorganen, sondern im Gehirn lokalisiert. Darum können auch Perversationen bei erhaltenen äußeren Formen des Geschlechtstypus existieren.

Es sei bemerkt, daß auf Grund der neueren Untersuchungen von *Steinach, Woronoff, Zawadowsky* u. a. Autoren sich dafür aussprachen, daß die Hauptquelle des Geschlechtstriebes die Geschlechtsdrüsen und nicht das Gehirn seien. *Hirschfeld* stellt sogar die Hypothese über den männlichen Bestand des polyglandulären Organismussystems auf, welchen er als Andrin bezeichnet, und welcher den männlichen Körperbau schafft, und über den weiblichen Bestand — den Gynaekin, welcher den weiblichen Körperbau erzeugt [1]).

In der letzten Zeit wurde die Frage über die Geschlechtsverschiedenheit zwischen Mann und Weib, unabhängig von den Gewichtsverschiedenheiten des Hirnes, was hauptsächlich mit dem Unterschied des Umfanges und des Gewichtes des Körpers im Zusammenhang steht, auch durch andere wissenschaftliche Befunde vertieft, welche erwiesen haben, daß es sich hier nicht um das Gehirn, sondern um die Geschlechtsdrüsen handelt, die eine innere Sekretion ausscheiden. Daß diese Drüsen die primären Geschlechtsbestimmer sind, entspringt schon einer Reihe von Untersuchungen, welche die Rolle der sog. Chromosomen, d. h. der färbenden Gebilde im Kern der Eizelle erwiesen haben, die Träger der vererbten Qualitäten sind. Zwar gibt es in dieser Beziehung noch keine volle Übereinstimmung zwischen den Autoren, jedoch messen die meisten Forscher, so wie *Hertwig, Straßburger, Rable, Bovery, Hecker, Flick, Lündegardt, Democle, Godlewsky, Herbette, Korrens* u. a. eine hervorragende, wenn nicht ausschließliche Rolle den Chromosomen, als Geschlechtsbestimmern, bei. Die Anlagen des künftigen Individuums werden, wie man denken muß, in ganzen Geschlechtszellen vererbt und höchst wahrscheinlich, inklusiv deren Plasma, aber die Substanzen, welche die totale Entwicklung dieser Anlagen gleich den Hormonen begünstigen, werden durch Chromosomen hergebracht.

[1]) S. Münch. med. Woch. Nr. 5. 1918, wo eine auf diesen Gegenstand bezogene Arbeit von *Hirschfeld* und eine Antwort auf dieselbe von *Kraepelin* zu finden ist.

Dabei muß man in Betracht nehmen, daß die Anzahl der Chromosomen für den weiblichen und den männlichen Keim nicht die gleiche ist, und zwar enthält der weibliche Keim eine Chromosoma mehr, wodurch auch die Entwicklung der sekundären Geschlechtsorgane bestimmt wird, welche das Weib vom Manne unterscheiden, und umgekehrt. Dies aber läßt seinerseits annehmen, daß das männliche Blut und das weibliche Blut, diese Träger aller Produkte der Drüsenabscheidung, oder der Hormone, dem chemischen Bestand nach nicht identisch seien.

Im Einklang mit den erwähnten Daten stehen auch die neuesten interessanten Entdeckungen, betreffs des Blutes beim Manne und beim Weib, welche wie es jetzt von Dr. *Manuilow* (S. Westnik Snanija 1925) erwiesen ist, eine ungleiche Reaktion auf bestimmte Färbestoffe aufweisen. Die Sache ist die, daß wenn man dem Blut fünf Stoffe beimengt, unter welcher der Hauptbestandteil ein besonderer Farbstoff von Baily bildet, so bleibt im Resultat die Lösung dieser Farben bei Mischung mit dem männlichen Blut farblos, während sie bei Mischung mit dem weiblichen Blut eine violette Färbung annimmt und zwar je älter die Frau, desto dunkler die Färbung [1]).

Es ist klar, daß dieser Unterschied nur von der Ungleichheit der inneren Abscheidungen oder der Sekretion der Geschlechtsdrüsen des Mannes und des Weibes, d. h. der Hoden des Mannes und der Eierstöcke der Frau, abhängen kann.

Aber noch merkwürdiger ist, daß man nach den Blutreaktionen das Geschlecht des Kindes schon im Mutterleibe bestimmen kann, was darauf hinweist, daß schon im fötalen Organismus eine Abscheidung ins Blut der Mutter stattfindet, und dabei eine verschiedene bei einem männlichen Foetus, gegenüber dem weiblichen Foetus.

Jedoch erklärt uns das obenerwähnte die Entwicklung der sekundären Geschlechtszeichen, nicht aber den heterosexuellen Trieb, und es wäre irrig etwas Überzeugendes in dieser Beziehung in den *Steinach'schen* Versuchen, wie auch in den analogen Versuchen von *Woronow* und *Zawadowsky* zu ersehen. Höchstens worüber man hier ein Wort reden dürfte — ist die angeborene charakterologische Eigentümlichkeit in der Form einer Neigung des einen Geschlechtes, als eines mehr aktiven in der sexualen Beziehung, ein Geschlechtsobjekt unter den Objekten desjenigen Geschlechtes aufzusuchen, welches sich durch eine größere Neigung sich zu untergeben auszeichnet, als ein mehr passiver Typus in der sexualen Beziehung, und nichts weiter. Aber auch bei der Annahme einer solchen Voraussetzung muß wohl irgend ein exogener Reiz, von einem anderen Geschlecht ausgehend, bestehen, um das entgegengesetzte Geschlecht anziehen und erregen zu können, da die Beziehungen zwischen den Geschlechtern in der menschlichen Gesellschaft nicht auf Zwang fußen. U. a. kann man im Tierreich den Geruch, welchen unmittelbar die Geschlechtsorgane ausduften, als einen solchen Reiz annehmen.

Diese Tatsache scheint unstreitig für gewisse Insekten (z. B. den Schmetterling). Wenigstens gibt es experimentelle Fakta, daß die

---

1) Eine Reaktion zur Geschlechtsbestimmung wurde neuerdings auch von Dr. *Bernazky* veröffentlicht.

Männchen der Schmetterlinge sich die Weibchen mittels des von den letzteren ausgedufteten Geruches aufsuchen, welcher offenbar ein unmittelbarer Führer beim Aufsuchen des Weibchens durch das Männchen ist, sogar wenn es sich unter den Blättern verborgen hält.

Ebenso sicher ist, daß auch die Männchen der Säugetiere in der Paarungsperiode das Weibchen, dem Geruche nach, welchen seine Geschlechtsorgane während der Brunst von sich geben, verfolgen, und man kann auch annehmen, daß der Geruch ein unmittelbares stimulierendes Mittel zur Entwicklung der Geschlechtserregung sein kann, und die letztere bestimmt eben dadurch das Objekt des Geschlechtstriebes und weist sogar auf das Organ hin, welches den Geschlechtsreflex des Männchen bei der physikalischen Annäherung lösen kann. Zum Hervorrufen der Geschlechtserregung beim Weibchen dient eine unmittelbare Reizung deren Geschlechtssphäre (z. B. das Belecken, das Beriechen, und auch die Kniffe bei den Vögeln, die mechanischen Reize, wie z. B. ein Hornstoß seitens des Ochsen in die Geschlechtsorgane der Kuh usw.). Außerdem können in der Form von associativen Reizen verschiedene Demonstrationszeichen dienen, welche sich beim Männchen in der Form eines Rotwerdens des Gesäßes bei Affen, einer Farbenveränderung der Fleischanhängsel beim Hühnergeschlecht, des Lautgebens des Gesanges (bei Vögeln), des Zwitscherns bei gewissen Insekten, des Erscheinens einer Laterne bei Leuchtkäfern u. dergl. und auch in der Form von Eigentümlichkeiten im Verhalten der Männchen (Schreien und andere Formen des Hofmachens dem Weibchen bei Auerhähnen, gesteigerte Kampflust u. dergl.), äußern.

Es muß jedoch bemerkt werden, daß der unmittelbare Reiz, in der Form des Geruches, beim Menschen keine Rolle spielen kann, da dessen Geruchssinn im Vergleich mit der Mehrzahl der Tiere stark atrophiert ist; die Kultur maskiert, wie wir wissen, vollkommen alle Körpergerüche und verbirgt die Körperformen unter der Kleidung. Es ist klar, daß die Theorie des angeborenen heterosexuellen Geschlechtstriebes in der menschlichen Gesellschaft keinen unmittelbaren Reiz aufweisen kann, welcher schon von Natur aus einen Erektionsreflex beim entgegengesetzten Geschlecht auslösen könnte.

Dieser Theorie widerspricht auch der Umstand, daß, wenn man den heterosexuellen Geschlechtstrieb für einen angeborenen hält, so müßte er sich schon zu seiner Zeit äußern, wo beim Kinde der Erektionsreflex sich nachweisen läßt, was sehr früh vorkommt, jedoch wissen wir, daß das Kind ursprünglich seine Anhänglichkeit, sowohl dem einem, als auch dem anderen Geschlecht ohne Unterschied, oder richtiger gesagt, den Personen, welche es liebkosen, schenkt.

Darum muß man wohl die mehr begründete Auffassung annehmen, daß der heterosexuelle Trieb beim Menschen nicht als angeborener Trieb entsteht, sondern als Trieb, der sich hauptsächlich oder vielleicht ausschließlich unter dem Einfluß der sozialen Faktoren in der Kinder- und Jugendperiode entwickelt. Er wird durch den sich fixierenden associativen oder höheren Reflex bedingt, welcher dem mit der Geschlechtsreife erwachenden Drang zur Befreiung der Geschlechtsprodukte, mittels einer Annäherung an das entgegengesetzte Geschlecht, seine Richtung verleiht. Eine richtige Richtung des Geschlechtstriebes, sage ich in der obenerwähnten Arbeit (*Rußky Wratsch,* 1918, Nr. 33—36, S. 197) — findet sich natürlich allmählich und wird durch die Lebenserfahrungen gegeben. Wenn in der Umgebung des Kindes keine direkten und offenbaren Beispiele aus dem Leben der Haustiere, welche das Ziel zur Lösung der Geschlechtserektionen bestimmen, vorhanden sind, so kommt es auf dem Wege einer andersartigen Beobachtung zur Erklärung der Herkunft der Tierwelt von ihresgleichen. Das Kind überzeugt sich, daß der Hund vom Hunde, das Huhn von einem Huhn entstammt usw. Im weiteren Gange der Überlegungen, gewöhnlich durch die persönlichen Beobachtungen der Haustiere unterstützt, kommt es zu der Schlußfolgerung einer geschlechtlichen Fortpflanzung bei der Beteiligung eines Tierpaares männlichen und weiblichen Geschlechtes, mit anderen Worten: kommt es zum Schluß, daß die jungen Hündchen als Produkt einer geschlechtlichen Verbindung des Hundes und der Hündin zur Welt kommen, das Kalb nach einer ebensolchen Verbindung des Stieres mit der Kuh geboren wird u. dergl. Wenn die Lösung dieses Problems erzielt wird, überträgt man natürlich dieselbe Überlegung auf Papa und Mama und seine eigene Geburt. Selbstverständlich erwecken diese Fragen eine große Neugier des Kindes in bezug auf den männlichen und weiblichen Körperbau, die so oder so durch persönliches Ausspähen und Beobachtung befriedigt wird. Dieser Prozeß der Klärung der Geschlechtsbeziehungen verläuft in der Mehrzahl der Fälle noch lange vor der Geschlechtsreife, oder wenigstens vor seiner Entwicklungsperiode, und wenn schließlich im anwachsenden Organismus der Geschlechtstrieb sich zu äußern anfängt, ist das allgemeine Schema für den Ausgang des Triebes im Kopfe des Kindes längst fertig. Es bleibt nur übrig diese Frage eingehender zu entwickeln, was wiederum durch die Lebenserfahrungen, aus Gespräch, Erzählungen und Bücherlesen, aus Beispielen von Hofmachen usw. geschöpft, zu stande kommt.

Tatsächlich erregt die ganze Kultur und alle sozialen Verhältnisse in der menschlichen Gesellschaft die Konzentrierung des Jünglings in der Richtung des entgegengesetzten Geschlechtes. Noch lange vor der Geschlechtsreife erzählt die Wärterin dem Mädchen von ihrem zukünftigen Bräutigam und dem Knaben von seiner zukünftigen Braut. Fast alle Märchen und Kindererzählungen sind voll Beschreibungen entweder von Brautentführung oder von Heldentaten des Bräutigams, der seine Braut von Räubern befreit; und von der Liebe zwischen einem Knaben oder einem Mädchen oder zwischen erwachsenem Mann und Weib reden fast alle Bücher, welche von Kindern so eifrig gelesen oder ihnen in Unterhaltungsform von Erwachsenen mitgeteilt werden. Schließlich, schaffen die persönlichen Beobachtungen der Kinder über den Geschlechtsakt der Haustiere eine definitive Einstellung für den Erektionsgeschlechtsreflex auf das entgegengesetzte Geschlecht, und dies bestimmt die Richtung des Geschlechtstriebes voraus, welcher sich nach der Geschlechtsreife sofort in einem bestimmten Flußbett entwickelt, im Sinne eines heterosexuellen Triebes, welcher zu der oder jener Zeit zum Aufsuchen eines sexuellen Objektes anderen Geschlechtes führt.

Aus dem obigen ist es klar, daß das Lesen der modernen Literatur, insbesondere der Romane, auf den Geschlechtstrieb dadurch erregend wirkt, daß es die Konzentrierung auf die gegenseitigen Geschlechtsbeziehungen des Mannes und des Weibes unterstützt, und Gedanken entwickelt, welche, wie wir wissen, dieselben Associationsreflexe, nur ohne deren Äußerung in der Form von auf die Geschlechtsverrichtungen gerichteten ausgesprochenen Worten, darstellen (sog. subvokale Reflexe). Demgegenüber, wirken die ernsten geistigen Beschäftigungen, in der Form einer intellektuellen Arbeit und die weite öffentliche Tätigkeit dämpfend auf die Geschlechtssphäre, indem sie die Konzentrierungsprozesse auf nicht geschlechtliche Fragen richten, und einen Blutandrang zum Kopf hervorrufen, was gewöhnlich mit einer Konstriktion der peripheren Körpergefäße, und folglich auch der Geschlechtsorgane, einhergeht. Diesbezüglich gibt es auch unzulängliche statistische Angaben, mittels Anfragen von *Dr. Gelmann* in Rußland gesammelt, aus welchen ersichtlich ist, wie sich die Revolution an der Geschlechtssphäre der Männer und Frauen abgespielt hat. Es ergibt sich aus diesen Daten, daß in 39,6 Prozent bei Männern die Revolution ohne Folgen auf den Geschlechtstrieb blieb, denselben in 13,4 Prozent verstärkte, und in 53 Prozent abschwächte. Bei Frauen hatte die Revolution in 59 Prozent keine Folgen, verstärkte in 9,5 Prozent, und schwächte in 31,5 Prozent ab. Auf diese Weise ist es ersichtlich, daß der Revolutionsvorgang, trotz der Befreiung von den Eheketten, die Jugend in der Mehrzahl der Fälle schwächend oder hemmend beeinflußte. In derselben Richtung, nur vielleicht in noch größerem Maße, wirkt die physische Arbeit und besonders der Sport (jedoch mit Ausnahme des Reitens), welche nicht nur die Konzentrierung auf außergeschlechtliche Objekte lenkt und einen Blutandrang zu den arbeitenden Organen hervorruft, sondern noch zu einer Anhäufung der Milchsäure führt, welche die Funktion des Nervensystems hemmt.

Beachtenswert ist noch folgendes (s. meine Arbeit in *Rußky Wratsch*, 1918, S. 197); in der Regel geht mit dem entstehenden Geschlechtstrieb, als einer neuen Erscheinung, anfänglich gleichsam ein gewisser Kampf vor, welcher zu einem zeitweiligen Hemmen des Geschlechtstriebes führt und da derselbe bis zu einer gewissen Zeit keine Genugtuung findet, so wird er durch Ablenkung entweder zur Seite der religiösen Überlegungen, oder der oder jener Form der Kunstschöpfung, besonders der Poesie, oder in der Richtung irgend welcher anderen Beschäftigungen, z. B. leidenschaftliche Spiele, Sport, Geistesarbeiten und dergl. verdrängt. Dieser Ablenkungsprozeß wird nicht ganz richtig, als „Sublimation" bezeichnet, da dessen Wesen eben in der Ablenkung besteht, welche unter gewissen Umständen eine echte Sublimation und unter anderen wieder keine Sublimation darstellt, — z. B. bei der Ablenkung des Konzentrationsprozesses in der Richtung der leidenschaftlichen Spiele, des Sportes und dergl., wie es nicht selten mit jungen Knaben der Fall ist.

Nach *Krafft-Ebing* begleiten die neuen Stimmungen die Entwicklung des Geschlechtstriebes: eine gesteigerte seelische Erregbarkeit, sagt er, der Drang in der oder jener Form den neuen eigenartigen Inhalt seiner Stimmung auszudrücken, sozusagen, auf ein gewisses Objekt überzutragen. Als nächste Objekte dienen die Religion und die Poesie, welche sogar während der Geschlechtsentwicklungsperiode mächtige Impulse vom Geschlechtszentrum aus erhalten. Wer daran zweifelt, der gedenke wie oft in der Pubertätsperiode religiöse Schwärmereien beobachtet werden, wie oft man im Leben der Heiligen die Beschreibung von Geschlechtsversuchungen findet, mit welch' abscheulichen Szenen und Orgien die religiösen Feste der Alten, und zu unseren Zeiten die Versammlungen der bekannten neuesten Sekten, enden, geschweige denn der sinnlichen Mystik, welche den Kultus der alten Völker kennzeichnet. Und umgekehrt, sehen wir, daß die Sinnlichkeit, welche keine andersartige Genugtuung genossen hat, sich ein Äquivalent in religiösen Schwärmereien sucht und findet.

Diese festgesetzte Korrelation der religiösen Stimmung mit der Geschlechtssphäre muß man nämlich von dem Gesichtspunkt aus deuten, daß die Hemmung des nichtbefriedigten Geschlechtstriebes nicht anders erreicht wird, als durch eine Ablenkung, letzteres muß aber mit größerer Kraft in dem Fall ausgeübt werden, wenn es durch Einführung von Begriffen entgegengesetzter Eigenschaft, d. h. moralischer Reinheit, Unbeflecktheit und „Heiligkeit" geschieht.

Es braucht keiner Erwähnung, daß wenn die Religion nicht mehr für die Gesellschaft als nötig erscheint, dieselbe Sublimation in der Richtung der Ideale des Dienens der Gesellschaft, den allmenschlichen Strebungen und dergl. stattfindet.

Andererseits wird die besonders ofte Ablenkung der Konzentrierung in der Richtung der Kunstschöpfung dadurch erklärt, daß diese Tätigkeit, welche von einer Seite teilweise mit dem Liebesprozeß verbunden ist, auf dem Boden des Geschlechtstriebes anwächst, und zur gleichen Zeit auch anziehender und erfolgreicher realisierbar erscheint [1]).

Trotz der Hemmung, welche durch die Ablenkung erzielt wird, differenziert sich der anfänglich unbestimmte und nicht vollkommen hervortretende, aber allmählich durch äußere Einwirkungen angepeitschte und unterstützte, Geschlechtstrieb immer mehr und fließt, schließlich sich enthemmend, in einer bestimmten Richtung, zu einer bestimmten Person entgegengesetzten Geschlechtes. Wenn seitens dieser Person keine Sympathie erfolgt, bleibt der Trieb unbefriedigt und es fordert viele Mühe und günstige Verhältnisse, um eine Ablenkung zu erzielen, und somit den Trieb gänzlich zu hemmen. Sonst wird ein häufiges Auslösen des associativen Erektionsreflexes erfolgen, welches mit einem Blutandrang zu den Geschlechtsorganen, deren Anschwellung und verstärkten sekretorischen Tätigkeit, die zur Entwicklung eines Zustandes von Unbefriedigtsein führt, einhergeht.

Das Entstehen des Geschlechtstriebes geht wenn unverhindert, in der Regel, schon an sich, mit der Erregung des Erektionsreflexes in den Geschlechtsorganen einher. Wenn er aber, durch Differenzierung, ein ganz bestimmtes Objekt findet, wird der Erektionsreflex, gemäß dem Gesetz der Entwicklung eines Associationsreflexes, mit dem

---

[1]) Man muß im Auge haben, daß diese Sublimationsprozesse sicher auch zu pädagogischen Zwecken ausgenutzt werden können und sollen, worauf schon, wie bekannt, die Literatur aufmerksam macht, s. z. B. den Artikel von *Salkind* u. a.

ganzen Äußeren der erwählten Person verbunden; die Annäherung mittels Wortwechsel und physische Berührung, im einzelnen mittels Küsse, steigert noch mehr die Entwicklung der Erektionsreflexe, welche neben dem Blutandrang zu den Geschlechtsorganen, gleichzeitig eine Zunahme der inneren sekretorischen Tätigkeit der Geschlechtsdrüsen hervorrufen. Dieses führt aber zur Erregung und Verstärkung der Liebesekstase, welche mit bestimmten Erscheinungen im Herzgefäßsystem und in anderen Organen einhergeht, und auch durch bestimmte Alterationen der Tätigkeit der höheren Zentren des Nervensystems charakterisiert wird.

Darum wird mit der Frequenz des Zusammentreffens mit der erwählten Person, und mit der dadurch ausgelösten Verstärkung der Liebesanhänglichkeit, das Bedürfnis sich öfter zu sehen festgesetzt, dann welchem das Fehlen von Begegnungen eine Nichtbefriedigung schafft und peinlich wirkt. Mit einem Worte; entsteht ein Zustand, welcher in der Alltagssprache, als Liebe bezeichnet wird, und eigentlich nichts anderes darstellt als eine Anhänglichkeit, welche sich auf dem Boden des Geschlechtsinstinktes entwickelt, und durch die eingestelten Wechselbeziehungen zwischen zwei Personen, mittels der höheren oder der Associationsreflexe, unterstützt wird. Das häufige Erneuern der Erektionsreflexe, von welchen ich gesprochen habe, steigert im hohen Maße auch die Produktion des inneren Geschlechtsdrüsensekretes, dank dem begleitenden Blutandrang zu den Geschlechtsorganen, was seinerseits, bei Fehlen der Begegnungen mit der geliebten Person, mit einen allgemeinen Zustand der Nichtbefriedigung einhergeht, welcher nur zeitweilig beim Zusammentreffen mit dem geliebten Menschen beseitigt oder erleichtert wird. Darin besteht ja der Prozeß der sexuellen Liebe, welche in Geschlechtsverbindungen ihre Lösung findet; ein gesteigertes Bedürfnis dieser letzteren in der Liebesperiode wird dadurch hervorgerufen, daß der Liebeszustand, die Konzentrierung auf die Geschlechtssphäre richtend, eben dadurch die Entwicklung der Erektionsreflexe unterstützt, welche zu einer verstärkten Abscheidung des Geschlechtsdrüsensekretes führt. Bei vielfacher Ausübung der Geschlechtsakte wird der Liebeszustand, dank seiner Lösung, sicher aufhören gespannt zu sein; daneben kommt aber zur Hilfe die sich eingestellte Anhänglichkeit, welche die Liebesketten unterhält, besonders, wenn noch gemeinsame Sorgen um ein neues Geschöpf, welches als Frucht einer glücklichen Liebe erscheint, entstehen.

Zum Schluß will ich bemerken, daß, da man in ausschließlichen Fällen einem frühzeitigen Eintritt der Geschlechtsreife begegnen kann, auch ein Fall von frühzeitiger Entwicklung des Geschlechtstriebes nicht schwer zu erklären wäre, obgleich dies nicht vor 5—8, und sogar 9jährigem Alter, beobachtet worden ist.

[2]) „Die geschlechtliche Erziehung im Schulalter". Die Stimme der Arbeiter des Aufklärungswesens Nr. 4, 1923, den Artikel von *Kremensky* „Noch über die geschlechtliche Erziehung" (ebenda, Nr. 9—10) u. a. Der erste Autor hebt u. a. als einen von seinen Grundsätzen hervor, daß die rationelle geschlechtliche Pädagogik ein rationelles Ausnutzen des Geschlechtslebens des Organismus für dessen üppigstes physisches und schöpferisches Aufblühen darstellt. Der zweite Autor weist u. a. darauf hin, daß „das Prinzip bei der Lösung des religiösen Problems in der Schule in Betracht zu nehmen ist", im Sinne dessen Übertragens auf sozial-schöpferische Potenzen.

So gestaltet sich das Bild der Geschlechtstriebsentwicklung unter normalen Umständen. Es handelt sich hier um eine Erscheinung, welche in der Entwicklung der Geschlechtsdrüsen wurzelt, welch' letztere, die Sekrete anhäufend und ins Blut ausführend, die primäre Anlage des Erektionsreflexes bilden, welcher mit einem allgemeinen mimiko-somatischen (emotionellen) Zustand sthenischen Charakters einhergeht; aber die Art der Geschlechtsbefriedigung und der Weg auf welchen sie erlangt wird, werden nicht durch angeborene Verhältnisse bestimmt, sondern werden durch die Verhältnisse der Erziehung und der Lebenseinstellung erworben, zu welchen noch der Einfluß der Kultur hinzutritt, unabhängig davon, daß die Erziehung des Kindes schon an sich ein Produkt der Kultur darstellt. Es ist klar, daß die Richtung des Geschlechtstriebes, die mit der Pflege, der Erziehung, den sozialen Verhältnissen und der Kultur im Zusammenhang steht, unter dem Einfluß der oder jener Umstände, überhaupt aufsehenden Veränderungen unterliegen kann; die primäre Anlage des Geschlechtsinstinktes, welche in organischen Verhältnissen der Geschlechtsentwicklung besteht, kann die oder jene Alterationen unter dem Einfluß von anderen Ursachen, welche sich an der organischen Natur der Geschlechtssphäre kundgeben, erdulden.

Altersbekämpfung durch Keimdrüsentherapie.

Von *Harry Benjamin*, New York.

Es ist wohl immer auf neuen Gebieten der Wissenschaft so, daß es weniger Mut erfordert und leichter ist, etwas Neues abfällig zu kritisieren, als es vorurteilslos zu prüfen und gegebenenfalls anzuerkennen. Darunter haben gewiß alle neuen Errungenschaften im Anfang gelitten. Obwohl es also klug ist, daran zu denken, daß sehr viele große Entdeckungen zuerst angegriffen, lächerlich gemacht und abgelehnt wurden, soll man keineswegs vergessen, daß dies die Entschuldigung aller erfolgloser Erfinder ist, auch der, denen der Erfolg aus guten und gerechten Gründen versagt blieb. Es beweist daher durchaus nichts für den Wert der neuentdeckten Altersbekämpfungsmethoden, daß z. B. *Harvey* wegen seiner Entdeckung des Blutkreislaufs verhöhnt wurde und, daß man *Fulton* auslachte, als er das Dampfschiff vorschlug. Andererseits beweist aber die ablehnende Haltung mancher Wissenschaftler, auch solcher mit großen Namen, durchaus nichts gegen jene Methoden. Die Altersbekämpfung mit medizinischen Mitteln ist eine Errungenschaft der Neuzeit, und zwar so sehr der Neuzeit, daß es für viele — Ärzte wie Laien —, noch etwas Unwirkliches, etwas Phantastisches darstellt, besonders wenn das Wort „Verjüngung" Anwendung findet. Jedoch hoffe ich, Ihnen heute auf Grund klinischer Mitteilungen das sehr reale dieser Methoden zeigen zu können, wobei ich gleichzeitig übertrieben optimistische Vorstellungen zu eliminieren hoffe. Ich kann Ihnen im Rahmen dieses Vortrages nur eine Übersicht, keine eingehende Darstellung der verschiedenen Methoden geben und will nur ausführlicher diejenigen besprechen, denen nach meinen eigenen Erfahrungen die größte praktische Bedeutung zukommt.

Meiner Auffassung nach müssen zwei grundverschiedene Prinzipien unterschieden werden, auf welchem Wege man den Prozeß des Alterns beeinflußen, d. h., ihn verzögern kann, und auf welchem Wege somit eine Verlängerung der Leistungsfähigkeit, vielleicht auch der Lebenszeit erreichbar wird. Das erste dieser Prinzipien möchte ich das indirekte oder präventive nennen und seine Zugehörigkeit zur medizinischen Wissenschaft ist weniger fest, wie die des zweiten Prinzips, das ich als das direkte oder therapeutische bezeichnen möchte. Nur wenige Worte über das indirekte, präventive Prinzip: Dies bezieht sich auf die Vermeidung von Schädlichkeiten, auf die Ausschaltung oder Einschränkung aller der gesundheitsschädlichen Faktoren, die dazu angetan sind, den Organismus frühzeitig in seiner physiologischen Lebensfähigkeit zu beeinträchtigen. Hierher gehören zunächst die Bestrebungen einer allgemeinen Gesundheitspflege, sowie die spezielle Hygiene des beginnenden Alters und der Wechseljahre. Einer der wichtigsten Zweige dieser Hygiene ist die Bestrebung, pathologische

Zustände in ihren ersten Anfängen zu entdecken und einer geeigneten Therapie zugänglich zu machen. Die Erfolge der Hygiene als Altersbekämpfungsmethode sind unbestreitbar. Die Statistiken der Lebensversicherungsgesellschaften sind so eindeutig, daß weitgehende Maßnahmen dieser Gesellschaften auf ihnen aufgebaut sind. Auch zeigt die Tätigkeit des „Life Extention Instituts“ in New York, daß das Durchschnittsalter des Menschen durch regelmäßige Untersuchungen, rechtzeitige Krankheitserkennungen und allgemeine hygienische Belehrungen in der Tat verlängert werden kann.

Dieses Institut nimmt keinerlei Behandlungen vor; Patienten abonnieren (sozusagen) auf regelmäßige Untersuchungen und diese werden von einer Gruppe von Spezialisten vorgenommen, denen sämtliche modernen Untersuchungsmethoden zur Verfügung stehen. Je nach dem Resultat dieser Untersuchung wird der Betreffende in eine gewisse Gesundheitsklasse rubriziert und ihm gegebenenfalls die Konsultation mit seinem Arzte angeraten. Gleichzeitig werden immer wieder Belehrungen über Diät, Körperübungen etc. erteilt. Unter diesem System ist während eines Zeitraums von 7 Jahren und in einer Gruppe von mehreren Tausend periodisch Untersuchten die Sterberate um ca. 25% verringert worden. Während in den Vereinigten Staaten das Durchschnittsalter im Jahre 1897 45 Jahre betrug, betrug es im Jahre 1921 58, also 13 Jahre mehr. Die Statistik anderer zivilisierter Länder ergibt ähnliche Zahlen. Daß also hygienische Maßnahmen im allgemeinen die individuelle Lebensdauer beträchtlich verlängern können, bedarf keines weiteren Beweises.

Aber selbst unter den besten hygienischen Bedingungen machen sich schließlich die Symptome des Senium geltend und die Leistungsfähigkeit des Individuums wird allmählich beeinträchtigt. Das ist der Zeitpunkt, wo das oben erwähnte zweite Prinzip der Altersbekämpfung, das direkte, therapeutische einsetzt, welches dem vielumstrittenen Begriff der „Verjüngung“ entspricht. Das erste bereits besprochene Prinzip wäre dem Begriff der „Jung-Erhaltung“ gleichzusetzen.

Bei der zweiten direkten Methode, der eigentlichen sogenannten „Verjüngungsmethode“, bemühen wir uns nun, mit rein medizinisch-therapeutischen Mitteln den Altersprozeß zu beeinflussen, seinen Fortschritt zu verlangsamen und bereits entstandene Alterserscheinungen rückgängig zu machen. Dies gilt sowohl für das physiologische Senium, als auch für das Senium praecox. Eine scharfe Unterscheidung zwischen beiden Zuständen halte ich nicht für gerechtfertigt, zumal bei beiden eine Dysfunktion des endokrinen Apparates und eine Hypofunktion der Keimdrüsen von großer Wichtigkeit zu sein scheint. Das medizinisch-therapeutische Prinzip verwendet Methoden, von denen die hauptsächlichsten der Sexualwissenschaft so nahe stehen, daß ich mich berechtigt fühle, auf diesem Kongreß davon zu sprechen. Ich möchte hier aber gleich vorwegnehmen, daß die direkte Altersbekämpfungsmethode keineswegs die indirekte ersetzen soll. Im Gegenteil. Die medizinisch-therapeutische Methode hat zweifellos bessere Aussichten auf Erfolg, wenn die präventive die genügende Beachtung gefunden hat. „Jungerhaltung“ und „Verjüngung“ müssen also Hand in Hand gehen.

Auf die Theorien über die Ursachen des Alterns kann ich hier nicht eingehen. Einmal, weil dieser Vortrag sich überhaupt nicht mit Theorien befassen, sondern lediglich klinische Beobachtungen und Tatsachen wiedergeben soll, und zweitens, weil wir über die Ursachen des Alterns noch kaum eine feststehende Theorie haben. Ganz allgemein glaube ich jedoch der Meinung Ausdruck geben zu dürfen, daß Zeitbegriff und Altern nichts miteinander zu tun haben, oder nur in demselben Sinne miteinander verwandt sind, wie z. B. das Gewicht eines Menschen mit einer Personenwage. Mit andern Worten: Wir messen zwar mit dem abstrakten Zeitbegriff das menschliche Alter, doch ist dieses von jenem nicht kausal abhängig. Wie Dr. *Fisk,* New York, betont, ist die Lebensdauer des Menschen und der Zeitpunkt, wann sich das Senium zuerst bemerkbar macht, wie natürlich auch der Alterstod, von Faktoren abhängig, die unter die folgenden Gruppen fallen:

1) Heredität,
2) Infektionen und Gifte,
3) fehlerhafte Funktionen der Hormonquellen des Körpers,
4) fehlerhafte Ernährung,
5) Mängel der Einatmungsluft und klimatische Einflüsse,
6) physische und psychische Traumen und Überanstrengungen und
7) physische und psychische Inaktivität und Mißbrauch.

Alle evtl. schon entdeckten oder noch zu entdeckenden Ursachen für Altern und Tod müssen notwendiger Weise unter eine dieser oben genannten Kategorien fallen. Die eine Kategorie, die der Hormonquellen, ist diejenige, die für meinen heutigen Vortrag am meisten interessiert.

Es ist durchaus noch nicht gelungen, einwandfrei nachzuweisen, wie Inkretion und Altersprozeß zusammenhängen. Auch wissen wir noch nicht, ob die Blutdrüsen primär oder sekundär beteiligt sind. Jedoch scheint sich eine Ansicht aus den vielen oft sich widersprechenden Meinungen herauskristallisiert zu haben, die auch *Ullman* in der „Biologie der Person" vertritt: Bei den Altersvorgängen spielen die innersekretorischen Drüsen eine ausschlaggebende Rolle, und unter ihnen wiederum ist die Keimdrüse diejenige, der die bedeutungsvollste davon zufällt. Und zwar ist es, wie schon einmal erwähnt, eine Unterfunktion der Keimdrüse, ein erworbener Hypogonadismus, den wir dabei anzunehmen haben. In diesen Ausführungen und in den ihnen zugrunde liegenden, speziell von *Steinach* durchgeführten, Forschungen sehe ich die wissenschaftliche Berechtigung, die Keimdrüse als Mittel zur Altersbekämpfung zu verwenden.

Bevor ich jedoch näher auf diese Keimdrüsentherapie eingehe, will ich nur mit wenigen Worten andere Möglichkeiten und Methoden erwähnen, der sich die klinische Medizin bedient hat und noch bedient, um Alterserscheinungen zu bekämpfen oder, wenn man sich sensationeller ausdrücken will, Verjüngungswirkungen zu erzielen. Diese Methoden fallen nicht alle unter die hormonale, sondern auch unter andere der oben erwähnten Kategorien. Erschöpfend können sie nicht behandelt werden, umsomehr, als die volle wissenschaftliche Berechtigung mancher auf zu schwachen Füßen steht. Die *Metschnikoff'schen* Forschungen müssen hier jedoch Erwähnung finden, aus denen eine spezielle Diät als Therapie resultierte. Ferner gehört hierher die Anwendung von systematischen Sonnenbädern, sowie die Benutzung der künstlichen Höhensonne; ebenso auch Radium Trinkkuren und Radiumbäder, von denen wir ebenfalls annehmen, daß auf dem Wege des endokrinen Systems ihr therapeutischer Erfolg zustande kommt. Bluttransfusionen sind gleichfalls Verjüngungswirkungen zugeschrieben worden und haben entsprechende Anwendung gefunden.

Eine Sonderstellung nimmt das Diathermie-Prinzip ein. Die von *Steinach* angegebene Diathermisierung von Ovarien wird später Erwähnung finden; ebenso die der Hoden. Aber auch die Allgemein-Diathermie und die von mir häufig angewandte Diathermie der Schilddrüse, Hypophyse und Nebenniere verdienen hier Erwähnung, da dies die Drüsen sind, denen außer den Keimdrüsen verjüngende Wirkungen zugeschrieben werden. Ich lasse es dahingestellt, ob die Diathermie l e d i g l i c h durch Hyperämisierung wirkt, oder ob gewisse electro-chemische Vorgänge in der Zelle am klinischen Resultat mit beteiligt sind.

Als Übergang zur eigentlichen Keimdrüsen-Therapie verdienen die polyglandulären Präparate Erwähnung, die sowohl als Injektionen, wie auch per os verabreicht werden. Sie alle enthalten Keimdrüsensubstanz und ihr therapeutisches Charakterbild schwankt in der Geschichte der medizinischen Therapie.

Vor der Zeit der modernen Endokrinologie hatte sich die Wissenschaft wenig mit der Therapie des Alterns befaßt. Mit dem Verständnis innersekretorischer Funktionen, speziell der der Keimdrüse, trat jedoch eine radikale Änderung ein und die immer wachsende Literatur bezeugt das intensive Interesse, das diesem Gebiet jetzt zuteil wird.

Während früher das Altern fast immer symptomatisch behandelt wurde, war es *Steinach* vorbehalten, die mannigfachen Alterserscheinungen in ihrer Gesamtheit zu erfassen und eine Kausaltherapie einzuführen.

Keimdrüsen-Therapie.

A. **Fremde Keimdrüse** benutzt bei:

I. H o m o p l a s t i s c h e r M e t h o d e.
Transplantation — Mensch

II. H e t e r o p l a s t i s c h e r M e t h o d e.

1.) Transplantation
a. artverwandter Tiere (antrophoid. Affe).
b. artfremder Tiere.

2.) Organbrei-Injektionen.

3.) Extrakt-Injektionen.

B. **Eigene Keimdrüse** benutzt bei:

1.) Vasoligatur (*Steinach*-Operation)
2.) Albugineatomie
3.) Chemische Sympathikus Ausschaltung (Phenolisierung)
| Mann

4.) Röntgenbestrahlung	Mann und Frau
5.) Radiumbestrahlung	
6.) Diathermie	
7.) Autotransplantation	

(III. Autoplastische Methode).

Die Anwendung der Keimdrüse selbst zur Alters-Therapie habe ich Ihnen in der Tabelle übersichtlich darzustellen versucht. Die Benutzung fremder Keimdrüsen kann sowohl homo- wie heteroplastisch erfolgen. Die homoplastische Methode, d. h., die Transplantation der menschlichen Keimdrüse findet notwendigerweise nur eine relativ seltene Anwendung und läßt sich kaum getrennt von der heteroplastischen, d. h., der Transplantation der tierischen Drüse behandeln. Es haben sowohl Hoden, wie Ovarien Verwendung gefunden, aber ich möchte hier nochmals — um Mißverständnissen vorzubeugen — betonen, daß ich nicht die Hoden- und Ovarienüberpflanzung im allgemeinen, sondern nur deren Überpflanzung zwecks Altersbekämpfung im Auge habe. Die letztere Indikation ist durchaus nicht von allen, sondern im Gegenteil nur von relativ wenigen Autoren aufgestellt worden, die mit Transplantationen gearbeitet haben. Auf die möglichen Gründe der Auslassung der Altersindikation werde ich später hinweisen. Da, wie gesagt, eine weitgehende Anwendung der Transplantation menschlicher Drüsen an der Beschaffung des Materials scheitert, hat man zu tierischen Hoden und Ovarien gegriffen und hat sowohl artverwandtes wie artfremdes Material benutzt.

Die heteroplastische Methode bedient sich also auch zunächst der Transplantationen. Die Hoden und Ovarien der anthropoiden Affen stellen logischer Weise, nach dem menschlichen, das beste Material dar und die theoretische Berechtigung ihrer Benutzung scheint in der Tat durch die praktischen klinischen Erfahrungen gestützt zu sein.

Daß menschliche Drüsen und Drüsenteile auf ein bis zwei Jahre im Körper funktionstüchtig bleiben können, ist unzweifelhaft nachgewiesen. Ebenso unzweifelhaft ist es aber, daß die Drüsen artfremder Tiere in relativ kurzer Zeit zur Absorption kommen, wenn sie nicht schon vorher mit Absceßbildung ausgestoßen worden sind. Eine klinische Wirksamkeit kann sich naturgemäß, wenn auch bei weitem nicht in allen Fällen, während der Dauer dieses Resorptionsprozesses entfalten. Einheilung, Vascularisierung und damit Dauerwirkung der artfremden Drüse findet natürlich nicht statt. Es werden nun zu Transplantationen sowohl ganze Drüsen, wie Teile derselben benutzt. *Lipschütz* hat gezeigt, daß auch schon sehr kleine Teile als Hormonquelle wirkungsvoll sind. Verschiedene Autoren bedienen sich einer sehr verschiedenen Technik und wählen auch verschiedene Körperteile als Aufnahmeort des Transplantats. Unter den Autoren, die Alterserscheinungen als Indikation für Transplantationen aufstellen, möchte ich nur einige beispielsweise nennen: (eine vollständige Literaturangabe liegt mir natürlich hier fern). *Lydston* in Chicago war zweifellos der erste, der menschliche Hoden, zum Teil von eben Hingerichteten, zu Verjüngungszwecken verwandte. *Steinachs* Arbeiten, sowie die Veröffentlichungen von *Harms* und *Sand* wirkten bestimmend für viele andere Forscher. *Lespinasse* und *Thorek* in Chicago berichteten mit menschlichen, wie mit Affendrüsen, gute Resultate. *Hunt,* New York behauptete Erfolge mit Schaf- und Ziegendrüsen. *Walker* in London benutzte erfolgreich kryptorche menschliche Hoden. Die umfangreichste Kasuistik finden wir in den verschiedenen Publikationen von *Voronoff,* Paris, der hauptsächlich Drüsen anthropoider Affen verwendet. *Tuffier* und *Morris* transplantierten menschliche Ovarien mit gelegentlichem unzweideutigem Nutzen. Ebenso sah *Sippel* und *Hirsch,* Berlin, sowie *Stocker,* Luzern, gute Resultate bei den Ausfallserscheinungen des Klimakteriums. *Lichtenstern,* Wien, übergeht in seiner letzten Monographie die Indikation des Alterns als solche, spricht nur von der Keimdrüsenatrophie als Indikation, während *Steindl,* Wien, dieselbe erwähnt. Viele andere Autoren haben über die Transplantationsmethode berichtet. Einige enthusiastisch, andere zweifelnd und wieder andere haben sie zur Altersbekämpfung radikal abgelehnt, entweder aus theoretischen Überlegungen heraus oder, weil sie keine genügend eindrucksvollen Resultate gesehen haben. Jedoch ist mir ein Bericht über ein g r ö ß e r e s klinisches Material mit g ä n z l i c h negativen Resultaten n i c h t bekannt. Andere Autoren haben — wie schon gesagt — die Indikation des Alterns mit Stillschweigen übergangen. Die Gründe dafür sind häufig klar. Altersbekämpfung bedeutet in den Augen vieler, „Verjüngung", und das wiederum schmeckt nach Sensation und Zeitungspropaganda mit kommerzieller Ausbeutung. Zudem haben eine ganze Anzahl Scharlatans sich der Verjüngungsidee bemächtigt, sie ausposaunt und bei dem Teil der Presse, dem Sensationen wichtiger sind, als Belehrungen, ein nur zu williges Ohr gefunden, speziell, wo es sich um Affendrüsen und um die Möglichkeit billiger Witze handelte. Diese offensichtlichen Nachteile liegen aber in der Natur der Sache. Es ist nicht nur unberechtigt, sondern auch töricht, das Kind mit dem Bade auszuschütten und der Mißbrauch einer Methode oder ihre geschmacklose kommerzielle Ausbeutung darf uns nicht von einer vorurteilslosen Prüfung abhalten. Soviel nebenbei.

Eine spezielle Form der Transplantation artfremder Hoden, gewöhnlich von Böcken, ist die Injektion des Hodenbreis, wie sie von *Stanley,* Californien, in hunderten von Fällen aus vielen verschiedenen Gründen ausgeübt wurde. Das Innere des Bockhodens ist weich und kann durch eine weite Kanüle ohne zu große Schwierigkeiten mit etwas kräftigem Druck unter die Bauchdecken injiziert werden. *Stanley* berichtete, daß von 34 Fällen von Senium 27 deutlich gebessert wurden, jedoch nur vorübergehend; die Injektion müsse häufig nach einigen Monaten wiederholt werden.

Ich komme nun zur letzten Form der heteroplastischen Methode: der Injektion von Extrakten und ihre Verfütterung per os. Obgleich sie vielleicht als die Methode der Zukunft angesprochen werden darf, ist sie doch noch zur Zeit als die Methode der Vergangenheit zu bezeichnen. Die Hoffnungen, die man auf *Brown-Séquard's* sensationelle Ankündigung seiner Verjüngungserfolge durch Injektionen von Hodenextrakt gesetzt hatte, haben sich im Ganzen nicht erfüllt. Der 72jährige berichtete 1889 ausgezeichnete Erfahrungen an seinem eigenen Körper, und auch gelegentliche andere günstige klinische Berichte liegen vor. Im Allgemeinen ist aber zu sagen, daß die Erfahrungen der meisten Kliniker, einschließlich meiner eigenen, mit den verschiedensten, jetzt im Handel erhältlichen Hoden - Extrakten, sehr zweifelhafter Natur waren. Schuld daran ist nicht das Prinzip, sondern die Tatsache, daß es bisher nicht gelungen ist, den wirksamen Bestandteil der männlichen Keimdrüse zu isolieren. Sobald dies gelungen sein wird, dürfte vielleicht die Methode der wiederholt vorzunehmenden Extraktinjektion, die Methode der Wahl werden. Ob die Verfütterung von Keimdrüsen-Extrakten, vielleicht in Verbindung mit den anderer Drüsen, Aussicht auf Erfolg haben wird, wage ich nicht zu entscheiden, Trotzdem auch hier bei jahrelanger Anwendung Erfolge berichtet worden sind, ist sie z. Z., verglichen mit den Resultaten der Transplantation oder der Vasoligatur, als praktisch unwirksam zu bezeichnen. Dieser Pessimismus, die männliche Keimdrüse betreffend, ist nun nach den neusten Arbeiten auf dem Gebiet der Ovarien für die weibliche Keimdrüse nicht mehr berechtigt. Die Arbeiten von *Hermann, Allen* und *Doisy, Frank, Zondek, Laqueur* (um nur einige zu nennen) haben schon definitiv Erfolg in der Isolierung des Ovarial-Hormons gezeitigt. Die neueste Arbeit von *Steinach, Heinlein* und *Wiesner* ist ein weiterer und wohl der beweiskräftigste Schritt zur definitiven Isolierung des Ovarialhormons. Es ist gewiß nur eine Frage kurzer Zeit, daß der nach ihren Prinzipien hergestellte Ovarial-Extrakt auch beim Menschen erfolgreiche Anwendung finden und dann bei der Altersbekämpfung der Frau die hervorragendste Rolle spielen wird.

Solange wir mit fremdem Material arbeiten, ist — wenigstens zur gegenwärtigen Zeit noch — der Erfolg von Altersbekämpfungsmethoden ein beschränkter. Erzielen wir wirklich gute evtl. auch andauernde klinische Resultate, wie bei der Transplantation menschlicher Drüsen, so ist die Methode unpraktisch infolge der Unmöglichkeit einer weitgehenden Anwendung. Wollen wir die letztere, so erzielen wir die vorübergehenden und daher wenig befriedigenden Resultate der Organbrei-Injektionen oder die mehr wie zweifelhaften Wirkungen der Extrakte. Hier hat nun *Steinach* Wandel geschaffen, als er über die Erfahrungen der Vasoligatur berichtete und damit die Benutzung der eigenen Keimdrüsen in das Problem der Altersbekämpfung einführte. Mit Recht hat daher *Peter Schmidt* den Vorschlag gemacht, diese zusammenfassend als „Steinach-Therapie" zu bezeichnen. Bei ihr wird durch die Reaktivierung der eigenen incretorischen Gonadenfunktion eine allgemeine Hormon-Mobilisierung erzeugt.

Um heutzutage ein Verfahren zur Altersbekämpfung als erfolgreich zu bezeichnen, muß meiner Meinung nach dieses Verfahren drei Forderungen erfüllen:

1. Die Methode muß soweit, wie möglich, allgemein anwendbar sein,
2. sie muß ungefährlich und technisch relativ einfach sein,
3. sie muß die größtmöglichste Wirksamkeit und Wirkungsdauer haben.

Was nun die allgemeine Anwendbarkeit der Vasoligatur (oder der sogenannten *Steinach*-Operation) anbetrifft, so ist zu sagen, daß — abgesehen von allgemeinen medizinischen Contraindikationen — sie genau, wie alle anderen, an der eigenen Keimdrüse ansetzenden Methoden nur da beschränkt ist, wo es sich um eine sehr minderwertige Qualität der Keimdrüse handelt, wie z. B. bei einer hochgradigen Altersatrophie der Hoden. In solchem Falle kommen natürlich nur Transplantationen in Betracht. Die relative Einfachheit der Technik der Vasoligatur kann ich hier nicht eingehend erörtern; ich verweise diesbezüglich auf meine kürzlich erschienene Publikation in „Bruns Beiträgen zur klinischen Chirurgie" Band 135 Heft 1. Die Ungefährlichkeit der Methode verdient eine kurze Erörterung. Sie ist gelegentlich bezweifelt oder gar bestritten worden und demgegenüber möchte ich auf ein Buch von *H. H. Laughlin* hinweisen „Die eugenische Sterilisation in den Vereinigten Staaten", in dem ausführliche Berichte von Ärzten wiedergegeben werden, die an tausenden von Fällen die Operation zu Sterilisationszwecken ausgeführt haben. Unter anderem berichtet dort *Dr. Sharpe* aus einer Strafanstalt in Indiana: „Ich habe die Operation seit über 9 Jahren ausgeführt und zwar an 456 Fällen, die mir glänzende Gelegenheit boten, für eine post-operative Beobachtung. Ich habe niemals irgend ein ungünstiges Symptom gesehen. Es erfolgt keine Atrophie oder cystische Degeneration des Hodens, im Gegenteil, der Patient wird besserer Laune, zeigt mehr Intelligenz, und rät gewöhnlich Anderen, sich der Operation zu ihrem eigenen Nutzen zu unterziehen." — Ähnliches berichtet *Dr. Fred Clark* aus Stockton, Californien, und macht im März 1916 (also bevor *Steinachs* Arbeiten bekannt waren) folgende interessante Bemerkung: „Seit wir die Sterilisations-Operationen begannen, kamen wir zu der Überzeugung, daß die Besserungen in geistiger und allgemeiner Gesundheit auf definitive wohltätige Wirkungen der Operation zurückzuführen sind. Die Operation wird wohl einmal zu einem wichtigen organo-therapeutischen Agens werden." — Aus verschiedenen anderen staatlichen Hospitälern werden in *Laughlins* Buch Berichte wiedergegeben, aus denen ebenfalls die Ungefährlichkeit der Vasoligatur hervorgeht. Die große Majorität der klinischen Berichte neueren Datums, sowie meine eigenen Erfahrungen, bestätigen diese Ungefährlichkeit vollauf, sodaß die gelegentlich ausgesprochene Befürchtung, daß die Vasoligatur nach kurzer Stimulierung einen um so schnelleren Verfall zeitigt, jede Berechtigung entbehrt. *Grüter* hat berichtet, daß er auch bei Tieren Jahre anhaltende günstige Wirkungen gesehen hat. Über meine eigenen Erfahrungen, die Wirksamkeit der Vasoligatur betreffend, möchte ich nur kurz zusammenfassend wiederholen, was ich an anderen Stellen des Längeren ausgeführt habe:

In einem Zeitraum von 3—6 Wochen nach der bilateralen Unterbindung zeigen sich gewöhnlich die ersten günstigen Folgen, in Gestalt einer Erhöhung des allgemeinen Wohlbefindens und in der Etablierung eines besseren nervösen Gleichgewichts. Ganz allmählich und nicht etwa plötzlich, wie es durch Auto-Suggestion der Fall wäre, macht sich das Gefühl einer größeren körperlichen und geistigen Vitalität bemerkbar.

Eine sexuelle Reaktivierung wurde häufig, aber nicht regelmäßig beobachtet. Die Wertung sexueller Dinge ist in Amerika etwas verschieden von der in Europa: geschäftliche Interessen ersetzen oder überlagern die geschlechtlichen häufig, daher müssen fehlende Angaben über gesteigerte libido von Seiten der Patienten und sogar deren

Ableugnung auf direktes Befragen hin cum grano salis verstanden werden: Der Amerikaner spielt in sexuellen Dingen nur zu oft eine Vogel Strauß-Politik. Die Potenzsteigerung ist in den Fällen, die überhaupt sexuell reagieren, sehr deutlich. Erectionen stellen sich häufig wieder spontan ein oder werden leichter als früher wieder aufgelöst. Ferner wurde mir der längere Bestand der Erectionen berichtet mit einer entsprechenden willkürlichen Hinausschiebung des Orgasmus. Dieser selbst ist häufig und deutlich lustbetonter, als früher. Bei ausgesprochener ejaculatio praecox habe ich relativ selten Besserungen erlebt und wenn, dann auch nur nach doppelseitiger Unterbindung. *Vecki* (San Francisco) hält allerdings die bilaterale Vasoligatur für die wirksamste Therapie bei der ejaculatio praecox alternder Leute.

Individuell verschiedene Altersbeschwerden, wie Schwindel, Schwächegefühl, Zittern, sogenannte rheumatische Schmerzen etc. wurden in einer großen Mehrzahl der Fälle prompt und unzweifelhaft gebessert oder sogar beseitigt. Verbesserte endokrine Funktionen, am häufigsten im Gebiete der Schilddrüse, sowie das Herabsinken eines erhöhten Blutdrucks, spez. des Pulsdrucks, gehört zu den regelmäßigsten objektiven Besserungen. Gelegentlich habe ich hochinteressante Veränderungen in der Pigmentierung beobachtet. Pigmentansammlungen, die erst im höheren Lebensalter aufgetreten waren, z. B. auf den Händen und an den Unterschenkeln, sowie im Gesicht, blaßten ab oder verschwanden. *Wilhelm* (Santiago) beobachtete das Verschwinden von Pigmentkörner in Ganglienzellen nach der Vasoligatur und sah darin die somatische Ursache für die verbesserten geistigen Tätigkeiten. Gelegentlich sah ich auch Veränderungen im Sinne einer Maskulinisierung: Zuname der Behaarung, speziell an Brust, Abdomen und Oberschenkel und Größenzunahme der Geschlechtsorgane.

Meine Gesamt-Erfahrungen mit der Vasoligatur basieren auf 166 Fällen. Im ganzen habe ich 123 Fälle zwecks Altersbekämpfung operiert, aber nur 84 lange genug verfolgen können, um ein Resultat in Erfahrung zu bringen. Von ihnen waren 65 also etwas über 77% definitiv subjektiv und objektiv günstig beeinflußt worden. Wenn ich sage „günstig beeinflußt“, so meine ich nicht, daß der Ausdruck „Verjüngung“ eine wörtliche Berechtigung verdient, aber ich bin überzeugt, daß keine andere Behandlungsweise dieselbe Wirkung hätte haben können, speziell nicht, was deren Dauer anbetrifft.

Ich habe mich nun bemüht, genauere Daten gerade über diese W i r k u n g s d a u e r der Ligatur zu erhalten und habe daher Nachforschungen angestellt, unter möglichst vielen jener Patienten, die ich im Dezember 1924 oder kurz nachher als positiv diagnostiziert und entsprechend veröffentlicht habe. Diese Diagnose wurde damals nach einer Beobachtungszeit von 6 Monaten bis 3 Jahren gestellt. Nahezu weitere 2 Jahre sind seitdem vergangen und von 44 damals positiven Fällen, habe ich 22 weiter verfolgen können. Von ihnen sind 2 gestorben; einer im Alter von 81 Jahren, der bis wenige Wochen vor seinem Tode sehr aktiv gewesen sein soll, der andere, im Alter von 65, dessen Todesursache ich nicht in Erfahrung bringen konnte, der aber zur Zeit der Operation und der Nachuntersuchungen an einer ausgesprochenen, wenn auch gut compensierten Mitralinsufficiens und -stenose litt. Von den restlichen 20 positiven Fällen waren 19 entweder noch in demselben guten Gesundheitszustand wie vor ca. 2 Jahren oder hatten sich sogar noch weiter gebessert. Nur in einem einzigen Fall, einem Fall von manisch-depressivem Irresein eines 52jährigen, hatte sich ein neuer Depressionszustand eingestellt. Dieser Fall war durch eine ungenügend behandelte Lues kompliziert.

An den damals „negativ" oder „zweifelhaft" berichteten Fällen hatte sich nichts wesentliches geändert.

Von einem Kollegen in Chicago wurde mir spontan am 14. März dieses Jahres, folgender Bericht gesandt, der ein Schlaglicht auf die Wirkungsdauer der Operation wirft und in der Übersetzung so lautet:

> „Folgendes dürfte für Sie von Interesse sein. Ich nahm im Jahre 1909, im Alter von 39 Jahren, die sogenannte *Steinach* Operation mit wunderbarem Resultat an mir selbst vor. Ich bin jetzt 56 Jahre alt, aber Sie würden das nicht glauben, wenn Sie mich sehen könnten. Ich habe mich seit jener Zeit außerordentlich wohl und glücklich gefühlt und habe stets über reichliche Kraft und Vitalität verfügt. Seit der Zeit habe ich gelegentlich an Patienten operiert, mit denselben erstaunlichen Resultaten. Aber das Betrübliche in der ganzen Situation ist, daß ich hier in Chicago wegen der Ethik der Frage zum Stillschweigen verpflichtet bin."

(Chicago ist der Sitz der „American Medical Assosiation" und ist mitunter als die Hochburg der medizinischen Reaktion bezeichnet worden.) In einem weiteren Brief erklärte mir der Kollege, daß er die doppelseitige Ligatur zu Sterilisationszwecken an sich vorgenommen hätte und, daß er felsenfest davon überzeugt ist, der Prozeß des Alterns sei bei ihm in außerordentlicher Weise verzögert worden.

Wie dem auch sei, dem Kollegen hatte die Operation gewiß nicht geschadet und eine Besserung war sicher nicht eine vorübergehende.

Die von Chetwood gemachten Erfahrungen an Fällen, die wegen Prostata-Hypertrophie vor vielen Jahren operiert wurden, beleuchten ebenfalls die Frage der Wirkungsdauer in günstigem Sinne. Ich hatte ferner kürzlich Gelegenheit, einen von *Peter Schmidt* im Jahre 1921 operierten 53 Jahre alten Mann zu sehen, der sich nach wie vor im Vollbesitz seiner wiedergewonnenen geistigen und körperlichen Kräfte befand. In *Steinach's* eigener Erfahrung sind 5—6 Jahre alte Dauerfälle keine Seltenheit mehr. Das reiche und lange beobachtete klinische Material von *Schmidt,* sowie die Erfahrungen von *Cardenal, Haire, Sand* etc. bestätigen gleichfalls die Wirkungsdauer der Vasoligatur. Auf weitere Einzelheiten kann ich hier nicht eingehen, sondern muß auf die einschlägige Literatur verweisen.

Manche Berichte über Fehlschläge würden gewiß nicht gemacht worden sein, wären die Patienten genügend lange Zeit beobachtet worden. Ein negatives Resultat, selbst nach 6 Monaten bedeutet noch kein unbedingtes Versagen der Ligatur. Manchmal bringt das zweite Jahr erst den Beweis, daß eine Reaktivierung erfolgt ist, wenn auch mitunter nur mäßig und vielleicht überlagert durch ein eventuelles organisches Leiden. Zudem glaube ich, daß von manchen Untersuchern zu wenig objektive Untersuchungsmethoden angewandt werden. Ein einfaches Befragen des Patienten ist nicht genug, ein positives oder negatives Urteil zu fällen.

Wenn ich mich in Vorgehendem also für den Wert der Ligatur ausgesprochen habe, so geschah dies einfach, weil meine eigenen klinischen Erfahrungen im Einklang stehen mit den positiven Berichten zahlreicher Autoren und im Widerspruch zu den negativen Reporten einiger anderer. Ferner erfüllt nach meinen Erfahrungen die Vasoligatur die oben gestellten 3 Forderungen am besten: sie ist allgemein anwendbar, ist einfach und ungefährlich und ist an Wirksamkeit offenbar allen anderen Methoden überlegen. Ihr Gesamtwert ist meiner Meinung nach heute absolut gesichert.

Eine Wiederholung der Vasoligatur ist möglich, aber wird vorteilhafter durch die ebenfalls von *Steinach* angegebene Schlitzung der Albuginea ersetzt, die in Abständen von kürzerer oder längerer Zeit beliebig oft an einem oder beiden Hoden vorgenommen werden kann. Ich habe diese neue Methode zusammen mit *Peter Schmidt* während unserer gemeinsamen Arbeitszeit in New York an mehreren Fällen angewandt, z. B. da, wo durch eine frühere doppelseitige Epididymitis Sterilisation erfolgt war. In einem solchen Falle hat *Peter Schmidt* und ich einen 65jährigen Mann operiert, der an mäßigen Alterserscheinungen und Impotenz litt. Es wurden an jedem Hoden kleine Incisionen gemacht und der hervorquellende Hodeninhalt wurde fortgeschnitten, die Schnittwunde durch feine Katgutnaht geschlossen. Schon nach ca. 3 Wochen war nicht nur eine deutliche subjektive Besserung vorhanden, sondern auch der systolische Blutdruck war von 200 auf 180, der Pulsdruck von 95 auf 70 abgesunken. Erektionen waren deutlich gebessert, libido gesteigert. Ich erwähne diesen Fall, obgleich von einem Dauerresultat hier noch keine Rede sein kann, lediglich, um die Albugineatomie zu illustrieren.

Eine ganz neue und mir persönlich aus eigener Erfahrung noch nicht bekannte Methode ist die der sogenannten Chemischen Sympathikus Ausschaltung (Phenolisierung), das Bestreichen der Arteria spermatika mit einer dünnen Karbolsäurelösung, wodurch eine dauernde Erweiterung dieses Gefäßes und entsprechend bessere Ernährung des Hodens bewirkt wird. *Doppler* (Wien) hat deutliche und zeitlich andauernde Verjüngungswirkungen mit dieser Methode beobachtet, doch stehen vorläufig Bestätigungen von anderer Seite noch aus.

Bei etwa 10 Patienten, die eine Operation verweigerten, habe ich nach *Steinach's* Vorschlag die Diathermie der Hoden vorgenommen. Eine 10—15 Minuten währende Durchwärmung wurde jeden oder jeden zweiten Tag ausgeführt, 12—15 Mal, wobei ca. 500—900 Milliampère zur Anwendung kamen. Besserungen im Allgemeinbefinden und in sexueller Fähigkeit wurden gewöhnlich nach der 5.—6. Behandlung angegeben, die aber in drei Fällen schon einige Wochen nach der letzten Behandlung wieder nachließen. Immerhin habe ich in ein paar Fällen eine auffallende Tonussteigerung im Hoden selbst gefunden; und es empfiehlt sich, weitere Erfahrungen mit der Diathermie zu sammeln, speziell nach *Steinach's* neusten Angaben, die Behandlung jeden Tag 20—25 Minuten lang für einen ganzen Monat anzuwenden, wobei man allerdings mit der Erzeugung temporärer Sterilität rechnen muß. Jedenfalls scheint mir, was klinische Wirkungen anbetrifft, die Diathermie der Hoden der Röntgenbestrahlung derselben deutlich überlegen zu sein: schon allein der größeren Ungefährlichkeit wegen.

Was meine persönlichen Erfahrungen mit Röntgenstrahlen in dieser Hinsicht anbetrifft, so habe ich unter ca. 10 Fällen, die ich bis höch stens mit einer Sterilisationsdosis behandelt habe, nur bei zweien subjektive und mäßige objektive Besserungen konstatieren können. Bei den anderen Fällen trat keinerlei Veränderung im Allgemeinbefinden ein. Mit ebensolchen oder noch milderen Bestrahlungen hat jedoch *Fränkel,* Berlin, günstigere Wirkungen beobachtet, speziell an Carcinom Kranken, aber meist bei gleichzeitiger Schwachbestrahlung anderer Drüsen.

Günstige klinische Erfahrungen habe ich mit der Röntgen- und Diathermie-Methode bei Frauen gemacht.

Das Kapitel „Altersbekämpfung der Frau“ ist jedoch ein so kompliziertes, daß ich es zu entschuldigen bitte, wenn ich auf eine eingehende Diskussion heute verzichte und vielleicht erst nächstes Jahr das Vergnügen haben werde, ausführlicher darüber zu berichten. Drei Prinzipien haben bei der Altersbekämpfung der Frau eine Anwendung gefunden oder finden sie noch:

1. Die Röntgenbestrahlung mit milden stimulierenden Dosen; natürlich nur in post klimakterischen Fällen. Diese Behandlung ist jetzt jedoch fast verlassen worden zu Gunsten der
2. Diathermie der Ovarien, die von *Steinach* erstmalig dazu empfohlen wurde. Ich habe diese häufig und erfolgreich in Kombination mit der Diathermierung von Hypophyse, Schilddrüse oder Nebennieren angewandt — je nach der Konstitution der Patientinnen.
3. Das 3. jetzt schon Verwendung findende Prinzip ist die Injektion von biologisch wirksamen Ovarial-Extrakten.

Die zweite und dritte Methode betreffend, liegen grundlegende tierexperimentelle Forschungen *Steinach's* zum Teil vor, sind zu einem anderen Teil noch im Gange und harren der Veröffentlichung.

Ich habe bereits im Laufe der letzten drei Jahre eine ganze Reihe klinischer Erfahrungen gesammelt und erfolgreiche Fälle haben mich vom Wert der Methode überzeugt. Sie sollen aber, wie gesagt, erst in einiger Zeit in einem zusammenfassenden Separatbericht mitgeteilt werden.

Die Individualisierung spielt bei der Behandlung der Frau eine ungleich größere Rolle als beim Manne, wodurch die Systematisierung der Behandlung und ihre klinische Bewertung naturgemäß erschwert wird.

Über die lokale Anwendung von Radium zur Verbesserung von Drüsenfunktionen liegen keine zuverlässigen Untersuchungen vor. Ein Vorteil von Radium gegenüber den Röntgenstrahlen ist kaum einzusehen.

Als letzte Methode der Altersbekämpfung mittels der Keimdrüse ist die eigentliche autoplastische Methode, die Autotransplantation zu erwähnen, über die jedoch die Literatur nicht sehr groß ist. Kürzlich berichtete *Bell,* Chicago, daß in über 100 Patientinnen die Symptome des Klimakteriums nach kompletter Ovariektomie durch Auto-Transplantationen in 80% der Fälle nicht in Erscheinung traten. Bestätigung dieser Beobachtungen gab *Stocker* (Luzern). Beim Manne sind mir Erfahrungen über Auto-Transplantation zur Altersbekämpfung nicht bekannt.

Die Angriffe gegen Altersbekämpfungsmethoden, die Sie alle gehört und gelesen haben, sind leider nur zu oft verständlich. Sinnlose Übertreibungen und Mißverständnisse einerseits, Marktschreiertum andererseits, haben Situationen erzeugt, ganz ähnlich denen der 70er und 80er Jahre des vorigen Jahrhunderts, wo die Bakteriologie und Immunitätslehre um Anerkennung kämpfte. Ich will auf dieses wenig erquickliche Thema nicht weiter eingehen und Ihnen zum Schluß nur kurz durch 2 Beispiele illustrieren, wie auf ganz entgegengesetztem Wege diesen neuen Forschungen und ihrem Ausbau die schwersten Hindernisse entgegengestellt werden.

Da ist z. B. eine Gesellschaft in New York, die einen angeblich Radium enthaltenden Apparat zu Verjüngungszwecken annonciert. Einer ihrer Ärzte behauptet, daß dieser Apparat zwar unendlich viel machtvoller wäre, als die stärkste Röntgenmaschine, aber trotzdem zum Hausgebrauch geeignet und von dem Patienten bei Nacht getragen werden kann. Den Namen *Steinachs* mißbrauchend, wird Verjüngung mit diesem Apparat innerhalb 30 Tagen garantiert und ein Garantieschein mitgegeben. In ähnlicher Weise versprechen in Amerika obscure Laboratorien Verjüngungswirkungen mit Drüsentabletten und es dauert leider immer schrecklich lange, bis das Gesetz diesen Herrschaften das Handwerk legt. Der große Schaden ist dann bereits gestiftet. Die Idee der Altersbekämpfung ist diskreditiert, nicht nur bei Ärzten, sondern auch bei vielen Laien.

Fast ebenso schlimm wie dieses Piratentum in der Medizin, ist aber das Verhalten gewisser medizinischer Parteipolitiker. Wenn z. B. ein Mann, der als Redakteur einer großen medizinischen Zeitschrift in Amerika und als bekannter medizinischer Schriftsteller bedeutenden Einfluß hat, immer wieder in populären und anderen Artikeln längst widerlegte Argumente gegen Transplantationen und *Steinach* Operationen vorbringt, immer wieder beweist, daß er keinerlei Erfahrungen auf dem Gebiet hat und nur e i n e Seite der wissenschaftlichen Controverse hören und weitergeben w i l l, so muß gerechterweise auch ein solches Verhalten als fortschrittsfeindlich an den Pranger gestellt werden.

Etwas ganz anderes ist es mit einer sachlichen Kritik, die konstruktiv auf Klärung, Ausbau und Verbesserung hinarbeitet. Die Goethe'schen Worte drängen sich in mein Gedächtnis:

„Wer fertig ist, dem ist nichts recht zu machen,
Ein Werdender wird immer dankbar sein.“

Maskulinisation durch Ovarialgeschwülste.

Von *O. Berner*, Oslo (Norwegen).

Mit 10 Figuren.

Man war im Allgemeinen bis auf die allerletzte Zeit daran gewöhnt, das Geschlecht des Individuums als einen, im Konzeptionsaugenblicke ein für allemal fixierten Zustand anzusehen, der sich später nicht mehr verändern ließ. Der Gedanke an eine Geschlechtsinversion oder gar an eine vollständige Reversion ist von den Gelehrten der Naturwissenschaft entweder verworfen worden, oder er hat ihnen im besten Falle außerordentlich fern gelegen. Die Entwickelung der Biologie in den letzten Jahren hat indessen eine Veränderung dieser Auffassung herbeigeführt, und wir haben gelernt, daß das Geschlecht des Individuums keineswegs ein im Konzeptionsaugenblicke determiniertes Faktum ist, das absolut unveränderlich bestehen bleibt, sondern daß der Zustand im Gegenteil eine im Individuum veränderliche Eigenschaft darstellt, abhängig von chemischen Beziehungen und bedingt durch das Milieu.

Um mich kurz zu fassen, möchte ich hier nur an die klassischen Auffassungen erinnern über die sog. „*Pflüger'schen* Hermaphroditen" unter Fröschen und an die Beispiele von *Crew* und *Riddle* über vollständige Reversion des Geschlechtes bei Vögeln. Beziehen sich die erwähnten Fälle auf die primären Geschlechtscharaktere, so haben sie noch weit mehr Geltung für die sekundären.

Auf eine nähere Besprechung darüber, wie es sich mit diesen *Pflüger'schen* Hermaphroditen verhält und über den Einfluß der Temperatur auf die Befruchtung und das Ei in der ersten Zeit bei Fröschen kann ich mich an dieser Stelle nicht einlassen. Ich muß mich darauf beschränken, auf die Arbeit von *Witschi* hinzuweisen. Ebensowenig kann ich hier auf die Beobachtungen von *Crew* und *Riddle* näher eingehen. Dahingegen kann ich nicht unterlassen, an das zu erinnern, was wir seit Beginn dieses Jahrhunderts aus der menschlichen Pathologie gelernt haben, nämlich daß zwischen den Geschwülsten in der Nebennierenrinde und den sekundären Geschlechtscharakteren des Individes zweifellos ein gewisser Zusammenhang besteht. Durch Stoffe. die von diesen Geschwülsten ausgeschieden wurden, sind die Träger derselben mehr oder weniger „virilisiert" worden und nach deren Entfernung kehrte das ursprüngliche, feminine Gepräge wieder zurück. Der von dem englischen Arzte *Gordon Holmes* berichtete Fall, das Letzte, was ich über diese Frage aus der Literatur entnehmen konnte, ist ein gutes Beispiel einer derartigen „Maskulinisation" des Individes.

Die gemachten Beobachtungen haben uns gezeigt, daß auch andere Organe im Stande sind, „morphogenetische Stoffe" zu erzeugen, als nur die Geschlechtsdrüsen, die bekanntlich durch ihre Hormonen normaler Weise das jedem Geschlechte eigentümliche Wachstum der Organe erwecken mit einem solchen Resultate, daß in ihnen die charakteristischen, sekundären Geschlechtscharaktere entstehen.

Hält man daran fest, daß Geschwülste der Nebennierenrinde Stoffe absondern können, die in ihrer endgiltigen Wirkung auf den Organismus von derselben Art oder jedenfalls nah verwandt sind mit den Hormonen des normalen Testikels, so ist dabei wohl zu beachten, daß die Embryologie der Nebennierenrinde von solcher Beschaffenheit ist, daß *Knud Krabbe* und Andere mit ihm daraus den Schluß gezogen haben, losgesprengte, testikuläre Zellen bilden die Ausgangsstelle der Geschwülste, und die „Virilität", die sie dem Individ verleihen, beruht auf der Einmischung maskuliner Geschlechtsdrüsenelemente. *Krabbe* nimmt ferner an, die Geschlechtsdrüse sei während der Embryonalperiode wirklich hermaphroditisch, eine Auffassung, die indessen viele Forscher nicht mit ihm zu teilen vermögen. Ich verweise in dieser Beziehung auf *Brachet's* Lehrbuch der Embryologie.

Was mich in diesem Vortrage interessiert, das ist die Beantwortung der Frage: auf welchem Wege können die heterologen Geschlechtscharaktere Gelegenheit finden sich in einem bisher normalen Individ zu entwickeln, wo Abnormitäten in den Nebennieren nicht vorliegen. Zu diesem Zwecke erlaube ich mir das Ergebnis meiner Untersuchungen an zwei Hühnern vorzulegen, an denen in vivo besonders markierte Phänomene einer „Maskulinisation" aufgetreten sind und wo die Obduktion ergab, daß das Ovarium einen großen Tumor enthielt.

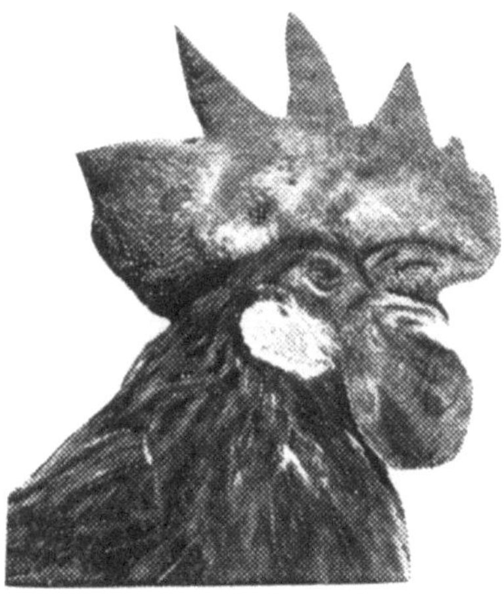

Fig. 1.

Im ersten Falle handelt es sich um eine 2 Jahre alte, braune Italienerhenne (Fig. 1), die sich bis 3 Wochen vor ihrem Tode ganz und gar normal aufgeführt hatte [1]). Im Laufe dieser Wochen hatte sich ihr Aussehen ganz merkwürdig verändert, der Kamm und die Bartlappen waren stark angewachsen, sie fing an zu krähen und Geschlechtstrieb den übrigen Hühnern des Hofes gegenüber zu zeigen. Ihr Federkleid veränderte sich indessen nicht. Sie starb ganz plötzlich, und aus der Obduktion ergab sich als Todesursache eine

[1]) Beschrieben in „Archives de Biologie", 1925.

starke, intraperitoneale Blutung. Im Ovarium fand sich ein großer Tumor. Nachdem ich diesen isoliert hatte, wog er im fixierten Zustande 28 Gramm. Der Tumor zeigte eine weiße Schnittfläche (Fig. 2), in welcher viele, enorm erweiterte Blutgefäße besonders her-

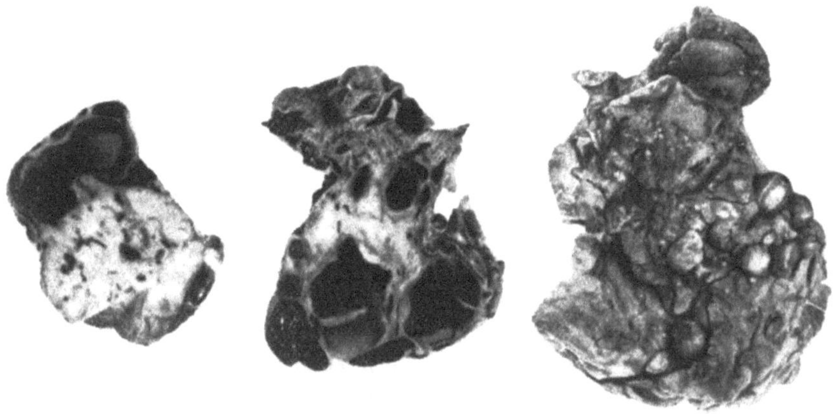

Fig. 2.

vortraten. Am oberen Pol des Organes fanden sich ein Teil Eifollikeln von der Größe bis zu einer Erbse, sonst aber fanden sich keine makroskopisch erkennbaren Eier im Tumor. Die mikroskopischen Schnitte (Fig. 3) ließen erkennen, daß der Tumor aus hohen, schlan-

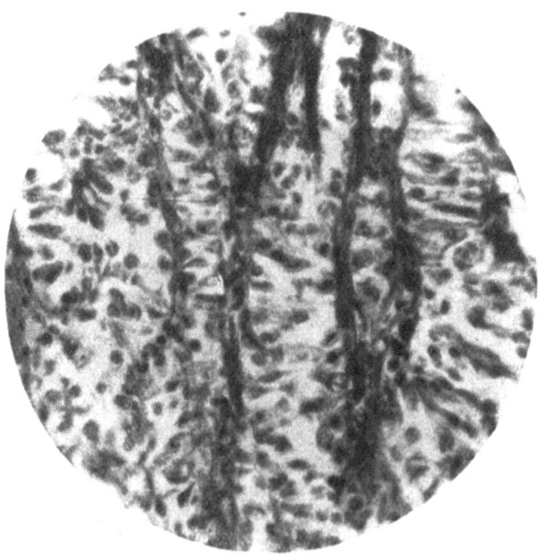

Fig. 3.

ken Epithelzellen bestand, die auf schmalen Bindegewebesepten saßen. Sie stellten keine Röhren oder Kanäle dar, die an tubuli seminiferi hätten erinnern können, wie überhaupt das ganze Bild nicht das eines bestimmten Organes erkennen ließ. Ich stellte die Diagnose „adenocarcinom", konnte aber nicht feststellen, woher die Geschwulst kam. Das Epithel auf der Oberfläche des Ovariums war ein niedriges Plattenepithel. Außer den großen, dünnwandigen Blutgefäßen fand ich in den Schnitten unter den am wenigsten veränderten Teilen des Ovariums große Mengen glatter Muskulatur und Bindegewebe. Hier fand sich auch ein Teil dieser Eier vor.

Bei der Obduktion waren keine Metastasen in irgend einem Organe zu finden. Die übrigen Abdominalorgane boten ebenfalls nichts Abnormes. Insbesondere ist zu beachten, daß keine rechtsseitige Gonade vorgefunden wurde und daß auch die Nebennieren keineswegs abnorm waren.

Was das Aussehen des Tieres anbelangt, so möchte ich den mächtigen Kamm hervorheben. Derselbe hatte am Kadaver gemessen eine Länge von 16 cm und eine Höhe von 7 cm, auch war er stark injiziert. Bezüglich des Federkleides haben Experten geäußert, es stimme mit dem einer normalen Henne der gleichen Rasse überein. Der Schwanz war kurz, aber die längsten Federn in demselben hatten eine etwas dunklere Farbe als gewöhnlich und erinnerten insofern an die entsprechenden Federn beim Hahn. An einem Bein hatte sie einen ganz kleinen Sporn, ungefähr so groß, wie man ihn bei einem einige Monate alten, jungen Hahn finden kann.

Die Erklärung des Falles hat mir viele Schwierigkeiten bereitet. Daß dem Tiere das Kleid der Henne verblieben war, konnte gut damit übereinstimmen, daß immer noch ein Teil Ovariengewebe bewahrt vorgefunden werden konnten. Die maskulinen Eigenschaften aber, die sich die Henne angeeignet hatte, stimmten dagegen in keiner Weise mit den vorliegenden Tatsachen eines Abhängigkeitsverhältnisses zwischen Geschlechtsdrüse und sekundären Geschlechtscharakteren.

Pézard hat ja durch seine glänzenden Versuche bewiesen, daß die erektilen Organe des Hahnes, sein Krähen, seine Kampflust und sein Geschlechtstrieb auf's Genaueste von Testikelhormonen abhängig sind. Ich erinnere an den von ihm gemachten Versuch, indem er einen Hahn komplet kastrierte und nachher Testikelsaft von kryptorchistischen Schweinetestikeln injizierte. Er konnte da wahrnehmen, daß der Hahn seinen Kamm, sein Krähen und seinen Geschlechtstrieb solange wiedergewann als die Injektionen andauerten, daß diese Eigenschaften aber bald wieder dahinschwanden, sobald als die Injektionen aufhörten.

An meiner Henne gab es aber keinen Testikel. Es lag also auch kein Hermaphroditismus vor. Die Erklärung bot mir dieselben Schwierigkeiten, wie dem Schweizer Zoologen *Murisier,* der einen ähnlichen Fall beschrieb, bei welchem jedoch die Geschwulst in einem Sarkom bestand, welches im Ovidukt seine Ausgangsstelle und das Ovarium teilweise infiltriert hatte. *Murisier* war nicht abgeneigt folgende Auffassung gelten zu lassen: Da der Tumor das einzige fremde Organ war, das er finden konnte, so ist die Annahme durchaus nicht ungerechtfertigt, daß auch nur das neugebildete Gewebe es sein kann, das die Maskulinisation hervorrufen konnte. *Murisier* zögert indessen zu dieser Konklusion sich ganz zu bekennen u. a. deshalb, weil er auch eine Henne hatte, bei der so vollständig gleichartige Verhältnisse wie bei der eben beschriebenen vorlagen, als überhaupt möglich, bei der aber das Sarkom keine Maskulinisation hervorgerufen hatte. *Murisier* ist deshalb zu der Annahme geneigt, die Phänomene stellen sich nur bei gewissen Tieren mit „besonderem Reaktionsvermögen" ein. Worin dieses besondere Reaktionsvermögen bestehen mag gibt *Murisier* nicht an, für ihn ist es nur eine Arbeitshypotese.

Die Konstellation: Hennengewand, maskuliner Geschlechtstrieb und andere maskuline, sekundäre Geschlechtscharaktere ist so eigentümlich, daß *Pézard* in seiner bekannten Arbeit „Modifications périodiques ou définitives" seine Meinung dahin zusammenfaßt: eine derartige „superposition“ ist noch niemals erklärt worden. Diese Arbeit von *Pézard* bildet indessen den Ausgangspunkt für die Übersicht von späteren Arbeiten, die ich erwähnen muß, um eine Erklärung für meine Fälle ausfindig machen zu können.

Pézard kastrierte im Jahre 1914 zwei junge Faverol-Hennen komplett und pflanzte ihnen gleichzeitig einige Stückchen eines Testikels von einem Hahn derselben Rasse ein. Nach Verlauf von 4 Jahren, während welcher Zeit er des Krieges wegen die Tiere nicht hatte beobachten können, hatten sie kein Hahnenkleid bekommen und *Pézard* nahm deshalb an, daß die Ovariotomie unvollständig und ein Teil des Ovariums, groß genug, um die Entwicklung eines Hahnenkleides aufzuhalten, zurückgeblieben war. Im nächsten Jahre (also 5 Jahre nach der Ovariotomie) begannen indessen die Tiere sich zu verändern, der Kamm schwoll an, das Krähen fing an und sie zeigten auch maskulinen Geschlechtstrieb. 6 Jahre nach der Operation wurden die Tiere getötet und die Obduktion ergab an der Stelle des Ovariums das Vorhandensein eines ganz kleinen granulierten Organes, welches unter dem Mikroskop betrachtet einige, zum Teil ganz, zum Teil unvollständig degenerierte Follikeln enthielt, sowie einige kleine, weiße Knoten, jene Geschwülste also, die *Pézard* „Seminomen“ genannt hat und von denen er annimmt, daß sie durch Proliferation des Keimepithels auf dem Ovarium entstanden oder persistierenden, primären „cordons sexuels“ entsprungen sind. Die Letztgenannten sollen bei Vögeln öfters gefunden werden. Von den eingepflanzten, kleinen Testikel-Stückchen, deren Vorhandensein man nach alter Erfahrung über das Peritoneum verbreitet hätte erwarten können, sah er nicht die Spur.

Der Amerikaner *Goodale* hatte bei seinen Kastrationen von ganz jungen Hennen die Beobachtung gemacht, daß die Tiere häufig nach Verlauf von einiger Zeit ein gewisses Hahnengepräge annahmen mit einem großen, aufrechtstehenden Kamm, aber immerhin im Hennenkleide. Bei der Obduktion dieser Tiere hatte er zwar gefunden, daß die rechte Gonade vorhanden war, aber bis zu einer mikroskopischen Untersuchung derselben war er noch nicht gelangt, als der Franzose *Benoit* den Nachweis lieferte, daß die rechte Gonade, die sich zufolge einer solchen Kastration entwickelt, kein Ovarium, sondern ein Testikel sei, der sogar Spermatozoen produzieren könne. die aber doch nicht ganz normal entwickelt wurden.

In den von mir behandelten Fällen gab es aber keine rechte Gonade und zwar weder bei dem ersten noch bei dem nächsten Tiere, das zu untersuchen mir Gelegenheit geboten war und worüber ich Folgendes berichten kann.

Ein Landwirt in der Nähe von Oslo fragte im Frühjahre vorigen Jahres bei mir an, ob ich eine Henne haben wollte, die krähe. Nachdem ich das Anerbieten mit Freuden entgegengenommen hatte, verehrte er mir auch noch deren Mit-Schwester zum Zwecke der Vergleichung mit einer normalen. Über die krähende Henne erfuhr ich, daß sie eine 2 Jahre alte Plymouth-Rockhenne war, die bis zum vergangenen Winter ein fleißiges Legehuhn gewesen ist, die aber von da ab sich zu verändern anfing. einen größeren und stärkeren roten Kamm bekam und zu krähen begann. Von Geschlechtstrieb hat man nichts an ihr bemerken können, aber die übrigen Hennen mochten sie offenbar nicht leiden. Da ich damals selbst keinen Hühnerstall besaß, gelang es mir durch gefälliges Entgegenkommen meine Tiere in einem Stalle des physiologischen Institutes einzulogieren, und hier war es lustig mit anzusehen, wie die krähende Henne (Fig. 4) auf der oberen Sitzstange sitzend, mit feuerrotem Kopfe und von morgens in aller Frühe bis zur nächtlichen Abend-

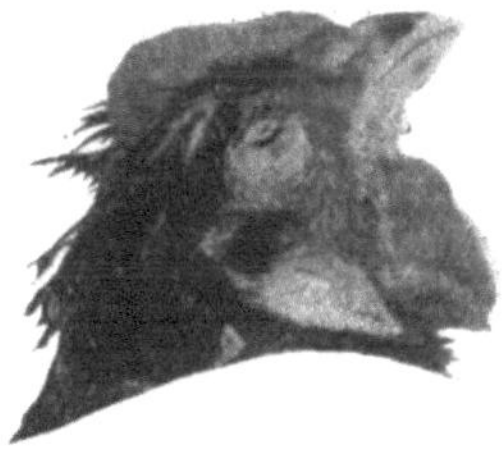

Fig. 4.

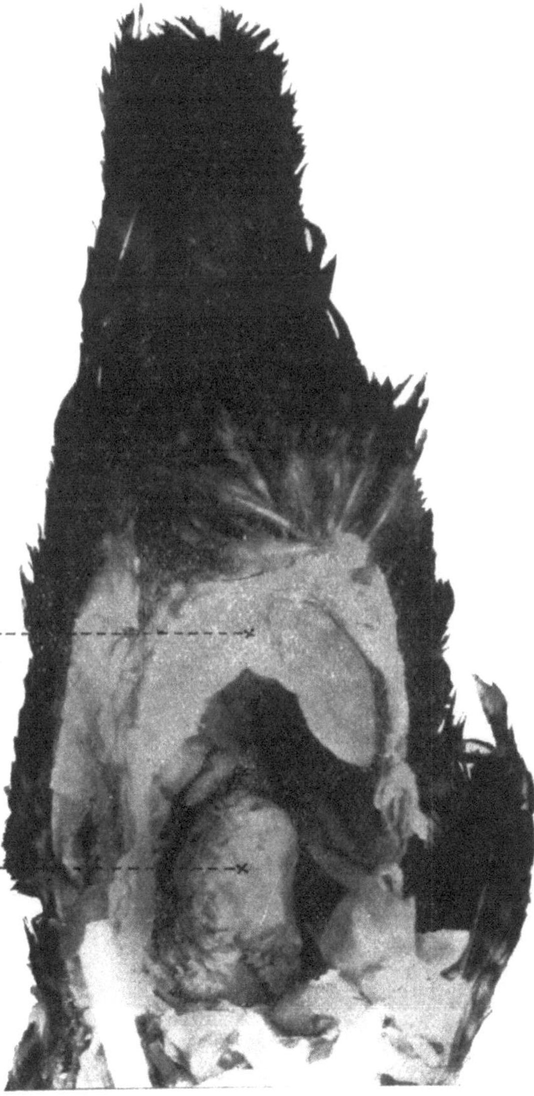

Fig. 5.

stunde krähend auf ihre gleichgekleidete, normale Mitschwester herunterschaute, die unten am Boden sich bewegend gerade so gluckerte, wie eine gewöhnliche Henne es zu tun pflegt. Und sie krähte augenscheinlich ohne jede Anstrengung. Eines schönen Tages, mitten in den Sommerferien, als das Dienstpersonal nur einmal am Tage nach den Tieren sich umsah, während ich selbst außerdem abwesend war, fand man die Henne tot auf dem Boden liegend. Erst 48 Stunden später nahm ich die Obduktion vor und fand eine große intraperitoneale Blutung und einen Tumor im Ovarium vor (Fig. 5). Der Tumor glich demjenigen meines ersten Falles auch noch darin, daß er sich ausnehmend gefäßreich erwies

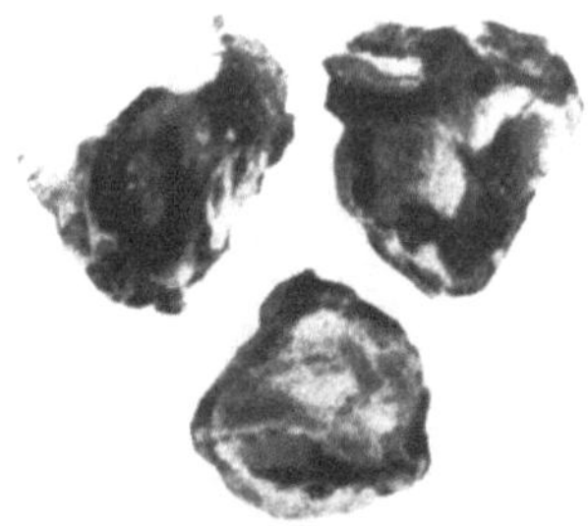

Fig. 6.

(Fig. 6). Große, erweiterte Blutgefäße durchsetzten ihn. Auch waren keine Metastasen in diesem Falle zu sehen und ebensowenig wie bei meinem ersten Falle konnte man die geringste Spur einer rechten Gonade entdecken.

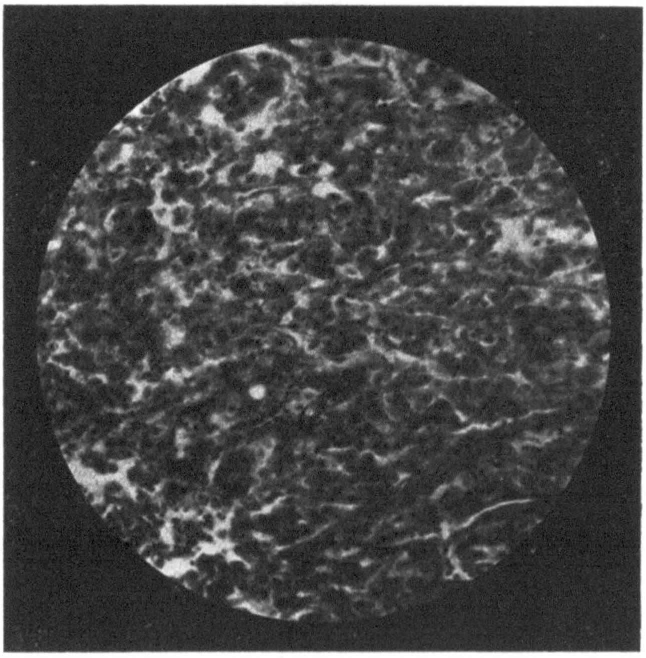

Fig. 7.

Die mikroskopische Untersuchung des Tumors ergab, daß dieser gleichwie bei der zuerst beschriebenen Henne aus Epithelzellen bestand, die auf Bindegewebesepten saßen und weder Röhrchen noch Kanäle deutlich wahrnehmbar erkennen ließen. Die starke Blutung hatte zum größten Teile die Geschwulst zersprengt, und das Gewebe war infolge der verspäteten Obduktion im höchsten Grade kadaverlös verändert worden. Ein Bild von den am wenigsten veränderten Stellen ist in Fig. 7 zur Anschauung gebracht. Die Henne war außerordentlich fett gewesen. Die Erklärung der Erscheinungen blieb mir infolge der genannten Umstände gleich dunkel.

Bei Durchsicht der über Maskulinisation von Hühnern vorliegenden Literatur habe ich übrigens außer den bereits angeführten Namen *Goodale* und *Benoit* herausgefunden, daß auch der Engländer *Dr. Finlay* sowie der Russe *Zawadowsky* die Beobachtung gemacht haben, die Entwickelung der rechten Gonade schließe sich an die an jungen Hennen vorgenommene Kastration an. *Zawadowsky* behauptet außerdem, daß dies stets der Fall sei, während der Amerikaner *Prof. Oscar Riddle* ihm in diesem Punkte widerspricht. *Zawadowsky* fand sogar bei einer seiner Hennen („Wega") „perfectly acting seminiferous tubules, full of spermatogenesis and well developed sperms" in derselben und verweist auf seine Figuren 6 und 7 („Bisexuel nature of the hen etc." Pag. 169). Das Eigentümliche bei *Zawadowsky's* Fund besteht darin, daß selbst ob die rechte Gonade einen sehr ansehnlichen Entwickelungsgrad in Richtung eines Testikels erreicht, so behält trotzdem das Tier sein Hennenkleid. *Zawadowsky* stellt darum einen direkten Vergleich an zwischen der Wirkung der rechten Gonade auf das Soma und den Testikeln beim Seebright'schen Hahn, der doch auch ein Hennenkleid besitzt. *Zawadowskys* Hennen mit rechter Gonade hatten folglich große Ähnlichkeit mit meinen beiden vorbeschriebenen Hennen, und sie glichen ihnen auch darin, daß sie beide krähten und daß sie große Hahnenkämme und ausgeprägten, maskulinen Geschlechtstrieb besaßen.

Hätten also meine Hennen eine rechte Gonade gehabt, so wäre die Erklärung einfach gewesen. Das war aber nicht der Fall.

Zawadowsky hat indessen auch beobachtet, daß das linke Ovarium bei einer Henne nach einer partiellen Kastrationen regenerieren kann, daß dieses Regenerieren aber alsdann die Richtung nach der Bildung eines Testikels einschlägt, die schließlich zu der Entwickelung von tubuli in demselben führt, und daß diese tubuli genau jenen gleichen, die man in der rechten Gonade während ihres Wachsens findet. *Zawadowsky* verweist in dieser Beziehung auf seine Henne „Aphrodita" (s. Pag. 170). „Not only can the rigth sexual gland of a hen produce tissues of a testicular type, but the left one (i. e. the ovary) can do so as well" behauptet er (Pag. 173). Ganz dieselbe eigentümliche Entwickelung hat übrigens *Zawadowsky* auch das normale Ovarium einschlagen sehen, wenn man es in ein anderes Gebiet des Körpers einpflanzt. (Pag. 177). Die Erfahrungen von *Zawadowsky* stimmen mit denen von *Finlay* überein. *Finlay* sagt darüber in seiner Konklusion: „The ovary is more unstable and even after differentiation may change over and develop testis tissue with normal testicular endocrine function, if it is subjected to an abnormal environment. The new tissue is, however, probably derived from a late proliferation of sex cords, which, failing to receive the specific stimulus,which is present in female embryos, develops into irregular testis tubules". Diese Erfahrungen von *Finlay* und *Zawadowsky* stimmen also auch gut mit den Beobachtungen von *Miss Fell* überein. Sie hat nämlich gesehen, wie das Keimepithel über dem Ovarium unter Proliferation „sexual cords" entwickelte, in deren Zellenkernen sie polarisierte Chromosome gefunden hat. Von diesen Zellen hat sie die Überzeugung gewonnen, daß sie Spermatocyten seien. Ganz ähnliche Beobachtungen habe auch ich selbst gemacht, obschon es mir nicht geglückt war, polarisierte Chromosome in ev. vorhandenen Geschlechtszellen zu finden [1]). Polarisierte Chromosome werden auch nicht von *Gatenby* und *Brambell* erwähnt, die ebenfalls beobachtet haben, wie bei einer krähenden Henne das Peritonealepithel zu testikulärem Gewebe sich entwickelt

Maskulinisation durch die rechte Gonade hat auch *Pézard, Sand* und *Caridroit* beschrieben.

Es kommt mir vor als ob durch die von früheren Forschern gemachten Beobachtungen ein gleicher Weg zu meinen beiden Hühnern mit Ovarialgeschwülsten hinführe, und selbst wenn die mikroskopischen Schnitte durch den Tumor in den betreffenden Fällen testikuläres Gewebe nicht erkennen ließen, so ist an Hand der von *Benoit, Finlay* und *Zawadowsky* gemachten Beobachtungen jedenfalls die Annahme eines naheliegenden Verwandtschaftsverhältnisses durchaus begründet. Stellt man sich auf den Standpunkt, eine derartige Schlußfolgerung sei zulässig, so ist damit auch die Erklärung der Phänomene an den beiden Tieren erbracht. Ich befinde mich indessen in derselben Schwierigkeit wie *Murisier,* der wie bereits erwähnt außer seiner maskulinierten Henne auch noch eine andere hatte, die nicht das geringste Zeichen einer Maskulinisation aufwies, trotzdem sie ein Sarkom an derselben Stelle und mit genau der gleichen Ausbreitung, wie bei seiner ersten, hatte. Gerade die Unstimmigkeiten zwischen seinen beiden Tieren war es, die *Murisier* auf den Gedanken brachte, es seien Tiere mit „besonderen Reaktionen" erforderlich, damit die Phänomene sich entwickeln können.

Vergangenen Winter bekam ich aus dem Amtsbezirk Stavanger von Herrn Tierarzt Holmboe eine Henne zugeschickt mit einem großen Ovarialtumor, der mikroskopische Ähnlichkeit in Bezug auf die Geschwülste bei den beiden vorgenannten Tieren erkennen ließ. (Fig. 8). Man merkte aber an ihr nicht das geringste Zeichen einer Maskulinisation. Wie ist ein solcher Zusammenhang zu erklären? Selbstverständlich kann man ebenso wie *Murisier* annehmen, das Tier müsse eine gewisse Konstitution besitzen, um auf etwaige Stoffe, die ein derartiger Tumor vielleicht auszuscheiden vermag, reagieren zu können, man kann aber auch annehmen, daß nicht alle tumores in einem derartigen, funktionellen Zustande sich befinden, daß Hormonen entstehen. Was diese Anschauungsweise anbelangt, beziehe ich mich auf die Beobachtungen von *Knud Sand* über gegensätzliches Verhalten des Transplantates im mikroskopischen Bilde und in seiner Einwirkung auf das Tier bei experimentellem Hermaphroditismus. Obgleich er im Ovariumtransplantat zahlreiche Follikeln fand, bekam er das eine Mal keine Ovariumswirkung auf das Tier, während er ein anderes Mal, wo das Transplantat stark degeneriert war, eine ausgeprägt feminisierende Wirkung auf den Träger beobachtete. Aus dem mikroskopischen Bilde kann man infolgedessen keinerlei Schluß in Bezug auf die Funktion des Gewebes ziehen.

[1]) Vgl. „A peculiar (hermaphroditic?) tumour".

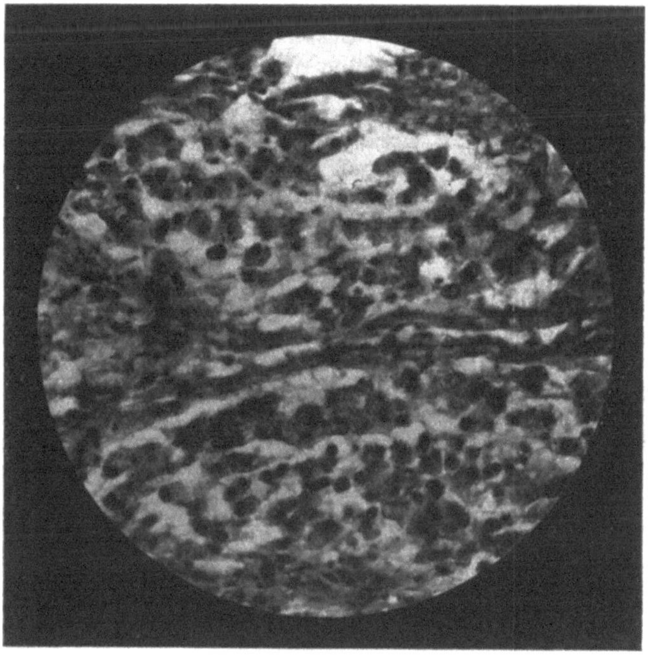

Fig. 8.

In seiner letzten Arbeit (zusammen mit *Greenwood)* erklärt *Crew,* daß man, wie bekannt, maskuline Phänomene bei Hühnern beobachten könne, die Träger eines Ovarialtumors sind. Die Form, in die Prof. *Crew* hier seine Aussage gekleidet hat, darf wohl kaum anders als eine Art von Postulat aufgefaßt werden [1]), denn soweit ich unterrichtet bin, liegen keinerlei Arbeiten vor über den Einfluß von Ovarialgeschwülsten auf das Individ bei Vögeln. Und weiterhin kann wohl auch gegen *Prof. Crew's* Behauptung eingewendet werden, daß nicht alle Ovarialgeschwülste genau wirken. In der vorliegenden Literatur findet sich meines Wissens nur eine einzige Arbeit, in welcher die Frage, ob ein Ovarialtumor irgend eine Einwirkung auf die Henne gehabt hat, besprochen wird und zwar in der bekannten Arbeit über Hermaphroditen von *Boring* und *Pearl.* Die Frage, welche Rolle der Tumor bei den hier auftretenden Phänomenen spielt, wird aber darin ziemlich oberflächlich behandelt. *Boring's* und *Pearl's* Material bestand in einer Gruppe von 5 Hühnern, die in dem Aufsatz „the Holland birds" genannt werden. 4 Stück davon hatten einen Tumor, der aber nicht näher beschrieben ist und der am ersten bis zum letzten Tiere von verschiedener Natur gewesen zu sein schien.

Von einem wird z. B. gesagt, er sei „a large watery tumor", während die anderen mit der Bezeichnung größer oder kleiner abgetan

[1]) *Crew's* Worte sind die nachstehenden: „In the case of such a variety the only gonadic condition, wich is associated with henny plumage and male type head furnishings and behaviour, is that of ovarian tumour in the hen" (pg. 238).

werden mit Hinzufügen von „which shows a diseased condition“ oder „showing an abnormal physiological condition“. Als eine Allgemeinbeschreibung über die ganze Gruppe wird folgendes gesagt, was diese, verglichen mit meinen Fällen, scharf von meinem Materiale trennt, da alle meine Tiere vor ihrer Verwandlung gute Legehühner und auch Bruthühner gewesen sind. *Boring* und *Pearl* sagen nämlich über diese Gruppe ihres Materiales: „none of these five birds ever laid an egg or showed any sex behavior“. Bezüglich ihres Exterieurs hatten mehrere von ihnen ein gewisses, hahnenartiges Aussehen mit großem, aufrechtstehenden Kamm [1]).

Die Annahme scheint daher berechtigt zu sein, daß nur Tumoren einer bestimmten Type es sind, die eine Wirkung, wie bei meinen Hühnern, hervorbringen. Für eine solche Annahme scheint auch die nachstehend beschriebene Beobachtung zu sprechen: In diesem Sommer empfing ich ein Anerbieten, es wolle mir jemand eine krähende Henne zur Untersuchung überlassen. Bevor ich jedoch, da ich verreist war, Gelegenheit fand, das Tier entgegenzunehmen, starb es ganz plötzlich. Der Besitzer, ein Straßenbahnkondukteur, war natürlich sehr neugierig, die Ursache, warum das Tier, das am Tage zuvor noch fröhlich lebte, so plötzlich und unerwartet gestorben war, zu erfahren und obduzierte es selbst. Nach der Beschreibung, die er mir geben konnte, fand er Folgendes:

In der Peritonealhöhle geronnenes Blut und im Ovarium „ein kleiner, weißer Klumpen und auswendig darauf eine dicke Blutmasse“. Der Eierstock war total im Geschwulst aufgegangen und es waren keine Eifollikeln zu entdecken. Es war eine 3 Jahre alte Henne, Mischung von schwarzer Minorka und weißer Italiener. Der Kamm war aufrechtstehend, auch hatte sie größere Hackenlappen als normal bei einer Henne. Der Schwanz aber war ebenso kurz wie bei einer gewöhnlichen Henne. Sie krähte lebhaft und zeigte in ganz ausgeprägtem Grade maskulinen Geschlechtstrieb. Sowie sie sich mit einer anderen Henne paarte, suchte dies einer der beiden Hähne des Hühnerhofes zu hindern und die Folge war immer eine Schlägerei, „die indessen damit endigte, daß die Henne als Sieger weiter spazierte“, so schrieb der Besitzer an mich. Sie hatte „eine stolze Haltung“ und spazierte herum, „als ob ihr der ganze Hühnerhof gehörte“. Bis zur letzten Mauserung im vergangenen Spätjahr war sie eine flinke Eierlegerin gewesen, aber von da ab ist nicht konstatiert worden, daß sie Eier gelegt hat.

Obgleich der vorliegende Fall dadurch defekt geworden war, daß der Besitzer selbst und kein Sachverständiger das Tier obduziert hat, so ist doch auffallend, welche Gleichheitspunkte alle 3 beschriebenen Hühner aufwiesen. Alle drei starben sie nämlich plötzlich und unerwartet. Man fand an ihnen eine Blutung in der Peritonealhöhle und eine Geschwulst im Eierstock. Alle zusammen hatten sie ihr feminines Federkleid behalten trotz Hahnenkamm, Krähen und maskulinem Geschlechtstrieb.

Obgleich die Geschwulst bei der von mir untersuchten dritten Henne bedeutend größer war, als in meinen beiden ersten Fällen, so hat sie doch absolut keine Einwirkung auf das Tier gehabt. Die Frage, ob „besonderes Reaktionsvermögen“ bei einem Tiere vorhanden sein muß, oder ob die Wirkung im Funktionszustande des Tumors bedingt liegt, kann deshalb wohl nur durch Versuche entschieden werden.

Um darüber Klarheit zu gewinnen, habe ich folgende Versuche geplant, die ich zur Ausführung bringen werde, sobald sich Gelegen-

---

[1]) Vergleiche auch *Murisiers* gynandromorphe Henne.

heit dazu bietet. Sowie ich einer maskulinisierten Henne habhaft werde, will ich durch eine Laparotomie untersuchen, ob sie einen Ovarialtumor besitzt und wenn dies der Fall ist, werde ich eine Verpflanzung von kleinen Stückchen des Tumors auf Hennen und Hähne versuchen, die im voraus kastriert worden sind. Kommt dabei ein virilisierender Effekt heraus, so ist damit erwiesen, daß es die Geschwulstzellen sind, die Stoffe von gleicher Wirkung wie Testikelhormonen erzeugt haben.

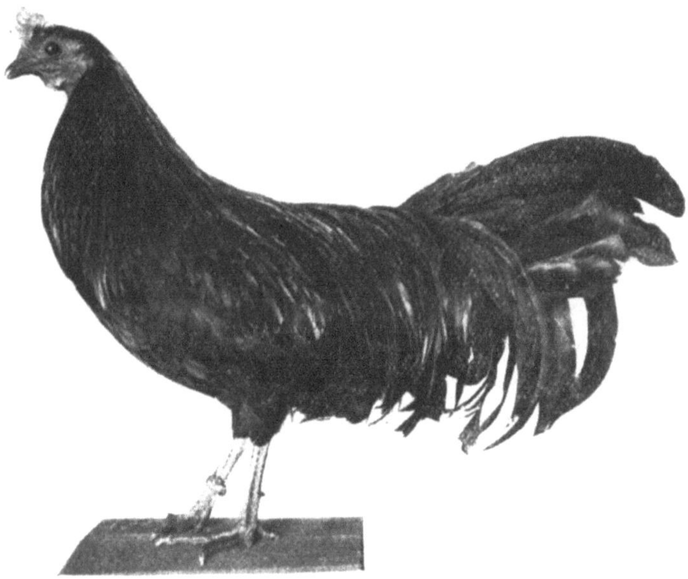

Fig. 9.

Wenn man nach den wenigen Beobachtungen, die mir bis jetzt zur Verfügung stehen, als erwiesen betrachten kann, daß die Maskulinisation von Hühnern vermöge eines Ovarialtumors dadurch sich einstellt, daß das Geschwulstgewebe eine ähnliche Wirkung ausübt, wie die Zellen in einem Regenerat *(Zawadowsky)*, so bleibt trotzdem noch übrig diejenigen Fälle zu erklären, wo man nicht mit einem epithelialen Tumor, sondern mit Sarkomen zu tun gehabt hat, die nichtsdestoweniger den gleichen Effekt auf das Individ gehabt haben. Daß ein Adenom oder ein Adenocarcinom Stoffe ähnlicher Beschaffenheit sezernieren könne, wie die normalen Hormonen, ist durchaus kein fernliegender Gedanke. Die Vorstellung aber, ein Sarkom könne denselben Effekt hervorbringen, erscheint beinahe als eine Unmöglichkeit. In der Literatur ist außer *Murisier's* bereits vielfach genannter Arbeit nur ein einziger, unvollständiger Bericht von *Stölker* vorhanden über eine Henne, die „einem Hahn ganz ähnlich" sah und bei der im Ovarium ein angebliches Sarkom gefunden wurde. (Von einer mikroskopischen Untersuchung ist nicht die Rede). Ferner der Bericht von *Holländer* über eine Henne, die von Prof. *Ludwig Pick* in Berlin obduziert wurde.

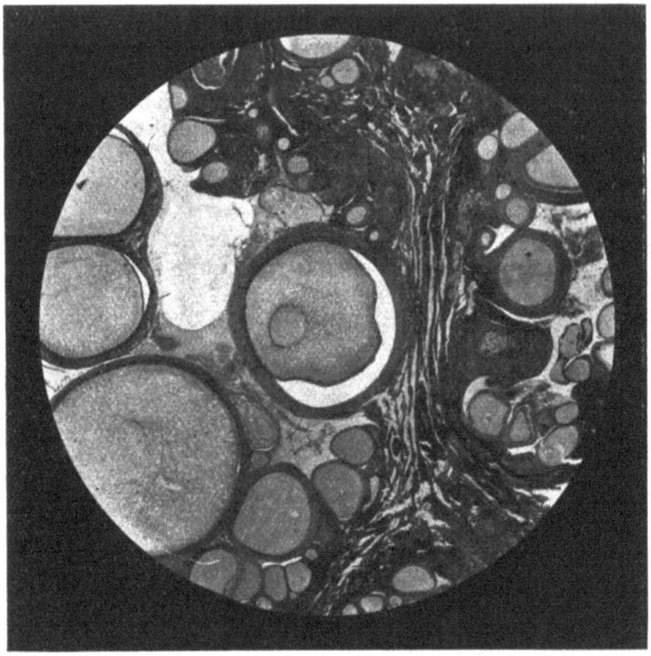

Fig. 10.

In einer früheren Arbeit hatte ich bezüglich dieser Fälle den Standpunkt eingenommen, daß man sie als Fälle von „Arrhenoidie" hinzunehmen habe, wobei ganz zufällig ein Sarkom sich gleichzeitig entwickelte. Daß im Falle Holländer kleine, übrig gebliebene Mengen normalen Ovariumgewebes vorgefunden worden sind, spricht durchaus nicht gegen die Bildung von Arrhenoidie, wie aus Nachstehendem hervorgeht. Durch gefälliges Entgegenkommen des Herrn Prof. *Tuff* der landwirtschaftlichen Hochschule, *Aas,* wurde nämlich Gelegenheit geboten, das Ovarium einer arrhenoiden Henne Fig. 9, zu untersuchen. Dasselbe wog, nachdem das Tier getötet war, 8 Gramm, und die mikroskopischen Schnitte ergaben ein vollkommen normales Organ mit zahlreichen großen und kleinen Eifollikeln darin. Fig. 10.

Herr Prof. *Tuff* hat mir in zuvorkommendster Weise mitgeteilt, an seiner Henne habe man während der Zeit, als sie beobachtet wurde, von Geschlechtstrieb nichts merken können, obschon sie mehrere Male zu krähen versuchte. Der Mißerfolg bestand eigentlich darin, daß sie keinen ordentlichen Laut zuwege brachte. Die Henne lief meist für sich allein im Hofe herum und wurde weder vom Hahn noch von den übrigen Hennen geduldet.

Ich möchte an dieser Stelle nicht unterlassen Herrn Prof. *Tuff* nochmals meinen besonderen Dank auszusprechen für die liebenswürdige Überlassung des Materials, das den von ihm beobachteten Fall betrifft.

Der oben angedeutete Standpunkt kann indessen doch nicht aufrecht gehalten werden, denn obgleich die Henne bei regulärer Arrhenoidie das Federkleid des Hahnes sich erwirbt, so wird sie doch nicht „maskulinisiert". Sie äußert keinen Geschlechtstrieb, sie kräht nicht und sie bekommt auch nicht den blutvollen, großen Kamm des Hahnes. Alle die letztgenannten Eigenschaften stehen normaler Weise unter dem Kommando der Testikelhormonen; und wenn also derartige Eigenschaften bei Individuen auftreten, die in ihrem Körper kein testikuläres Gewebe haben, dagegen einen Tumor mit sich herumtragen, so liegt die Versuchung nahe, das fremdartige Organ in Relation zu den fremdartigen Eigenschaften, die bei dem Tiere aufgetaucht sind, zu stellen. Eine solche Stellungnahme zu einem epithelialen Organe erscheint durchaus verantwortlich, wissen wir doch, daß Adenome spezifische Stoffe (Hormonen) erzeugen können (Vergl. das Thyroidea-Adenom, welches in gleicher Weise, wie normale Thyreoidea-Substanz, an Froschlarven Metamorphose hervorruft). Nicht so einfach verhält es sich, wie gesagt, mit dem Sarkomen, und ehe man zu deren maskulinisierendem Vermögen Stellung nimmt, wird man weiteres Material zu sammeln und sich abwartend zu verhalten haben.

Unser Wissen über den Geschlechtsdeterminismus ist im Übrigen immer noch außerordentlich unvollkommen. Ich möchte noch an *Crew's* und *Greenwood's* Arbeit erinnern, wonach die Genannten nach einer vorgenommenen Transplantation außergewöhnlich großer Mengen von Testikelgewebe auf eine Henne als Endergebnis feststellten: feminines Federkleid, kombiniert mit maskulinen Charakteren im Übrigen. Die Verfasser neigen auch zu einer Erklärung des Phänomens, die übereinstimmt mit der von *Oscar Riddle* aufgestellten Theorie über die geringeren Anforderungen, welche die Geschlechtsdrüsen an den Organismus des männlichen, als an das Geschlecht der Henne stellt. Das Tier besaß übrigens eine rechte Gonade und diese ist es, die nach *Zawadowskys* Erfahrung jene Eigenschaften hervorgerufen hat, die *Crew* und *Greenwood* herausgefunden haben.

Riddle's Bericht über zahlreiche Tauben, die gar keine Geschlechtsdrüsen besaßen und dennoch in vivo in ausgeprägtem Grade maskulinen Geschlechtstrieb an den Tag legten, spricht ebenfalls ein deutliches Zeugnis dafür aus, daß unser Wissen auf diesem Gebiete noch unvollständig ist. Liefern doch auch die Experimente ab und zu sich widersprechende Resultate. Ich erinnere nur an den Seebrighthahn, den *Morgan* komplett kastrierte und der keine langen Schwanzfedern bekam. Daß die Kastration vollständig geglückt war, zeigte später die Obduktion, bei der keine Testikeln gefunden wurden. *Morgan* glaubt, daß ein anderes, endokrines Organ die Funktion der Testikeln übernommen haben muß, aber er kann nieht sagen welches Organ.

Wenn ich schließlich noch hinzufüge, daß ich auch einen einfachen Schnitt durch den Testikel eines thelyiden Auerhahnes mikroskopiert und ihn ganz normal gefunden habe und daß die vorausgegangene Obduktion vollständig normale Geschlechtsorgane ergeben hatte, so muß wohl zugegeben werden, daß die Geschlechtsprobleme an den Vögeln mit ihrem feinfühlenden Soma immer eine ganze Reihe unaufgeklärter Punkte darbieten.

Es ist mein Wunsch gewesen durch die vorliegende Arbeit der Lösung der Frage näher zu kommen, wie es zu erklären ist, daß ein Ovarialtumor bei einer Henne maskulinisierend wirken kann, und wenn ich die von mir angestellten Untersuchungen mit den Resultaten anderer Forscher vergleiche, so glaube ich eine bedeutende Annäherung an jene Phänomene gefunden zu haben, die im Verlauf von Regenerationsprozessen im Ovarium auftreten können.

Ein abschließendes Urteil werden vermutlich erst Transplantationsversuche mit Tumormassen herbeiführen können, wenn derartige Versuche überhaupt jemals glücken.

Literatur.

Benoit, Jaques: „Transformation expérimentale du sexe par ovariotomie", Comptes rend. Academie des Sciences T. 177 1923.

— — „Sur la structure histologique d'un organe testiculaire", Comptes Rend. Academie des Sciences T. 177 1923.

— — „Sur un nouveau cas d'inversion sexuelle expérimental", Comptes Rend. Academie des Sciences T. 178 1924.

— — „A propos du changement expér. de sexe par ovariotomie", Comptes Rend. Soc. Biologie T. 89 1923.

Berner, O: „Virilisme surréual chez une poule", Revue Française d'Endocrinologie 1923.

— — „Masculinisation d'une poule chez laquelle fut trouvée une tumeur de l'ovaire", Archives de Biologie T. 35 1925.

— — „A peculiar (hemaphroditic?) ovarial tumour", Archives internationale de medicine expérimentale, 1925.

Boring and Pearl: „Sex Studies XI, Hermaphrodite birds", The journal of experimental zoology Vol. XXV, 1918.

Brachet: „Traité d'Embryologie des vertébrés", Paris 1921.

Crew, F. A. E.: „Studies in intersexuality, Sex-Reversal", Proceedings Royal Society, Vol. 95, 1923.

Fell, Honor B.: „Histological studies on the gonads of fowl", British journal of exper. biology 1923.

Finlay, G. F.: „Studies on sex differentiation in fowls", The British Journal experimental biology, Vol. II, 1925.

Gatenby and Brambell: „Notes on the genitalia of a crowing hen", Journal of Genitics, Vol. XIV, 1924.

Goodale: „Further developments in ovariotomized fowl", Biological Bulletin, 1916.

— — „Castration in relation to the sec. sexual characters", American Naturalist, 1913.

Greenwood and Crew: „Studies on the relation of gonadic structure to plumage characterisation in the domestic fowl-I. Henny-feathering in an ovariotomised hen with active testis grafts", Proceedings Royal Society, Vol. 99, 1926.

Holländer, Eugen: „Über spontane Geschlechtswandlung", Berliner klin. Wochenschr. 1918 I. pg. 351.

Holmes, Gordon: „A case of virilism associated with a suprarenal tumour; recovery after its removal", Quarterly journal of medicine, vol. 18, no. 70, January 1925.

Krabbe, Knud H.: „The relation between the adrenal cortex and sexual development", New York medical journal 1921.

— — „Forholdet mellem binyrebarktumores og pseudohermafroditisme", Hospitalstidende 1924.

Morgan, T. H.: „The genetic and the operative evidence relating to secondary sexual charakters", Washington 1919.

Murisier: „Note sur la masculinisation des femelles de gallinacés", Revue suisse de zoologie 1923.

— — „A propos d'une poule gynandromorphe", Bulletin Soc. Vaudoise Sciences Naturelles 1921.

Pézard, A.: „Le conditionnement physiologique des caractères sexuels sec. chez les oiseaux", Paris 1918.

— — „Modifications periodiques ou definitives des caractères sexuels", Annales des sciences naturelles, Paris 1922.

Pézard et *Cardroit:* „Les modalités du gynandromorphisme chez les gallinacés", Comptes Rend. Academie des Sciences T. 177 1923.
Pézard, Sand et *Caridroit:* „L'hermaphrodisme exper. et le non-anatognisme des glandes sexuelles", Comptes Rend. Societe de Biologie 1925.
Riddle, Oscar: „A case of complete sex-reversal in the adult pigeon", The american naturalist 1924.
Sand, Knud: „Experimentelle Studier over konskarakterer hos pattedyr", Kjobenhavn 1918.
— — „Der Hermaphroditismus bei Wirbeltieren in experimenteller Beleuchtung", Handbuch der normalen und pathologischen Psysiologie, Berlin 1926.
Zawadowsky, M.: „Das Geschlecht und die Entwickung der Geschlechtsmerkmale. Moskva 1922.
„Bisexual nature of the hen and experimental hermaphroditism in hens", Transactions of the Laboratory of experimental Biology of the Zoopark of Moscow, T 2 1926.

Diskussion.

Hugo Sellheim: Ich habe einen Fall von Vermännlichung einer ausgewachsenen Frau auf Grund einer eigentümlichen Eierstocksgeschwulst und ihre Wiederverweiblichung nach Entfernung der Neubildung gesehen, der mit dem von Herrn *Berner* Mitgeteilten manches gemeinsam haben dürfte.

Bei einer Frau, die ein regelmäßiges Frauenleben mit regelmäßiger Periode geführt, Heirat und zwei normale Geburten durchgemacht hatte, hörte mit 43 Jahren die Regel auf; sie glaubte sich im Wechsel.

Mit dem Ausbleiben der Periode mit 43 Jahren trat eine auffallende Vermännlichung der bis dahin durchaus weiblichen Person auf. (Demonstration eines Bildes der 36 jährigen völlig weiblichen Person.)

Im Gesicht stellte sich ein deutlicher Bartwuchs ein; die Körperbehaarung nahm allenthalben zu; die Gesichtszüge vermännlichten sich, die Gestalt wurde vierschrötig. Die Kehlkopfgegend trat deutlich heraus, die frühere Sopranstimme ging in einen tiefen Baß über. Diese Veränderung konnte natürlich der Umgebung nicht verborgen bleiben. Die Schulkinder liefen der Frau nach und verhöhnten sie als Hexe. Sie sah in der Tat so aus, daß sie in früheren Jahrhunderten hätte fürchten müssen, als Hexe verbrannt zu werden. Die Neigung zum Manne, die vorher sehr ausgesprochen war, ist völlig erloschen.

Es handelt sich um eine mittelgroße Person mit grazilem Knochenbau, sehr zahlreichem Fettpolster, guter Muskulatur, Kopfhaar ist kurz und krauß; es soll in letzter Zeit beträchtlich abgenommen haben. Die Haut ist dunkler als früher geworden. Die ganze Gestalt hat etwas Männliches, Kantiges bekommen. Die Frau sieht am Körper vierschrötig aus, etwa wie ein Sackträger. (Demonstration eines Bildes der völlig vermännlichten Frau). Das Gesicht ist durchaus männlich, hat beim Lachen etwas faunhaftes. (Demonstration eines Bildes.) Ein mit der Schere freilich etwas kurz gehaltener, aber starker und dichter Bart umrahmt das Gesicht und ist auch im Bereiche der Oberlippe deutlich ausgeprägt.

Brust, Bauch, Arme, Beine, auch die Schulterblätter sind stark behaart. Die einzelnen Körperhaare sind 1—2 cm lang und stehen ziemlich dicht. Am Rücken ist die Behaarung schwächer, die Achselhöhle ist stark behaart; die Behaarung ist an den äußeren Genitalien gehörig ausgeprägt, sie zieht sich auch weit nach hinten gegen den After hin und nach vorn auf den Bauch hinauf.

Die Stimme ist ganz tief, dem Gehör nach glaubt man ganz bestimmt, einen Mann vor sich zu haben. Der Kehlkopf springt deutlich hervor, die Stimmbänder erscheinen für eine Frau reichlich lang. Die tiefe Stimme wird für den Vergleich mit späteren Untersuchungen im Parlographen festgehalten.

Der Unterleib ist stark aufgetrieben. Man fühlt eine den Bauch ausfüllende fast bis zum Rippenbogen aufsteigende, nach oben konvex abgegrenzte, harte, knollige Geschwulst, die sich nach unten ins Becken hineinerstreckt. Die Brustdrüsen sind sehr fettreich, im übrigen aber von einigermaßen weiblichem Aussehen, ziemlich flach und hängend; Brustwarze gut ausgebildet.

Der Introitus ist mäßig weit, der Damm kurz und zeigt nach vorn eine alte Narbe. Die großen Labien sind gut ausgebildet, aber ziemlich fettarm und faltig, die linke kleine Labie ist 3 cm lang und 1 cm breit, die rechte 4 cm lang und $^1/_2$ cm breit. Die Klitoris ist außerordentlich stark vergrößert, von etwa anderthalb Daumengliedgröße, penisähnlich,

4 cm lang, 1,5 cm dick. (Das Organ soll früher normale Größe gehabt haben.) Die äußeren Beckenmaße betragen:

Distantia spinarum $25^1/_2$
„ cristarum $22^1/_2$

Der Schambogen ist eng und hoch, die Distantia tuberum ossium ischii beträgt 8 cm, die Schoßfuge ist $4^1/_2$ cm hoch, der Knorpel springt nicht vor, die Querspannung des vorderen Beckenhalbringes ist normal. Das Promontorium steht hoch, das Kreuzbein bietet nichts Besonderes. Das Becken ist weit.

Bei der inneren Untersuchung fühlt man, daß der Uterushals breit in den von außen gefühlten Tumor übergeht, der infolgedessen als ein großes Myom, vielleicht mit maligner Degeneration angesprochen wird.

Es handelt sich außer der Geschwulst, deren Wachstum die Trägerin erst in letzter Zeit bemerkt haben will, um eine deutliche Vermännlichung einer ursprünglich durchaus weiblich aussehenden, funktionierenden und empfindenden Frau, die ein ganz normales Geschlechtsleben und Fortpflanzungsleben durchgemacht hat. Die gewaltige Veränderung wird einem ohne weiteres klar, wenn man eine Photographie von früheren Jahren, mit 36 Jahren, mit dem unmittelbar nach der Operation aufgenommenen Befunde vergleicht. Auf dem Bilde, auf dem die Brüste als Attribut der Weiblichkeit nicht sichtbar sind, tritt der männliche Charakter in Kopf und Oberkörper besonders deutlich hervor. (Demonstrationen.)

Die im physiologischen Institut vorgenommene Blutuntersuchung ergab keine Reaktion auf die endokrinen Drüsen, auch nicht auf die Eierstöcke. Auf Hoden wurde nicht untersucht.

Trotz des bedrohlichen Allgemeinzustandes mußte auf operativem Wege Hilfe zu bringen gesucht werden. Die Laparatomie mittels Längsschnitt durch sehr fette Bauchdecken legte ein weit über mannskopfgroßes Uterusmyom frei, das in aller Eile total exstirpiert wurde. Die beiden Ovarien fielen mit weg. Der rechte Eierstock zeigte normale Größe und normales Aussehen, wie im Klimakterium mit deutlichem hirnmarksähnlichen Furchen; am linken, an sich für das Alter etwa normal großen und normal aussehenden Ovarium quoll eine separate Schwellung von etwa Kastaniengröße über die Oberfläche des Eierstocks hervor; ihre glatte, sehnig weiße glänzende Oberfläche hob sich scharf von dem runzlichen Eierstock ab. (Demonstration.) Während der rechte Eierstock auf dem Durchschnitt nichts Besonderes erkennen läßt, bemerkt man auf dem linken auf dem Schnitt im Bereich der Schwellung ein weißlich markiges Aussehen und eine scharfe Abgrenzung gegen die Eierstocksumgebung. (Demonstration.)

Das Geschwulstgewebe quoll etwas über die dichtere Hülle hervor, so daß im Zusammenhang mit der deutlichen Vermännlichung sofort der Gedanke an Entwicklung von Hoden im Eierstock — Ovotestisbildung — auftauchte.

Der Heilungsverlauf war ungestört; bei der Entlassung 3 Wochen nach der Operation war der Bartwuchs etwas schwächer, die Stimme etwas heller, die Klitoris aber deutlich kleiner geworden. Bei der von 4 zu 4 Wochen vorgenommenen Nachuntersuchung stellte sich heraus, daß der in so auffallender Weise aufgekommene männliche Typus allmählich wieder einem weiblichen wich. Die Stimme wurde, wie der Parlograph in verschiedenen Etappen festgehalten hat, heller, das starke Vorspringen des Kehlkopfes verschwand. Die Behaarung nahm mehr und mehr ab. Die Gestalt verlor ihre groben Umrisse und nahm wieder mehr gerundete, weiche, weibliche Formen an. Das Gesicht gab den männlichen Ausdruck auf, das Kopfhaar verlängerte und glättete sich. Die Haut wurde wieder heller. Die Klitoris gewann ihre ursprüngliche Länge wieder, die Neigung zum Manne kehrte zurück.

Als ich die Frau etwa 10 Monate nach der Operation zum letzten Male wieder sah, war von dem männlichen Typus nicht mehr viel zu merken, nur die Behaarung im Gesicht war noch etwas stärker als sie sein sollte, am ganzen Körper war sie aber zurückgegangen. Die Stimme hatte den Charakter einer etwas tiefen Frauenstimme. Ein Bild von der Frau ein halbes Jahr nach der Operation (Demonstrationen) zeigt sie im Vergleich zu dem Höchstgrade der Vermännlichung (Demonstrationen) schon wieder im Stadium der Verweiblichung.

Ein Jahr nach der Operation ist die Verweiblichung wieder perfekt geworden. (Demonstration.)

Die Frau schrieb mir 9 Monate nach der Operation, daß es ihr sehr gut gehe und ihr Körper hübscher sei als mit 30 Jahren. Am deutlichsten wird der gewaltige Unterschied im Geschlechtscharakter, wenn man den Grad der deutlichen Weiblichkeit mit

36 Jahren mit dem Höchstgrad der Vermännlichung und der vollkommenen Verweiblichung mit 40 Jahren vergleicht.

Wir konstatieren also in der Tat mit dem Aufhören der menstruellen Blutungen mit 43 Jahren an einer vorher durchaus weiblichen Person eine deutliche Vermännlichung, die nach Entfernung der eigenartigen Eierstocksgeschwulst auf der linken Seite — denn nur die kann an allem Schuld gewesen sein — wieder eine völlige Verweiblichung im Gefolge hatte.

Man durfte also mit Recht auf die histologische Untersuchung des Eierstockgebildes gespannt sein. Die Vermutungen richteten sich zunächst auf Hodeneinsprengung im Eierstock. Man konnte den Umschwung sich dann folgendermaßen erklären: Die Eierstöcke hatten die Blüte der Jahre über den weiblichen Körper ordnungsgemäß vorgestanden und mit ihrem Zurruhegehen im Klimakterium hätte die gleichzeitig bestehende, aber an sich an Umfang kleinere und insofern schwächere, nunmehr aber im höheren Lebensalter länger vorhaltende, männliche Keimdrüse ihre Herrschaft entfalten können. Oder aber es handelt sich um eine Einsprengung von Nebennierengeweben, von dem man weiß, daß es dem Keimdrüsengewebe nahe steht, einen diesem benachbarten Entstehungsort im Körper hat und nicht selten für eine Umkehrung des Geschlechts, sowohl in männlich-weiblicher als auch in weiblich-männlicher Richtung verantwortlich gemacht worden ist. Ich selbst mußte mich beim Anblick der mikroskopischen Bilder außerstande erklären, eine richtige Deutung zu geben und habe mich deswegen nach sachverständiger Unterstützung bei dieser schwierigen Feststellung umgesehen, die mir dann auch in dankenswerter Weise von allerkompetentester Seite zuteil geworden ist.

Als Resultat dieser Anschauungen verschiedener ausgezeichneter Untersucher ergibt sich keine völlige Klärung der anatomischen Natur des Gebildes, das klinisch so eindeutige Wirkungen hervorgerufen hat. Es handelt sich entweder um Hodensubstanz, vielleicht veränderte Hodensubstanz, oder um Nebennierensubstanz, oder Eierstocks- bzw. Corpus luteum Geschwulst, oder um ein unbekanntes weiteres (Demonstration der mikroskopischen Bilder). Wir können also nur sagen, daß eine eigenartige Bildung im Eierstock einen durchaus vermännlichenden Einfluß gehabt hat, der bei der Eliminierung des Gebildes wieder in den weiblichen umgeschlagen ist.

Entwickelt kann nur werden, was in der Anlage vorhanden ist. Wir müssen also annehmen, daß der Hermaphroditismus bei solchen Individuen angelegt ist. Er kann sich auf verschiedene Antriebe hin entwickeln, d. h. offenbart werden.

1. Durch den primären Bildungstrieb,
2. durch den Pubertätsantrieb,
3. bei Frauen durch den Antrieb des physiologischen Gewächses der Schwangerschaft,
4. durch den Antrieb eines pathologischen Gewächses an der Keimdrüse oder an der Nebenniere, von welcher die letztere ja genetisch mit den Keimdrüsen zusammengehört und auch als eine Art trophisches Geschlechtszentrum angesehen werden darf,
5. vielleicht auch bei der Frau noch im Klimakterium [1]).

O. Berner (Schlußwort): Ich danke Herrn Professor *Sellheim* und möchte zu seinen Ausführungen nur bemerken, daß der von ihm demonstrierte Fall sehr an den Fall von *Gordon Holmes* erinnert. Die Frau ist mehrere Jahre krank gewesen. Man fühlte einen großen Tumor im Abdomen. Lange Jahre hatte sie nicht menstruiert. Einen Monat nach glücklich verlaufener Operation setzte die Menstruation wieder ein, und die maskulinen Eigenschaften gingen rapide zurück.

[1]) Ausführlich unter dem Titel Vermännlichung und Wiederverweiblichung bei einem ausgewachsenen Individium in der Zeitschrift für mikroskopisch-anatomische Forschungen Band 3 Heft 3 1925 Seite 283 und *Sellheim*, Weibliche Entwicklungsantriebe und Möglichkeiten der Geschlechtsumkehr; Archiv für Frauenkunde, Oktober 1926.

Die Bedeutung der Sexualität für die Gestaltung der Psychose.

Von *Karl Birnbaum*, Berlin-Herzberge.

Unter den körperlich-seelischen Faktoren, die — ganz gleich wie die psychische Störung selbst im einzelnen verursacht sein mag — Einfluß auf die Gestaltung des Krankheitsbildes: also auf den Inhalt der Sinnestäuschungen und Wahnideen, die Färbung der Gefühlssymptome usw. gewinnen, darf man wohl a priori dem Sexuellen mit die erste Stelle einräumen. Schon die einfache Tatsache, daß dem geschlechtlichen Faktor eine weitreichende Bedeutung im körperlichen und seelischen Haushalt zukommt, daß er am Aufbau der körperlichen wie seelischen Persönlichkeit (an der sich die Psychose ja abspielt) ausschlaggebend beteiligt ist, läßt nichts anderes erwarten. Eine Bestätigung in allergröbster Form liefert zudem schon die elementare Erfahrung, daß gerade das weibliche Geschlecht, in dessen physischer wie psychischer Persönlichkeit sexuelle Anteile so weitgehend vorherrschen, zugleich auch in der Psychose weitaus stärkere sexuelle Einschläge aufweist als das männliche, und daß die geistige Störung, die besonders stark von sexuellen Inhalten durchsetzt ist: die Schizophrenie, in erheblich stärkerem Maße als beim männlichen beim weiblichen Geschlecht vertreten ist.

Versucht man nun, im einzelnen von dieser Grundeinstellung aus auf die hierbei in Betracht kommenden Gestaltungsvorgänge näher einzugehen, so muß man sich zunächst darüber klar sein, daß das so isoliert herausgegriffene sexuelle Moment ein recht zusammengesetztes Gebilde darstellt, und daß wir an ihm zum mindesten unterscheiden müssen: einmal den biologischen Untergrund, der durch die innersekretorischen und Nervenvorgänge gegeben ist; zum anderen das darauf sich erhebende elementare Triebfundament der Geschlechtlichkeit, das gewissermaßen das Zwischen- und Übergangsstück zwischen Körperlichem und Seelischem abgibt, und zum dritten schließlich den psychologischen Überbau, der die psychische Sexualität und die Erotik im weitesten Sinne umfaßt. Jede dieser Komponenten ist in besonderer Weise und mit verschiedenen Wirkungsformen an der Gestaltung der Psychose beteiligt.

Nun die Einzelheiten: Am wenigsten klar und durchsichtig ist dabei die Rolle, die dem biologischen Sexualfaktor in dieser Hinsicht zukommt. Immerhin weist doch schon die Tatsache, daß alle Generationsphasen: Menstruation, Gravidität usw. eine Sensibilisierung und Labilisierung des seelischen Zustandes zu bewirken pflegen und Schwankungen, Ausschläge und Steigerungen desselben mit sich führen, auf einen verlaufsgestaltenden Einfluß dieser Sexualphasen hin; ein Einfluß, der beispielsweise in einem menstruellen Verlaufstyp mancher psychotischen Störungen, in gewissen der Menstrualwelle parallel laufenden Steigerungen des psychotischen Bildes seinen charakteristischen Niederschlag findet. Noch bezeichnender kommt dieser biologisch gegebene Gestaltungseinfluß wohl in der unverkennbaren Tatsache zum Ausdruck, daß sexuelle Inhalte bei Psychosen mit besonderer Vorliebe an gewissen sexualbiologisch unterlegten Knotenpunkten des seelischen Lebens: also speziell in Pubertät und Klimakterium sich einstellen. Zugrunde liegt dem gewiß das (biologisch bedingte) erste Aufflammen des Geschlechtstriebes in der Entwicklungsphase auf der einen Seite, das (wenigstens in pathologischen Fällen) anzunehmende letzte Aufflackern desselben in der Rückbildungszeit auf der anderen. Freilich sind hier wohl die Verhältnisse noch komplizierter, und insbesondere scheinen dabei auch noch die durch diese kritischen Lebensabschnitte gegebenen besonderen sexual-psychischen Situationen bedeutsam gestaltend mitzusprechen. Es wird davon gleich noch die Rede sein.

Deutlicher läßt sich der unmittelbare Niederschlag des elementar-psychischen primitiven sexuellen Triebelementes im psychischen Krankheitsbilde herauserkennen. Und zwar ist es hier die gewissen Psychosen eigene Tendenz, die höheren Elemente der Persönlichkeit abzubauen, die Hemmungs- und Reguliervorrichtungen des höheren Gefühls- und Vorstellungslebens — sei es vorübergehend, sei es dauernd — auszuschalten, wodurch günstige Bedingungen für das Durchschlagen des primitiven Triebfaktors gegeben sind. So erklärt sich ohne weiteres beispielsweise das oft brutale Hervortreten der sexuellen Triebäußerungen im Symptomenbilde bei den organischen Psychosen nach Art der paralytischen, senilen und anderer Demenzformen; so auch bei den episodischen Bewußtseinsstörungen des epileptischen Dämmerzustandes; so endlich auch bei den das höhere seelische Leben nivellierenden manischen Erregungen. Im Sinne eines elementaren Niederschlags der sexuellen Triebkomponente im klinischen Bilde ist es wohl auch aufzufassen, daß sexuelle Inhalte (obszöne Halluzinationen, Delirien usw.) besonders von jenen Psychosen bevorzugt werden, die wie der Alkoholismus und andere toxische Störungen sexuelle Triebsteigerungen nach sich ziehen.

Am vielseitigsten und weitestreichenden machen sich nun in der Symptomatologie der Psychosen jene Gestaltungseinflüsse geltend, die vom höheren sexual-psychischen Leben ausgehen. Auch hier sind unschwer bestimmte, der Psychose eigene fördernde Bedingungen aufzufinden, welche diese Wirksamkeit verständlich machen.

Zunächst einmal läßt die geistige Störung in ganz anderem Umfange als die normale Geistesverfassung gefühlsmäßige („katathyme") Wirkungseinflüsse zu. Und so wundern wir uns nicht weiter, daß sich unter den im psychotischen Bereich mit Vorliebe sich durchsetzenden Gefühlstendenzen von Wunschcharakter vorzugsweise erotisch betonte vorfinden. Als einfachste Form ihres symptomatologischen Niederschlags kann die subjektive Realisierung, die autosuggestiv erwirkte Verwirklichung erotischer Wunschneigungen gelten, wie sie — bezeichnenderweise besonders wieder in den Pubertätsjahren — bei den verschiedensten Fällen: Imbecillen, Hysterischen, Psychopathen, auch Schizophrenen usw. von dem in dieser Lebensphase besonders stark herausgehobenen erotischen Geltungsbedürfnis angeregt werden. Sie kommen in charakteristischen, oft geradezu romanhaft ausgestalteten pathologischen Inhalten etwa in den Wachträumereien, den Phantastereien, den pseudologischen Schwindeleien, den deliranten Erlebnisformen und wahnhaften Einbildungen dieser Naturen zum Ausdruck. Ähnliche, wenn auch komplizierter fundierte Realisierungen von erotischen Wunschtendenzen sind auch für jene erotischen Wahnbildungen vom Charakter des Liebes- und Verehelichungswahns, des erotischen Größenwahns usw. anzunehmen, wie man sie vorzugsweise bei alternden Mädchen (*Kehrer*) wie überhaupt im Bereiche der klimakteriellen paranoischen Psychosen vorfindet. Die Erklärung ist aus der ganzen sexual-psychischen Situation zu gewinnen: Die vom Leben versagte Triebbefriedigung auf der einen Seite, das Schwinden der erotischen Lebenshoffnungen auf der anderen führen hier zu einer Flucht in den Wahn, der wenigstens die Möglichkeit zu einer subjektiven Erfüllung sexualpsychischer Bedürfnisse bietet. Daß die Formen, in denen sich diese pathologische Wunschrealisierung verkörpert, manchmal ganz phantastisch-absurden Charakter annehmen, kann, weil lediglich durch die psychotische Funktionsstörung bedingt, an diesem Zusammenhange nichts ändern.

Aber auch unabhängig von besonderen Wunschtendenzen pflegt sich das sexuelle Moment klinisch in abnormen Vorstellungsinhalten niederzuschlagen; und zwar immer dann, wenn es sich aus irgendwelchen Gründen besonders im Bewußtsein heraushebt, überwertig und zum affektbeladenen „Komplex" wird. Die daran anknüpfenden Gedanken werden dann unwillkürlich nach außen projiziert und gewissermaßen objektiviert, das Verhalten der Umgebung wird im Sinne des sexuellen Komplexes mißdeutet, es kommt zum sexuellen Beziehungs- und Beeinträchtigungswahn. Ein noch ziemlich in der physiologischen Breite sich haltendes Beispiel dafür hat kürzlich *Hauptmann* in seinen Untersuchungen über Menstruation und Psyche gegeben: Während der Periode kam eine Gruppe Studentinnen infolge des durch stärkeres Bewußtwerden der eigenen Weiblichkeit veränderten Ichgefühls zu einer sonst nicht vorhandenen paranoischen Einstellung gegenüber den männlichen Kollegen im Sinne der wahnhaften Vorstellung mangelnder Rücksichtnahme u. dgl. Ähnlich sehen wir, speziell bei Pubertätspsychosen (schizophrenen u. a.), infolge der stärkeren subjektiven Heraushebung des Sexuellen und der Überwertigkeit des aus onanistischen Neigungen erwachsenen sexuellen Schuldgefühls im Bewußtsein, mit Vorliebe einen sexuellen Verschuldungs- und Versündigungswahn auftreten, an den sich meist unmittelbar ein entsprechend gefärbter Beziehungs-, Beachtungs- und Verachtungswahn anschließt. Mutatis mutandis findet sich dann weiter das gleiche Bild bei den Psychosen des Rückbildungs- und Greisenalters vor: Die in diesen Lebensjahren hervortretenden sexuellen Insuffizienz- und Minderwertigkeitsgefühle, das beherrschende Bewußtsein des Verlustes der sexuellen Anziehungskraft und des sexuellen Eigenwertes überhaupt läßt es, zumal bei Frauen, zu einer sexuell gefärbten Wahnbildung kommen, wobei mit einer Art Überkompensation die Minderwertigkeit gewissermaßen von der eigenen Person abgewälzt und die Schuld dem sexuellen Partner zugeschoben wird. Das Ergebnis ist der Wahn der ehelichen Untreue, der für diese Altersstufen ungemein bezeichnende klimakterielle, präsenile und senile Eifersuchtswahn. Der gleiche Gestaltungsvorgang wiederholt sich mit überraschender Übereinstimmung immer da, wo aus irgendwelchen Gründen sexuelle Minderwertigkeitsgefühle auftreten. So beispielsweise in den häufigen Fällen der die sexuelle Sphäre in Mitleidenschaft ziehenden toxischen Störungen, bei denen zumeist der gesteigerten Libido eine geschwächte Potenz gegenübersteht. Der Eifersuchtswahn des Säufers ist dafür das beweiskräftigste Paradestück. So wird es auch verständlich, daß speziell für die paranoischen Psychosen von den verschiedensten Autoren (u. a. von *Kleist, Kehrer, Lange)* gerade Persönlichkeiten mit irgendwelchen — körperlichen oder seelischen — sexuellen Abwegigkeiten als deren bevorzugte Träger anerkannt werden.

Selbstverständlich ist der Zusammenhang zwischen sexuellen Momenten und der klinischen Bildgestaltung nicht immer so durchsichtig. Schon der psychotische Krankheitsprozeß als solcher, die ihm eignen Störungen der psychischen Funktionsvorgänge verdecken und verzerren oft genug die sexuellen Gestaltungswirkungen. Psychische Verdichtungen, Verschmelzungs-, Symbolisierungs- und andere Vorgänge, deren Vorkommen im Rahmen psychotischer (speziell schizophrener) Prozesse wir durchaus anerkennen müssen, sind u. a. in diesem Sinne wirksam und um so stärker, je weiter der Krankheitsprozeß fortschreitet. Selbstverständlich wird damit auch wie wissenschaftliche Erfassung der sexuellen Bedingtheit klinischer Bildgestaltungen um so schwieriger und unsicherer, ohne daß aber die Grundtatsachen selbst davon berührt werden.

Schon diese wenigen Hinweise, die das Gesamtgebiet durchaus nicht erschöpfen (auf die häufigen und bedeutungsvollen sexuell gefärbten Körpersensationen und Erlebnisformen bei den verschiedensten Psychosen sind wir beispielsweise kaum eingegangen), lassen erkennen, daß das Gebiet sexuell bedingter Symptomenbildungen weiter reicht als man klinisch vielfach anzuerkennen pflegt. Selbstverständlich soll aber damit den sexuellen Gestaltungsfaktoren nun nach dieser Richtung durchaus nicht eine souveräne Monopolstellung eingeräumt werden. So gut wie am Aufbau der Persönlichkeit, so sind auch an der Gestaltung der psychischen Störungen neben den sexuellen Triebkräften und ihnen gleichwertig noch manche andere beteiligt, die weder mit ihnen identisch sind, noch auch aus ihnen sich ableiten lassen. Hier die richtige Abgrenzung zu finden — empirisch-kritisch und ohne jede spekulative Voreingenommenheit — wird Sache psychiatrischer Zukunftsarbeit sein.

Die Sexual-Störungen der Postencephalitiker.

Von *Hans Bürger*, Heidelberg.

Schon von vornherein ist zu erwarten, daß Sexualität und die eventuelle Kriminalität und Straffälligkeit auf diesem Gebiete bei den Enzephalitikern sich je nach der Lebensphase, in die die Erkrankung fiel, verschieden gestalten werden. Bei den Encephalitisfällen des Kleinkindes bis in die Vorpubertätszeit spielen denn auch Fragen der Sexualität keine Rolle. Die übrigen organischen Symptome der Krankheit, Schlafstörung usw., beherrschen hier das Bild. Erst in der Vorpubertätszeit vom 11. Lebensjahre ab tauchen die Fälle mit abnorm gearteter Sexualität auf. Vorwegzunehmen sind die Fälle mit deutlichen äußeren Merkmalen endokriner Störungen, bei denen wieder Störungen, die auf die Hypophyse bezogen werden, die Hauptrolle spielen. Äußerlich kennzeichnen sich Schädigungen dieser Drüse im Gesamthabitus und im Stoffwechsel des Körpers durch Fettzunahme, Störungen in der Fettverteilung, Disproportionalität der Längenmaße von Rumpf und Extremitäten usw. Die Kinderärzte haben solche Fälle reichlich beobachtet, teils mit hinter dem Lebensjahr zurückbleibender, teils ihm vorauseilender Genitalentwicklung, wie zum Beispiel *Hofstadt*. Hochgradige sexuelle Erregung bei sexueller Frühreife erwähnt *Sand* bei einem Fall, der in die Zeit der Vorpubertät fällt, die wir nur der Verständigung halber bis zum einschließlich 13. Jahr rechnen wollen. Auch *Stern's* Fall von Pubertas präcox fällt in diese Zeit. *Stern* bezieht sie auf eine Störung der Tätigkeit der Zirbeldrüse, die man innerhalb des endokrinen Systems für die Steuerung der genitalen Entwicklung verantwortlich macht. Erwachende Sexualität in einem für das Alter der Vorpubertät nicht gewöhnlichen Maße ohne äußerlich faßbare endokrine Abnormitäten wurde mehrfach beobachtet, so zum Beispiel von *Stähelin*. *Wimmer* erwähnt die triebhafte Erotik eines 16jährigen, dessen körperliche Sexualentwicklung noch gering war. Auch *Thiele* spricht von der starken sexuellen Interessiertheit eines 11 jährigen. Von erhöhter Erektionsfähigkeit in diesen letzten Fällen ist nichts bekannt. Wir selber beobachteten eine 12jährige, die durch ihre sexuelle Erregbarkeit auffiel, in der sie die Männer zum Sexualverkehr aufforderte. Sie war von pastösem Habitus unter starker Fettansammlung in der Hüftengegend, hatte leichte X-Beine, soll aber schon vor ihrer Erkrankung so gebaut gewesen sein. Erwähnenswert erscheint uns hier, daß *Pilcz* bei einer 35jährigen primär frigiden Frau, die nach dem enzephalitischen Schub stark zu onanieren begann, den Reiz als spinal bedingt auffaßt. Schwierig zu entscheiden ist die Frage, ob, wenn auch ohne körperliche Anzeichen dafür, nicht doch schon psychisch die Pubertät in den oben erwähnten Fällen verfrüht ist. Mehrfach sind schon Pubertät und postencephalitische Charakterveränderungen ihrer Psychologie nach miteinander verglichen und in Parallele gesetzt worden. Eher noch wird man geneigt sein, die Vorpubertät in ihren Wesenszügen zum Vergleich heranzuziehen, in der ja Trotz, Ablehnung, Negativismus, selbst Aggressivität, eine große Rolle spielen und in der, wie für die Zeit der Pubertät, der Psychologe von Labilität der Affekte und Unsicherheit des Willenslebens spricht. In den encephalitischen Charakterveränderungen wird man dann, wenigstens für eine große Zahl der Fälle, eine groteske Verzerrung dieser Züge erblicken können. Bei der Frage: Steigerung der Sexualität oder nicht, wird man sich immer die Frage vorlegen müssen, ob es nicht nur eine Hemmungslosigkeit der Äußerungsweisen bei einem an und für sich nicht über die Norm gesteigerten Trieb ist, die vorliegt, so zum Beispiel, wenn ein 12jähriges Mädchen unter den Fällen *Stähelins* weibliche Personen abküßte und nach ihren Brüsten griff.

Mit dem vollen Einsetzen der Pubertät mehren sich die Fälle abnorm gestalteter Sexualität ganz erheblich. Mehrere Autoren, wie *Goldflam, Kauders, Bychowski,* erwähnen, daß die Sexualität ganz darnieder liegt, solange der Krankheitsprozeß akut ist. Das Ausbleiben der Menses wird mehrfach angeführt. Die Encephalitis unterscheidet sich hier also in keiner Weise von vielen anderen schweren Erkrankungen. Das Bild des Postencephalitikers aber stellt sich ganz uneinheitlich dar. Neben den Fällen, bei denen die Libido mit der einsetzenden Teilnahmslosigkeit, Initiativschwäche und Unaktivität erstirbt, stehen die hier vermehrt auftauchenden Hemmungslosen und Aggressiven. *Leyser* scheidet ein mehr aktives von einem mehr passiven Verhalten und führt eine 15jährige an, die sich verführen ließ. Diese Verführung auf das Aktuellwerden einer primitiven Genußsucht zurückzuführen, die hervortritt durch die Zerstörung der psychischen Hemmungen und Schranken und der Herabminderung der Folgsamkeit und Lenkbarkeit, erscheint aber doch nicht ohne weiteres gerechtfertigt. Man wird nicht alle Fehltritte auf das Konto des encephalitischen Prozesses und seiner psychischen Folgen setzen können, ebenso wenig wie bei dem *Leyser'schen* Fall bei den beiden 14- bezw. 15jährigen, die *Gerstmann* und *Kauders* beschreiben. Diese Patienten gaben weder besonderes sexuelles Verlangen noch besondere Erregung zu, sondern lediglich Neugierde, die sie zum Coitus und sexuellen Spielereien veranlaßt habe. *Thiele* hat schon betont und einen Fall als Beleg gebracht, daß Aggressivität und Wegfall der sexuellen Scham durchaus nicht zusammenzugehen brauchen. Andererseits ist gerade bei der encephalitischen Persönlichkeitsveränderung der Jugendlichen oft die Einheit von Einfall und Handlung, der Wegfall von Gegentendenzen und Gegenbestrebungen betont worden. Es ist daher um so erstaunlicher, daß sich zwischen den Fällen, bei denen entweder die Sexualität nicht verändert oder erloschen ist, oder vielleicht nur die Umsetzung des psychischen Triebes in die sexuelle Handlung von der Gesamtveränderung des Charakters tingiert ist, kein rechter Übergang findet zu den sexuell Aggressiven, vollkommen Hemmungslosen, den mehrfach beschriebenen Exhibitionisten und Attentätern. Daß Kriminalität, der sexuelle Aggressus, durchaus nicht immer auf Steigerung der Sexualität zurückgeht, bewies uns ein Fall, bei dem diese Steigerung sich nicht herausstellen ließ und der sich ohne Gegentendenz auf eine Frau stürzte. Man wird in Betracht ziehen müssen, daß bei diesen Amyostatikern, deren schon kriminelles Aussehen *von Hentig* neulich mit starken Strichen gezeichnet hat, jede adäquate Möglichkeit, erotische Beziehungen anzuknüpfen und im Plaudern, Scherzen, Kosen, dem ganzen elastischen und fein abgestuften Hin und Her zwischenmenschlicher Beziehungen eine wenigstens vorübergehende Genugtuung und Befriedigung zu finden, fehlt. Alle die nuancierten Äußerungsweisen des beweglichen Normalmenschen stehen ihnen nicht mehr zur Verfügung. Vor allen Dingen wird bei der Art ihres Starrens und Haftens jede Fixierung schon vom Gegenüber als peinigend empfunden. Sicher ist es ein Unterschied, ob ein Normaler hinter einem Mädchen herschlendert, oder ob ein Parkinson-Kranker steif und starr, ungebremst, wenn er einmal im Gange ist, hinter einem Mädchen hergeht. Wenn *Kronfeld* einmal erwähnt, wie sehr der motorische Mensch der ganze Mensch ist, und damit auf die Rückwirkung eines krankhaften veränderten Motoriums auf die Psyche abhebt, so ist demgegenüber doch zu betonen, daß man gerade bei der Encephalitis auch wiederum lernen kann, wie sehr Motorium als Äußerungsapparat und seelisches Verhalten auseinanderklaffen können. Unser eben erwähnter Fall, der wegen mannigfacher Zwangssymptome noch besonders interessant war, war uns in dieser Beziehung sehr lehrreich. *Gerstmann* und *Schilder* erwähnen schon die Möglichkeit, daß Antriebe, die nicht ohne weiteres Abfluß gewinnen können, sich stauen und dann explosionsartig in Handlung sich umsetzen und ungebremst ablaufen. Eine Auseinandersetzung über das Zwangsmäßige solcher Handlungen wird immer auf Schwierigkeiten stoßen. Zwar sind kraft ihrer somatischen Resonanz nach *Schilder* die Triebe leibnahe aber, wie *Pfänder* sagt, sind psychisch alle Strebungen phänomenal exzentrisch und tendieren erst ins Zentrum der Person, das heißt doch wohl, die letzte Identifizierung mit ihnen setzt erst nach dem ersten Auftauchen ein. Man wird vielleicht das eine sagen können, daß der Encephalitiker im allgemeinen seiner gesamten Vitalität, zu deren Charakter nach Klages die Triebe gehören, fremder, objektiver, mehr als Zuschauer gegenüber steht als der Normale. Daher erlebt er die Identifizierung, die Ausfüllung seiner Persönlichkeit mit der gegebenen Strebung, als Überwältigung, als Zwang. *Thiele* führt den Begriff des Drangs ein, der sein Objekt finde, im Gegensatz zum Triebe, der es suche. Es erscheint uns diese Trennung im Hinblick auf das Sexualleben des Jugendlichen nicht glücklich, wo die noch nicht feste Objektgerichtetheit, die noch nicht differenzierte, sondern noch diffus schwankende Beziehung von Objekt und Strebung schon normal eine große Rolle spielt. Man kann schließlich psychologisch auch noch in Betracht ziehen, daß eine Strebungsart, ein bestimmter Trieb, wie der Sexualtrieb, einmal alle Strebungsenergien an sich ziehen kann und zur Hauptausfallpforte für ein Übermaß an Antrieb wird. Doch legen die Fälle excessiver Onanie, von hemmungslosem Exhibitionismus und sexueller Agressivität, Gestaltungen der Sexualität, die wie mehrfach beobachtet, eruptiv nach der Encephalitis im Pubertätsalter losbrechen, den Gedanken an eine umgrenzte, endokrin bedingte Steigerung des Sexualtriebes wieder sehr nahe, vor allen Dingen natürlich in den Fällen, in denen faßbare endokrine, zum

Beispiel hypophysäre Störungen sich herausstellen lassen. Zu bedenken ist aber hierbei auch noch, daß es sich, wie in einem Falle unseres Materials, wie auch bei einem *Leyser'schen* Fall, um Imbecille handelte. Mehrfach geht sexuelle und soziale Verwahrlosung zusammen, ebenso wie Diebstahl, sexuelle Verleumdung, Zerstörungssucht, mehrfach das Gesamtbild dieser schwer kriminellen und meist auch straffälligen Persönlichkeiten dann ergänzen. *Thiele* betont mit Recht den geringen Anteil, den Postencephalitiker an der Kriminalität haben, wobei natürlich zu bedenken ist, wie viele dieser charakterveränderten Persönlichkeiten in Anstalten untergebracht werden, ehe sie straffällig haben werden können und vor den Richter gelangt sind.

Die Störung rein organischer Faktoren unter dem fast gänzlichen Ausschalten psychologischer Momente greift vor allen Dingen Raum bei den Erwachsenen. Zunächst erscheint es noch verständlich, daß eine allgemeine Antriebsschwäche auch übergreift auf die Umsetzung des Triebes und des sexuellen Reizes in Handlung. Es erscheint noch ableitbar, daß in einer depressiven, müden Gesamthaltung die Libido darnieder liegt bei diesem bestimmten Typus unter den erwachsenen Encephalitikern. Aber hier schon ist das Bild nicht einheitlich. Mehrfach wird Darniederliegen von Libido und Potenz in der Literatur zwar betont. Dann aber wieder ist in anderen Fällen die Potenz erhalten, während die Libido erloschen ist, wie zum Beispiel bei einem Fall *Speidel's,* der ab und zu Erektionen hat. Die Fälle gesteigerter Sexualität sind jedenfalls in der Minderzahl. Mehrfach ist dies Zusammentreffen von sexual-abnormem Verhalten mit leerer, läppischer Euphorie mit hypomanieartigen psychischen Zuständen beobachtet worden. Ein derartiger Fall unseres Materials ließ kein Mädchen mit Heiratsanträgen in Ruhe, hatte aber kaum mehr Erektionen und fühlte sich selber impotent. Auch diese Steigerung der Libido bei Impotenz ist mehrfach beschrieben, andererseits hinwiederum ebenfalls Fälle mit Steigerung der Gesamtsexualität jeweils mit und ohne in der Peripherie faßbare endokrine Anomalien. Ein Fall unseres Materials betrifft einen 54jährigen, der ganz im Gegensatz zu seinem Verhalten vor dem Einsetzen der Encephalitis nach der Erkrankung an seine Frau unerträgliche Ansprüche stellte. Hier wird man an die akute Auslösung von sonst mehr im vorgeschrittenen Präsenium oder Senium beobachteten Veränderungen der Sexualität denken müssen. *Kant* führt allein drei Fälle an, im Alter von 33—46 Jahren, die durch hemmungslose Onanie, Exhibitionismus auffielen. Einer bot auch bei Impotenz ein läppisch-euphorisches Bild. Spricht man beim jugendlichen Encephalitiker von einem Rückfall in kindlicheres Verhalten, so könnte man bei diesen Fällen, vor allen Dingen bei denen, wo gesteigerte Libido sich mit Impotenz paart, eher von einem greisenhaften Verhalten sprechen, wenn man die sonst gezeigte Interessenlosigkeit und Affektschwäche mit in Betracht zieht. Bemerkenswerter bleibt aber wohl die Analogie mit Zuständen auf Grund toxischer Einflüsse, wie sie z. B. von der Alkoholwirkung her bekannt sind.

Beziehungen zwischen psychischen und sexuellen Vorgängen[1]).

Von *Carlo Ceni*, Cagliari.

Mit 11 Figuren.

Die Beziehungen zwischen dem psychischen und dem organischem Leben, hauptsächlich dem Geschlechtsleben, machen unzweifelhaft eines der größten und dunkelsten biologischen und sozialen Probleme aus, welche den Eifer der Gelehrten immer und überall anfeuerten. Was die unbestreitbaren Wirkungen, welche die psychischen Phänomene auf unseren Organismus ausüben, betrifft, so geben alle zu, daß die menschliche Psyche, sowie die tierische, den Beziehungsort der Außenwelt und der Innenwelt darstellt. Aber worin diese Beziehungen bestehen, wurde bis jetzt noch nicht nachgewiesen. Diese Frage liegt noch im Schatten der empirischen Beobachtungen, welche seit Jahrhunderten sich darauf beschränken, die Affekte festzustellen, welche auf uns einwirken, besonders die Erregungen, der Schrecken, die Leidenschaften und im Allgemeinen alles, das was sich außerhalb von uns abwickelt und in unserer Seele einen Abdruck von Gefallen oder Mißfallen zurückläßt.

In den letzten Jahren suchten nun Psychologen und Physiologen durch verschiedene experimentelle Versuche die Art der hervortretendsten Vorgänge, welche das Phänomen charakterisieren, zu beweisen, indem sie jetzt den Mechanismus desselben studieren, besonders durch Versuche über vermutete Nervenzentren, durch welche die äußeren Einflüsse auf die verschiedenen Visceralfunktionen zurückführen sollen. Die Beobachtungen und Versuche brachten bis jetzt nur wenige Resultate, die alles andere taten, als die Frage zu lösen, und so wartet dieselbe immer noch auf eine Erklärung.

Ich beschränke mich darauf, an die Versuche von *Bochefontaine, Bechterew, Mislawsky, Paulow, Sherington* und vielen anderen zu erinnern, welche sich auf die experimentelle faradische Erregung der verschiedenen Gehirnzentren, besonders der motorischen, begründen, und durch welche diese Zentren sekretorische Veränderungen der Speicheldrüsen, der Leber, des Pankreas, der Nieren, der Gedärme und sogar der Milchdrüse erhielten. Statt dessen wissen wir nichts über die Effekte der elektrischen Erregung der Hirnrinde auf die Endokrindrüsen. Nur einige Autoren, besonders *Canon, Scott, Bungen* und letzthin Buscaino bemerkten die Struktur und Funktionsveränderungen einiger innerer Sekretionsdrüsen und besonders der Schilddrüsen und Interstizialdrüsen des Hodens und des Eierstockes bei Katzen, Meerschweinchen und Kaninchen, bei denen Erregungszustände durch Geräusche, Töne und anderen ähnlichen Hilfsmitteln hervorgebracht wurden. Auch die Resultate dieser Autoren sind jedoch sehr ungewiß und widersprechend, so daß sie immer noch eine Bestätigung verlangen.

Ich habe nun seit über 20 Jahren unter strenger physiologischer Methode dem Problem der Beziehung zwischen Psyche und Geschlechtsfunktionen näherzukommen versucht, und heute hoffe ich, Ihnen eine Vorstellung geben zu können von den großen Faktoren, welche die komplizierte Natur des organischen Metabolismus charak-

[1]) Vgl. die Literatur hierüber bei: *Ceni*. Psyche e vita organica. Istit. edit. scient. Milano 1925.

terisieren und vor allem Ihnen die große Bedeutung, welche das Gehirn auch bei rein vegetativen Vorgängen einnimmt, beweisen zu können.

Wir werden jedoch dabei sehen, wie die Geschlechtsfunktionen nur eine Episode, die bedeutendste Episode, eines vielgestaltigen physiologischen Mechanismus ausmachen, und wir werden weiter sehen, wie heute immer mehr die Meinung durch das Experiment verstärkt wird, daß solche Funktionen nur als Resultat eines metabolischen Inbegriffs betrachtet werden können, in welchem die Geschlechtsdrüsen der Tätigkeit der verschiedenen Endocrindrüsen, von welchen sie in keiner Weise getrennt werden können, untergeordnet sind.

Von dem Grundsatze ausgehend, welcher jetzt von allen Psychologen und Physiologen angenommen worden ist, daß das Gehirn den Sitz der psychischen Vorgänge ausmacht, welche von ihm erzeugt werden durch Reize und Stoffe, welche durch die Sinne von der Außenwelt hinein gelangen, habe ich mir zwei Fragen vorgelegt:

1. Welches sind die Beziehungen zwischen dem Gehirn und den Geschlechtsfunktionen, wenn man vor allem die biologischen Prozesse der Fortpflanzung in Betracht zieht?

2. Welches sind die Beziehungen zwischen der psychischen Tätigkeit und den obengenannten ererbten biologischen Phänomenen?

Zum Studium der ersten Frage habe ich mich der Methode der partiellen Gehirnentfernung bedient, welche ich an verschiedenen Tieren wiederholte. Zum Studium der zweiten Frage griff ich zur Verletzung der Sinnesorgane, indem ich dabei das Gehirn unverletzt ließ. Die Antwort auf diese Versuche geben die Rückwirkungen, die nach Gehirn- und Sinnesverletzungen auf die Tätigkeit der verschiedenen Eingeweide auftreten.

I.

Beziehungen zwischen dem Gehirn und den Geschlechts- und den endocrinen Drüsen.

Ich fasse hier die Ergebnisse der verschiedenen Versuche folgendermaßen zusammen, indem ich mit den Rückwirkungen der Gehirnentfernung auf die erblichen biologischen Vorgänge anfange, mit den Vorgängen, welche einen ganzen Teil der äußeren Secretion der Geschlechtsdrüsen ausmachen, und behalte mir vor, zuletzt eine möglichst objektive Schlußfolgerung über den physiologischen Mechanismus der Beziehungen zwischen den psychischen Phänomenen und den visceralen Funktionen zu bilden. Bevor ich jedoch von der Natur und dem Charakter der Ergebnisse rede, muß ich, um Wiederholungen zu vermeiden, auf zwei Tatsachen allgemeiner Art hinzuweisen, welche in der strittigen Frage über die Beziehungen zwischen Gehirn und Geschlechtsorganen von großer Wichtigkeit sind.

Ich beziehe mich hier vor allem auf die verschiedenen und entgegengesetzten Resultate, welche man nach Gehirnverletzung bei den verschiedenen Tierspezies erhält. Es ist deutlich bewiesen worden, daß die Gehirnverletzungen, welcher Art und Stärke sie sein mögen, auf die peripherischen Eingeweide übergehen, und zwar in direkter Proportion zum Entwicklungsgrade der Tiere. Die charakteristischen Ergebnisse, welche ich vorlege, beziehen sich gerade auf die höheren Wirbeltiere (Vögel, Hunde und Affen), bei welchen die Eingeweidereaktion den höchsten Grad erreicht, während bei den niederen Wirbeltieren (Schildkröten), die weniger entwickelten Säugetiere inbegriffen, (Kaninchen, Meerschweinchen) solche Wirkungen gewöhnlich fehlen; oder wenn sie existieren, so leicht und unbedeutend sind, daß es sich nicht lohnt, davon zu reden.

Bei diesen niederen Tieren beeinflußt die Entfernung des ganzen Vorderhirnes gewöhnlich nicht im geringsten die Funktion und die Struktur der verschiedenen Drüsen, einschließlich der sexuellen, welche indessen in ihrer periodischen Tätigkeit ungestört wie in normalem Zustande fortfahren können, während bei den höheren Tieren nach weniger starken Verletzungen gefährliche Funktionsstörungen folgen.

Wir können also folgern, daß allein in dem Vorderhirn der am meist entwickelten Tiere trophodynamische Visceral-Centren existieren, welche bei den Vögeln im Corpus Striatum liegen, bei den Säugetieren in der Hirnrinde; diese trophodynamischen Visceralcentren fehlen bei den niederen Tieren. Außerdem muß ich betonen, daß diese Visceral-Centren keinen begrenzten Sitz haben, sondern im Hirn gleichförmig verbreitet sind.

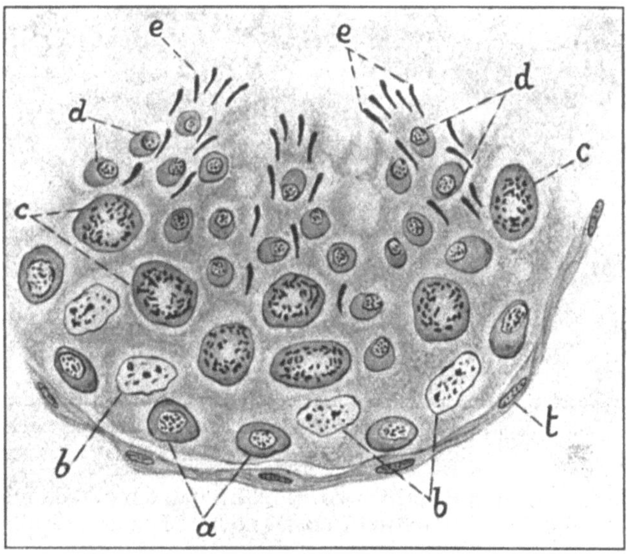

Fig. 1.
Normaler Hoden eines Hundes a, c, d, e, = Samenzellen, b = Sertolizellen. Emato. eos. 600 Durchschnitts-Vergrößerung.

Die Wirkungen dieser Verletzungen sind beständige und immer dieselben, welches auch der Teil des verletzten Gehirnes sein möge; somit können wir auch betonen, daß die gegenseitigen Beziehungen der peripheren Organe mit dem Gehirn durch trophodynamische Energien entstehen, welche an die ganze Nervenmasse gebunden sind und in toto wirken, als Darstellerin der Summe vielfacher homogener energetischer Einheiten, welche in Übereinstimmung: einer für alle und alle für einen, funktionieren.

Sehen wir jetzt, welches die Effekte der Gehirnverletzung auf die Geschlechtsfunktionen und auf alle Keimdrüsen sind, Hoden und Eierstöcke, welche vor allem als Elemente äußerer Secretion anzusehen sind. Bei den höheren Tieren sind die Effekte der Gehirnverletzung auf die Organe und auf die Geschlechtsfunktionen so klare und so beständige, daß sie sogleich unsere Aufmerksamkeit auf sich ziehen. Ich teile sie in zwei Gruppen, unmittelbare und verspätete Phänomene, welche sich deutlich nicht allein durch die Stärke sondern auch durch Verlauf und die Art unterscheiden.

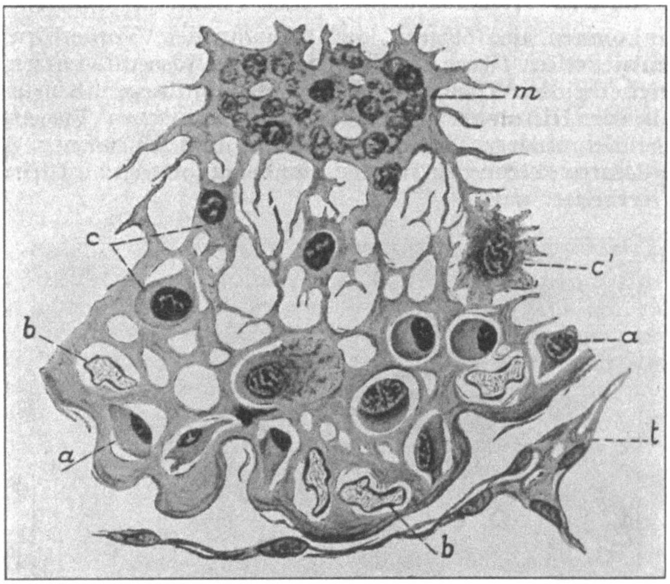

Fig. 2.

Atrophischer Hoden eines Hundes 12 Tage nach der Entfernung eines Occipitallappens: a, c = degenerierte Samenzellen, b = athrophische Sertolizellen, m = Masse degenerierter Samenzellen, t = Interstitielgewebe. idem. idem.

A) Die unmittelbaren Phänomene der Gehirnverletzung kann man in funktionelle und trophische Störungen der männlichen und weiblichen Geschlechtsdrüsen zusammenfassen, welche vor allem das Keimgewebe treffen, und welche an die Stärke der Gehirnverletzung gebunden sind. Diese können bei dem männlichen Geschlecht von einfacher Abnahme bis zum vollständigen Stillstand der Spermatogenese führen.

Besondere Aufmerksamkeit verdienen bei diesem überraschenden Zerfalle der männlichen Geschlechtsdrüse die häufigen Abnormitäten und die Verirrungen, welche früher oder später den Prozessen der

Spermatogenese folgen. Die typischen biologischen Prozesse der Samenzellen stehen still und verirren sich in ihrer Entwicklung, indem sie wahre Formen von teratologischen Spermatozoen zeigen, welche nur von dem cephalitischen Teile dargestellt werden und welchen Rumpf und Schwanz fehlen.

Von nicht geringerem Interesse sind die Phänomene vom Zurückgehen der weiblichen Geschlechtsdrüsen. Die Ovulation steht still infolge der Traumas und bald erscheinen mehr oder weniger deutliche Phänomene von Ovarien-Atresie. Der Eierstock geht schnell zurück und zeigt bald eine einfache Abschwächung der Funktion, bald eine wahre organische Rückbildung des Follikelgewebes. Die am meisten entwickelten Follikel werden besonders betroffen und verschwinden durch die gewohnten Prozesse von physiologischer Atresie. Die kleinen Follikel und ebenso die mittelgroßen sind stattdessen widerstandsfähiger, und gewöhnlich setzt ihre Funktion wieder ein.

Die Rückbildung der Elemente des Follikels geschieht nicht gleichzeitig, sondern nach und nach, vor allem wird die Keimblase mit ihren einzelnen Elementen getroffen. Die Chromosomen verlieren ihren feinen zarten Bau, zerfallen schnell und gehen zu Grunde, indem sie zu einer unförmigen Masse verschmelzen. Infolgedessen verschwindet das Ovoplasma und die Zellen der Granulosa, sei es durch direkte Einsaugung, sei es durch Fagocytose.

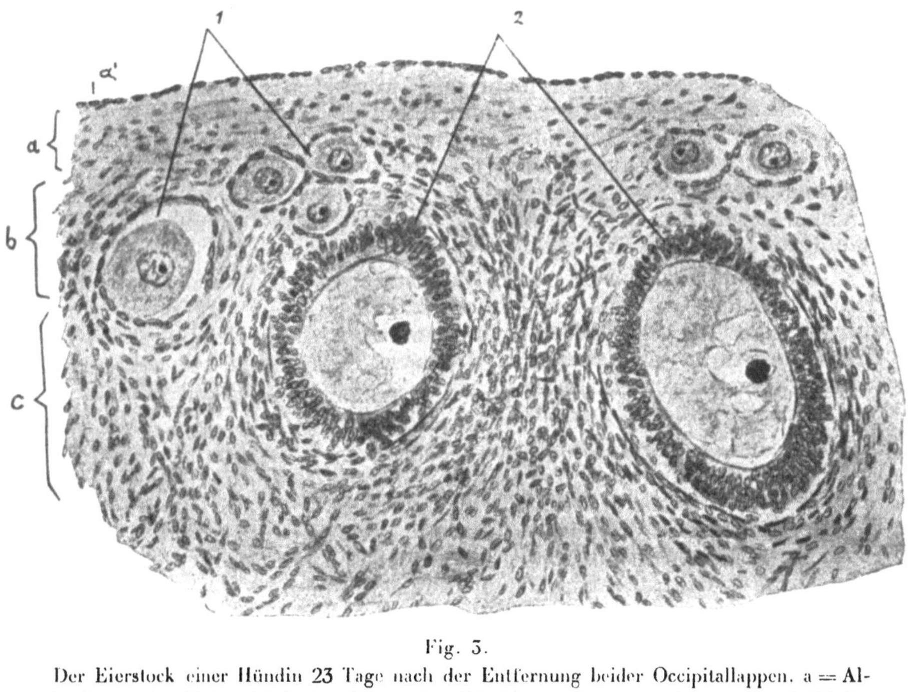

Fig. 3.

Der Eierstock einer Hündin 23 Tage nach der Entfernung beider Occipitallappen. a = Albuginea, a¹ = Keimepithel. b = Zone mit zahlreichen primären und normalen Follikeln. (1). Zone mit Follikeln, die im Wachstum schon vorgeschritten und zugrunde gegangen sind, mit atrophischer Keimblase. (2). Emtoss. = Eosinfärbung. 150 Durch. Vergr.

Bemerkenswert ist der typische Charakter jener Rückbildungsprozesse der männlichen und der weiblichen Geschlechtsdrüsen und deren rapide, ungestüme Art gleich im Anfange, wie auch ihre lange Dauer von 2—4 Monaten. In dieser Periode erscheinen die Tiere gedrückt und traurig, obgleich sie sich in gutem Nährzustande erhalten. Mit ihrer gewohnten Lebhaftigkeit verlieren sie auch den somatischen und psychischen Geschlechtscharakter, und ihr Aussehen erinnert an das der kastrierten Tiere.

B) Ich bespreche jetzt Phänomene, welche nach Gehirnverletzungen erst später auftreten. Sie werden gleichsam durch einen dauernden Defekt dargestellt, der auf dem Felde der Geschlechtsfunktion zum Vorschein kommt.

Wenn die posttraumatische Periode vorüber ist, nehmen die Tiere ihre Lebhaftigkeit und ihren somatischen und psychischen Geschlechtscharakter wieder an; auch die männlichen und weiblichen Geschlechtsdrüsen nehmen wieder ihre Funktion und ihre Struktur, doch nicht ganz so, wie im normalen Zustande an. Die Spermatogenese nimmt nach und nach zu, bis sie manchmal üppig wächst, doch nicht so, wie bei den Kontrolltieren. Dasselbe kann man von der Ovogenese sagen, welche bloß scheinbar ihren regulären Zeitumlauf wieder aufnimmt. Sie fängt bei den kleinsten Follikeln, welche der zerstörenden Atresie entgangen sind, wieder an.

Die anatomische und noch mehr die funktionelle Wiederherstellung der Hoden und des Eierstockes nach Gehirntrauma geschieht gewöhnlich nicht in ganz vollständiger Weise. Bei diesen Tieren bleibt das Geschlechtsleben immer mehr oder weniger unterdrückt, und obgleich sie den Charakter der Männlichkeit wieder annehmen, sind sie doch immer weniger zur Forpflanzung geschaffen. Der Verlust der Fortpflanzungskräfte, welcher oft schon erkenntlich ist an der Abschwächung der Spermatogenese und der Ovogenese, schreitet fort, und nach zwei, drei Jahren verlieren die Tiere ihre Mannesstärke vollständig und altern frühzeitig.

Die Residualstörungen sind deutlicher bei den Weibchen als bei den Männchen. Im gleichen Verhältnis mit der Schwere der Verletzungen, z. B. bei einer Halbhirnentfernung, wird die Henne gewöhnlich schon im 2.—3. Jahre von gänzlicher Unfruchtbarkeit getroffen, während der Hahn nicht selten zu dieser Zeit noch männlich erscheint, und seine Hoden funktionieren.

Der Residualverlust beschränkt sich nicht bloß auf die Zahl der Produkte, sondern erstreckt sich auch noch auf deren Qualität. Die Unfähigkeit zu überleben, das Aufhören der Entwicklung, wie auch die häufigen anormalen und teratologischen Formen, welche man bei den Produkten dieser Wesen beobachtet, sind der beste Beweis dafür, daß die Gehirnverletzung sich auch auf die Nachkommen erstreckt, da sie ein Zeichen von unbestreitbarer Degeneration hinterläßt.

Ich wäre bereits mit meinen Ausführungen fertig, wenn die Fortpflanzungstätigkeit des Tieres bloß an die männlichen und weiblichen Geschlechtsdrüsen gebunden wäre, insbesondere an ihr Keimgewebe, und wenn dabei alle andern Organe und Gewebe unbeteiligt blieben, welche die wichtigste Quelle für die Säfte bildet, welche im Blute

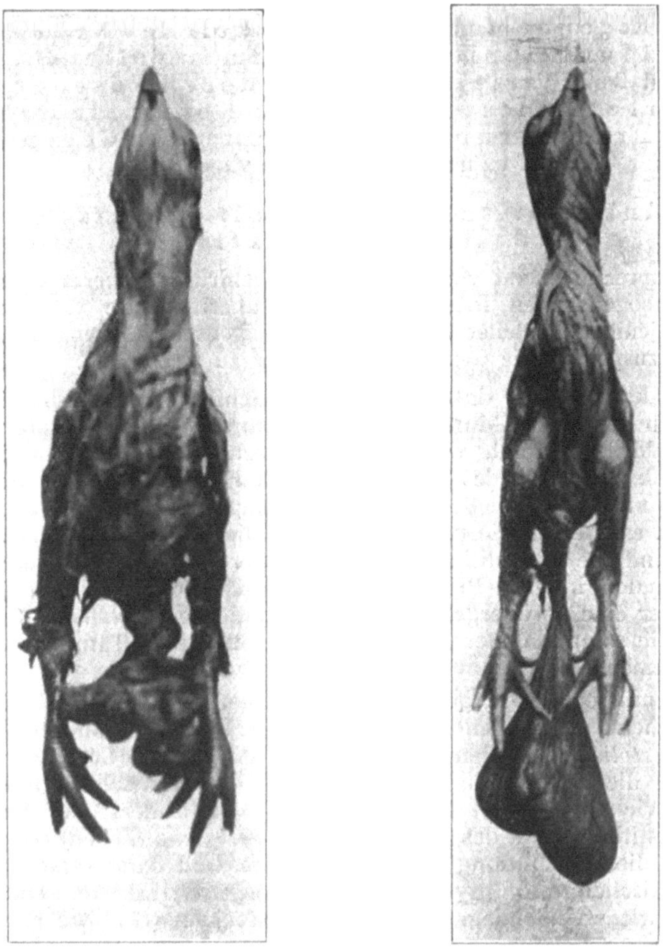

Fig. 4—5.
Kücken 12—18 Tage alt, ersteres mit Darmbruch, beim zweiten befindet sich noch der Dottersack. Diese beiden sind Produckte einer Henne und eines Hahnes, an welchen vor längerer Zeit Gehirnverletzung ausgeführt wurde.

kreisen, um für das psychische und das organische Geschlechtsleben zu sorgen. Ich wäre fertig, wenn die Geschlechtsfunktion nicht der Erfolg der Tätigkeit aller inneren Secretionsdrüsen wäre, zwischen denen die Keimdrüsen mit ihrer inneren Secretion, mit den sogenannten Geschlechtshormonen die Oberhand haben. Wir werden nun sehen, wie die verschiedenen inkretorischen Drüsen, die Geschlechtsdrüsen nicht ausgeschlossen, auf die Gehirnverletzung reagieren.

Ich betone sofort, daß Drüsen der inneren Secretion, je nach der Art, in der sie sich dem Gehirntrauma gegenüber verhalten, in zwei ganz deutlich trennbare Fundamentalgruppen zerfallen:

a) **Eine Drüsengruppe vereinigt ihre secretorische Eigenheit mit der Tätigkeit des Keimgewebes und funktioniert mit diesem in voller Harmonie und Solidarität**; b) **die andere Drüsengruppe reagiert stattdessen in vollem Kontraste mit der ersten Drüsengruppe** und steht demnach **im Gegensatze auch zur fortpflanzenden Tätigkeit**.

a) **Inkretorische Drüsen mit äußerlicher Geschlechtsfunktion.**

Ich spreche zuerst von den Geschlechtsdrüsen innerer Secretion, von der sogenannten Interstitialdrüse (Pubertätsdrüse v. Steinach), d. h. derjenigen, welcher man die Haupteigenschaft, wenn nicht die alleinige zuspricht, die Geschlechtshormone zu bearbeiten.

Man kann sagen, daß infolge einer Gehirnverletzung bei Männchen nach der Rückbildung der Samenelemente eine Hyperplasie der Interstitialdrüse erfolgt, während die psychischen und somatischen Geschlechtscharaktere des Tieres verschwinden. Wenn dann die anatomische und funktionelle Wiedereinsetzung des Samengewebes vor sich geht, erscheinen die psychischen und die somatischen Charaktere wieder, und die Interstitialelemente reduzieren sich immer mehr zu den normalen kleinen Proportionen. Diesem Vorgange geht jedoch fast immer eine vorübergehende Hypertrophie der *Sertolischen* Zellen voraus, die solange dauert, bis die Samenzellen ihre Tätigkeit wieder aufgenommen haben.

Wir müssen also zugeben, daß die innere Secretion des Hodens vorherrschend an die Zellen der Samenlinie, und in besonderer Weise an die *Sertolischen* Zellen gebunden ist, ohne deren Gegenwart und Tätigkeit die secundären und terziellen Geschlechtscharaktere sich nicht entwickeln können. Beim Weibchen ist es anders: der Atrophie der Interstitialdrüsen des Eierstockes (*Leydigsche* Zellen) folgt gewöhnlich die Rückbildung des Keimgewebes, und dann verschwinden die somatischen und psychischen Geschlechtscharaktere. Diese erscheinen wieder, nachdem die beiden Eierstocksgewebe ihre Funktion aufgenommen haben. Aus diesen Tatsachen können wir also noch schließen, daß beim Weibchen die innere Secretion der Geschlechtsdrüse von beiden Fundamentalgeweben besorgt wird. Keimdrüse und Interstitialdrüse reagieren gleichzeitig und in gleicher Weise in den Eierstöcken nach der Gehirnverletzung. Sie gehen beide zugrunde.

Welches auch der Mechanismus der inneren Secretion beim Männchen und beim Weibchen sein mag, woran mir von jetzt ab am meisten liegt, ist zu bestätigen, daß diese beim ersten wie beim zweiten gleichen Schritt hält mit der Tätigkeit des Keimgewebes, ebenso mit der Entwicklung der secundären Geschlechtscharaktere des Tieres. Die innere und äußere Secretion der Geschlechtsdrüsen kann man also als von denselben Gesetzen reguliert betrachten. Die Resultate der Versuche, welche ich vorgebracht habe, sind klare, und ich glaube nicht, daß sie anders ausgelegt werden können.

Der innere Secretionsprozeß der Geschlechtsdrüse ist jedoch nicht der einzige, welcher solidarisch mit der äußeren Secretion derselben

Drüse ist; es ist nicht der einzige endocrine Prozeß, welcher in Harmonie mit der Tätigkeit des Keimgewebes lebt.

Solidarisch mit der äußeren Secretion der Geschlechtsdrüse existiert noch eine andere sehr wichtige Endocrindrüse, welche bis jetzt beim Erwachsenen als ein unbedeutendes Element angesehen wurde, als ein Element, welches bis jetzt nur geschätzt wurde wegen seiner Eigenschaft, den Metabolismus der jüngeren Individuen zu regulieren.

Ich möchte hier von der Pineal-Drüse sprechen, welche nach Gehirnverletzung demselben Schicksale wie die Geschlechtsdrüse folgt. In der Tat, ebenso wie bei den Vögeln, tritt auch bei den Säugetieren diese Drüse nach und nach in ein Ruhestadium ein, hört auf kolloidale und lipoide Substanze zu verarbeiten und nimmt das Aussehen eines kompakten und trägen Gewebes an. Nur wenn sie die Geschlechtstätigkeit wieder aufnimmt, tritt auch die Pinealdrüse in einen Zustand lebhafter Funktion, in dem sie das Aussehen eines deutlich tubulären Gewebes annimmt, welches reich an Kolloiden und Lipoiden ist.

b) Innere Secretionsdrüsen im Antagonismus zur äußeren Geschlechtsfunktion.

Ganz anders verhalten sich die andern Endocrindrüsen, die Tyreoidea, die Paratyroiden, die Nebennieren und die Hypophyse nach der Gehirnverletzung.

Ich würde Ihre Aufmerksamkeit zu sehr in Anspruch nehmen, wollte ich auch nur kurz alle die verschiedenen Vorgänge, welche an diesen verschiedenen Drüsen und ihren verschiedenen Geweben nach der Gehirnverletzung folgen, beschreiben. Ich will nur kurz sagen, daß die einzelnen Komponent dieser neuen Drüsengruppe mit ihren diversen Elementen hypertrophieren und in einen Zustand unzweifelhafter Hyperfunktion treten. Die Tyreoidea und die Paratyreoiden verdicken sich und vermehren merklich ihre kolloide sowie ihre lipoide Secretion, während sie hypofunktionell bei der Geschlechtstätigkeit erscheinen.

Dasselbe kann man von der Hypophyse sagen. Diese Drüse ist arm an Kolloiden und Lipoiden bei der Geschlechtstätigkeit und vermehrt nach der Gehirnverletzung in erschreckender Weise ihre Produkte, die in Umlauf treten sollen.

Nicht weniger interessant ist die Art und Weise, in welcher die Nebennieren reagieren, welche solidarisch mit der Tyreoidea, den Paratyrioiden und der Hypophyse ihren Umfang vermehren, mit Blut sich füllen und in derselben Zeit mit ihrer Rinden- und Marksubstanz in einen Hyperaktivitätszustand treten, indem sie ihre vielseitige Eigenschaft, die chromafine Substanz, die Lipoiden und die diversen Fette zu verarbeiten, übertreibt.

Die Tatsachen, die sich aus der Reaktion der inneren Secretionsdrüsen auf die Gehirnverletzung ergeben, führen zu Schlüssen, über welche kein Zweifel sein kann, nämlich:

Vor allem existieren zwei Gruppen von Endocrindrüsen, welche sich dem Trauma gegenüber in ganz entgegengesetzter Weise verhalten.

Die erste Gruppe wird von der Geschlechtsdrüse (männlich und weiblich) und der Pinealis dargestellt, welche in voller Harmonie mit der Fortpflanzungsfunktion, d. h. mit dem Keimgewebe, wirkt.

Die zweite Gruppe indessen wird von der Tyreoidea, den Paratyrioiden, den Nebennieren und der Hypophyse dargestellt, welche im Gegensatz mit der ersten Gruppe arbeiten und infolgedessen auch mit der Fortpflanzungsfunktion, d. h. im Kontrast mit dem Keimgewebe.

Da nun bei diesen beiden Drüsengruppen die entgegengesetzte Funktion in unserem Falle von dem Zustande des Vorderhirns abhängt, welches, wie ich schon sagte, bei den Vögeln vom Corpus striatum dargestellt wird, und bei den Säugetieren von der Hirnrinde, so ist es bewiesen, daß neben den psychischen Kräften noch angeborene Vegetativ-Kräfte existieren, welche an das Denkorgan gebunden sind. Diese letzten werden jedoch von zwei verschiedenen und entgegengesetzten Formen dargestellt, welche im Gegensatze zueinander, im Interesse des Individuums und der Species, stehen.

II.

Beziehungen zwischen den psychischen Vorgängen und den Geschlechts- und den Endocrindrüsen.

Ich komme jetzt zu den Versuchen, welche die intimen Beziehungen zwischen den psychischen Vorgängen und den beiden obengenannten Drüsengruppen beweisen. Da die Ergebnisse dieser Versuche fast dieselben sind wie die nach Gehirnverletzung, so beschränke ich mich nur auf die wesentlichsten.

Das Experiment beschränkte sich auf die sogenannten höheren Sinne, d. h. auf das Gehör und das Sehen; es wurde an Hähnen und Hühnern ausgeführt, indem ich Taubheit und Blindheit durch Zerstörung des Mittelohrs und der Hornhaut hervorbrachte.

Ich betone sofort, daß die Taubheit beim Männchen wie beim Weibchen keinen Einfluß auf die Geschlechtsfunktionen hat. Der taube Hahn fährt zu krähen fort und bleibt wie früher Herrscher des Hühnerhofes; ebenso fährt die Henne fort, Eier zu legen, indem sie ihre Kräfte zur Fortpslanzung bewahrt, ohne die geringste Veränderung in den natürlichen Phasen der Geschlechtstätigkeit und Ruhe zu zeigen.

Ganz anders liegen die Verhältnisse bei erblindeten Tieren: Der Hahn, seines Sehvermögens beraubt, bewahrt in den ersten 4—5 Tagen noch seine Lebhaftigkeit und sein Aussehen wie früher; er fährt fort vom frühen Morgen an zu krähen, als wenn die Verletzung ihm nichts getan hätte. Hierauf wird jedoch sein Krähen schwächer und seltener, und das Tier tritt bald in einen Zustand vollständigen Schweigens; im Herbst und in der Winterzeit kann dieser Zustand zwei, drei und mehrere Monate dauern. Während dieser Phase hat man dasselbe, was infolge einer Gehirnverletzung beobachtet: d. h. das Tier erscheint niedergedrückt, verliert seinen somatischen Geschlechtscharakter und sieht wie ein Capaun aus. Zu gleicher Zeit gehen die Geschlechtsdrüsen und die Pinealis zurück.

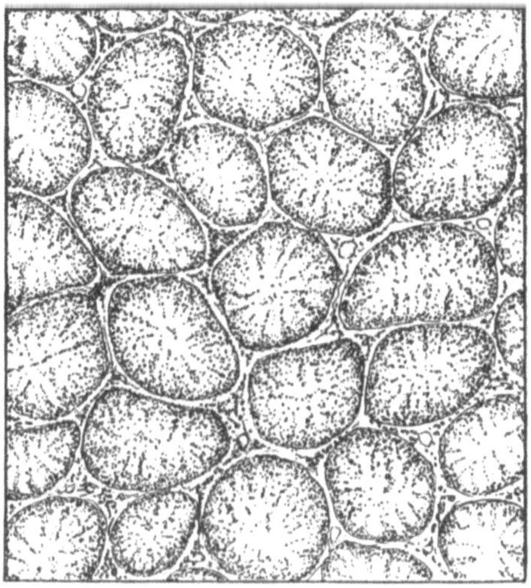

Fig. 6.
Der Hoden eines normalen Hahnes in voller Tätigkeit. 67 D. Vergr.

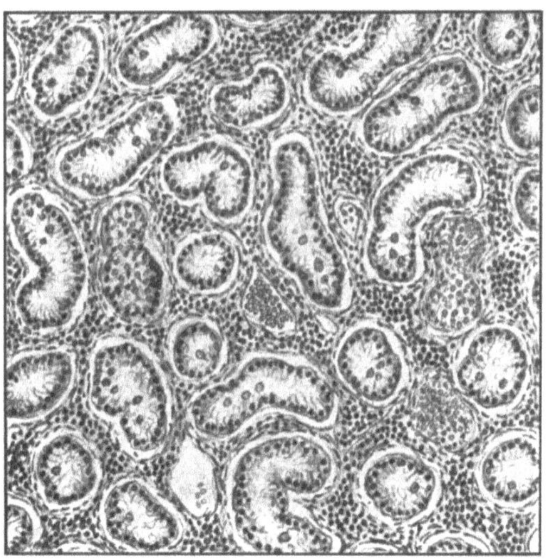

Fig. 7.
Atrophischer Hoden eines erwachsenen Hahnes 75 Tage nach der Erblindung. Der Inhalt der Samenkanäle wird nur von Spermatogonen und Sertolizellen dargestellt. Intertitielgewebe stark gewuchert. 150 D. Vergr.

Anders verhält sich die zweite Drüsengruppe, d. h. die Tyrioidea, Paratyrioiden, Nebennieren und Hypophyse. Alle Elemente dieser Gruppe treten in eine überraschende Hyperaktivität ein, wie bei Gehirnverletzung.

Dieselben Phänomene wiederholen sich bei den erblindeten Weibchen; dieses hört nach 4—5 Tagen auf, Eier zu legen und tritt in einen vollständig unfruchtbaren Zustand, welcher 3—4 Monaten andauert. Der Eierstock geht zurück, und die Atresie betrifft vor allem die Eier, welche der Reife am nächsten sind. Zu gleicher Zeit stellt die Pinealis ihre Tätigkeit ein, während die Tyrioidea, Paratyrioiden, Nebennieren, Hypophyse, wie beim Männchen, in einen Zustand von Hyperaktivität treten.

Nach dieser ersten Periode, welche dem Trauma folgt, und deren Dauer verkürzt wird wenn die Tiere während ihrer höchsten Geschlechtstätigkeit blind wurden, d. h. im Frühjahr, nimmt der Hahn wie die Henne ihre natürliche Lebhaftigkeit wieder an, und sie erhalten nach und nach wieder ihren äußeren Geschlechtscharakter. Hoden und Eierstock werden dick und treten wieder in Tätigkeit und mit ihnen auch die Pinealis; während alle Zellen der antagonistischen Drüsengruppe den gewohnten Charakter hyperfunktioneller Organe wieder annehmen. Besondere Aufmerksamkeit verdienen die Paratyrioiden und die Hypophyse, welche in einen Zustand absoluter Ruhe treten, indem sie jede Eigenschaft, kolloide und lipoide Substanzen zu arbeiten, verlieren.

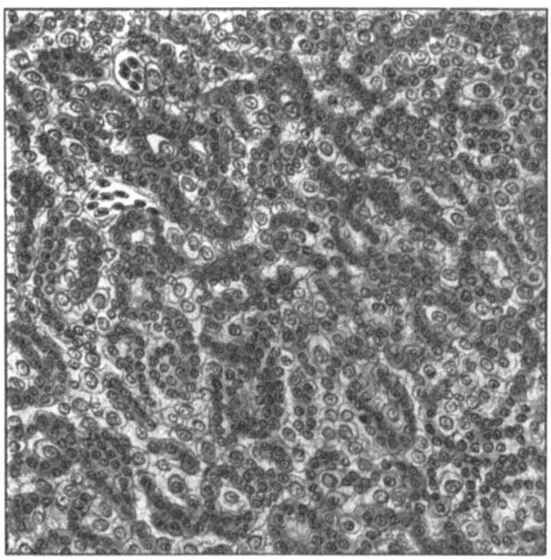

Fig. 8.
Hypofunktionierende Hypophysis (Drüsenlappen) einer normalen Henne bei Geschlechtstätigkeit: reichlich kleine basofile Parenchimalzellen, geringe große und farblose Parenchimalzellen. Es fehlt Coloidalsubstanz. Ematos.-eos. 498 D. Vergr.

Die Geschlechtstätigkeit dieser erblindeten Tiere kann man dennoch nicht als wieder hergestellt betrachten. Wie bei der Gehirnverletzung, besonders beim Weibchen, wird sie immer unregelmäßiger und schwächer sein, bis sie in 2 oder 3 Jahren ganz verschwindet.

Wie kann man sich nun diese überraschende Rückwirkung der Blindheit auf den organischen Metabolismus und im besonderen auf die Fortpflanzungsprozesse erklären? Welches ist der Mechanismus dieses frühzeitigen und geheimnisvollen Rückganges des Geschlechtslebens der erblindeten Tiere?

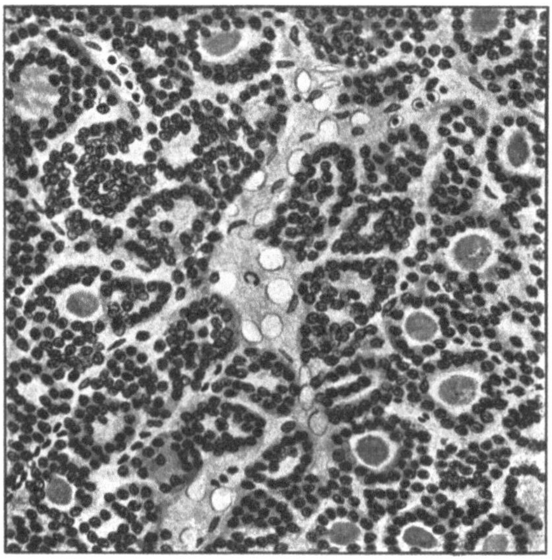

Fig. 9.

Hyperfunktionierende Hypophysis (Drüsenlappen) einer Henne 40 Tage nach der Erblindung: kleine und eosinofile Parenchimalzellen, erweiterte Follikel mit reichlicher Coloidalsubstanz, Gefäßlücken voll Coloidalsubstanz. Ematos.-eos.. 489 D. Vergr.

Wir können hier nicht an ein organisches Trauma denken in dem Sinne, daß das verletzte Sehorgan als direkte Ursache der Störungen wirkt, da ja auch die Taubheit ohne Folgen bleibt, trotzdem es sich um eine stärkere Verletzung handelt als die des Sehorganes. Die Taubheit wird unbemerkt ertragen vom Männchen wie vom Weibchen und erzeugt keine organische Funktionsstörung in ihren Geschlechtsphasen.

So können wir wiederum eine direkte Wirkung der organischen Gehirnverletzung ausschließen, weil die Phänomene, welche darauf folgen, keine Analogie haben mit denen, welche man bei traumatischen Schocks hat. Es fehlen in der Tat vor allem jene Charaktere, welche dem organischen Schock eigen sind. Die Störungen setzen langsam und fortschreitend unter chronologischer Unabhängigkeit von den sie hervorrufenden Ursachen ein.

Es genügt, an den erblindeten Hahn zu erinnern, welcher weiter 4—5 Tage wie früher kräht, dann nur stufenweise, langsam den Charakter der Manneskraft verliert und allmählig vollständig schweigt. Dies schließt eine direkte Wirkung eines traumatischen Schocks aus.

Wie kann man sich also dieses sonderbare Phänomen erklären?

Es gibt hierauf nur eine einzige Erklärung: Das Trauma wirkt nur indirekt auf den Metabolismus ein, der Haupteffekt liegt in der Funktionsstörung des verletzten Organs d. h. in der Blindheit selbst.

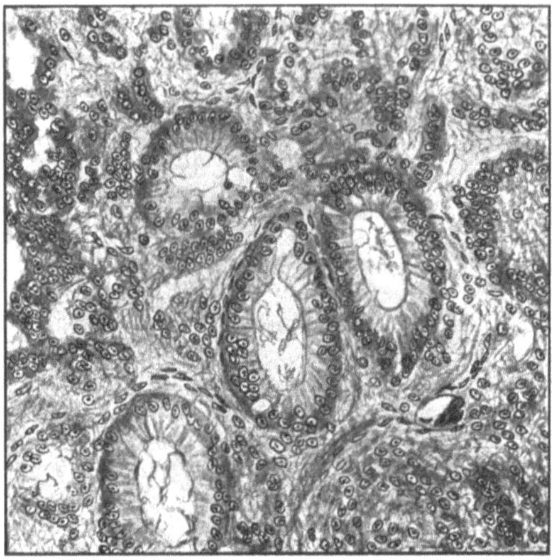

Fig. 10.
Hyperfunktionierende Pineale einer Henne im Geschlechtstätigkeitszustande: nach 30 Tagen der Erblindung, enge Follikel ohne Coloidalsubstanz. Ematos.-eos., 498 D. Vergr.

Daher ziehe ich die logische Folgerung, daß wir eine Wirkung annehmen müssen, welche an Schwächen äußerer Reizung gebunden ist, und welche durch das Gehirn auf den organischen Metabolismus mit besonderem Rückschlag auf die Geschlechtsfunktion sich auswirkt.

Wir können uns also die sonderbaren Ergebnisse bei erblindeten Tieren nur so erklären, daß wir sie in Beziehung zu Störungen bei psychischen Prozessen, vor allem bei denen der Sehkraft, bringen. Das will heißen, daß diese psychischen Prozesse eine anreizende Eigenschaft besitzen, welche notwendig ist, um das Gleichgewicht des Organismus zu regulieren.

Da ich nun bewiesen habe, daß ein enger Parallelismus zwischen den Ergebnissen der Gehirnverletzung und denen der Erblindung besteht, so müssen wir auch eine intime Verbindung zwischen den Ursachen zugeben. Das Bestehen dieser Verbindung kann nur in der gleichmäßigen Verteilung des Sitzes der psychischen und der Visceralcentren angenommen werden und zeigt sich in den gegenseitigen Beziehungen dieser beiden großen Faktoren des Lebens, welche an das Gehirn gebunden sind. Demnach können wir zum Schluß betonen, daß die psychische Reizung auf den organischen Metabolismus über zwei antithetische Vegetativcentren wirkt; d. h. die sexuellen Centren mit ihrer erregenden Tätigkeit und die antisexuellen Centren mit ihrer inhibitorischen Tätigkeit.

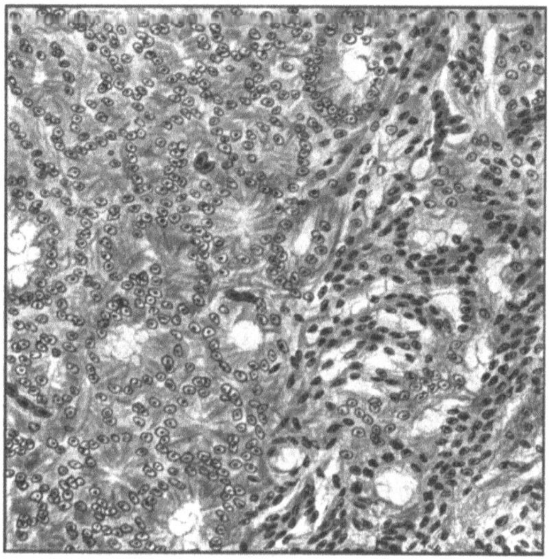

Fig. 11.
Hypofunktionierende Pineale einer Henne im Stillstande der Geschlechtstätigkeit, nach 30 Tagen der Erblindung, Follikel voll Coloidalsubstanz. idem. idem.

Zwei Energien, welche an die ganze Gehirnmasse gebunden sind, regulieren also den organischen Metabolismus, der hauptsächlich die Geschlechtsfunktionen insbesondere die Fortpflanzungskraft beherrscht. Diese beiden unbezähmbaren Energien, welche abwechselnd mit ihrer erregenden und inhibitorischen Wirkung auf die Geschlechtsdrüsen und auf die inneren Secretionsdrüsen unser Leben ermöglichen sind in unlösbarer Weise an organische und an psychische Vorgänge gebunden. Es sind angeborene Energien, welche unter der Wirkung psychischer Phänomene leben, und welche durch die Sinne von der Außenwelt zu uns gelangen. Diese wirken in vollständigem Kontraste unter sich, aber ihre spezifischen Gewebe und ihre diversen Elemente funktionieren in voller Solidarität.

Darum können wir die Fundamentalbasis unseres organischen Lebens in einen Mechanismus von Zentren und Bahnen zusammenfassen, welche ihren Sitz in der Hirnrinde haben. Dieses System von Zentren und Bahnen, wie *De-Lisi* und *Desogus* bewiesen haben, ist autonom; es lebt sein eigenes Leben, ganz unabhängig von den Humoralverbindungen, welche unter sich verschiedene Eingeweide und deren verschiedene Gewebe verbinden. Es lebt unabhängig von jenen Prozessen, die sich innerhalb und zwischen den Drüsen abspielen, die *Biedl* und andere Verfasser Humorale nennen; unabhängig von den sogenannten Hormonen welche auf gegenseitige Wechselbeziehungen begründet sind, und von denselben Drüsenprodukten, erregender und deprimierender Natur hervorgebracht werden.

Der Zweck dieses Zentralsystem ist, die Verbindung der äußeren Welt mit der inneren Welt zu befestigen, und dazu dient, ein organisches Gleichgewicht, in Übereinstimmung mit den biologischen Gesetzen aufrecht zu erhalten.

Interferometrische Untersuchungen zur Frage der Drüsenveränderungen im Alter.

Von *Franz M. Groedel*, Bad Nauheim.

Wer Gelegenheit hat bei einer größeren Zahl von älteren Individuen den Circulationsapparat zu untersuchen, muß zu dem Schlusse kommen, daß die arteriosklerotischen Altersveränderungen den Habitus des Menschen in ganz verschiedener Weise beeinflussen. Je größer die Zahl der untersuchten Patienten, umso größer die Zahl der leicht abgrenzbaren charakteristischen Habitusformen.

Die Schlußfolgerung liegt daher nahe, daß die verschiedenartigen. durch das Altern bedingten Persönlichkeitsänderungen, daß die verschiedenen Gruppen charakteristischer seniler Habitustypen vorzugsweise bedingt sind durch individuell verschiedene sklerotische Veränderungen der endocrinen Organe.

Wir kommen hiermit zu der schon oft verfochtenen Theorie, daß das Altern und speziell das vorzeitige Altern in der Hauptsache auf die bindegewebige Degeneration der verschiedenen Drüsen zurückzuführen ist.

Solche Beobachtungen und Überlegungen veranlassen uns, alle jene Theorien, die das Altern auf das Außerfunktionssetzen nur einer Drüse (z. B. Schilddrüse) zurückführen, abzulehnen. Und wenn auf Grund solcher Theorien aufgebaute therapeutische Methoden (z. B. Jodtherapie) nennenswerte praktische Erfolge gezeitigt haben, so erklärt sich das zwanglos aus der bekannten mannigfachen correlativen Beeinflussungsmöglichkeit aller Drüsen des gesamten endocrinen Systems von einem beliebigen Punkte dieses Systems aus.

Wollen wir aber wirklich rationelle und individuelle Therapie der Alterserscheinungen treiben, so muß unser Streben dahin gehen festzustellen, welche Teile des endocrinen Systems im einzelnen Falle überhaupt, und welche am stärksten verändert sind.

Der geübte Diagnostiker wird diese Frage oft schon nach dem Habitus und nach den einzelnen individuellen Erscheinungen des Patienten beantworten können. Aber auch er würde es sicherlich begrüssen, wenn uns eine exakte klinische Untersuchungsmethode bei der Stellung der Differentialdiagnose zur Verfügung stünde.

Auf Grund meiner Erfahrungen, die ich bei der Untersuchung von fettleibigen und an anderen endocrinen Störungen leidenden Patienten gesammelt habe, glaubte ich eine derartige Untersuchungsmethode in der *Abderhalden'schen* Reaktion erblicken zu dürfen.

Es bedarf keiner ausführlichen Erörterung über das Wesen der *Abderhalden*'schen Reaktion und ihrer von Paul *Hirsch* angegebenen interferometrischen Modifikation. Bekanntlich mißt man vergleichend die Verdichtung eines Patienten-Serums, welches auf ein spezifisches Organeiweiß eingewirkt hat, gegenüber dem gleichen Serum als Kontrolle.

Die Dichtigkeitszunahme des Versuchsserums beruht auf einer Zunahme an gelöster Substanz durch Abbau von Eiweißmolekülen. Da nun nach *Abderhalden* jede spezifische Zelle ein spezifisches Abbauferment besitzt, das bei dem Abbau dieser Zelle frei wird und in das Blut übergeht, so wird ein Patienten-Serum, wenn es in geeigneter Form mit verschiedenen Organpulvern zusammengebracht wird, solche Organe resp. Organpulver abbauen, deren Fermente es enthält. Gleichzeitig wird der Abbau eines solchen Organpulvers (Opzim) um so stärker sein, je größer der entsprechende Fermentgehalt des Serums ist.

Ich habe zunächst festzustellen versucht, ob vielleicht bestimmte endocrine Drüsen, z. B. die Genitaldrüsen und die Schilddrüse, ganz allgemein in einem gewissen Lebensalter besonders starken Abbau zeigen. Ich schicke voraus, daß das von mir untersuchte Krankenmaterial nicht als ideal zu bezeichnen ist, da sich darunter Patienten mit verschiedenartigen chronischen Krankheiten befinden, speziell mit chronischen Stoffwechselstörungen. Ursächlich kam aber fast stets auch für diese Krankheiten die Störung resp. Veränderung des Circulationssystems mit in Betracht. Ich darf also wohl annehmen, daß das für meine Untersuchungen verwandte Krankenmaterial ein einigermaßen gutes Bild über die Altersveränderungen des endocrinen Systems wiedergibt.

Ich habe in der Kurvenzusammenstellung I das Resultat von 358 im letzten Halbjahr untersuchten Fällen zusammengestellt und je nach Geschlecht getrennt, die verschiedenen Altersstufen aufgeführt. Zum Vergleich sind einige wenige Fälle unter 30 Jahren vorangestellt. Hier handelt es sich um ausgesprochen pathologische Fälle vorwiegend mit endocrinen Störungen, so daß man diese beiden ersten Kurven wohl als für den Vergleich ungeeignet ausscheiden darf. Wichtiger sind die Kurven 3 und 4, die von 30—40jährigen Patienten stammen. Sie zeigen, daß in dieser Altersgruppe die verschiedenen Drüsen durchaus nicht gleichmäßig abgebaut werden, daß aber speziell bei den Frauen Schilddrüse und Thymus relativ stark abgebaut werden und zwar stärker als bei den Männern und daß an zweiter Stelle Ovar gegenüber Testikel bei den Männern erscheint. Auffallend ist schon hier, daß bei den Frauen auch Testikel, bei den Männern auch Ovar abgebaut wird. Diese Tatsache ist nicht neu, sie ist schon anderen Untersuchern aufgefallen, und darf vielleicht auf die zweigeschlechtliche Anlage zurückzuführen sein. Einen entschieden gesteigerten Abbau zeigen nun gegenüber der Kurve 3 und 4 die Kurven 5 und 6 von 40—45jährigen Individuen stammend. Jedoch hat sich das Verhältnis nicht prinzipiell verändert. Auch hier überwiegt wieder in erster Linie Genitalapparat und Schilddrüse. Und das gleiche Bild zeigen dann die Kurven aller anderen Altersabschnitte.

Wollten wir aus dieser Kurvenzusammenstellung einen Schluß ziehen, so wäre es wohl der, daß in allen Lebensabschnitten, wenn man aus einer größeren Reihe von Einzelresultaten den Durchschnitt zieht, alle endocrinen Organe abgebaut werden können, am stärksten allerdings fast stets Genitalapparat und Schilddrüse.

Noch deutlicher wird diese Tatsache, wenn wir, wie in der Kurvenzusammenstellung II nicht Durchschnittswerte, sondern Verhältniswerte der einzelnen Fälle zugrunde legen. Wir sehen dann noch deutlicher, daß in den einzelnen Altersgruppen immer wieder Genitalapparat und Schilddrüse in den Abbauwerten überwiegen und daß bei den verschiedenen Altersgruppen irgend welche charakteristische Erscheinung diesbezüglich nicht festzustellen ist. Nun liegt der Gedanke nahe, beim Einzelindividuum den schon erwähnten doppelten Abbau von Ovar und Hoden einfach als Genitalapparatabbau zu einem Wert zusammen zu ziehen. Wie aber die Kurvenzusammenstellung III zeigt, bekommen wir dann in allen Lebensaltern ein gleichmäßig maximales Überwiegen des Genitalapparatabbaues über alle anderen Drüsen.

Dieser kurze Überblick hat uns gezeigt, daß ein charakteristisch verstärkter Abbau einer bestimmten Drüse für keinen Lebensabschnitt zu finden ist.

Andererseits könnte man aus dieser Zusammenstellung folgern, daß auch in keinem Lebensalter die einzelnen Drüsen durchschnittlich stärkeren Abbau zeigen, daß somit verstärkter Drüsenabbau kein charakteristisches Alterszeichen sein kann. Diese Schlußfolgerung kann aber nicht anerkannt werden. Denn die von uns hier gewählte Art der Zusammenstellung verwischt vollkommen die individuellen und außerordentlich abwechslungsreichen Abbaukurven der einzelnen, wie eingangs erwähnt sehr verschiedenartigen Fälle.

Nimmt man die Abbaukurve des einzelnen Falles, so findet man je nach dem Habitus des Falles ganz verschiedene Abbauwerte. Und stellt man nun die Abbauwerte bestimmter Persönlichkeitsgruppen zusammen, so findet man doch ausgesprochen große individuelle Kurvenvarietäten, aus denen man recht interessante Schlüsse folgern kann. Es entspricht dies durchaus der an anderer Stelle von mir gemeinschaftlich mit *Hubert* publizierten Tatsache, daß man mit Hilfe der interferometrischen Blutuntersuchung nicht nur bei Störungen einer Drüse, sondern auch bei polyglandulären Sekretionsstörungen charakteristische Kurven bekommt, die besonders interessant für die Deutung psychischer wie konstitutioneller Anomalien sind.

Ich will aus einem noch näher zu erörternden Grund hier noch nicht allzuweit auf die verschiedenen Kurventypen, die wir bei ausgesprochen senilen Menschen finden, eingehen. Ich bringe als Beispiele in der IV. Kurvenzusammenstellung nur 5 Kurven, die ich aus der Altersgruppe 65—70jähriger Männer herausgegriffen habe. Die erste Kurve dieser Zusammenstellung zeigt nochmals das Durchschnittsergebnis bei den 26 Fällen dieser Altersgruppe. Die zweite Kurve zeigt das Durchschnittsergebnis bei 5 Fällen ausgesprochen adipöser Sklerotiker. Wir sehen, daß bei diesen 5 Fällen vorwiegend die Thymusdrüse abgebaut wird, an zweiter Stelle in fast gleicher Höhe Hoden, Ovar und Hypophyse erscheinen, erst etwas später die Schilddrüse. Bei den 5 Fällen der dritten Kurve handelt es sich um Patienten mit ausgesprochen femininem Habitus, wobei der Ovarabbau alle anderen Kurventeile weit überragt, an zweiter Stelle dann die Schilddrüse, gleich dahinter die Thymus folgen. Bei den 9 Fällen konsumierender Sklerotiker in der vierten Kurve überragt wieder Ovarabbau, und diesmal fast gleichermaßen auch der Hodenabbau, den Abbau der übrigen Drüsen, wobei wieder die Schilddrüse die restlichen Drüsen etwas übertrifft. Und endlich zeigt die fünfte Kurve, die von einem Patienten stammt, der drei Jahre vor der Untersuchung eine Steinach-Operation durchgemacht hat, daß hier Hoden und Schilddrüse gleichermaßen die Abbauwerte der übrigen Drüsen übertreffen und daß besonders in diesem Fall der Ovarabbau relativ niedrig gegenüber dem Testikelabbau erscheint.

Die Kurvenzusammenstellung zeigt das eine, daß bei gleichaltrigen Patienten ganz verschiedene Abbaukurven des endocrinen Systems gefunden werden, je nach dem Habitus des Patienten.

Bevor ich auf praktische Schlußfolgerungen eingehe, muß ich mich nun zu der Frage äußern, in wie weit der interferometrischen Blutuntersuchung ein Zuverlässigkeitswert zukommt. Die Methode ist wohl von ebenso vielen Autoren akzeptiert, wie abgelehnt worden. Es sei hier nicht erörtert, ob Anerkennung und Ablehnung jeweils auf Grund genügender Erfahrungen und Erprobung erfolgte. Tatsache und nicht abzuleugnen ist, daß die Methode unter ganz bestimmten Voraussetzungen, auf die wir zum Schlusse zurückkommen werden, große Genauigkeit besitzt.

Das eine ist aber andererseits aus dem Faktum der verschiedenartigen Bewertung der *Abderhalden'schen* Reaktion zu folgern, daß die uns heute zur Verfügung stehenden Methoden noch große Fehlerquellen enthalten müssen. Unter diesen Fehlerquellen ist für die Interferometer-Methode möglicherweise der schon öfters und kürzlich wieder von *Kaufmann* besonders angeführte Quellungsfaktor besonders bedeutunsgvoll. Es wäre aber verkehrt, nun dieser oder auch anderer Fehlerquellen wegen die ganze *Abderhalden*-Reaktion einfach abzulehnen. Die Erkenntnis einer Täuschungsquelle sollte uns doch zunächst einmal veranlassen, nachzuforschen, ob und wie wir sie ausschalten können.

Gelegentlich der letzten Tagung des Naturforscher-Kongresses hatte ich Gelegenheit, mit Prof. *Küster* über diese Frage zu sprechen. Prof. *Küster* erkennt den Quellungsfaktor als wahrscheinlich bedeutendste Fehlerquelle an. Er findet, daß dieser Faktor im allgemeinen das zahlenmäßige Resultat der Untersuchungen außerordentlich vergrößert, daß er außerdem für die verschiedensten Organe ganz verschiedene Fehlwerte ergibt, die beispielsweise für die endocrinen Organe am größten sind für Ovar, am kleinsten für Hypophyse und Epiphyse. Sicherlich sind die Werte des Quellungsfaktors auch ganz verschieden bei den verschiedenen Opzimen des gleichen Organs und wahrscheinlich schwankt sein Wert beträchtlich je nach dem Feuchtigkeitsgehalt des Opzims. Der Quellungsfaktor wird außerdem sicherlich um so stärker ausschlaggebend sein, je höher der Eiweißgehalt des zu untersuchenden Serums. Ob beim Altern auch stoffliche, die Untersuchung beeinflussende Umsetzungen eintreten, ist noch nicht erforscht.

Herr Prof. *Küster* hat sich bereit erklärt, für mich eine Reihe von Patienten-Seren unter Ausschaltung des Quellungsfaktors zu untersuchen und verfüge ich trotz der Kürze der verflossenen Zeit bereits über 30 derartige Untersuchungsfälle.

Am auffallendsten bei den Resultaten dieser 30 Fälle ist folgende Tatsache. Während seither bei der interferometrischen Bluntuntersuchung das Serum eines Patienten jedes Opzim abbaute, niemals Nullwerte erhalten wurden, bekommen wir jetzt nach Ausmerzung des Quellungsfaktors für eine ganze Reihe von Opzimen beim einzelnen Patienten Nullwerte.

Seither konnten wir nicht sagen, wie eigentlich die Normalwerte einer interferometrischen Untersuchung lauten. Wir waren einfach darauf angewiesen, auf Grund von Untersuchungsreihen und durch Vergleichen der Resultate mit dem klinischen Bild gewisse Zahlenbereiche als Ausdruck gesteigerten Abbaus anzunehmen. Dabei fiel uns schon immer auf, daß verschiedene Opzimnummern des gleichen Organs offenbar verschieden hohe Abbauwerte zeitigten. Nachdem nun aber nach Ausmerzung des Quellungsfaktors außerordentlich häufig Nullwerte auftreten, dürfen wir wohl folgern, daß Nullwerte dann gefunden werden, wenn normaler Umsatz eines Körperorgans vorliegt. Wir dürfen wohl annehmen, daß beim normalen Zellabbau eines Organs resp. beim physiologischen Umsatz die nach *Abderhalden* evtl. fortlaufend frei werdenden spezifischen Zellabbaufermente vom Körper irgendwie unwirksam gemacht werden, bezw. auf so niedriger Concentration gehalten werden, daß der Nachweis mit physikalischen Methoden unmöglich wird.

Unter solchen Umständen, also bei normalem Abbau eines Organs wird daher auch das betr. Blutserum das Opzim dieses Organs nicht abbauen.

Da andererseits ein Trommelteil innerhalb der Meßfehlergrenze liegt, dürfen wir Abbauwerte, die einen Ausschlag bis zu einem Trommelteil ergeben, nicht bewerten. Abbauwerte von über einem Trommelteil wären dann als pathologischer Abbau zu bezeichnen.

Selbstverständlich berechtigt das relativ kleine Material von bisher 30 Untersuchungsfällen, bei denen der Quellungsfaktor eliminiert war, noch nicht zu weitgehenden Schlußfolgerungen. Ich will mich daher auch bezüglich der Deutung dieser Resultate kurz fassen. Zunächst bringe ich wieder alle 30 Fälle in der Kurvenzusammenstellung V nach Altersgruppen und Männern und Frauen geordnet. Die aus den einzelnen Kurven abzulesenden Durchschnittswerte sind aus dem gleichen Grunde unmaßgeblich, der gegen die Verwendung der Kurvenzusammenstellung I sprach, umso mehr, als bei dieser Zusammenstellung der korrigierende Faktor der großen Zahl fehlt.

Ich habe nun aber aus den mir zur Verfügung stehenden 30 Fällen mit eliminiertem Quellungsfaktor wieder gleiche Habitustypen aus einer Altersklasse heraus gesucht und da zeigte sich wiederum, wie die Kurvenzusammenstellung VI vor Augen führt, ein beträchtlicher Unterschied in den resultierenden Kurven. Wir sehen zunächst in Kurve 1, daß bei 5 Fällen konsumierender Sklerose der stärkste Abbau für Ovar vorliegt, daß an zweiter Stelle Hypophyse, an dritter Stelle Schilddrüse, an vierter Stelle Thymus und erst an fünfter Stelle Testikel steht.

Bei 3 Fällen von Altersadipositas überragt in eindrucksvoller Weise der Abbau für Hypophyse, dem dann Pankreas und Nebenniere bald folgen, erst an vierter Stelle kommt Testikel.

Noch eindrucksvoller ist Kurve 3, dem Resultat von 3 robusten Sklerotikern entsprechend, bei denen Testikel überhaupt nicht mehr abgebaut wird, am stärksten Pankreas, während Ovar und Hypophyse in großem Abstand folgen. Am interessantesten dürfte schließlich Kurve 4 sein, die von einem Patienten 3 Wochen nach Steinach-Operation stammt. Sie zeigt überhaupt keinen Abbau für Testikel, mäßig erhöhten Abbau für Ovar und Hypophyse, ganz geringe Steigerung für die übrigen untersuchten Organe.

Ich glaube, daß meine bisherigen Ausführungen gezeigt haben, daß die interferometrische Untersuchung im Senium eindrucksvollere Kurven ergeben wird, wenn wir den Quellungsfaktor ausschalten und daß diese Kurven offenbar, je nach dem Altershabitus des Individuums charakteristische Formen aufweisen.

Es ist anzunehmen, daß noch einige weitere Fehlerquellen in der Methode enthalten sind, sie scheinen aber, so weit mein Untersuchungsmaterial einen Schluß zuläßt, die praktische Verwendung der Methode nun nicht weiter gefährden zu können.

Zum Schluß muß ich aber noch auf eine Fehlerquelle verweisen, die unbedingt noch beseitigt werden muß. Durch die Anwendung der interferometrischen Blutuntersuchung bei den verschiedensten Krankheitsformen ist die Methode in einer Beziehung bereits verflacht worden. Wenn wir die Resultate der verschiedenen Autoren verfolgen, so finden wir, daß überall dort gute, oft bis zu 100% richtige Resultate erhalten werden, wo die Veränderung eines speziellen Organs oder wo die spezifische Veränderung verschiedener Organe mittels wirklich spezifischer Opzime geprüft werden. Wenn wir z. B. auf Abbau syphilitischer Organe prüfen, so werden wir finden, daß die Resultate eine außerordentlich große Genauigkeit zeigen, aus dem einfachen Grunde, weil wir nicht den Abbauwert des betr. Organs, sondern den Abbauwert des spezifisch erkrankten Organs prüfen.

Aber auch bei diesem Vorgehen ist eine Fehlerquelle noch nicht beseitigt. Prüfen wir z. B. das Blutserum eines Patienten auf Lebercarcinomabbau, so kann ein positives Resultat resultieren, obwohl nur eine Leberzirrhose vorliegt. Hätten wir gleichzeitig auch auf Leberzirrhose geprüft, so wäre der Abbau auf Leberzirrhose noch stärker gewesen, wie der für Lebercarcinom und wir hätten die richtige Diagnose gestellt.

Wir müssen also unbedingt zunächst einmal feststellen, welche Krankheitsveränderungen des einzelnen Organs in jedem Fall resp bei bestimmter Fragestellung geprüft werden müssen. Für die Erkrankungen der Schilddrüse sind wir hierin schon ziemlich weit gediehen. Wie ich ebenfalls in einer Arbeit mit *Hubert* gezeigt habe, bekommen wir, wenn wir nur auf Schilddrüsenabbau prüfen, evtl. einen niedrigeren Abbauwert, wie beispielsweise für Ovar, wie in Kurve 5 der Kurvenzusammenstellung VII gezeigt. Prüfen wir aber nun auf Abbau für verschiedene charakteristische Schilddrüsenerkrankungsformen, so überwiegt auf einmal der Abbauwert dieser die übrigen Abbauwerte und die Diagnose kann mit Sicherheit gestellt und an Hand des klinischen Bildes verifiziert werden. Sie sehen bei Kurve 1 der Zusammenstellung Überwiegen des Abbaues für parenchymatöse *Struma,* in Kurve 2 für *Basedow-Struma,* in Kurve 3 wiederum für *Basedow-Struma,* ebenso in Kurve 4, dagegen in Kurve 5 für kolloidale *Struma.*

Wenn wir aus diesen Überlegungen und dem angeführten Beispiel die Schlußfolgerung ziehen, so müssen wir die Forderung aufstellen, auch für den interferometrischen Nachweis der Altersveränderungen der endocrinen Drüsen Opzime zu benutzen, die wir von Organen gewonnen haben, die eindeutige charakteristische Altersveränderungen bei histologischer Prüfung erkennen lassen.

Erst wenn wir solche Opzime besitzen — und ihre Gewinnung dürfte bei gutem Willen relativ leicht möglich sein — dürfte die von mir angeschnittene Frage einwandfrei gelöst werden.

Bei dieser Gelegenheit muß auch noch ein Denkfehler erwähnt werden, der den meisten, mit der interferometrischen Untersuchung nicht ganz Vertrauten unterläuft. Wir sind nicht in der Lage, mit Hilfe der Interferometrie festzustellen, ob die Funktion einer Drüse gesteigert oder vermindert ist, denn wir stellen ja nicht die Menge der Sekretionsstoffe der Drüsen, sondern die Menge der Zellabbaufermente fest. Da nun weiterhin die *Abderhalden*'sche Reaktion eine spezifische ist, gibt sie uns genauesten Aufschluß über das histologische Bild des betr. Organs, vorausgesetzt natürlich, daß wir uns der Mühe unterziehen, die Opzime aller histologischen Zustandsformen des betr. Organs herzustellen und mit all diesen Opzimen das Serum des einzelnen Patienten zu prüfen. Nur weil wir aus dem histologischen Bild des Organs auf die Funktion im Sinne der Hyper- oder Hypofunktion des Organes schließen können, gibt uns dann die Interferometrie die Möglichkeit, auch Aufschluß über die Funktion des geprüften Organes zu erhalten.

Auch von diesem Gesichtspunkte aus wird es also nötig sein, gute Opzime von einwandfrei altersveränderten Drüsen herzustellen, bevor wir die angeschnittene Frage als geklärt bezeichnen dürfen.

Das eine glaube ich aber aus meinen Untersuchungen von nun im ganzen etwa 500 Fällen erwiesen zu haben:

Ganz entsprechend den wechselreichen Habitusformen des Seniums finden wir charakteristische Veränderungen in der Kurve des interferometrischen Blutbildes. Die Beachtung dieser Kurve wird es uns ermöglichen, in Zukunft die Therapie der Alterserscheinungen auf breiterer Basis als seither, von verschiedenen Angriffspunkten aus und mit verschiedenen Mitteln in Angriff zu nehmen.

Diskussion.

Paul Hirsch: Ich muß um Entschuldigung bitten. Es ist eigentlich eine etwas peinliche Sache, wenn man mit einer Entschuldigung anfangen muß. Aber ich muß um Entschuldigung bitten, weil ich nämlich hier auf einige Fragen eingehen muß, die eigentlich mit dem Sexualforschungskongreß furchtbar wenig zu tun haben. Nach dem Vortrag von Herrn *Streck* muß ich mich aber mit der Frage beschäftigen: liegt bei der Abderhaldenreaktion bzw. bei der von mir angegebenen Modifikation ein Abbau vor oder nicht? Die Frage ist ganz kurz dahin zu beantworten: der Abbau ist Tatsache, und trotz der geringen Menge kann man den Beweis erbringen, wenn man eben auch wieder physikalische Methoden benutzt. Gerade mit Hilfe des Interferometers ist das sehr leicht möglich. Es muß nämlich, wenn Abbau vorliegt, an dem mit dem Organsubstrat gebrüteten Serum eine Konzentrationszunahme der Nichteiweißbestandteile eintreten, während die Eiweißbestandteile des Serums Albumin usw. — die gleichen bleiben müssen.

Nun, es mag im Rahmen dieser Diskussionsbemerkung der Hinweis genügen, daß der Beweis erbracht ist. Was nun die Fehler der Methode betrifft, so bin ich für jeden Hinweis dankbar, der einen Fehler aufdecken kann. Nun ist es aber sehr merkwürdig, daß man einen Normalfall erheben will, indem man einen sogenannten Normalmenschen konstruiert in der Weise, daß man die ermittelten Zahlen durch die Anzahl der untersuchten Fälle dividiert. Ich möchte da den Herren aus der Würzburger Klinik nur einen Ausspruch entgegenhalten, den der Pharmakologe *Heubner* in Göttingen getan hat: „Der Mensch ist kein Reagenzglas!" Meine Damen und Herren, Sie können doch nicht hier einfach mit Zahlen dividieren. Wir bekommen beim Abderhaldenverfahren individuelle Bilder, und diese individuellen Bilder, die vorhin auch Herr *Groedel* gezeigt hat, muß man deuten. Wir können nicht einfach mit Hilfe einer Rechenmaschine arbeiten und alle anderen Sachen außer Betracht lassen.

Nun die Frage: kann man die Abwehrfermente aktivieren oder nicht? Diese Frage muß ich verneinen genau so wie Herr Streck. Beim Inaktivieren auf 50 °, 60 °, tötet man das Komplement. Trexin wird bei 70 ° getötet. Dann kann man nicht mehr damit arbeiten. Ebenso können Sie nicht erwarten, daß man bei den Fermentgesetzen einfach direkte Proportionen zwischen einer Zeit und einer Wirkung hat.

Was den Quellungsfehler betrifft, so habe ich diese Veröffentlichungen schon 1915 gemacht und auch darauf hingewiesen. Ich möchte heute nur das eine hier feststellen, daß ich dem Quellungsfehler wie auch dem Absorptionsfehler, wie er von *Streck* und *Kauffmann* beobachtet wurde, doch nicht die Bedeutung beimesse. Daß Herr Professor *Küster* den Quellungsfehler ausgeschaltet wissen will, habe ich erst durch den Vortrag des Herrn *Groedel* erfahren. Selbstverständlich wird man entsprechende Versuche ansetzen, und ich hoffe, daß der vermutliche Fehler ausgeschaltet werden kann.

Ich möchte nur eines bemerken: wenn ich insgesamt etwa 340 Untersuchungen mit einem Organ zusammenstelle, so bekomme ich bei 20 % einen Abbau von effektiv 0, von 38 bis 10 %, von 27 bis 20 % und von 14 über 20 %. Der Nullabbau läßt sich also auch bei großen Reihen erreichen. Auf die klinische Seite will ich nicht weiter eingehen. Ich bin Nichtkliniker. Ich bemerke nur: Freiherr v. *Rießer* hat vor kurzem eine Arbeit veröffentlicht über 32 000 Untersuchungen mit Hilfe der von mir angegebenen Methode und über eine darauf eingeleitete spezifische Organtherapie, vor allen Dingen über Psychosestörungen, sexuelle Störungen usw. Die Ergebnisse gipfeln darin, daß seine 500 Fälle bis auf 4 % durch die entsprechend eingeleitete Organtherapie gebessert wurden.

Franz Groedel: Die Würzburger Herren haben einen Fehler gemacht, der nicht zum ersten Mal in der Geschichte der Wissenschaft dasteht: sie haben das Kind mit dem Bade ausgeschüttet, weil sie Mißgeschick gehabt haben. Nun, auch das ist nicht zum ersten Mal gerade bei der Abderhaldenreaktion passiert. Ich sagte Ihnen vorhin schon: 100 % für oder 100 % gegen waren bei Diskussion dieses Themas keine Seltenheit. Aber eines muß ich den Herren doch vorwerfen: sie haben aus dem, was sie gefunden haben, nicht gelernt, auf ihre Fehler zu schließen. Wenn von Herrn *Hellmuth* die Ausdrücke „gesteigerter" und „verminderter Abbau" fielen, so weiß ich überhaupt nicht, was ich daraus machen soll; denn wir bekommen ja überhaupt nur entweder nie Abbau oder Abbau, doch nicht verminderten Abbau, und wenn im Zusammenhang damit die Begriffe Funktion, Hyperfunktion, Unterfunktion usw. fielen, so sind das eben auch Mißbegriffe. Die Abderhaldensche Reaktion zeigt uns nichts über die Funktion eines Organs — ich sagte es vorhin —, sondern sie zeigt uns nur etwas über den histologischen Aufbau des Organs. Sie ist eine histologische Reaktion, wenn wir diesen Ausdruck gebrauchen dürfen, und die Untersuchung der meisten Herren krankt eben daran, daß sie nicht histologisch ganz genau voruntersuchte Organpräparate benutzen, sondern ungenau hergestellte Präparate.

Ich möchte nun gleich eine Bemerkung bezüglich des Quellungsfaktors vorausschicken. Ich habe auch Herrn *Hirsch* gebeten, den Quellungsfaktor auszuschalten, aber er hat abgelehnt, weil er glaubte, er hätte keine Bedeutung. Durch Zufall bot sich mir Herr Professor *Küster* an und sagte, er könne mittels seiner Methode den Quellungsfaktor ausschalten, und siehe da: ich bekam Nullwerte, die ich bis dahin noch nicht bekommen hatte, ich bekam ein Bild, das dem klinischen Bild in der größeren Anzahl der Fälle entsprach.

Wenn ich nun den Herren von 5 Fällen berichte, so dürfen Sie nicht erwarten, daß man darüber diskutiert. Wer wie *Lahmann* und ich Dutzende von Adipositasfällen untersucht hat und dann mit Organotherapie usw. auf Grund dieser Untersuchungen gute und glänzende Resultate — Abnahmen von 60 bis 70 Pfund — gehabt hat, der wird sagen: das sind keine Zufälle, sondern bei den Herren, die nicht das Gleiche erzielen können, hapert es an der Untersuchung.

Herr *Hirsch* sagte, es handele sich um individuelle Bilder. Gewiß, ich habe aber davon Abstand genommen, Ihnen überhaupt individuelle Kurvenbilder vorzuführen. Ich habe zunächst versucht, Ihnen Übersichtsbilder zu zeigen. Weil sie nichts ergaben, habe ich dann Typen vorgeführt. Diese Typen sind einwandfrei und beweisend. Natürlich müssen Sie in der Zellendiagnostik des einzelnen Falles ein Individuum haben und studieren und müssen sehen, wie Sie vorwärtskommen. Aber deswegen habe ich das Material von nahezu 400 Menschen nicht weiter ausgeschlachtet, sondern bin dazu übergegangen, nach Ausschaltung des Quellungsfehlers Kurven zu deuten, und nun habe ich exakte Kurven. Ich wünschte, daß Herr *Hirsch* sich überzeugen läßt, daß der Quellungsfaktor wirklich der größte Fehler gewesen ist, und daß es ihm gelingt, auf der Basis wie Professor *Küster* die Methode zu modifizieren. Dann haben wir ein sicheres Verfahren in der Hand, das etwas mehr ist und uns ebenso vorwärts bringt, wie andere gute Methoden.

Paul Hirsch: Zunächst halte ich meine Bemerkung über den Blutabbau noch heute aufrecht, wenn ich mich auch einmal kurze Zeit durch Herrn *Streck* habe beeinflussen lassen, den Placentaabbau als sogenannten physiologischen Abbaufehler zu erklären, ihn direkt als einen Organfehler, offengesagt als Fabrikationsfehler hinzustellen.

Ich spreche nicht von mir. Wenn hier behauptet wird, daß ich mit den Leuten gewissermaßen unter einer Decke stecke, dann will ich bloß einige Namen nennen. Die Untersuchungen an Pferden sind an der tierärztlichen Hochschule zu Berlin von Herrn Professor *Stoeß* ausgeführt worden. Ferner ist bei Herrn Professor *Henseler* an der Universität gearbeitet worden, weiterhin in Göttingen bei Herrn Professor *Schmidt*. Die Herren haben in Hunderten von Fällen Nullwerte bekommen, ohne daß ich mich um die Ablesung überhaupt gekümmert habe.

Die 32 000 Einzeluntersuchungen sind in Wien von Freiherrn *v. Rieser* am Rudolphinenhaus gemacht worden, der extra zu diesem Zweck 7 Angestellte hatte. Herr *Rieser* würde sich sehr freuen, wenn Herr Dr. *Streck* und Herr Dr. *Hellmuth* ihn in Wien einmal besuchten und sich das mustergültig eingerichtete Laboratorium vom Rudolphinenhaus ansehen. Mehr kann ich hier nicht erklären. Die Untersuchung wird jetzt von Herren vorgenommen, die mit 99 %

Ich mische mich nicht in die Geschichte hinein. Die Herren sollen machen, was sie wollen. Eine Beeinflussung gibt es nicht in der Wissenschaft. Der Vorwurf ist mir aber vorhin ungefähr gemacht worden.

Karl Hellmuth: Zu den Ausführungen von *Groedel* und *Hirsch* wollen wir nur vom klinischen Standpunkt aus Stellung nehmen. zur methodischen Seite wird *Streck* sich äußern. Wir beschränken uns auf folgende Punkte:

Hirsch bemängelt den von uns vorgeschlagenen Begriff der physiologischen Fehlergrenze und bezweifelt überhaupt die Möglichkeit eines verminderten Abbaues. Demgegenüber betonen wir nachdrücklichst, daß wir seine Erfahrungen und seinen Standpunkt in keiner Weise bestätigen können, nach welchem in einem großen Teil der Bestimmungen (ungefähr 30 %) bei klinisch Gesunden überhaupt kein Abbau, bezw. nur ein solcher bis zu 4 Trommelteilstrichen, also ein zu vernachlässigender, beobachtet wird. Auf Grund unserer umfangreichen Untersuchungen müssen wir *Hirsch* widersprechen, wenn er die Ansicht vertritt, daß es sich auch beim praktischen Arbeiten mit dem interferometrischen Verfahren um eine sogenannte Null-Methode handle, und bei ihr subjektive Fehlermöglichkeiten nicht bestehen. An der Würzburger Frauenklinik haben wir jedenfalls an großem Material (mehrere hundert Fälle) bei der Prüfung des Endokrin-Abbaues auch bei klinisch Gesunden fast ausnahmslos Abbauwerte festgestellt, welche über den von Hirsch angegebenen unspezifischen Bereich von 0 bis 4 Trommelteilstrichen im allgemeinen ganz erheblich hinausgingen. Bezüglich Einzelheiten verweisen wir auf *Strecks* und unsere ausführlichen Arbeiten, welche im Erscheinen begriffen sind [1]) [2]) [3]).

Da die Herstellerin der Opzime (Pharmagans/Oberursel) die Bestimmung der jeweiligen Fehlergrenzen der einzelnen Opus-Nummern der von ihr in den Handel gebrachten Opzime nicht selbst durchführt, so ist diese Arbeit in der Würzburger Frauenklinik für unsere eigenen Untersuchungen ausgeführt. Wir glauben, mit dem in unserem Vortrag näher auseinandergesetzten Vorgehen, welches sich zwangsläufig aus unseren, dem Standpunkt von *Hirsch* direkt entgegengesetzten Erfahrungen ergab, eine objektive Grundlage für eine sachliche interferometrische Diagnosestellung bei den bisher in den Handel gebrachten Opzimen gelegt zu haben.

Weiterhin macht uns *Groedel* den Einwand, die Würzburger Frauenklinik hätte zum Teil ungenau hergestellte Opzime zu diesen interferometrischen Untersuchungen über den Endokrin-Abbau während und außerhalb der Gestationsperiode benutzt. Diesen Einwand müssen wir zurückweisen, in der Voraussetzung, daß *Groedel* nicht die von ihm betonte und auch durchgeführte Verwendung von pathologischen Endokrin-Organ-Opzimen im Auge hatte im Gegensatz zu den bei uns ausschließlich zur Anwendung gekommenen normalen Endokrin-Opzimen. Denn sämtliche zu diesen Untersuchungen benutzte Endokrin-

---

[1]) *Streck:* Welches sind die Vorbedingungen für eine objektive interferometrische Diagnosestellung? (erscheint in der Zeitschrift für die gesamte experimentelle Medizin).

[2]) *Hellmuth:* Unsere Erfahrungen mit der interferometrischen Untersuchung bei endokrinen Störungen (erscheint im Archiv für Gynäkologie) und

[3]) *Hellmuth:* Ist eine Graviditätsdiagnose mit der interferometrischen Methode in ihrer gegenwärtigen Form möglich? (erscheint ausführlich in der Zeitschrift für die gesamte experimentelle Medizin).

Opzime sind von Pharmagans/Oberursel bezogen worden. *Groedels* Kritik trifft deshalb nicht uns, sondern Pharmagans/Oberursel.

Außerdem legen wir, um einem erneuten Mißverständnis, wie es sich auch bei der Diskussion ergab, vorzubeugen, Wert auf die Betonung der nachfolgenden Gesichtspunkte:

Es ist psychologisch durchaus verständlich, wenn der interferometrisch Untersuchende zu B e g i n n seiner Untersuchungen mangels eigener Erfahrungen die Ansichten des Erfinders der Methode über die Bewertung der gefundenen Abbauhöhen — wann spezifisch, wann nicht spezifisch — für die klinische Diagnosestellung im einzelnen Fall a priori zunächst als richtig und gegeben hinnimmt und auf Grund der Veröffentlichungen des Erfinders zunächst einmal meint, daß beispielsweise bei der interferometrischen Diagnose der Schwangerschaft jeder gefundene Placenta-Abbau von über 4 Trommel-Teilstrichen als spezifisch anzusehen sei. Auch der Würzburger Frauenklinik erging es im Anfang ihres interferometrischen Arbeitens in dieser Hinsicht genau so. Diese Einstellung ist um so leichter verständlich, als bei unseren eigenen anfänglichen Untersuchungen über das Vorliegen oder Nichtvorliegen einer Schwangerschaft unter Verwendung der damals verarbeiteten Placenta-Opus-Nummer 31 die mit diesem Kriterium gestellten interferometrischen Diagnosen mit den klinischen Befunden zufriedenstellend übereinstimmten. Erst auf Grund der Erfahrungen und Ergebnisse von systematischen Spezifitäts-Prüfungen, welche auf breiter und tragfähiger Grundlage aufgebaut und durchgeführt sind, und auf welche wir im Vortrag schon hingewiesen haben, kamen wir zu der Überzeugung, daß der obige, auch heute wieder von *Hirsch* vertretene Standpunkt bei den b i s h e r von Pharmagans/Oberursel gelieferten Opzimen sich mit den tatsächlichen Verhältnissen n i c h t vereinbaren läßt.

Bei der Auswertung der am Interferometer gefundenen Abbauhöhen für die klinische Diagnosestellung dürfte dann noch der folgende Punkt eine psychologisch durchaus nicht zu unterschätzende Rolle spielen:

Bei der Übersendung der zu untersuchenden Serumprobe an die Untersuchungsstelle (interferometrisches Speziallaboratorium usw.) muß der interferometrisch Untersuchende über die klinische Diagnose wenigstens in groben Zügen vor Ansetzen der interferometrischen Untersuchungen bezw. Opzime orientiert sein, schon aus dem einfachen Grunde, damit er überhaupt weiß, auf welche Organ-Opzime die interferometrische Untersuchung sich ungefähr erstrecken soll. Hierbei läßt sich auch bei aller vermeintlichen Sachlichkeit und Objektivität des Untersuchers eine gewisse Beeinflussung durch die mitgeteilte klinische Diagnose häufig nicht vollständig vermeiden. Uns ist es wenigstens in Würzburg so ergangen. Wir sind der Ansicht, daß auch andere Autoren, besonders zu Beginn ihrer interferometrischen Untersuchungen, wo sie mit den Feinheiten und Schwierigkeiten des Verfahrens mangels eigener Erfahrungen noch nicht genügend vertraut sein können, sich vielleicht völlig unbewußt durch dieses eben genannte Moment, sowie die Richtlinien des Erfinders der Methode bei der klinischen Diagnosestellung haben leiten lassen.

Franz Groedel: Na, erlauben Sie einmal! Darf ich gleich auf diese Entgleisung etwas erwidern?

K. Hellmuth: Wenn *Groedel* glaubt, sich durch diese Ausführungen persönlich verletzt fühlen zu sollen, so ist dies nur durch ein Mißverständnis seinerseits zu erklären, indem er gemeint hat, wir hätten mit unseren Ausführungen die Möglichkeit einer d i r e k t e n Beeinflussung der Nachprüfer der Methode, speziell einer persönlichen Beeinflussung von ihm selbst, durch den Erfinder des Verfahrens behaupten wollen. Wie die obigen Ausführungen zeigen, haben wir dagegen nur die Möglichkeit einer, vielleicht völlig unbewußten, i n d i r e k t e n Beeinflussung durch die von dem Erfinder der Methode veröffentlichten Richtlinien und Erfahrungen einerseits, und die Mitteilung der klinischen Diagnose an den interferometrischen Untersucher vor Ansetzen der interferometrischen Bestimmungen andererseits betonen wollen. Natürlich wäre dabei Voraussetzung, daß *Groedel* die Untersuchungen selbst ausgeführt, bzw. die interferometrischen Diagnosen selbst gestellt hat. Aus den Ausführungen von *Groedel* geht dies aber nicht einmal mit Sicherheit hervor. Wir möchten glauben, hiermit die einen persönlich verletzenden Anstrich tragende Bemerkung von *Groedel* zur Geschäftsordnung direkt und indirekt sachlich widerlegt zu haben. (Die persönliche Aussprache mit *Groedel* nach der Sitzung dürfte das Mißverständnis vollkommen geklärt haben.)

A. Streck: Ich möchte zunächst mit Freude die Gelegenheit wahrnehmen, auch von dieser Stelle aus dem Pharmazeutischen Institut „Pharmagans" in Oberursel und seinem jetzigen technischen Leiter, Herrn Prof. *P. Hirsch*, den Dank der Würzburger

Klinik auszusprechen für die reiche Belieferung mit Organsubstraten und für die mannigfache Unterstützung, die uns von dort zuteil wurde und die Durchführung unserer Reihenversuche erleichterte. Zu dem Vortrag *Grödel* habe ich folgendes zu bemerken: Wir haben an der Würzburger Universitätsfrauenklinik nur mit Normal-Endokrinopzimen gearbeitet. Es ist uns nicht bekannt geworden, daß Pharmagans auch pathologische Endokrinopzime herstellt. Wir haben infogedessen keine praktischen Erfahrungen, inwieweit die Sero-Diagnose von endokrin bedingten Erkrankungen durch Verwendung von pathologischen Endokrinopzimen (allein oder zusammen mit normalen) gefördert werden kann. Ich kann deshalb nur prinzipiell auf Grund von Analogieschlüssen zu dieser Frage Stellung nehmen. Vorher möchte ich aber noch mitteilen, daß wir bei unseren vielen Reihenuntersuchungen feststellen konnten, daß generell kein interferometrisch nachweisbarer Unterschied besteht zwischen gleichen Organopzimen von Mensch und Tier, von Mann, Knabe und Neugeborenen (männlich); dasselbe gilt für Frau, Mädchen und Neugeborenen (weiblich). Die jeweilige Abbauhöhe hängt nicht von biologisch-funktionellen Komponenten ab, sondern von der chemisch-physikalischen Konstitution der betreffenden Opusnummer. Ich lege Wert auf diese erneute Feststellung, da *Dyroff-Erlangen* glaubt, mit der Verwendung von Opzimen aus Organen der Neugeborenen oder Jugendlichen eine Besserung der interferometrischen Resultate erzielen zu können.

Ich komme nun auf die Frage der pathologischen Endokrinopzime zurück. Es ist notwendig, hier zunächst auf die Herstellungsart der Trockenorgansubstrate (= Opzime) näher einzugehen. Das Ausgangsorgan, z. B. Normalovar von einer jungen Frau, wird entblutet, zerkleinert, entfettet und ca. 5—6 mal g e k o c h t ; dann fein zermahlen. Von Zellstruktur wird nach dieser Behandlung nicht mehr viel zu erwarten sein. Jede biologische Eigenfunktion oder -reaktion ist unmöglich gemacht. Was zurückbleibt, ist ein E i w e i ß g e m i s c h , in dem das spezifische Organeiweiß, hier Ovareiweiß, überwiegen soll und wohl auch überwiegen wird. Reine Eiweißkörper können noch nicht hergestellt werden. Man wird natürlich alle jenen Produkte, die in jedem Organgewebe wiederkehren, wie Blut, Blutgefäße, Nerven und Bindegewebe, nach Tunlichkeit zu eliminieren suchen. Am schwersten ist dies möglich mit dem Bindegewebe. Wir glaubten deshalb auch im Anfang unserer interferometrischen Tätigkeit unsere Fehlresultate bzw. unspezifischen Abbau auf dieses unspezifische Bindegewebseiweiß zurückführen zu sollen. Diese Auffassung führte uns auch zu der aus methodischen Gründen auch späterhin beibehaltenen zwangsläufigen Unterscheidung von physiologisch-unspezifischem, physiologisch-spezifischem und pathologisch-spezifischem Abbau. Wir haben die Bindegewebsfehler-Erklärung bald wieder aufgegeben, aus der chemisch-physiologischen Überlegung heraus, daß das Bindegewebs-Albuminoid, das Kollagen, durch das wiederholte Kochen vollkommen in Lösung übergeht und im Kochwasser entfernt wird. *Hirsch* hat die gleiche Ansicht uns gegenüber geäußert.

Welche praktische Bedeutung haben nun diese meine Ausführungen für die von *Grödel* angewandten p a t h o l o g i s c h e n Endokrinopzime bei seinen interferometrischen Untersuchungen auf Drüsenstörungen im S e n i u m ?

Wenn ich *Grödel* recht verstanden habe, so nimmt er an, daß die im Senium auftretende bindegewebige Substitution des zerfallenden Drüsenparenchyms zu einer reaktiv vermehrten Bildung von *Abderhalden'schen* Abwehrfermenten im Serum gegen dieses bindegewebig-veränderte Drüsenorgan führt. Dies lasse sich inferometrisch an dem erhöhten Abbau auf das entsprechende pathologische, in diesem Falle senil-atrophische Endokrinopzim feststellen, wie aus den graphischen Darstellungen seiner interferometrischen Untersuchungsergebnisse e i n d e u t i g hervorgehe. Ich will nicht näher eingehen auf die *Grödel'sche* abstrakt-spekulative Vorstellung und Deutung der hier notwendig vorauszusetzenden ferment-biologischen Vorgänge. Denn ausschlaggebend und beweiskräftig ist nicht die Antwort auf die Frage, welche von den zwei fermentbiologischen Möglichkeiten im Serum der Senilen sich erfüllt, ob Vermehrung der sicher organunspezifischen, im übrigen aber rein hypothetischen Bindegewebs-Abwehrfermente oder ob Vermehrung der auf das entsprechende Endokrinorgan spezifisch eingestellten Drüsenparenchym-Abwehrfermente. Entscheidend ist die Antwort auf die Frage, inwieweit im einen oder anderen Falle das pathologische, hier senil-atrophische Endokrinopzim im Stande sein kann, als zuverlässigeres Testmaterial, verglichen mit dem Normal-Endokrinopzim, zu dienen. Gemäß unseren Ausführungen über die Herstellung der Opzime haben wir beim senilatrophischen Endokrinopzim mit einem entsprechend geringeren Gehalt an spezifischem Drüseneiweiß zu rechnen. Der größere Bindegewebs-Eiweiß-Gehalt, den dieses Drüsenorgan in frischem Zustande hat, kann wohl im Opzim zu keiner Auswirkung kommen, da er ja, wie schon erwähnt, durch Kochen verloren zu gehen scheint. Nehmen wir also an, daß mehr Bindegewebs-Abwehrfermente gebildet worden sind, so fehlt für dieselben im Opzim jegliche Angriffs- d. h. Abbaugelegenheit. Kommen also nur die vermehrten, spezifisch eingestellten Drüsenparenchym-Abwehrfermente in Betracht. Wenn dieselben wirklich eine Vermehrung erfahren haben sollten, wogegen allerdings alle bisherigen Beobachtungen über die immunisatorischen Fähigkeiten und Kräfte des senilen Organismus sprechen (Kachexie!), so steht ihnen dafür eine im Vergleich zum Normal-Endokrinopzim wesentlich geringere Menge abbaufähigen, spezifisch eingestellten Eiweißes entgegen. Es ist somit nicht einzusehen, weshalb für die Sero-Diagnose von Endokrindrüsen-Störungen im allgemeinen und im speziellen das pathologische Opzim geeigneter oder überhaupt a l l e i n geeignet sein soll. Im übrigen verweise ich auf die Ausführungen von *Hellmuth* sowie auf meinen eigenen Vortrag.

Der Vorwurf *Grödels:* „Die Würzburger Herren schütten das Kind mit dem Bad aus" trifft uns wirklich zu Unrecht. Denn es hat wohl keine Klinik die interferometrische Methode mit so viel Hoffnung begonnen und trotz aller Fehlresultate und Rückschläge immer wieder mit hoffnungsfreudiger Energie weitergeführt.

Auf meine Fragen betreffs Quellfehler und „neue Methode *Küster*" ist *Grödel* leider nicht eingegangen. Zum Quellfehler habe ich nachzutragen, daß ich über unsere darauf bezüglichen Beobachtungen und experimentellen Ergebnisse das erste Mal in Düsseldorf auf der Tagung der deutschen Naturforscher und Ärzte am 25. 9. 1926 referiert habe. *Grödel* hat nichts gesagt, von wem er das Vorhandensein des Quellfehlers weiß, ob aus eigenen Untersuchungen, ob aus meinem Düsseldorfer Vortrag oder aus der letzten Veröffentlichung von *Kaufmann*-Köln (Klin. Wochenschr. 1926 Nr. 34), der dort ebenfalls davon spricht. *Grödel* hat auch nicht geantwortet, seit wann er den Quellfehler kennt und anerkennt. In seiner letzten Arbeit (Schweizer. Med. Wochenschr. Nr. 39) hat *Grödel* scheinbar den Quellfehler noch n i c h t gekannt[1]); denn er spricht dort und überraschenderweise auch in seinem heutigen Vortrag noch von einer e x a k t e n Methode. Ich möchte hier ausdrücklich betonen, daß die Priorität in dieser Quellfrage *Kaufmann* gebührt.

Über die „neue Methode *Küster*", mit der es tatsächlich möglich sei, den Quellfehler praktisch auszuschließen, hat *Groedel* leider auch keine näheren Angaben gemacht. Er berichtet über 30 damit untersuchte Fälle. Besonders wichtig ist für uns die Tatsache, daß *Groedel* die große Bedeutung des Quellfehlers anerkennt und uns selbst rät, mit dieser „neuen Methode *Küster*" unsere interferometrischen Untersuchungen wieder aufzunehmen, weil wir dann sicherlich ebenfalls zu einem günstigen Schlußurteil über die klinische Brauchbarkeit der Methode gelangen würden. Damit identifiziert sich *Groedel* indirekt vollkommen mit unserem Schlußurteil, daß nämlich die interferometrische Methode in ihrer b i s h e r i g e n Form n i c h t brauchbar ist; andererseits annulliert er alle in seinem Vortrag und in den verschiedenen Veröffentlichungen gezogenen Werturteile über die klinische Brauchbarkeit der interferometrischen Methode i n i h r e r b i s h e r i g e n F o r m , da ja naturgemäß alle Untersuchungen jener Epoche mit dem Quellfehler behaftet sind.

Nun zu den Ausführungen von *Hirsch.* Was hat *Hirsch* als Beweisgründe für die Exaktheit und Brauchbarkeit seiner Methode vorgebracht? Und inwieweit ist dadurch meine experimentell gestützte Beweisführung für die Unbrauchbarkeit der Methode in ihrer jetzigen Form entkräftet worden?

Hirsch glaubt, das w i c h t i g s t e S c h l u ß g l i e d in der Kette meiner Beweisgründe für das Fehlen eines fermentbiologischen Vorganges bei der interferometrischen Versuchsanordnung oder, wenn wirklich ein fermentbiologischer Vorgang vorliegt, für die Unmöglichkeit, denselben nachzuweisen, n ä m l i c h d e n g l e i c h e n A b b a u d u r c h a k t i v e s u n d i n a k t i v i e r t e s S e r u m , damit aufheben zu können, daß er sagt, Trypsin gehe bei Erhitzen auf 56 °C auch nicht zugrunde. Ich muß mich schon wundern, aus dem Munde eines Eiweiß-Chemikers einen solchen Vergleich zu hören. Denn entweder der Vergleich wäre gerechtfertigt; dann wäre er gleichbedeutend mit einer Revolution auf dem Gebiet der Eiweißchemie und Fermentbiologie. Oder der Vergleich ist überhaupt nicht stellbar — und das ist beim heutigen Stand der Wissenschaft und der allgemeinen Auffassung tatsächlich so —; dann ist es nur ein indirekter Beweis für die Richtigkeit und belastende Schwere meiner experimentell gestützten Kritik. wenn der Erfinder glaubt, mit solchen Einwenden die fundamentalen Schwächen seiner Methode verdecken und retten zu können. — Dabei will ich gar nicht auf die Frage der T h e r m o s t a b i l i t ä t des Trypsin-Fermentes eingehen. — Der Erfinder der interferometrischen Methode desavouiert mit diesem Ver-

[1]) Nachtrag bei der Korrektur: ebenso in den inzwischen erschienenen Arbeiten. (Münchener Med. Wochenschr. Nr. 42, Klin. Wochenschr. Nr. 42, 1926).

gleich seine eigene, 10 Jahre lang aufrecht gehaltene Hypothese von den sogenannten Abwehrfermenten. Gegen meine anderen Argumente (1, 12, 24 Stunden-Versuche, vergleichsweise bei Zimmer- und Brutschranktemperatur; Quellfehler; quantitativer Eiweißnachweis) hat *Hirsch* nichts einzuwenden gehabt. Es muß doch überraschen, wenn *Hirsch* noch im Sommer vorigen Jahres, nach 10jähriger interferometrischer Tätigkeit, erklärt, die Methode sei durch die umfangreichen Nachprüfungen von ihm und seinen Mitarbeitern praktisch fehlerfrei gemacht, während wir jetzt feststellen müssen, daß dieselbe in ihrer heutigen Form nicht brauchbar ist. Zu gleichem experimentellen Ergebnis kamen unabhängig von uns *Kaufmann*-Köln, *Runge*-Kiel und zuletzt noch *Franken*-Freiburg.

Hinsichtlich der Bemerkungen von *Hirsch* über Null-Abbau muß ich nochmals auf seine Arbeit: „Ergebnisse einer 10jährigen Anwendung usw.", die im Sommer vorigen Jahres erschienen ist, zurückkommen; damals spricht *Hirsch* noch von höchstens 3—4 Trommelteilstrichen Fehlergrenze, ohne dabei aber die Unterscheidung zu machen zwischen verschiedenen Opusnummern eines bestimmten Organsubstrates. Im Frühjahr diesen Jahres erklärte *Hirsch* auf entsprechende Mitteilung von *Runge* hin, daß bei Placenta Op. Nr. 142 ein Abbau von 10 % Pepton (d. h. bei unserem Interferometer 20 Trommelteilstriche!) normal d. h. unspezifisch sei. Heute referierte *Hirsch*, wenn ich recht verstanden habe, über 500 Untersuchungen und will dabei wieder in der Mehrheit der unspezifischen Fälle praktisch einen Nullabbau beobachtet haben (wenn ich recht gehört habe, in 26 % der Fälle absoluten Null-Abbau). Nachdem wir doch ebenfalls nur mit den von Pharmagans und damit unter verantwortlicher Leitung von *Hirsch* hergestellten Opzimen gearbeitet haben, könnte es den Anschein erwecken, als hätten wir die Versuchstechnik nicht beherrscht und deshalb bei unseren Versuchen in den unspezifischen Fällen keinen Null-Abbau erzielen können. Dem gegenüber sei hervorgehoben, daß die überwiegende Mehrheit unserer Untersuchungen unter meiner Leitung und prüfenden Kontrolle — ich selbst beschäftige mich seit über 2 Jahren praktisch mit der Methode — von einer technischen Assistentin gemacht worden sind, die bei *Hirsch* selbst und zwar als erste die Methode erlernte und dann 5 Jahre lang bei Pharmagans sämtliche interferometrischen Untersuchungen selbständig durchführte. Es dürfte infolgedessen außer Zweifel stehen, daß unseren Untersuchungen kein versuchstechnischer Fehler anhaftet, es müßte denn sein, man hielte die Methode für so schwierig, daß eine geprüfte technische Assistentin auch in 5 Jahren bei teilweise ausschließlicher Beschäftigung mit der Methode dieselbe noch nicht absolut sicher beherrschen lernt. Dann würden aber auch alle anderen Nachprüfer so große Schwierigkeiten in der Erlernung dieser Methode haben, daß dieselbe praktisch Alleingut des Erfinders bliebe. Und dies ist weder die Auffassung von *Hirsch* noch entspricht es den tatsächlichen Verhältnissen. Die Ursache für den Widerspruch zwischen *Hirsch* und uns hinsichtlich Null-Abbau muß also irgendwo anders zu suchen sein. Mit unserer ablehnenden Auffassung des sogenannten Null-Abbaus stimmen überein: *Kaufmann*-Köln, *Runge*-Kiel, *Kleesattel*-Hamburg, *Franken*-Düsseldorf, *Kamniker*-Wien, *Bleyer*-Basel.

Zu den von *Hirsch* angeführten und für die Brauchbarkeit der Methode sprechenden 32 000 interferometrischen „Untersuchungen" von *Wieser*-Wien ist folgendes zu sagen: eine interferometrische Volluntersuchung, die aus mindestens 4—5 Messungen und 2—3 Einzel-Opzim-Ansetzungen besteht, erfordert auch von dem Eingearbeiteten mindestens $1^1/_2$ Stunden Arbeitszeit. Ich bitte, sich ausrechnen zu wollen, wieviele Jahre *von Wiesner* gebraucht haben müßte, um 32 000 interferometrische Volluntersuchungen sensu strictori durchzuführen, garnicht zu reden von der Möglichkeit, die dazu nötige gleichgroße Anzahl von Patienten aufzubringen. Es dürfte sich wohl nur um 32 000 Einzel-Untersuchungen im Sinne von Einzelopzimansetzungen handeln, wenn dabei überhaupt nur rein interferometrische und nicht in der Mehrzahl refraktometrische Untersuchungen in Betracht kommen sollten.

Ich schließe mit der Feststellung, daß *Hirsch* keinen meiner sachlichen, experimentell gestützten Beweisgründe für die Unbrauchbarkeit der interferometrischen Methode in ihrer heutigen Form zu widerlegen vermocht hat.

Die Überpflanzung der männlichen Keimdrüsen.

Von *H. F. O. Haberland*, Köln.

(Autoreferat.)

In der Einleitung seines Vortrages gibt H. einen kurzen Überblick über die bisherigen Ergebnisse auf diesem Gebiete. Auf Grund seiner umfangreichen Untersuchungen kommt er zu dem Resultat, daß eine Überpflanzung der Hoden selbst bei autoplastischem Material für die Dauer nicht gelingt und nach spätestens 450—480 Tagen das Transplantat zugrunde geht. Es wird keineswegs abgestritten, daß während dieser Zeit der Organismus aus dem Tranplantat Hormone bezieht, wie die klassischen Versuche *Steinach's* einwandfrei beweisen. Aber bereits schon bei homoioplastischem Material beginnt das Zugrundegehen wesentlich früher. Völlig ausgeschlossen ist ein erfolgreiches Überpflanzen von Affenhoden auf den Menschen. (Heteroplastik). Es wird kurz auf die Bedeutung der Zwischenzellen eingegangen. Hierauf erfolgt eine flüchtige Gegenüberstellung der ernsthaften, hochwissenschaftlichen Untersuchungen *Steinach's* gegenüber den reklamehaften und durch nichts bewiesenen Scheinergebnissen *Voronoff's*. Hinweis auf die vielen Vorgänge, wodurch eine Verjüngung vorgetäuscht werden kann und Mahnung, daß nur strengstes kritisches und wissenschaftliches Arbeiten auf diesem Gebiete zur Förderung der Sexualwissenschaft beiträgt.

Diskussion.

Peter Schmidt: Ich habe von Herrn *Haberlands* Mitteilungen leider nur den letzten Teil gehört und werde auch nur auf ihn eingehen.

Dieser letzte Teil der Rede des Referenten war eigentlich nichts weiter als eine Blütenlese derjenigen Einwände. die von kompilatorischen Beobachtern der ganzen Frage vor 6 Jahren vorgebracht worden sind.

Was das Inhaltliche der Altersbekämpfung anlangt. sei es durch Transplantation, sei es durch Ligatur oder was immer, so werden wir morgen noch Gelegenheit haben, unsern Standpunkt klarzulegen, und zwar an Hand eines großen und langjährigen Beobachtungsmaterials.

Es ist sehr bedauerlich, daß immer wieder bei einem so wichtigen Objekt Redner oder Referenten auftreten, die die nationale und internationale Literatur der letzten Jahre offenbar gar nicht verfolgt haben, die gar nicht wissen, mit welchem Ernste und von wie verschiedenen Seiten aus dieses Thema theoretisch und praktisch angegangen worden ist.

In einem kann ich mich mit dem Redner absolut einverstanden erklären. Das ist die Verurteilung gegenüber den Erscheinungsformen, die das ganze Thema der Altersbekämpfung in der Presse und im Kurpfuschertum hervorgerufen hat. Der Schaden, der dem Problem durch Hormonlaboratorien und durch sogenannte „Kollegen", die sich mit ihren verjüngten Patienten zusammen photographieren lassen und mit ihnen Tanz und Musik treiben, erwächst, ist zum mindesten ebenso groß wie der, der der Wissenschaft durch allzu konservative Wissenschaftler entstanden ist.

Im übrigen muß man aber doch die Schädigung, die irgendein Ereignis irgendwo hervorgerufen hat, streng auseinanderhalten von dem Ereignis selbst; denn die Schönheit einer Rose z. B. wird doch dadurch keine Einbuße erleiden, daß sie sich in einem dreckigen Pfützenwasser spiegelt und nicht in einem klaren Quell.

P. Wiesner: Man kann ein Urteil, das negativ ausfällt, zweifach begründen, wobei man sich immer bewußt sein muß, daß es gegenüber positiven Ergebnissen im Rückstande bleibt. Man kann dieses negative Ergebnis gründen erstens auf theoretische Betrachtungen, zweitens auf eine große Erfahrung, die einer kleinen gegenübersteht, oder drittens auf ein Mißtrauen gegenüber dem Experimantator. Herr *Haberland* hat nicht mit voller Klarheit gesagt, aus welchen Gründen er zu diesem negativen Ergebnis gekommen ist.

Eine weitere vollständige Unklarheit seines Vortrages bestand in einem Gedankensprung, der nur durch seinen glänzenden Vortrag verhüllt war. Er hat zuerst über sein Transplantationsergebnis gesprochen und kam dann plötzlich auf die Versuche durch Restitution im Alter. Das war unzulässig und im Zusammenhang dieses Vortrages unbegründet. Er hätte es tun dürfen, wenn er sich lediglich auf die Mitteilung der Methoden beschränkt hätte. Das hat er aber nicht getan.

Die Abfuhr in Stockholm war in dreifacher Hinsicht gegeben. Es protestierte zunächst Herr *Carlson* gegen die Photographien, die Herr *Voronoff* vorgebracht hatte, und sagte, er glaube nicht an sie, sie seien ungenügend. Dann habe ich gegen *Voronoff* wissenschaftlich das eingewendet, worauf sich Herr *Haberland* beruft. Das halte ich aufrecht. Herr *Voronoff* hat sich in Stockholm darauf berufen, daß er nach meiner Methode die Transplantation vorgenommen hätte. Ich habe dagegen protestiert, daß er ein wissenschaftliches Ergebnis entstellte; denn Herr *Voronoff* hat Heterotransplantationen vorgenommen, und die sind nach allgemeiner Erfahrung bei Säugetieren unmöglich. Das ist aber scharf zu trennen von der Tatsache, daß die homoio- und autoplastische Transplantation beim Säugetier gelungen ist, und nun steht die Sache so, daß die einen sagen: es geht, und die andern sagen: bei uns geht es nicht.

Ich sagte vorhin schon, worauf sich nur ein sicheres negatives Urteil berufen kann. Man kann sagen: Entweder, die Herren verstehen nichts von der Sache, sie haben sich vollständig geirrt oder sie wollen sich geirrt haben — sagen wir es klar —, oder man kann sagen: es sind ganz andere Ergebnisse. Ich glaube nicht, daß Herr *Haberland* von *Steinach*, *Harms* und *Sand* behaupten will und behaupten wird, daß sie sich hätten irren wollen.

Herr *Haberland* hat auch nicht theoretisch die Unmöglichkeit der Transplantation bewiesen oder gezeigt, daß die Befunde nicht richtig sind. Sie sind nämlich richtig. Solche Transplantationen sind *Steinach* und anderen biologischen Forschern gelungen. Herrn *Haberland* sind sie eben nicht gelungen.

In aller Kürze möchte ich mir noch erlauben, auf eine Fehlerquelle hinzuweisen. Man kann Hoden nach noch besseren Methoden transplantieren, aber selbst bei der überhaupt günstigsten Methode der Hodentransplantation gibt es nach meiner immerhin nicht ganz kleinen Erfahrung Fehlschläge.

H. F. O. Haberland: Ich möchte mich wegen der vorgeschrittenen Zeit auf eine große Diskussion nicht einlassen. Ich habe Ihnen vorgetragen, daß wir autoplastische, heteroplastische und homoioplastische Transplantationen ausgeführt haben und daß die Transplantate nach spätestens 460 bezw. 480 Tagen zu Grunde gegangen sind. Es kam uns darauf an: Bleibt derartiges transplantiertes Gewebe, wenn wir vom chirurgischen Standpunkt aus alles Notwendige beobachten, erhalten oder nicht? — Wir haben die Sache nachgeprüft, haben sorgfältige wissenschaftliche Untersuchungen angestellt und sind zu unserm Ergebnis gekommen. Auf eine andere Diskussion kann ich mich nicht einlassen.

Das Problem der inneren Sekretion (einschließlich Plazenta) im Lichte der interferometrischen Serodiagnostik.

Von *Karl Hellmuth*, Würzburg.

Die Ausführungen von Herrn Prof. Dr. *Groedel* aus Nauheim legen die Schlußfolgerung nahe, daß die Interferometrie geeignet ist, uns bei der Frage nach Drüsenveränderungen im Alter einen tieferen Einblick in die Art dieser Drüsenveränderungen zu vermitteln, als dies die bisherigen Untersuchungsmethoden ermöglichten.

Die Schlußfolgerungen *Groedels* stützen sich ausschließlich auf Untersuchungsergebnisse, welche sich auf den interferometrischen Nachweis einer normalen bezw. abnormen Funktion der Drüsen mit innerer Sekretion beziehen; es sei daher gestattet, hier kurz über die Erfahrungen zu berichten, welche die Würzburger Universitäts-Frauenklinik seit über zwei Jahren bei der serologischen Nachprüfung der Funktion der endokrinen Drüsen an größerem klinischen Material mittels der interferometrischen Methode hat sammeln können.

Aus unserem, bisher vorliegenden Gesamt-Material, welches zur Zeit mehr als 700 klinische Fälle mit weit über 7000 interferometrischen Einzeluntersuchungen umfaßt, wollen wir heute nur die hierher gehörigen Fälle mit interferometrischen Endokrinuntersuchungen während und außerhalb der Gestationsperiode herausgreifen. Die bei ihnen gewonnenen Ergebnisse wollen wir einzig und allein vom rein klinischen Standpunkt aus betrachten, und zwar zunächst diejenigen, welche bei der Untersuchung der klinisch gesunden, sicher Nichtgraviden erhalten sind. Weiterhin wollen wir uns die Frage vorlegen: Bringt uns die Interferometrie bei pathologischen Fällen, also bei endocrin bedingten Krankheitszuständen in der Aufdeckung endocriner Störungen außerhalb der Gestationsperiode weiter? Und zum Dritten möge kurz über die Resultate berichtet werden, welche wir bei der interferometrischen Untersuchung des Endocrinabbaues während der Gestationsperiode unter normalen und pathologischen Verhältnissen, d. h. in erster Linie bei der Eclampsie und Hyperemesis gravidarum erhalten haben.

Folgende Organsubstrate, welche ausnahmslos von der Firma Pharmagans, Oberursel, bezogen sind, sind bei diesen interferometrischen Untersuchungen des Endocrinabbaues während und außerhalb der Gestationsperiode auf ihren Abbau hin geprüft worden: Ovar, Testikel, Schilddrüse, Hypophyse, Nebenniere, Pankreas und gelegentlich Epiphyse und Thymus.

Zunächst wollen wir die Frage stellen: Von welcher Grenze an soll bei den hier verarbeiteten Endocrin-Opzimen ein pathologisch gesteigerter oder verminderter Abbau angenommen werden? Folgende

Erfahrungstatsache legt die Beantwortung dieser Frage dringend nahe:

Wenn neue Opus-Nummern eines beliebigen Endokrin-Opzims von Pharmagans/Oberursel eintrafen, und in einem Versuch unter den gleichen Bedingungen gleichzeitig alte und neue Opus-Nummern desselben Opzims angesetzt wurden, so wichen die mit den neuen Opus-Nummern erhaltenen Abbauhöhen auch bei klinisch Gesunden häufig ganz beträchtlich von denen ab, welche mit den alten Opus-Nummern des gleichen Opzims gewonnen waren. Auf Grund dieser Erfahrungstatsache kamen wir zu der Überzeugung, daß es zunächst unbedingt nötig ist, den physiologisch-unspezifischen und physiologisch-spezifischen Abbau, d. h. die „erweiterte physiologische Fehlergrenze" jeder einzelnen Opus-Nummer bei sämtlichen, zu den Untersuchungen herangezogenen Endocrin-Opzimen vor ihrer praktisch-diagnostischen Anwendung auf pathologische Fälle in größeren Untersuchungsreihen an klinisch gesund erscheinenden Frauen und Männern, also an sogenannten „Normalfällen", möglichst genau festzustellen.

Infolgedessen ist der Weg für die Bestimmung dieser sogenannten physiologischen Fehlergrenzen in der Richtung vorgezeichnet, daß man aus einer entsprechend großen Anzahl derartig durchgeführter Untersuchungen an „Normalfällen" die physiologisch-spezifischen und physiologisch-unspezifischen Abbauhöhen der zu diesen Untersuchungen verwendeten Endocrin-Opzime in der Höhe ihrer arithmetischen Mittelwerte errechnet.

Irgend welche Wahrscheinlichkeitsschlüsse, seien sie auch nur bedingter Natur, haben wir bei den gleich zu bringenden pathologischen Zuständen nur dann gezogen, wenn die Resultate entweder beträchtlich außerhalb des Bereiches der oberen und unteren Grenzwerte fielen, d. h. der höchsten und niedrigsten Abbauwerte, welche bei diesen Untersuchungen an „Normalfällen" überhaupt beobachtet sind, oder wenn die Ergebnisse, falls sie innerhalb dieses Bereiches lagen, dann wenigstens bei der größeren Mehrzahl der zusammengehörigen Fälle der gleichen Krankheitsgruppe geschlossen entweder größer oder kleiner als der zugehörige arithmetische Mittelwert der physiologischen Fehlerbreite des angesetzten Endocrin-Opzims waren. Ein solches Vorgehen dürfte auch einer strengen Kritik gegenüber einwandfrei sein.

Bei den Ergebnissen, welche wir bei der Untersuchung des Endocrin-Abbaues bei klinisch gesunden, sicher nichtgraviden Frauen erhalten haben, wollen wir in diesem Zusammenhang auf eine Beobachtung hier noch kurz hinweisen:

Wie wir schon erwähnt haben, wurde grundsätzlich auch Testikel-Opzim bei diesen Endocrin-Untersuchungen der Frauenseren stets mitangesetzt. Bei mehr als 200 Fällen konnte nun festgestellt werden, daß das Serum bestimmt nichtgravider Frauen, vor allem auch das von Virgines, Testikelsubstrat und umgekehrt Männerserum Ovarialsubstrat abbaut. Die Organspezifität der Abwehrfermente im Sinne von *Abderhalden* als richtig vorausgesetzt, glaubten wir zu Beginn unseres interferometrischen Arbeitens in diesen Beobachtungen einen Hinweis dafür zu haben, daß im Ovar der Frau ebenso wie im Hoden des Mannes mehrere Hormone, speziell auch mehrere Sexualhormone im Sinne der Bisexualität vorhanden seien. Heute vertreten wir aber den Standpunkt, daß unsere früheren Mutmaßungen, wenn überhaupt, so nur mit stärkster Einschränkung erlaubt sind.

Diese Tatsache des jeweiligen Abbaues sowohl auf Ovar wie auf Testikel dürfte in praktisch-klinischer Hinsicht bei zwei Problemen unseres Faches eine gewisse Bedeutung haben, nämlich 1. bei der interferometrischen Vorhersage des Geschlechts des Kindes im Mutterleib (ob Junge oder Mädchen) und 2. beim Krankheitszustand des virilen Typs.

Bei dem ersten Problem, der intrauterinen Geschlechtsvorhersage, halten wir es auf Grund der Erfahrungen, welche im Laufe der Zeit an der Würzburger Frauenklinik gemacht sind, heute für unmöglich, mit der interferometrischen Methode das Geschlecht des Kindes vorher zu bestimmen. Denn trotz verbesserter Methodik hatten wir in unserer letzten diesbezüglichen Untersuchungsserie von 92 Fällen nur 60 (!) Prozent Treffer im Gegensatz zu einer früheren Untersuchungsreihe, in welcher bei 60 untersuchten Fällen wenigstens 51 richtige Diagnosen, also 85 Prozent Treffer, vorhanden waren. Die Erklärung für diese veränderte Stellungnahme liegt ganz abgesehen von den zuletzt erhaltenen schlechteren Resultaten in erster Linie in Erfahrungen und Gesichtspunkten methodischer Art, auf welche von *Streck* in seiner Arbeit: „Kann mit der interferometrischen Methode die intrauterine Geschlechtsvorhersage gestellt werden?" näher eingegangen wird.

Mit der Besprechung der interferometrischen Ergebnisse des Endocrin-Abbaues beim Krankheitszustand des virilen Typs kommen wir zum zweiten Hauptabschnitt unserer Ausführungen, bei dem wir über die Resultate berichten wollen, welche wir mit der Interferometrie bei Fällen mit endocrinen Drüsenstörungen außerhalb der Gestationsperiode erhalten haben.

Zunächst nur wenige Worte zu dem schon eben erwähnten Krankheitszustand des virilen Typs, welcher ja gerade vor diesem Forum einem gewissen Interesse begegnen dürfte. Vier Fälle konnten hier interferometrisch auf ihren Endocrin-Abbau untersucht werden. Während bei zweien von ihnen die gefundenen Abbauwerte innerhalb des physiologischen Fehlerbereiches der verwendeten Endocrin-Opzime lagen, haben wir bei den beiden anderen Fällen auffallend starke Erhöhungen des Testikel-Abbaues festgestellt; derselbe lag bei ihnen 22, bzw. 31 Trommel-Teilstriche über den arithmetischen Mittelwerten der angesetzten Testikel-Opzime.

Wenden wir uns dann dem Krankheitsbild der endocrin bedingten Fettsucht zu, so sind hier 5 Fälle auf ihren Endocrin-Abbau interferometrisch untersucht worden.

Gerade hier können wir an der Hand eines Beispiels die große praktische Bedeutung der in der Einleitung gemachten Ausführungen für die interferometrische Diagnosestellung klar und überzeugend darlegen. Wie wir schon zuvor betont haben, ergeben sich bei der Verwendung verschiedener Opus-Nummern des gleichen Organsubstrats, welche gleichzeitig in einem Versuch unter den gleichen Versuchsbedingungen angesetzt werden, häufig ganz verschieden hohe Abbauwerte. Dadurch erhalten wir für den gleichen Fall häufig ganz verschiedene, und zwar in unserem Beispiel vier interferometrische Diagnosen, wie die folgenden Ausführungen im einzelnen zeigen:

Es handelte sich in diesem Beispiel um einen Fall von Fettsucht, bei welchem eine endocrine Störung als Ursache vermutet wurde. Je zwei Ovar- und Schilddrüsen-Substrate sind bei der interferometrischen Untersuchung des Endocrin-Abbaues in dem gleichen Versuch angesetzt.

Je nach den Opus-Nummern, welche der interferometrisch Untersuchende zur Prüfung des Ovar- oder Schilddrüsen-Abbaues angesetzt hat, erhält er für den gleichen Fall stark voneinander abweichende Abbauergebnisse und in Anlehnung an die von *Hirsch* gegebenen Vorschriften für die klinische Auswertung dieser Abbauhöhen bei dem gleichen Fall vier (!) verschiedene interferometrische Diagnosen, nämlich bei der Auswertung von Ovar-Substrat a und Schilddrüsen-Substr. I: eine leichte Verschiebung im Sinne einer Schilddrüsenstörung,

Ovar-Substrate	Abbauwerte angegeben in abgelesenen T.-T.-D.-Z.[1])	Schilddrüsen-Substrate	Abbauwerte angegeben in abgelesenen T.-T.-D.-Z.[1])
1	2	3	4
a	9	I	13
b	19	II	18

von Ovar-Substrat a und Schilddrüsen-Substr. II: eine ausgesprochene Verschiebung im Sinne einer thyreogenen Störung.
von Ovar-Substrat b und Schilddrüsen-Substr. I: das umgekehrte Resultat, nämlich einen ovariellen Typ der endocrin bedingten Fettsucht — und endlich
von Ovar-Substrat b und Schilddrüsen-Substr. II: ein Ergebnis, welches differentialdiagnostisch überhaupt nicht verwertbar ist.

Mit diesem Beispiel glauben wir klar erwiesen zu haben, daß bei derartigen Verschiedenheiten der Abbauergebnisse eine klinisch verwertbare interferometrische Diagnose nicht möglich ist. Leider sind die an der Hand dieses Beispiels geschilderten ungünstigen Ergebnisse auch dann vorhanden, wenn für die einzelnen Opus-Nummern der Endocrin-Opzime die verschiedenen physiologischen Fehlergrenzen gewissenhaft mit berücksichtigt werden. Auch dann kann eine klinisch verwertbare interferometrische Diagnose wenigstens nach den Erfahrungen in der Würzburger Frauenklinik nicht gestellt werden. Diese Ausführungen gelten nicht nur speziell für das Krankheitsbild der endocrin bedingten Fettsucht, sondern haben allgemeine Gültigkeit für die weitaus größte Mehrzahl der Fälle, welche auf ihren Endocrin-Abbau außerhalb und während der Gestationsperiode unter normalen und pathologischen Verhältnissen von uns untersucht sind.

Speziell beim Krankheitsbild der endocrin bedingten Fettsucht haben wir bei keiner der obigen 5 Fälle eine gegenüber der Norm verwertbare Veränderung in ihren endocrinen Abbaubildern festgestellt, welche uns zu einem Schluß bezüglich der Ätiologie der Fettsucht im einzelnen Fall hätte berechtigen können.

Mit diesem Ergebnis müssen wir *Hirsch* und *Lahmann* widersprechen, insbesondere *Lahmann*, wenn er meint, daß man mit Hilfe der Interferometrie mit Sicherheit feststellen könne, welche endocrinen Störungen beim Krankheitsbild der konstitutionell bedingten Fettsucht im einzelnen Fall vorhanden seien. Bei der gegenwärtig noch lange nicht erwiesenen praktisch-klinischen Brauchbarkeit der interferometrischen Untersuchungsmethodik im allgemeinen, von ihrer sicheren Grundlage in theoretisch-wissenschaftlicher Hinsicht ganz zu schweigen, ist *Lahmann* nach unserer Ansicht im Irrtum, wenn er meint, daß wir uns mit der Interferometrie ein Bild von der endocrinen Konstitution des betreffenden Serumsspenders machen könnten. Bei dem heutigen Stande halten wir es wenigstens auf Grund der an der Würzburger Frauenklinik gemachten Erfahrungen für weit über das Ziel hinausgeschossen, wenn *Lahmann* nicht allein interferometrisch gefundene Veränderungen eines bestimmten Endocrin-Organs, z. B. der Hypophyse, mit bestimmten Krankheitszuständen, z. B. der Adipositas, in einen ursächlichen Zusammenhang bringt, sondern, wenn er noch bei einem derartigen Endocrinorgan wie der Hypophyse topographisch-funktionelle Differenzierungen in Hypophysenvorder- und hinterlappen vornimmt und glaubt, Schädigungen der Funktion eines dieser beiden Teile auf interferometrischem Wege diagnostizieren zu können.

Beim Krankheitsbild der Struma stehen uns 5 Fälle zur Verfügung, bei denen mittels der Interferometrie der Endocrinabbau ge-

[1]) Anmerkung: Die Abkürzung T.-T.-D.-Z. bedeutet die am Interferometer abgelesenen Trommel-Teilstrich-Differenz-Zahlenwerte über der Nullage, also den sogenannten „Abbau".

prüft werden konnte. Bei keinem der angesetzten Endocrinorgane einschl. der Schilddrüse ergab hier die interferometrische Untersuchung eine bestimmte und sich bei der Mehrzahl der Fälle wiederholende gesetzmäßige Veränderung im Endocrinabbau.

Nur bei einem Basedowfall wurde ein ausgesprochen hoher Abbau auf Schilddrüsensubstrat beobachtet, welcher mit 33 Trommel-Teilstrichen über der physiologischen Abbauhöhe des angesetzten Schilddrüsenopzims lag. Soweit es gestattet ist, aus den Ergebnissen eines Falles Schlüsse zu ziehen, legt dieser Fall den Wahrscheinlichkeitsschluß nahe, daß bei ausgesprochener Basedowerkrankung eine innersekretorische, interferometrisch nachweisbare Hyperfunktion der Thyreoidea mit erhöhtem Schilddrüsen-Abbau gelegentlich nachzuweisen ist.

Bei 14 Dysmenorrhoe-Fällen, 5 Fällen von endocrin bedingter Sterilität, 5 Fällen von Infantilismus, sowie 25 Fällen von Menstruationsanomalien einschl. der Metropathia haemorrhagica haben wir aus den interferometrischen Untersuchungen ihrer endocrinen Abbaubilder keine Anhaltspunkte gewinnen können, welche uns zu einem sicheren Rückschluß im Sinne einer allgemeinen Endocrinstörung oder der Dysfunktion eines bestimmten Endocrinorgans berechtigen. In allen diesen Fällen waren gesetzmäßige Schwankungen in den Abbauergebnissen nicht festzustellen. Die gefundenen Abbauwerte lagen bei der überwiegenden Mehrzahl der Fälle in der Höhe des physiologischen Abbaues, bzw. seiner Fehlerbreite.

Fassen wir die Ergebnisse unserer interferometrischen Untersuchungen über den Endocrinabbau bei 70 Fällen von endocrinen Störungen außerhalb der Gestationsperiode zusammen, so können wir sagen: Es hat den Anschein, als ob in manchen Fällen, welche schon vom klinischen Standpunkt aus ausgesprochene endocrine Störungen aufweisen, und bei denen die Diagnose schon durch die üblichen klinischen Untersuchungsmethoden gestellt werden kann, auch die Interferometrie gelegentlich größere Auschläge zeigt. Im übrigen aber bringt uns die interferometrische Serodiagnostik in ihrer gegenwärtigen Form bei der Klärung endocriner Krankheitsbilder außerhalb der Gestationsperiode nach unseren Erfahrungen nicht weiter.

Zum Dritten haben wir dann noch die Funktion der endocrinen Drüsen während der Schwangerschaft und unter der Geburt bei normalen und pathologischen Verhältnissen mit der interferometrischen Methode nachgeprüft. Sind doch an den Veränderungen, welche durch die Nidation des befruchteten Eies schon frühzeitig im mütterlichen Körper entstehen, auf Grund der neueren Forschungsergebnisse die Drüsen mit innerer Sekretion in regel- und gesetzmäßiger Weise mitbeteiligt. Wir erinnern in diesem Zusammenhang nur an die schon äußerlich in vielen Fällen nachweisbare Vergrößerung der Schilddrüse während der Schwangerschaft, an die typischen Veränderungen der Hypophyse und die Verbreiterung der Nebennierenrinde in dieser Zeit, sowie außerdem an die Veränderungen im Ovar, welche bei eingetretener Schwangerschaft zum Aufhören der Follikelreifung führen. Es schien daher naheliegend, Untersuchungen darüber anzustellen, ob die Interferometrie in ihrer gegenwärtigen Form imstande sei, uns auf diesem, in seinen feineren Einzelheiten auch heute noch so dunklen Gebiet der endocrinen Drüsenveränderungen während der Gestationsperiode neue Einblicke zu vermitteln.

Insgesamt ist während der Schwangerschaft und der Geburt unter normalen und pathologischen Verhältnissen bei 15 Fällen mit 28 Reihenuntersuchungen und 201 interferometrischen Einzelbestimmungen der Endocrin-Abbau bei den gleichen Endocrin-Opzimen untersucht worden, welche wir bereits in der Einleitung genannt haben, also bei Ovar, Testikel, Schilddrüse, Hypophyse, Pankreas, Nebenniere, sowie gelegentlich Epiphyse und Thymus. Abgesehen von diesen Endocrin-Opzimen ist hier auch die Plazenta mit in den Kreis der Untersuchungen einbezogen. Wenn auch bei der Plazenta eine direkte Abgabe ihrer Stoffwechselprodukte in das mütterliche Blut auf Grund der anatomischen Verhältnisse offensichtlich nicht in Frage kommt, so können wir in Anlehnung an die besonders von *Halban* und *Seitz* betonten Gesichtspunkte doch wohl mit einer gewissen Berechtigung von einer inneren Sekretion der Plazenta im weiteren Sinne sprechen. Fassen wir die Ergebnisse dieser 201 interferometrischen Einzeluntersuchungen über dem Endocrinabbau während der Gravidität und unter der Geburt bei normalen Verhältnissen, sowie bei 3 Fällen von Hyperemesis gravidarum und 5 Fällen von Eclampsie zusammen, so müssen wir sagen, daß auf Grund unserer Erfahrungen ebenso wie außerhalb, so auch während der Gestationsperiode durch die interferometrische Serodiagnostik bisher unklare, endocrin bedingte Zusammenhänge nicht geklärt und aufgedeckt werden.

Es könnte nun eingewendet werden, daß der Umfang unseres Untersuchungsmaterials (70 Fälle von Endocrinstörungen außerhalb der Gestationsperiode mit 320 interferometrischen Einzeluntersuchungen des Endocrinabbaues, sowie 15 während der Gestationsperiode untersuchte Fälle mit 201 entsprechenden interferometrischen Einzelbestimmungen) zu klein sei, um sich ein sicheres Urteil über das Vorhanden- oder Nichtvorhandensein der Spezifität der benutzten Endocrinopzime zu erlauben. Dies um so mehr, als ja gerade bei Zuständen, welche mit physiologisch oder pathologisch bedingten Veränderungen der Endocrindrüsen einhergehen, der objektive klinische Nachweis dieser Änderungen häufig so ungemein schwierig ist.

Diesem Einwand seien zum Schluß die Ergebnisse unserer Untersuchungen über die Höhe des Plazenta-Abbaues gegenübergestellt, welche wir bei 59 Fällen aus der zweiten Schwangerschaftshälfte (VI.—X. Schwangerschaftsmonat), also bei 59 Fällen von sicherer Schwangerschaft, sowie bei 192 bestimmt Nichtgraviden erhalten haben.

Bei diesen 59 Fällen aus der zweiten Schwangerschaftshälfte mit 138 interferometrischen Einzeluntersuchungen war in 53 Prozent auf Grund der interferometrischen Ergebnisse keine Schwangerschaft anzunehmen, da bei 73 interferometrischen Bestimmungen der Plazentaabbau kleiner als der zugehörige Normalabbau der angesetzten Plazenta-Opzime war. Umgekehrt war bei den 192 sicher Nichtgraviden mit 359 interferometrischen Einzeluntersuchungen 170 Mal der Plazentaabbau *höher* als der unspezifische Abbau der verwendeten Plazentaopzime. Wir hätten hier also in 47 Prozent nach der interferometrischen Untersuchung eine Schwangerschaft diagnostizieren müssen, welche auf Grund des klinischen Befundes bestimmt *nicht* vorhanden war.

Unser *zusammenfassendes Schlußurteil* lautet deshalb: *Die an eine spezifische Reaktion zu stellende Forderung ist bei der interferometrischen Methode in ihrer gegenwärtigen Form nach den an der Würzburger Frauenklinik seit über zwei Jahren an größerem klinischen Material gesammelten Erfahrungen nicht erfüllt, dieselbe bringt uns bei der Lösung innersekretorischer Probleme außerhalb und während der Gestationsperiode praktisch nicht weiter.*

Über Selbstbeschädigungen und Selbstverstümmelungen der Geschlechtsorgane.

Von Dr. *Kankeleit*, Nervenarzt,

Abteilungsarzt der Staatskrankenanstalt Hamburg-Langenhorn.

Mit 7 Abbildungen.

Abgesehen von den referierenden Arbeiten *Tintemann's, Blondel's* und *Lorthioris's* fehlt es in der Literatur an zusammenfassenden Abhandlungen mit größerer Kasuistik. Es liegen fast nur Veröffentlichungen von einzelnen Fällen vor und selbst diese sind oft unzulänglich für ein psychologisches Verstehen der Motive und der Gesamtpersönlichkeit. Außerdem sind derartige Fälle so selten, daß der Einzelne kaum Gelegenheit hat, ein größeres Material kennen zu lernen und die Beurteilung eines einzelnen Falles oft schwierig ist. Diesem Mangel suchte ich abzuhelfen, indem ich zur Ergänzung eigener Fälle aus den Irrenanstalten und Irrenabteilungen von Strafanstalten Deutschlands einschlägige Fälle durch Umfragen und bei sonst sich bietenden Gelegenheiten sammelte und so eine Kasuistik von 43 Fällen zusammenbrachte, unter welchen sich allerdings nicht nur direkte Selbstverstümmelungen, sondern auch indirekte — d. h. auf Wunsch von einer andren Person vorgenommene — befinden. Es wurden auch die in der Literatur enthaltene Kasuistik und ethnologische und historische Daten berücksichtigt.

Es zeigt sich, daß, wie auch sonst eine Beziehung zwischen dem Seelenleben von Geisteskranken und Primitiven nachzuweisen ist, dies auch für die Selbstverstümmelungen besonders von Schizophrenen gilt, indem magische Vorstellungen mitunter dabei eine Rolle spielen können, ähnlich wie bei den Selbstverletzungen und Verletzungen der Genitalien, welche einen Teil der von Zaubervorstellungen umwobenen Pubertätsweihen der Primitiven bilden (Beschneidungen, einseitige Kastration, Infibulation, Aufschlitzen der Harnröhre etc.). Diese Pubertätsweihen haben den Sinn, den Jüngling mit der nötigen Zauberkraft zu versehen, um den sozialen und sexualen Anforderungen gewachsen zu sein. Die Primitiven glauben, daß die Umwandlung von der Kindheit zur Mannbarkeit nur durch einen Erneuerungszauber vonstatten geht. Daß bei Schizophrenen ähnliche Vorstellungen eine Rolle spielen können, zeigt in geradezu frappierender Weise ein Kranker *Schilders*, welcher erst durch einen Eingriff an den Geschlechtsteilen glaubt richtig Mann zu werden. „Bis jetzt sei er nichts gewesen. Er sei noch nicht beschnitten, am Hoden solle ein Kreuzschnitt gemacht werden." Wie *Preuß* mitteilt, werden bei den Primitiven den Genitalien überhaupt

Zauberwirkungen zugesprochen. So erhält beim Kannibalenschmause der Salomo-Insulaner der Häuptling den Penis als Anteil, weil dieses Organ die größte Zauberkraft verleihen soll. Selbstverstümmelungen im ekstatischen Zustande sind von den Priestern der Kybele und der Syrischen Göttin verübt worden. Diese Scheußlichkeiten haben auch in Griechenland und Rom Eingang gefunden. Aus religiösem Fanatismus haben die Kojahs, eine indische Sekte, mehrere Kirchenväter (Origines und andere), die Sekte der Valesier, die russische Sekte der Skopzen Verstümmelungen und Selbstverstümmelungen ausgeführt. Zum Zwecke der Ausrottung des Menschengeschlechts verstümmelten oder zerstörten die Skopzen die Fortpflanzungsorgane, wobei sie verschiedene Prozeduren anwandten. Beim Manne unterscheidet man zwei Grade von Verstümmelung. Der erste Grad oder „das kleine Siegel" besteht in der Wegnahme der Testikel und des Skrotums. Der Verstümmelte hat die „Schlüssel der Hölle" verloren, aber er hat noch den „Schlüssel zur Unterwelt" behalten. Bei dem zweiten Grade, „dem großen Siegel", nimmt man die gesamten Geschlechtsorgane fort (Testikel, Skrotum und Penis); der Mann hat nichts mehr außer einem Rest des männlichen Gliedes, der mit einer kleinen Öffnung versehen ist, die ihm als Urethra dient und ihm gestattet, zu urinieren, aber in der hockenden Stellung der Frauen. Die Sekte der Skopzen, die aus Rußland stammt, ist zu allen Zeiten Gegenstand schwerer Verfolgungen gewesen. So haben viele ihrer Anhänger in Länder zu fliehen versucht, wo man noch nichts von ihren Sitten und Gebräuchen wußte. Die meisten von ihnen siedelten sich in Rumänien an, wo sie wiederum die Städte Jassy, nahe der russischen Grenze, Galata und mitunter auch die Hauptstadt Bukarest bevorzugten. In Jassy sind fast alle Droschkenkutscher und Spezereiwarenhändler Skopzen.

Das Material von 43 Fällen habe ich nach der Art der Motive in sechs Gruppen geordnet. Die erste Gruppe von 21 Fällen, abgesehen von den aus der Literatur zitierten, umfaßt sexuell Perverse und Sittlichkeitsverbrecher.

Besonders interessant ist der Fall eines effeminierten, homosexuellen Transvestiten Hugo Ma., der sich in der Haft Hosenknöpfe an den Hodensack genäht hat, um den ihn sehr störenden Hodensack hochzubinden (Abbildung 1 und 2). Er hat auch den Hodensack aufgeschnitten, hat aber die Kastration nicht ausgeführt aus Furcht, geschlechtslos zu werden. Er trat wiederholt an den Referenten heran mit der Bitte, ihn durch Operation völlig in ein Weib zu verwandeln. Er ist erstmalig zur Begutachtung nach Langenhorn eingewiesen worden und von Professor *Schäfer* und Geheimrat *Moll*, der diesen Fall auch in seinem Lehrbuch der Sexualwissenschaft anführt, begutachtet worden. Später ist er aus der Strafanstalt wegen Haftstörungen nach Langenhorn verlegt worden und befand sich dann $^3/_4$ Jahr in meiner Behandlung. Ich führe aus der Krankengeschichte einige Stellen an: „Ma.'s ganzes Gebahren ist so weibisch wie möglich. Er spricht mit weicher, sanfter und flötender Stimme, lächelt süßlich, zwinkert wie in Verwirrung mit den Augen, gestaltet seine Bewegungen weich und schwebend, schminkt und pudert sich, verfertigt sich eine Perücke aus dem Inhalt einer Matratze, Hüte und Hauben aus Seidenpapier usw.' — In einer Unterredung sagt er: „Durch eine Kokotte, die, wenn irgend angängig, sich nur zwischen den Oberschenkeln gebrauchen ließ, kam ich auf dieselbe Idee, und es ging. Von dieser Zeit ab habe ich als sogenannte „Hure" viel Geld verdient, habe zuletzt eine Zehnzimmerwohnung bewohnt und von den vielen Männern, von denen ich begehrt wurde, haben nur 8 Stück gemerkt, daß ich ein Mann bin. Dreimal war ich verlobt, glückliche Tage reinsten Glückes. — — Mein ganzes Sinnen dreht sich nur um die eine Frage, ob die Wissenschaft schon so einen operativen Eingriff machen kann, das Mäuschen (Penis) und die Hoden wegzunehmen und mir eine „Muschi" hinzumachen, dann könnte ich doch als richtiges Weib gehen. Nach meiner Entlassung will ich meinen Körper schön pflegen, um noch die Geliebte eines Fürsten zu werden; was die Maintenon,

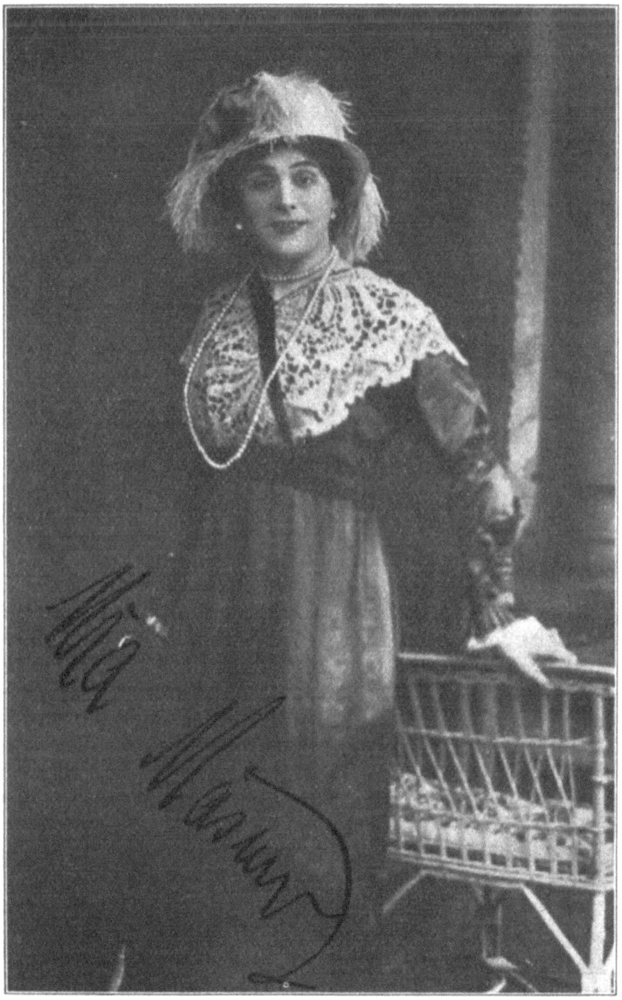

Abb. 1.
Effeminierter Homosexueller Transvestit Hugo Ma.

die Gräfin Cosek, die Berberina, die Pompadour konnten, das werde ich auch wohl noch können. Ich soll bloß nicht älter werden und häßlich, aber die Sarah Bernhardt heiratete auch noch mit 76 Jahren einen 24 jährigen Herrn." Auf Vorhalt des Arztes, jedermann werde doch sofort sehen, daß Pat. kein Weib sei, erklärt Ma.: „Meine Hoden und mein Mäuschen werden derartig unter's Korsett geschnürt, daß es garnicht auffällt." — —

Von Interesse dürfte die Frage sein, ob Ma. die Selbstbeschädigungen auch in der Freiheit ausgeführt haben würde. Das Motiv ist insofern ein normales, als seine männlichen Geschlechtsorgane im Widerspruch zu seinem Geschlechtsempfinden stehen und ihm bei seiner Geschlechtsbetätigung stets lästig waren, sodaß er sie durch Hochbinden zu verbergen suchte. Trotz dieses normalpsychologischen Motives

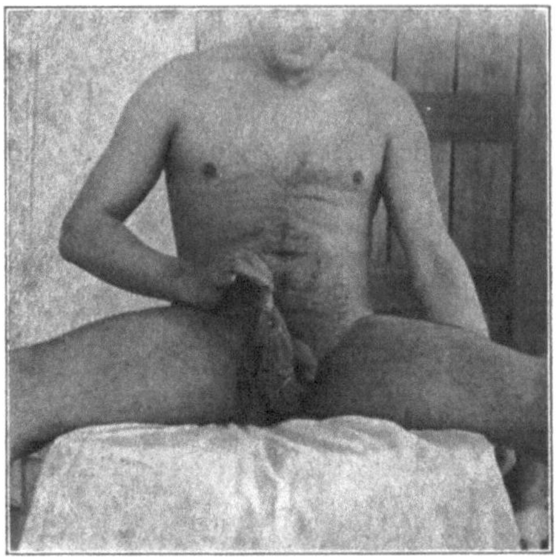

Abb. 2.
Hugo Ma. Hodensack mit angenähten Hosenknöpfen.

ist aber die Selbstbeschädigung dennoch als eine Haftreaktion zu betrachten. Einmal würde Ma. im ausgeglichenen seelischen Zustand schon durch seine ausgesprochene Schmerzempfindlichkeit von jeder Selbstbeschädigung abgehalten worden sein. Es ist anzunehmen, daß auch bei ihm, wie so häufig, die seelische Spannung, welche die Haft erzeugt, eine Herabsetzung der Schmerzempfindung bewirkt hat. Außerdem verstärkt die Abgeschlossenheit, der Mangel an Ablenkung durch äußere Eindrücke und mannigfaltiges Erleben die Wirkung affektbetonter Vorstellungen und läßt das, was in der Freiheit im Bereiche des Wünschens und der Phantasie bleiben würde, leichter zur Tat werden.

Von außerordentlich ähnlicher geschlechtlicher Veranlagung wie Ma. war der römische Kaiser Heliogabal, auch Sardanapal genannt. Seine geschlechtliche Entartung trat nur noch stärker hervor, da er infolge seiner Machtstellung seine perversen sinnlichen Gelüste ungehemmter ausleben konnte. Auch er wollte ganz Weib sein und versprach hohe Belohnung den Ärzten, die ihm weibliche Geschlechtsorgane herstellen könnten. Auch er wollte sich entmannen, da die männlichen Genitalien ihn störten. Wie Ma. schminkte er sich, trug falsche Haare, prostituierte sich als Dirne, sprach mit schmachtender Stimme, tanzte, war phantastisch und von unersättlicher Geilheit. Cassius Dio schildert ihn in seiner „Römischen Geschichte“ im 79. Buch.

Ein Parallelfall ist auch ein von *Tange* und *Trotsenburg* beschriebener Fall, ein effeminierter Transvestit, der sich selbst beide Hoden entfernte und sich dann selbst den Hodensack vernähte. Er suchte die Selbstkastration zu verheimlichen und gab als Ursache für das Fehlen der Hoden einen Unfall an. Es fanden sich bei der psychiatrischen Untersuchung „nur einige hysterische Erscheinungen“. Er war vorher mehrere Male wegen Hautemphysems, das er durch Einblasen von Luft in eine Wunde erzeugt hatte und wodurch er einen

Busen markieren wollte, in ärztlicher Behandlung gewesen. Er hatte auch Pil. orientales zur Busenerzeugung genommen. Die Angabe, daß die Verstümmelung auf einen Unfall oder auf Angriffe und Überfälle zurückgeführt wird, findet sich nicht so selten. *H. Groß* weist darauf hin, daß Anzeigen gegen Dritte stets mit größter Vorsicht aufgenommen werden müßten, damit nicht, was auch vorgekommen ist, Unschuldige bestraft werden. Der Wunsch, den quälenden Widerspruch zwischen Geschlechtsempfinden und Beschaffenheit der Geschlechtsorgane zu beseitigen, wird besonders von homosexuellen Transvestiten wiederholt geäußert und ist auch durch Kastration, Implantation von Keimdrüsen, Amputation der Brüste etc. oft mit Erfolg erfüllt worden. Ich beschränke mich auf die Mitteilung von 3 Fällen, welche ich Magnus Hirschfeld verdanke:

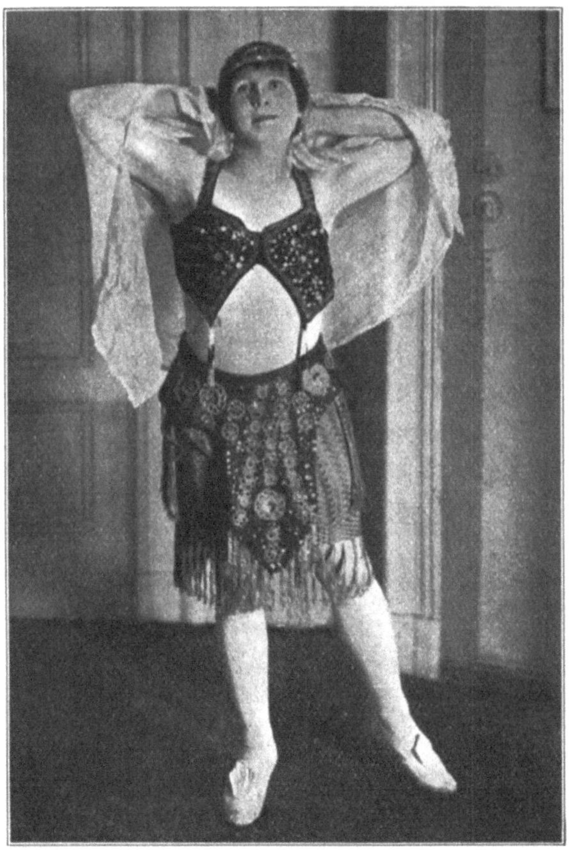

Abb. 3.
„Dorchen" nach der Kastration.

R u d o l f R i. (genannt Dorchen), ca. 30 Jahre zur Zeit der Kastration. Vorgeschichte: Ri. hatte von Kind auf starke feminine Züge, vor allem transvestitische Neigungen, mußte erst durch väterliche Gewalt gezwungen werden, das Kleidchen mit Hosen zu vertauschen. Vor allem störten ihn stets seine maskulinen Geschlechtsteile. Als er von der abergläubischen Vorstellung hörte, man müsse, um Warzen zu entfernen, diese in der Johannisnacht bei Mondschein „abbinden", wandte er diese Methode auch in Bezug auf seinen Genitalapparat an. Im übrigen entwickelte er sich entgegen seiner Erziehung (er war Kind einfachster Eltern im Erzgebirge) immer femininer, sein Geschlechtstrieb stellte sich später auch als weiblich, also auf den Mann gerichtet, heraus, und sein höchster Wunsch war stets, einem Manne Weib zu sein. Er entwickelte große weibliche Handfertigkeiten in häuslichen Arbeiten und speziell auch in Handarbeiten, beispielsweise im dort landesüblichen Klöppeln. Seine Sexualeinstellung ist bis zur Hörigkeit weiblich passiv. Er wandte sich an Dr. *Magnus Hirschfeld* zwecks Entfernung der Testikel, da er sonst selbst Hand an sich legen würde. Nach erfolgter Operation ruhiges, gleichmäßigeres Wesen, Herabminderung der Triebstärke ohne Einfluß auf die Richtung. Zufriedenheit, daß männliche Geschlechtsmerkmale zurückgegangen sind (Abbildung 3).

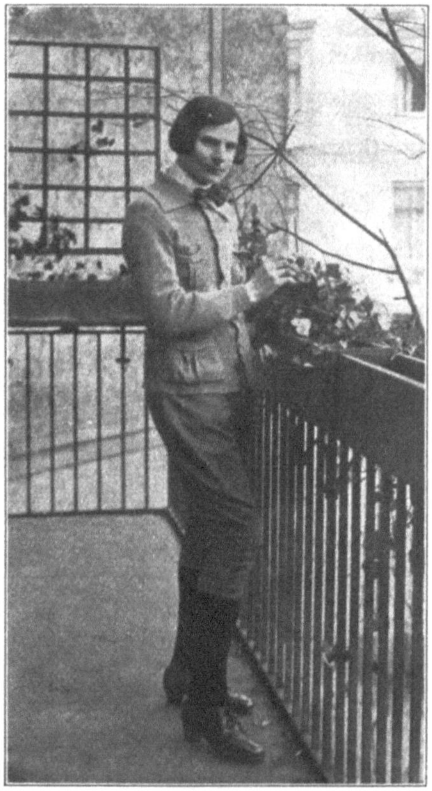

Abb. 4.
„Ossy" nach der Kastration.

Oskar Scho. (genannt Ossy), ca. 30 Jahre zur Zeit der Operation. Sehr feminines, infantiles Wesen, fühlt sich als 12—13 jähriges Mädchen, homosexuell, transvestitisch. Charakter sehr egozentrisch bei leichtem Schwachsinn. War bis zur Operation hypererotisch. Suchte zwangsweise täglichen Geschlechtsverkehr; das ganze Denken drehte sich nur darum. Extrem masochistische Einstellung zu verkommenen Mannespersonen, denen er sich unterwarf. Aus gutem Hause stammend, bestand stets Neigung zu dienenden, unterwürfigen Beschäftigungen. Empfand Geschlechtstrieb und Geschlechtsteile als eines „reinen jungen Mädchens" nicht würdig, litt bis zu Selbstverstümmelungsideen darunter, hoffte auch, durch Operation weiblicher zu werden. Nach erfolgter Hodenextirpation Abnehmen des Triebes bis zu fast völligem Verschwinden, liebt aber seinen Freund sehr. Fühlt sich mit dem Resultat zufrieden. Zunehmende Trägheit und Empfindlichkeit. Sekundäre Geschlechtsmerkmale wenig verändert. Bartwuchs etwas zurückgegangen und Neigung zu Fettansatz. Leichte hysterische Züge (Angstzustände, Schreianfälle) treten zuweilen hervor (Abbildung 4).

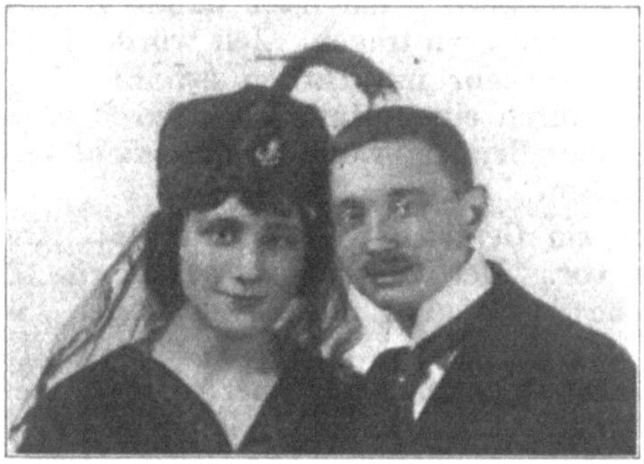

Abb. 5.
„Trudchen" mit „ihrem" Freund.

Paul Ha. (genannt Trudchen): Homosexuell, transvestitisch, fühlt sich ganz als Mädchen, hat Erlaubnis, als solches zu gehen und den Namen Gertrud zu führen. Starker Feminismus im Wesen und Empfinden, war unglücklich über männliche Geschlechtsmerkmale, verkehrte als Prostituierte und verstand es, normale männliche Partner über ihr eigenes männliches Geschlecht zu täuschen; ließ sich versuchsweise einseitig kastrieren (Abbildung 5).

Den Wunsch, kastriert zu werden, weil er kein Mann, sondern eine Frau sein möchte, äußerte wiederholt ein völlig zerfahrener Schizophrener der Staatskrankenanstalt Langenhorn.

Heinrich Ma. geboren 1873. Er wurde 1912 in die Irrenanstalt eingeliefert, weil er mit einem Schustermesser Kinder bedroht hatte. In einer Unterredung bald nach der Aufnahme spricht er von „Tetten" und von Kindern. „Meine Tetten kannst Du ausziehen, aber nicht meinen Charakter. — — Mußt mir erst ein kleines Kind machen, im Spiele ein kleines Kind machen. — — Da ich keine Brust habe, da ich keinen Bauch habe — —, das liegt in meinem Kind, daß ich gut bin. — — Wenn Sie mir schöne Tetten geben können, dann lass ich das Kauen nach, aber erst müssen Sie mir schöne Tetten machen können. — — und die feinen Tetten, aber Milch müssen sie besitzen, das ist die Hauptsache, daß da ordentlich Milch drin ist, daß die Kinder was zu suchen haben, daß sie kräftig werden, daß sie groß werden. — Ich hab ein Kind. — — Deshalb sollen Sie mir auch so ein Weib machen."

Auch in späteren Jahren trat er gelegentlich an den Arzt mit dem Wunsche, kastriert zu werden, heran.

Bei der Zerfahrenheit dieses Kranken ist es schwierig, seine sexuellen Empfindungen genauer kennen zu lernen. Daß er mit andern männlichen Patienten irgendwelche homosexuellen Beziehungen hat, ist nicht beobachtet worden. Doch fällt er durch seine Neigung, den Arzt zu umarmen, auf. Er ist ein hagerer, hochaufgeschossener Mann mit normalem äußerem Genitale und normal entwickelten sekundären Geschlechtsmerkmalen. Seine Züge sind etwas weibisch.

Bei einer Unterredung, die ich kürzlich mit ihm hatte, äußerte er wieder den Wunsch, kastriert zu werden und schöne Brüste zu haben. Er wolle auch weibliche Geschlechtsteile haben. „Das gehört ja dazu". Er möchte, daß ihm mit einem „Gummikitzler" im Leib herumgerührt werde, nachdem seine männlichen Geschlechtsorgane beseitigt seien.

Stark affektbetont ist seine feindliche Einstellung zu seinem männlichen Genitale, wobei wohl auch Selbstvorwürfe wegen häufigen Onanierens eine Rolle spielen. Sagt, indem er auf seine Genitalien zeigt: „Das ist für mich Schmutz. Ich habe damit gespielt." Weibliche Kleidung würde er auch gern tragen. „Ich würde dann mehr auf mich halten." Er habe Verkehr mit Dirnen gehabt. Doch wäre es ihm gleichgültig, ob er durch einen Mann oder durch eine Frau befriedigt werde. Ein „warmer Bruder" wolle er aber nicht sein. „Ich möchte mich selbst liebhaben."

Es liegt also ein Gemisch von Bisexualität, Antoerotismus und Transvestitismus vor. Der verworrene psychische Zustand ist aber für eine deutliche Ausprägung seiner abartigen Sexualität behindernd.

Ebenso haben Sittlichkeitsverbrecher, die infolge ihrer abartigen Triebrichtung immer wieder mit dem Gesetz in Konflikt kamen, die Kastration gewünscht. Mehrmals haben auch Sittlichkeitsverbrecher zum Beweis ihrer Unschuld Selbstverstümmelungen verübt. So hat ein verkommener Säufer, der sich an Schulmädchen und an seinen eignen Töchtern vergangen hatte, sich den Penis abschneiden wollen, um ihn dem Gericht zuzusenden.

Ein recht interessanter Fall ist auch ein 50jähriger Sittlichkeitsverbrecher, den ich mehrmals begutachtet habe.

Meinhard Ha., den ich in meiner Arbeit über „Unfruchtbarmachung aus sozialen und rassenhygienischen Gründen"[1]) bereits angeführt habe. Er ist erblich belastet; die Mutter war Trinkerin und in einer Irrenanstalt interniert. Er selbst ist Säufer und ausgesprochen geistig und moralisch minderwertig. Er hat zahlreiche sexuelle Delikte an Kindern begangen. Bei seinem ersten Delikt im Jahre 1907 hatte er an einem vierjährigen Mädchen Notzucht verübt. Seine letzten Delikte bestanden im wesentlichen im Exhibitionieren, unsittlichen Anträgen und im Betasten von Schulmädchen. Er ist im Laufe der Jahre vorsichtiger und schlauer geworden. Wegen seiner Sittlichkeitsdelikte ist er wiederholt bestraft worden. Von 1910—1914 war er in der Irrenanstalt interniert. Wenn er in der Freiheit war, arbeitete er ziemlich regelmäßig und war imstande, sich selbst zu unterhalten. Er ist ein konstitutioneller Sittlichkeitsverbrecher, bei dem durch eine Bestrafung keinerlei Besserung zu erreichen ist. Außerdem hatte das Gutachten, in dem eine geistige Minderwertigkeit angeführt war, wie gewöhnlich die Wirkung der Strafmilderung, sodaß der Wüstling umso früher wieder zur Belästigung und zum Verderb von Kindern losgelassen wurde. Ich hatte in meinem Gutachten betont, daß der Angeklagte ein typischer Fall für die leider noch nicht vorhandenen Zwischenanstalten sei, in welcher derartige Verbrecher für die Dauer der Gemeingefährlichkeit interniert werden müßten. Doch dürfte eine länger dauernde Internierung größeren Schwierigkeiten begegnen als die Kastration, die, wie die Erfahrungen gezeigt haben, Sittlichkeitsverbrecher von ihrer unheilbaren Triebrichtung befreien kann.

Nachdem er im Frühjahr 1925 eine zweijährige Gefängnisstrafe verbüßt hatte, beging er sogleich wieder unzüchtige Handlungen an Kindern und wurde drei Monate nach seiner Entlassung aus der Strafanstalt wieder verhaftet. Aus dem Untersuchungsgefängnis schrieb er mir folgenden Brief: „Sehr geehrter Herr Dr. Ich erlaube mir an Ihnen ein paar Zeilen zu richten. Ich sehe ja ganz und gar ein, wie verwerflich mein Tun und Treiben ist. Ich habe mich nunmehr felsenfest entschlossen, dieses zu unterlassen, wenn die betr. Teile entfernt würden. Die Strafe, die über mich verhängt ist, wird mich auch in keiner Weise bessern, ich würde es doch immer wieder tun, das sieht der Herr Dr. doch auch an meinen Vorstrafen, daß die mich auch nicht gebessert haben, es hat mich etwas bewegt, was ich hier aber nicht niederschreiben vermag. Und daher richte ich meine Bitte an die Güte des Herrn Dr., mir doch in dieser Sachlage beistehen zu wollen und bei der Behörde vorstellig zu werden, daß der operative Eingriff vorgenommen werden kann. Denn ich glaube doch, daß die Behörde dagegen nichts einzuwenden hat, da es doch mein eigener

[1]) Zeitschrift für die gesamte Neurologie und Psychiatrie, Bd. 98. 1925.

freier Wille ist, daß die Hoden entfernt werden, sollte man aber nicht darauf eingehen, so werde ich es selbst tun, wenn ich auch dabei zu Grunde gehe, denn ich bin dazu nicht zu feige zu."

Auf die Anfrage beim Generalstaatsanwalt, ob gegen die gewünschte Kastration, welche die Befreiung von einem krankhaften Geschlechtstrieb bezwecke, also zu Heilzwecken geschehen solle, Bedenken beständen, erfolgte die Antwort, „daß nach der Rechtsprechung des Reichsgerichts, die in erster Linie für die Praxis maßgebend sein muß, bei ärztlichen Eingriffen „zu Heilzwecken" die Einwilligung des Kranken jeder Körperverletzung das Moment der Rechtswidrigkeit nimmt. (E. R. G. 25, 375)."

Das Gericht hatte sich bereit erklärt, Ha. zu begnadigen, wenn er sich kastrieren lasse. Es kam aber nicht zur Kastration, weil Ha. die Operation nicht vom Gefängnischirurgen, sondern in einem Krankenhaus ausführen lassen wollte. Es sei ihm auch unangenehm, sich nach der Operation unter den Gefangenen aufhalten zu müssen, welche darüber reden würden.

Wie ein Fall von sogenanntem Kastrationskomplex zeigt, kommen Selbstbeschädigungen auch als Folge von Algolagnie vor. (Abbildung 6).

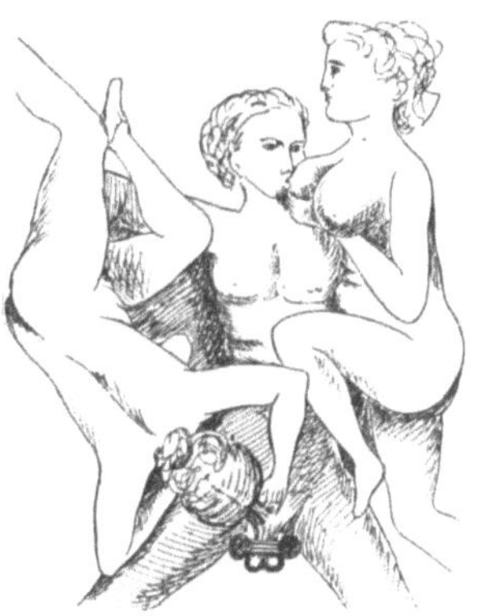

Abb. 6.
Fall von sog. Kastrationskomplex. Eine der Zeichnungen dieses Perversen, die er einer Prostituierten gegeben hatte.

Bei einer **zweiten Gruppe** werden die Selbstbeschädigungen unter dem Einfluß starker Affekte verübt. Ein Fall von ausgeprägtem moralischem Schwachsinn und geradezu bestialischer geschlechtlicher Triebhaftigkeit, der als gemeingefährlicher Geisteskranker in der Staatskrankenanstalt Langenhorn ist, hat sich im Affekt, wenn er sich aus geringfügigem Anlaß ärgerte, mehr als 20 mal Nägel durch den Hodensack geschlagen. Ein Zuchthäusler, der an Haftpsychose erkrankte und deshalb nach Langenhorn verlegt wurde, nähte sich aus Ärger, weil er den Inspektor nicht sprechen konnte, Knöpfe an die Bauchhaut und schnitt ein Loch in die Vorhaut, um den Penis hochzuknöpfen.

Bei einer **dritten Gruppe** ist der Wunsch, ins Krankenhaus verlegt zu werden, das Motiv der Selbstbeschädigung. Ein Strafgefangener, der an Haftpsychose litt, steckte sich einen Draht in die Harnröhre, der operativ entfernt werden mußte, und führte auch anderweitige Selbstbeschädigungen aus. Ein Imbeciller steckte sich mehr als 20 mal Fremdkörper in die Harnröhre und starb schließlich an einer Peritonitis, als er mehrere Löffelstiele verschluckt hatte.

Als vierte Gruppe lassen sich Fälle anführen, welche sich die Geschlechtsteile abbanden oder sonstwie verletzten, um zu verhindern, daß der Same abgehe. Man könnte hier an die magischen Vorstellungen der Primitiven denken.

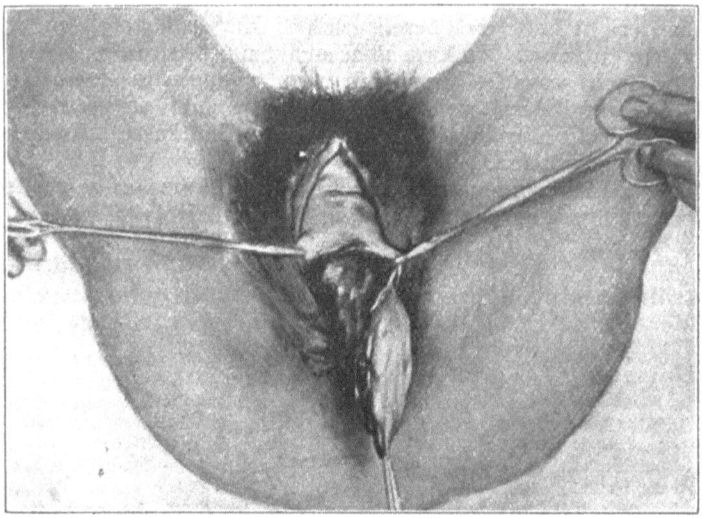

Abb. 7.
Scheidenprolaps, welche die Geisteskranke mit einer Glasscherbe abzuschneiden versuchte.

Die fünfte und sechste Gruppe meiner Kasuistik schließlich besteht nur aus Geisteskranken, und zwar vorwiegend Schizophrenen, welche unter dem Einfluß von befehlenden Sinnestäuschungen resp. von Wahnideen, besonders erotischen und religiösen Inhalts, Selbstverletzungen ausgeführt haben. So hat eine Schizophrene sich den Scheidenprolaps abschneiden wollen mit der Begründung, sie habe 300 Puppen im Leib. (Abbildung 7).

Die Schmerzempfindung war bei einigen der Fälle überhaupt herabgesetzt, bei anderen war sie nur zur Zeit der Selbstbeschädigung, infolge des Affekts, aufgehoben. Bekanntlich besteht ja besonders bei Katatonikern häufig eine psychische Analgesie, welche sie schwerste Selbstverletzungen mit lächelnder Miene ausführen läßt.

Die Forderung *Hellstern's* und *Fischer's*, Strafgefangene, welche durch Selbstbeschädigungen einen Vorteil zu erreichen suchen, zu bestrafen, ist mit *Leppmann* abzulehnen, da, wie auch diese Kasuistik zeigt, es sich fast ausnahmslos um Psychopathen und Geisteskranke handelt und außerdem das Mißverhältnis zwischen Risiko und Vorteil auf das Fehlen einer vernünftigen Überlegung hinweist. Man kann die Selbstverstümmelungen in vielen Fällen als den Ausdruck einer instinktiven Selbstauslese auffassen.

In allen den Fällen besonders, in denen der Geschlechtstrieb im wahrsten Sinne des Wortes „entartet" ist, d. h. die ihm obliegenden Funktionen, der Erhaltung der Art zu dienen, nicht zu erfüllen vermag, kann man das instinktive Verlangen nach Beseitigung oder Beschädigung der Geschlechtsorgane als einen Fingerzeig der Natur ansehen, das Entartete auszurotten. Hat doch auch die Vererbungsforschung nachgewiesen, daß bei Sittlichkeitsverbrechern eine überdurchschnittliche erbliche Belastung mit Sittlichkeitsverbrechen und geistigen Defekten vorliegt. Außerdem ist bei sexuell Abartigen, von denen viele durch ihre Veranlagung mit dem Gesetz in Konflikt kommen, oft die Kastration eine ultima ratio. Wie sich an vielen Beispielen zeigen läßt, wird die Gesellschaft vor gefährlichen Sittlichkeitsverbrechern durch befristete Freiheitsstrafen durchaus nicht geschützt, und die Kastration, welche oft dringend gewünscht, wenn nicht gar selbst ausgeführt wird, ist eine therapeutische Maßnahme, auf welche die Natur, welche alles Entartete auszurotten bestrebt ist, uns hinweist. Si naturam ducem sequemur, nunquam aberabimus.

Die Möglichkeit der Konstitutionsumwandlung durch kombinierte Organ- und Strahlentherapie.

Von *A. Landecker*, Berlin.

Zellularpathologie und Molekularpathologie, anatomisch mechanistisches Denken und dynamisch funktionelle Betrachtungsweise, — das sind die Stichworte, welche schlaglichtartig die Gegensätze in dem Szenarium unserer modernen medizinischen Gedankenwelt enthüllen. Die Einstellung auf den Wert der morphologischen Veränderungen des Zelleibs und die grobsinnliche Orientierung im Hinblick auf das Resultat leicht ersichtlicher Ergebnisse der Inspektion, Perkussion, Palpation und operativen Autopsie hatten leider zu einer Vergröberung der Anschauung vom Wesen der Krankheit geführt, welche bei scheinbar gleichartigen Befunden die exakte Abgrenzung und Deutung des individuellen Krankheitsbildes vernachlässigte. Die Lösung der Gleichung, die sich aus der Erkenntnis der Eigenart zweier Unbekannter ergab, mußte solange fehler- und lückenhaft sein, solange man neben der charakteristischen Begrenzung der morphologischen Wesensart der Unbekannten X und ihrer pathologischen Veränderungen den Faktor Y vernachlässigte der als Schlüssel zur Pathologie der Persönlichkeit die Konstanten des biochemischen Regulationssystems (Konstitution und Disposition, endocrines und vegetatives System) enthüllte. Die konstitutionelle Veranlagung darf jedoch bei der Betrachtung des Krankheitsproblems m. E. nicht begrenzt werden durch das ausschließliche Moment der Erbanlage. sie muß vielmehr ausgedehnt werden auf den Begriff der im Lebensbelastungsprozeß verdorbenen Abwehr- und Widerstandsfähigkeit der Personen im Allgemeinen, sowie auf das während der Einwirkung des spezifischen Krankheitsvirus sich geltend machende Moment der erhöhten Ansprechbarkeit gegenüber dem Krankheitsgift, unter dem Einfluß des in diesem Augenblick besonders stark sich auswirkenden Milieus.

Diese von mir bereits auf dem Wiener Gynäkologen-Kongreß gegebene Definition deckt sich vollinhaltlich mit der von *H. Much*, welche bei der Konstitution 3 Grade unterscheidet. Sie setzt sich nach seinen Anschauungen aus dreierlei zusammen: Erstens aus der Erbanlage=Konstitution ersten Ranges, zweitens aus den Einflüssen der Um- und Innenwelt bis zu dem augenblicklichen Punkt hin = Konstitution zweiten Ranges, drittens aus den gerade im Augenblick auf die Konstitution einwirkenden Einflüssen. Somit ist festzustellen: im Mittelpunkt unseres diagnostischen und therapeutischen Denkens steht nicht mehr vorwiegend das morphologische Bild des Organs und seiner Veränderungen, sondern im Rahmen der Einheit und Ganzheit der Persönlichkeit die Organleistung, deren Beeinflußbarkeit unter den Bedingungen des normalen und krankhaft gesteigerten Lebensgeschehens unsere Aufmerksamkeit auf sich zieht, wobei neben den relativ unbeeinflußbaren Zwangsläufigkeiten des Krankheitsprozesses die Pathologie der Person mit ihrem spezifisch eingestellten biochemischen Regulationssystem auf der Grundlage der skizzierten komplexen dreiphasigen konstitutionellen Bedingtheit eine Rolle spielt. Neben den an der Oberfläche klebenden Merkmalen der durch Form und Ausdruck erkennbaren äußeren morphologischen Verhältnisse der Erbanlage werden die mit derselben innigst verknüpften physiologischen oder besser gesagt dynamisch funktionellen Auswirkungen im Vordergrunde moderner ärztlicher Diskussion zu stehen haben.

Ich bekenne mich gleich *Sellheim* immer mehr zu dem Begriff der erworbenen und verdorbenen Konstitution, die (neben der angeborenen) das Hauptcharakteristikum einer individualistisch biologischen, d. h. dem Leben sich anpassenden und angepaßten Wandelbarkeit erkennen läßt. Neben den vielerlei innerlich und äußerlich wirksamen Triebkräften in der Gestaltung menschlichen Lebens und Erlebens ist die Konstitution als eine zunächst dem spezifischen Menschheitstypus angepaßte Übersetzung der Lebensreize aufzufassen, welche im Laufe der Zeit durch die vielfachen Einflüsse der Innen- und Außenwelt sich individualistisch einstellt auf den Persönlichkeitskoeffizienten ihres Trägers. Im Hinblick auf diese Grundlagen kann die Anschauung schon theoretisch nicht als abwegig gelten, daß es praktisch gelingen müsse, die individuelle Leistungs- und Abwehrkurve spezifischer Konstitutionstypen und damit diese selbst zu ändern.

Bei den engen Beziehungen zwischen endocrinem System und Konstitution hat es nicht an Versuchen gefehlt, durch Transplantationen von Drüsen, hauptsächlich durch Hoden- und Ovarien-Transplantationen bestimmenden Einfluß zu gewinnen auf die Änderungen des endocrinen Lebens und der Konstitution selbst. Ich verweise auf die Veröffentlichungen von Prof. *Mühsam* aus dem Virchow-Krankenhaus, auf die Versuche *Sellheims* über Geschlechtswandlungen, auf die Verjüngungsversuche aus den verschiedensten Lagern und auf die mit erfolgreich durchgeführten Überpflanzungsversuchen bei kastrierten Frauen sich ergebenden Änderungen des neurovegetativen Tonus als Teilfaktor aktueller Konstitution. Bei der Schwierigkeit der Materialbeschaffung zwecks Überpflanzung, ist man bald dazu übergegangen, ältere Versuche wieder aufzunehmen durch organ-therapeutische Reizversuche allein, sowie durch Reizbestrahlungen mittels Röntgenstrahlen, ohne oder mit Organtherapie, Einfluß auf Sexualität und Konstitution zu gewinnen. Es bedarf keiner Erläuterung, daß bei allen diesen Versuchen nicht so sehr Einfluß gewonnen werden sollte und konnte auf die morphologischen Merkmale wie auf ihre dynamisch funktionelle Auswirkung. Für mich als Gynäkologen lag es nahe, eine originale Art einer derartigen Beeinflussung an dem gerade in unserem Spezialgebiet dominierenden Typus der infantil asthenischen Konstitution auszuprobieren. Seit dem Innsbrucker Gynäkologen-Kongreß 1922, wo vielleicht zum ersten Male über den Wert bezw. Unwert der Röntgenreiztherapie in diesem Zusammenhang bei sehr verschiedener Beurteilung debattiert wurde, hat sich schon eine sehr umfangreiche Literatur angesammelt, die jedoch immer noch nicht eine befriedigende und eindeutige Antwort erlaubt. Die Veröffentlichung meiner neuen Methode der Beeinflussung dieser Funktionsstörungen durch kombinierte Organ- und Strahlentherapie fällt zeitlich zusammen mit der Warnung *Holzknechts* vor dem möglichen Schaden der Röntgenreizbehandlung der Eierstöcke. Wenn seine Ausführungen in dem lapidaren Satz gipfelten, daß es nach seinen Erfahrungen unmöglich sei, Reiz- und Vernichtungsdosen bei der Röntgenbehandlung dieser Störungen scharf auseinander zu halten, so sprach er eigentlich das Todesurteil über die Röntgen-Reizbeeinflussung genitaler Funktionsstörungen, die selbst dann, wenn sie wirksam war, uns erst nach der eingetretenen Wirkung von der Furcht befreien kann, mit einer schwer dosierbaren Therapie auch den Rest jeder Leistungsmöglichkeit und Leistungsbereitschaft, durch Verödung der endocrinen Kraftquellen, verstopft zu haben. Von einer wirksamen Methode zur Leistungssteigerung bei genitalen Hypofunktionen und Hypoplasien müssen wir dagegen verlangen, daß sie

1. ungefährlich,
2. relativ rasch und dauernd wirkt und
3. neben der genitalen Neubelebung auch den Einfluß auf den Gesamtorganismus dartue, beispielsweise in der Steigerung der körperlichen und geistigen Vitalität durch Beeinflussung seelischer Reiz- und Erschöpfungszustände, oder aber auch durch Veränderung der sekundären Geschlechtsmerkmale, Beeinflussung des Sexualcharakters usw.

In Band 16 der Strahlentherapie, Jahrgang 1922, habe ich bereits ausführlicher die biologischen Voraussetzungen und das Indikationsgebiet der von mir angegebenen Methode beschrieben. Durch eine Art Kreuzfeuerbestrahlung der Eierstöcke (vaginale Ultraviolettbestrahlung mit meiner Ultrasonne, abdominale Bestrahlung mit den gelbroten Strahlen der Neonlampe, bei gleichzeitiger Injektion von Plazentarextrakt oder Praephyson) konnte ich schon damals über die wirksame Beeinflussung der angeborenen Hypoplasien und Hypofunktionen mit Oligomenorrhoe oder totaler Amenorrhoe und der nach Eintritt der Geschlechtsreife erworbenen, partiellen oder totalen Amenorrhoe, ferner über die Behandlung der Unfruchtbarkeit auf dem Boden einer Hypoplasie des Genitales bezw. einer Funktionsuntüchtigkeit der Eierstöcke berichten. Meine heutigen Ausführungen sind dazu bestimmt, die damaligen Erörterungen zu unterstreichen und das Verständnis für den Wert der beschriebenen Methode zu vertiefen. Es ist eine bekannte Tatsache, daß man durch die Injektion von Eierstocks- und Plazentarextrakten eine künstliche Hyperämisierung der Gebärmutter und Eierstöcke unter dem Bild der drüsenreichen praemenstruellen Schleimhautschwellung sowie einer deutlich gesteigerten Follikelreifung erzielen kann, so daß uns der eigentliche provokatorische Effekt der begleitenden oder nachfolgenden Strahlenwirkung nicht mehr in Erstaunen setzt. Betrachtet man die organotherapeutischen Agentien als Sensibilatoren für die Lichtwirkung und nimmt man mit mir eine organotrope Wirkung des injizierten spezifischen Organextraktes an, so liegt die Erklärung für die rasche, exakte und intensive Wirkung meiner Kombinationstherapie darin, daß die Hormonausschwemmung nach Pfeiffer durch das Licht beschleunigt wird. Nach den Untersuchungen von *Härtel* bedingen die ultravioletten Strahlen physiologische, biochemische Stoffwechselleistungen, während die ultraroten und rotgelben Neonstrahlen die Gefäße rein physikalisch erweitern. Wichtig war aber vor allem die Feststellung *Härtels* auf dem Karlsruher Naturforschertag 1911, daß in den Organzellen zwei Molekülgruppen mit besonderer Strahlenaffinität vorhanden seien, eine chemisch-labile mit dem Absorptionsmaximum im Ultraviolett und eine chemisch-stabile mit dem Absorptionsmaximum im Rotgelb. Der Schluß liegt also nahe, daß man durch gleichzeitige Befriedigung der ultravioletten und rotgelben Absorptionsmaxima zu einem Lichtsättigungsoptimum kommen muß, welches seinerseits wieder ein Leistungsmaximum der vorher funktionell geschädigten Zellen bedingt. Solange man die reine Organtherapie als Substitutionstherapie betrachtete, konnte man zwar durch Wiederholung großer Gaben selten und nur in leichteren Fällen eine gewisse Steigerung oder Wiederbelebung der genitalen Leistung erreichen, analog der Einwirkung meiner vaginal applizierten Ultra-Sonne mit und ohne Organtherapie, über die *Bardeleben*, *Allard* und *Polano* bereits berichtet haben. Ich selbst halte jedoch die Zusammenarbeit aller drei Faktoren für die unerläßliche Vorbedingung einer exakten und sicheren Wirkung, die subjektiv und objektiv konstante Merkmale aufweist. Subjektiv geben die Patienten an, teils ziehende, teils stechende Beschwerden in der bestrahlten Seite zu haben, bei Fortsetzung der Bestrahlung, welche durchschnittlich an jeder Seite auf 15—20 Minuten berechnet ist, dieselben Sensationen in der Mitte (Gebärmuttergegend), in der kontralateralen Seite und im Rücken. Objektiv zeigt sich oft im Verlauf von etwa 10—15 Bestrahlungen ein fast über das Normalmaß hinausschießendes Längenwachstum der schlank bleibenden Gebärmutter bei gleichzeitiger Vergrößerung der Eierstöcke um ein Mehrfaches. Die zweite Phase des Wachstums beginnt mit der Rückbildung der Eierstöcke zur Norm und der Verbreiterung der hypoplastischen Gebärmutter, der schließlich die dritte Phase in der Auslösung der Funktion sich anschließt.

In den fast $2^1/_2$ Jahren, in denen ich nicht mehr über den Fortschritt meiner Methode berichtet habe, habe ich Gelegenheit gehabt, ein entsprechendes reiches Patientenmaterial erfolgreich zu behandeln, aus dem ich zur Illustration meiner Ausführungen folgende, besonders charakteristische Fälle herausgreifen will:

1. Frau A. Sch., 36 Jahre, überwiesen von Professor Dührssen. Seit einem vor einem halben Jahr erfolgten Kurettement mit anschließender Ätzung war die Periode ausgeblieben. Zunehmende Fettleibigkeit, gedunsene Gesichtszüge, Schwerfälligkeit und leichte Ermüdbarkeit. Nach 7 Kombinationsbestrahlungen (mit Präphyson) schmerzloser Eintritt einer 6tägigen Periode, die auch jetzt nach einem Jahr stets regulär erfolgt, Straffung der Gesichtszüge und der Gesamtpersönlichkeit, Normalisierung des Gewichts.

2. Frau A. L., 22 Jahre, überwiesen von Sanitätsrat Prinz. Seit einem vor zwei Jahren erfolgten Abort Frigidität und Sterilität. Wegen schmerzhaftem Vaginismus Hymenexcision. Ferner von anderer Seite Dilatation, Massage, Diathermie, Moorbadekur, Organtherapie erfolglos. Starke Vasomotorenneurose, Beckenringneurose, qualitative Eierstocksschädigung post abortum mit regressiver Metamorphose des Uterus. Nach 10 Kombinationsbestrahlungen Ovarien, Uterus zur Normalgröße ausgereift, Konzeption, ungestörte Schwangerschaft; die Dispareunie war bereits nach 6 Kombinationsbestrahlungen beseitigt.

3. Fräulein J. H., 22 Jahre, überwiesen von Dr. Jacobsohn. Mit 14 Jahren dreimal menstruiert. Seit 8 Jahren keine Periode. Hypoplastisches Genitale, relative Mammahyperthropie, Dystrophia adiposo-genitalis. Nach 6 Kombinationsbestrahlungen Einsetzen einer normalen Periode. Nach — im ganzen — 15 Kombinationsbestrahlungen Periode ungestört, Habitus gestraffter.

4. Fräulein J. H., 24 Jahre, überwiesen von Dr. Prinz. Uterus $3^1/_2$ cm, Eierstöcke kaum über erbsengroß. Sekundäre Geschlechtsmerkmale, absolut unentwickelt. Brüste flach, geringe Behaarung an Scham- und Achselhöhle. Aussehen pueril, kindlich. Periode 6—8-wöchentlich $^1/_2$-1 Tag unter schweren epileptiformen Selbstvergiftungszuständen (Leib-, allgemeine Krämpfe, Schaum vor dem Mund, livid. Kollaps). Nach 12 Kombinationsbe-

strahlungen Genitalbefund fast normal, Uterus $6^1/_2$ cm, sekundäre Geschlechtsmerkmale (Ausbildung der Brüste, Wachsen der Schamhaare usw.) normalisiert. Arbeitsfähigkeit und Lebenslust gesteigert, Periode vierwöchentlich, regelmäßig, schmerzlos, mittelstark, Libido und voluptas geweckt. Erfolg nach zwei Jahren unverändert gut.

Die angeführten Beispiele herausgegriffen aus einer großen Zahl gleichsinniger und gleichbeweisender Beobachtungen, sind sicherlich geeignet, für den Wert der Methode zu werben. Aber neben der gezeigten Beeinflussung von Amenorrhoe, Sterilität und Frigidität feiert diese neuartige Bestrahlungsmethode ihre Triumphe in der wertvollen Umstimmung der Gesamtpersönlichkeit, der Asthenie, Kastrationsfolgen und Wechseljahrserscheinungen, der Beeinflussung klimakterischer Psychosen und Neurosen und schließlich auch in der sichtbaren Einwirkung auf Störungen der Drüsenkorrelation innerhalb des Organismus selbst, beispielsweise durch Ausheilung des von mir als vikariierende Struma gekennzeichneten Krankheitsbildes, im Hinblick auf die Rückbildung des dabei aufgetretenen Kropfes durch kombinierte Organ- und Strahlentherapie der Eierstöcke. Nun kann man wohl einwenden, daß auch eine zielbewußte, rationelle Organtherapie allein, wenn man sie lange genug durchgeführt, gewisse sichtbare Wirkungen bei den angeführten Krankheitszuständen hervorruft. Dem gegenüber ist jedoch auf die Tatsache hinzuweisen, daß die organ-therapeutische Beeinflussung dieser Krankheitsbilder von so vielen Zufallsfaktoren abhängig ist, daß eine Reihe kritischer Therapeuten sich wieder von derselben abgewandt haben. Daneben gibt es eine Reihe von Forschern, welche mit Recht darauf hinweisen, daß die Konstanz der organtherapeutischen Wirkung abhängig ist von der Herstellungsart und Zusammensetzung des verwandten Präparates, beispielsweise von seinem Eiweißgehalt, und daß eine große Zahl der auf das Konto der Organtherapie geschriebenen Erfolge durch eine andere Reiztherapie, beispielsweise die Proteinkörpertherapie, mühelos erreicht werden können. Daß die angeführte Idee an sich nicht abwegig ist, das konnte ich selbst daraus erkennen, daß der von mir angestrebte sensibilisierende organotrope Reizeffekt des injizierten Organgpräparates durch vorausgegangene oder gleichzeitige Verabreichung einer Proteinkörperinjektion in seiner subjektiven und objektiven Wirkung in Verbindung mit der beschriebenen Kreuzfeuerbestrahlung eine deutliche Wirkungssteigerung erfahren hat. Wenn außerdem Publikationen aus der Feder amerikanischer Forscher dartun, daß gerade die Grenzstrahlen des Spektrums, d. h. das ultraviolette und ultrarote Strahlungsgebiet sich auf Grund ausgedehnter Experimentalversuche als besonders geeignet zur Förderung des Wachstums und der Lebenserhaltung bei Tier- und Pflanzenversuchen erwiesen haben, so sind diese erfolgreichen Versuche eine erfreuliche Bestätigung meiner eigenen, im kleineren Maßstabe angestellten Experimente über Wiederbelebung teilweise abgestorbener Blumen und Pflanzen durch Kombination von ultraroten und ultravioletten Strahlen. Es zeigte sich bei halbstündlicher Bestrahlung, bei der die zu bestrahlenden Pflanzen zwischen den beiden Lichtquellen aufgestellt waren, ohne irgendwelche sichtbaren Veränderungen am Bestrahlungstage, am nächsten Morgen eine außerordentliche Wiederbelebung der teilweise abgestorbenen Pflanzenteile, Blüten und Blätter. Es war dabei verblüffend, wie beispielsweise bei Blattpflanzen die teilweise hängenden, verwelkten Blätter sich aufrichteten und wieder zu grünen anfingen und wie unter dem wiedererwachten Säftestrom das Aussehen der ganzen Pflanze sich verändert hatte. In ähnlicher Weise demonstrieren auch einige am Pathologischen Institut der Universität (Prof. *Bickel*) vorgenommene tierexperimentelle Versuche die Bedeutung der Kombinationsbestrahlung für Wachstum und Regeneration. Bei Ratten und Kaninchen zeigte es sich nämlich, daß eine künstlich erzeugte Schädelfraktur, sogar bei Wegnahme von Teilen des Schädelknochens, durch die Bestrahlung mit der Ultra-Sonne allein, und zwar bei offener wie bei geschlossener Wundbehandlung eine bessere Regenerationsneigung und Reparation aufwies als ohne diese Bestrahlung; besonders aber, daß, wie makroskopisch und auch mikroskopisch an einer großen Zahl von Serienschnitten nachgewiesen werden konnte, die Heilungstendenz eine besondere Steigerung erfuhr durch die Kombination beider Strahlenarten (Anwendung der verbrennungsfreien Ultrasonne und der Neonlampe).

Wenn uns auch zweifellos noch eine Reihe empirischer Faktoren als Voraussetzung zum restlosen Verständnis dieser wirksamen therapeutischen Beeinflussung fehlt, so ist das vorliegende Tatsachenmaterial schon wertvoll genug, um uns zu ermutigen, der biologischen Deutung dieser therapeutischen Sensation nahe zu kommen, M. E. baut sich die Wirkung auf dem oben gekennzeichneten physicochemischen und biochemischen Einfluß der verwandten Kreuzfeuerbestrahlung auf, wobei die außerordentliche Penetrationsfähigkeit der roten Strahlung sicherlich von besonderer Bedeutung ist; um so mehr, als es derselben vorbehalten sein dürfte, durch die Erweiterung der Gefäße in den tieferen Gewebsschichten und eine in der Tiefe eintretende Erwärmung Bedingungen zu schaffen für die besondere biologische, d. h. biochemische Wirksamkeit der ultravioletten und sichtbaren Strahlung. Diese führt letzten Endes zu einer Verschiebung der elektrischen Spannungskonstanten innerhalb der Zellen und löst durch Änderung der Stoffwechselleistung, bei dem histiotropen Charakter der Strahlung, die fast immer konstant zu beobachtende Wirkung aus. Die Überlegenheit der Kombinationsbestrahlung in Verbindung mit der Anwendung von organtherapeutischen Agentien, teilweise auch von Proteinkörpertherapie, ergibt sich nicht nur aus den experimentellen Versuchsreihen, sondern auch aus der Beobachtung des Entwicklungsmechanismus der Wirkung an der menschlichen Versuchsperson, dergestalt, daß keine der Einzelfaktoren eine irgendwie nachweisbare subjektive Sensation im Sinne ziehender, stechender oder krampfartiger Erscheinungen auslösen kann, die fast ohne Ausnahme bei allen Versuchspersonen unter der kombinierten Organ- und Strahlentherapie eintritt, sofort aber aufhört, wenn man entweder die ultrarote oder ultraviolette Strahlenquelle ausschaltet, oder aber den Versuch der Kreuzfeuerbestrahlung, ohne gleichzeitige Injektionen der sensibilisierenden Agentien anstellt.

Zusammenfassung:

1) Zur Beeinflussung genitaler Hypoplasien und Hypofunktionen, und zwar sowohl der angeborenen wie der erworbenen, sowie ihrer Folgeerscheinungen, hat sich eine kombinierte Organ- und Strahlentherapie, bestehend in einer Art Kreuzfeuerbestrahlung der Eierstöcke durch die vaginale Ultra-Sonne und die abdominale Neontherapie in Verbindung mit Plazenta- und Hypophysenvorderlappenpräparaten als besonders wirkungsvoll erwiesen.

2) Die angeführte therapeutische Methode ist im Gegensatz zu der nicht immer sicher zu dosierenden Röntgenreiztherapie ungefährlich und mindestens ebenso sicher und dauernd in der Wirkung.

3) Bei Anwendung der beschriebenen Methode zeigen sich konstant subjektive und objektive Faktoren, welche während der Behandlung ein ziemlich sicheres Urteil erlauben über Wert, Wirkungsart und Entwicklungsmechanismus dieser Kombinationstherapie.

4) Experimente an Tieren und Pflanzen bestätigen neben gleichartigen Versuchen ausländischer Forscher den Wert der Spektralgrenzbezirke für Lebenserhaltung, Verjüngung und Wachstumssteigerung organischen Lebens.

Bei der Häufigkeit der gerade in der letzten Zeit zu beobachtenden Hypoplasien und Hypofunktionen und bei der Notwendigkeit einer durchgreifenden Konstitutionswandlung jener minderwertigen, unglücklichen Lebenskrüppel, die den Typus der infantilistischen Asthenie darbieten, und mit ihren schweren nervös seelischen Dekompensationen und ihrer körperlichen Anfälligkeit, in ihrer immer mehr wachsenden Zahl, eine relative Gefahr für Volkswohl und Volkswirtschaft bedeuten, ist m. E. die mit der vorgetragenen Methode mögliche Konstitutionswandlung, die sich allmählich auch im körperlichen, geistigen und seelischen Habitus erkennen läßt, von weittragendster Bedeutung. Sie ist umso wertvoller im Hinblick auf die in der letzten Zeit immer häufiger werdende Beobachtung der regressiven Metamorphose ursprünglich geschlechts- und funktionstüchtiger Persönlichkeiten im Anschluß an körperliche und seelische Chokwirkungen der verschiedensten Art, die ebenfalls dieser Methode zugänglich sind, allerdings meist nur solange, als nicht die auch schon von *Aschner* betonte, zentrale Steuerung des endocrinen Lebens im Zentrum selbst primär oder sekundär zu stark in Mitleidenschaft gezogen ist.

Über weibliches Sexualhormon (Menformon) im bes. seine Eichung.

Von *E. Laqueur*, Amsterdam.

Über die Dinge, von denen ich hier sprechen will, ist auch heute schon verschiedenes gesagt, und ein großer Teil davon ist von mir bereits kurz publiziert worden. Trotzdem wiederhole ich vor diesem Kreise noch einige von den Befunden, weil sie mir namentlich, was das Quantitative anlangt, von einer gewissen Wichtigkeit zu sein scheinen.

Die Fortschritte der letzten Jahre sind — das haben auch die Herren Vorredner gesagt — der Tatsache zu danken, daß die Amerikaner eine Methode gefunden haben, mit der wir überhaupt quantitativ zunächst einmal an diese ganze Frage des Sexualhormons herangehen konnten. Eigentlich sind alle Fortschritte auf dem Hormongebiete immer dann erfolgt, wenn Methoden, um Hormone nicht nur zu bestimmen, sondern auch zu messen, gefunden waren. —

Wenn ich die Haupttatsachen rekapituliere, so handelt es sich darum, daß die Methode gestattete, zunächst die Anwesenheit des Hormons nachzuweisen, und zweitens, es in gewissem Sinne quantitativ zu messen. Diese beiden Befunde beruhten auf der Tatsache, daß Meerschweinchen, kastrierte Ratten, kastrierte Mäuse usw. zyklische Veränderungen zeigten, und zweitens, daß diese Veränderungen nicht nur durch histologische Untersuchungen, sondern auch, wie wiederholt gesagt worden ist, durch das Abstrichverfahren deutlich gemacht worden sind. Die Veränderungen fehlen bei den jugendlichen und bei den kastrierten Tieren.

Der wesentliche Fortschritt von *Allen* und *Doisy* usw. erzielt, bestand darin, daß man bei diesen Tieren, wenn man ihnen Extrakte aus bestimmten Produkten einspritzte, wieder den normalen Brunstprozeß hervorrufen konnte.

Das Vorhandensein dieses Hormons in den verschiedenen Geweben haben neben den Amerikanern Herr *Zondek* und Herr *Aschheim* und auch Herr *Loewe* und wir untersucht. Wir haben einen Teil dieser Befunde bestätigt und können sagen, daß wir das Hormon in größeren Mengen gefunden haben, hauptsächlich im Follikelsaft, wenig in den hiervon befreiten Ovarien, ferner recht reichlich in der Placenta, ferner auch im Fruchtwasser, und zwar auch da manchmal viel, wie ich in einem gewissen Gegensatz zu anderen Herren betonen möchte. Aber dieser Gegensatz erklärt sich sehr schnell daraus, daß wir Fruchtwasser von Tieren mit wechselndem Gehalt untersucht haben. Es müssen also wahrscheinlich große Schwankungen vorhanden sein, die wir bisher nicht beherrschen. Ob der Gehalt von dem Zeitpunkt der Schwangerschaft abhängt, weiß ich nicht.

Ferner fanden wir — das war ziemlich auffallend — Hormon zweifellos in den Testes, und zwar in Mengen, die nicht viel kleiner sind als sie von Follikelsaft befreite Ovarien aufweisen; ob in allen Testes, kann ich allerdings nicht sagen; dazu sind unsere Versuche nicht zahlreich genug.

Ein weiterer Fortschritt schien uns, daß wir fanden — das hat auch Herr *Zondek* ausgeführt, der zweifellos das Verdienst hat, zuerst darauf hingewiesen zu haben —, daß im Gegensatz zu den üblichen Anschauungen das Hormon vielleicht wasserlöslich ist und die begleitenden Lipoidstoffe wirklich nur begleitende Lipoidstoffe sind. Er hat auch versucht, die wasserlösliche Darstellung zu erreichen. Nach meiner Ansicht ist ihm das geglückt in der Darstellung, die er vor drei Monaten beschrieben hat, die zu dem „Follikulin B." geführt hat. In den Versuchen vorher schien es mir noch nicht gelöst.

Ich habe mit meinen holländischen Mitarbeitern *Hart, de Jongh* und *Wijsenbeek* auf Grund einer, „Wasserverfahren" genannten, Methode festgestellt, daß man ein wirklich wasserlösliches Präparat darstellen kann. Näher kann ich natürlich hierauf nicht eingehen. Dabei haben wir definiert: wir wollen das Hormon, von dem 1 mg wenigstens 10 sogenannte „Mäuseeinheiten" enthält, M e n f o r m o n nennen.

Über die Namengebung ist gesprochen worden. Es ist, glaube ich, auch eine Publikation darüber erschienen, die mir aber bisher nicht bekannt ist. Kollege *Loewe* hat mir davon nur erzählt. Zur Verteidigung des Namens möchte ich sagen: wenn Sie, meine Herren, die Insulin-Literatur durchgearbeitet hätten — ein sehr zweifelhaftes Vergnügen, das ich hatte! — und an Hand dieser tausend Arbeiten festgestellt hätten, wie man an das Insulin mit den kompliziertesten chemischen Methoden — ich will darauf nicht eingehen — herangegangen ist und dann tatsächlich Substanzen untersucht hat, in denen wahrscheinlich 1/100% Insulin enthalten war, dann hätten Sie wohl auch eine gewisse Wut bekommen. Daraus erklärt sich das Bestreben, nun zu verhüten, daß dasselbe wieder beim Sexualhormon geschieht. Wir haben deshalb von vornherein definiert: wir sprechen vom Sexualhormon als Menformon nur dann, wenn die Forderung erfüllt ist, daß in einem mg wasserlöslicher Substanz — für uns noch eine recht große Menge! — wenigstens 10 Mäuseeinheiten enthalten sind.

Man sprach ja schon von der Chemie der Sexualhormone, wenn man z. B. 1 g untersucht, in dem 10 Einheiten vorhanden sind. Aber das ist meiner Ansicht nach ein grober Unfug; denn in diesem Falle ist ausgeschlossen, daß wir eine reine Substanz vor uns haben, wir besitzen doch bereits Präparate, die in 1/100 mg, vielleicht in 1/500 mg die Einheit enthalten.

Von den chemischen Eigenschaften des Stoffes ist uns eine sehr wichtig gewesen, nämlich gerade seine Wasserlöslichkeit. Sie ist zum Teil bestritten worden. Man hat gesagt, bei so kleinen Mengen könne man überhaupt nicht sagen, ob der Stoff wasserlöslich sei oder nicht. Nun bekam man bei technischen Darstellungen zweifellos durch Nebenprodukte leichte Trübungen, aber wir haben Lösungen, die absolut klar sind. Man kam zu 4, dann bis 100 Einheiten pro cc. Die Wasserlöslichkeit kann man aber nicht einfach dadurch beweisen, daß man hindurchsieht und sagt: es ist klar; sondern die Definition der Wasserlöslichkeit lautete bisher so, daß der Stoff entweder osmotische Eigenschaften auslöst oder daß er dialysiert. Um osmotische Eigenschaften auszulösen, muß man aber eine bestimmte Konzentration im Wasser haben, und das ist uns bis jetzt nicht gelungen, weil man, um von der reinen Substanz eine bestimmte Konzentration zu bekommen, schon recht viel, wohl mehr als 1000 Einheiten pro cc haben muß. Soviel Ausgangsmaterial besitzen wir bisher nicht. Das zweite aber, die Dialyse, konnten wir anstellen und so b e w e i s e n, daß der Stoff dialysiert. Die chemische Definition, die man sonst für die Wasserlöslichkeit hat, ist also auch in diesem Falle gewahrt. Das Follikulin B ist nach Herrn *Zondek* ebenfalls wasserlöslich, und ließ sich dialysieren.

Auffallend ist die große Stabilität des Stoffes. Er ist in Öl bis zu 360 ° und in Wasser unter 40 Atmosphären bis zu 230 ° erhitzbar. Er verträgt in 20prozentiger Schwefelsäure Temperaturen von 170 °, läßt sich in 20prozentiger Kalilauge kochen. Das ist eine kolossale Widerstandsfähigkeit.

Chemisch weiß man sonst nur Negatives. Da es sich um einen noch unreinen Stoff handelt, kann man ja auch nur froh sein, wenn man negative Resultate bekommt, d. h. wenn man wenig Phosphor, Stickstoff und Schwefel erhält. Der Stoff scheint also relativ einfach zu sein.

Mehr interessiert uns natürlich die biologische Frage.

Projektionen über die durch das Hormon hervorgerufenen Wirkungen:

1. Es werden die verschiedenen Brunstveränderungen gezeigt, sowohl kenntlich durch die histologischen Bilder der Vagina getöteter Tiere, als durch die Ausstrichpräparate von lebenden; die Brunstveränderungen wurden durch Menformon hervorgerufen, sowohl bei kastrierten, wie bei senilen, wie bei jugendlichen noch nicht entwickelten Tieren.

2. Das Wachstum der Uteri jugendlicher Tiere durch tägliche Einspritzung von geringen Dosen Menformon während etwa 10 Tagen.

3. Der spezifisch hemmende Einfluß auf die männlichen Geschlechtsorgane, und zwar sowohl nach 6 wöchentlicher Einspritzung mit Menformon, wie auch nach $3^1/_2$ monatlicher, wobei auch zu erkennen ist, daß eine Einspritzung mit Leberextrakten ohne Einfluß ist.

Bei den letztgenannten Erfahrungen über die „antimaskuline" Wirkung des Menformons ist uns aufgefallen, daß trotz der starken Beeinflussung der männlichen Genitalien von einem sogenannten „Feminisieren" eigentlich wenig zu sehen war. Bei den Trans- bezw. Implantationen von *Steinach* wie von *Lipschütz* usw. — ich will die Namen nicht alle nennen — festgestellt worden ist, daß man z. B. bei kastrierten Männchen von Meerschweinchen sehr leicht ein Wachstum der Brustdrüse bekommen kann. Nun ist uns aufgefallen, daß, wenn wir monatelang Tiere mit Menformon gespritzt haben, äußerlich nichts an der Brustdrüse zu sehen war, obwohl ein sehr starker Einfluß auf Uteri bzw. Testes vorhanden war. Wir haben gedacht, es spiele vielleicht für diese Veränderungen noch eine andere Substanz eine Rolle. Zunächst haben wir aber auf andere Weise versucht, ob nicht doch Menformon einen Einfluß ausübt, und zwar hat Kollege *Tausk* nach der Methode von *Vintemberger* aus Straßburg untersucht, ob nicht ein Wachstum der äußerlich nicht sichtbaren sekretorischen Teile stattfinde. Dieses Wachstum tritt tatsächlich ein. Bei normalen Männchen, die mit Menformon gespritzt werden, bilden sich die Drüsenanteile sehr stark aus, ohne daß die äußerlichen Teile, Brustzitze, Fettgewebe vergrößert sind. Um nur eine Zahl zu nennen: im Durchschnitt beträgt die Oberfläche der Drüsengewebe bei den gespritzten Tieren etwa 900 qmm, bei den nicht gespritzten etwa 300 qmm; wir erhalten also eine Vergrößerung auf das Dreifache.

Ein weiterer nach unserer Meinung spezifischer Einfluß besteht darin, daß diese relativ reine Substanz auf den Stoffwechsel von kastrierten Weibchen einen starken Einfluß ausgeübt. (Projektion von Kurven. Demonstration). Ein Teil der Tiere ist nicht behandelt. Es sind Versuche von 9, 5, 7, 12 Tieren, wobei man durch gleichzeitige Benutzung verschiedener Tiere die individuellen

Schwankungen möglichst ausschließt. Der Stoffwechsel wurde bei demselben Tier täglich einige Wochen hintereinander untersucht. Sie sehen, daß nach der Einspritzung der Stoffwechsel in die Höhe geht.

Spezifisch scheint uns der Einfluß darum zu sein, weil z. B. kastrierte Männchen überhaupt keinen Einfluß zeigen; bei ihnen bleibt der Stoffwechsel vollkommen unverändert.

Diese Tatsache der Spezifität wieder war zunächst keineswegs selbstverständlich. Ich will auch erwähnen, daß Kollege *Kochmann* vor 14 Tagen, als wir in Düsseldorf davon sprachen, sagte, er hätte mit einem allerdings unreinen Präparat — einer öligen Substanz — bei kastrierten Männchen auch noch Einfluß bekommen. Aber wie gesagt: je unreiner die Substanz, desto weniger sind wir imstande, in diesen verschiedenen Angaben spezifische Einflüsse zu erkennen. —

Nun komme ich zu der Frage, ob der Stoff auch auf andere Organe wirkt. Hier zeigt es sich, warum es gut ist, mit relativ reiner Substanz zu arbeiten. Gerade als wir mit diesen Arbeiten beschäftigt waren, erschienen englische Arbeiten über den Einfluß auf Atmung und Herz von Ovarialextrakten. *Dickens* und *Dodds* behaupteten, daß man, je mehr man von der Substanz, die zweifellos Brunst hervorrufen kann — die also Hormon enthält — einspritzt, desto stärker Blutdrucksenkung bekomme. (Demonstration der englischen Kurven). Die Engländer führten das auf den Einfluß des Hormons zurück.

Als wir mit dem Menformon arbeiteten und damit einspritzten, sahen wir, daß sich der Blutdruck absolut nicht verändert. (Projektion) z. B. 80 Einheiten bleiben ohne jeden Einfluß auf Blutdruck und Atmung.

Nun eine Frage, die mir sehr wichtig zu sein scheint, weil sie die Quantität betrifft und nach meiner Ansicht Fortschritte im wesentlichen nur gemacht werden können, wenn man auf diesem Gebiet recht quantitativ arbeitet; es handelt sich um die Frage der Eichung. Hier hat sich besonders auch Herr *Loewe* große Mühe gegeben und ein Testobjekt eingeführt, auf das ausführlich einzugehen die Zeit mir aber nicht erlaubt. Die Bilder über das Prinzip der Eichung sind Ihnen bereits bekannt. Es sei an das Schema der Brunst erinnert.

Sie wissen, daß in der normal kastrierten Maus oder Ratte die Schleimhaut sehr dünn und zweischichtig ist — dasselbe gilt beim normalen Tier im Diöstrus —, daß sich, wenn im normalen Tier die Brunst beginnt, die Schleimhaut verdickt, und daß bei der vollen Brunst die obersten Schichten verhornen und sich abstoßen.

Dementsprechend sehen Sie nun die bekannten Abstrichbilder mikroskopisch im Ausstrich oder im Diöstrus bei der kastrierten Maus (Demonstrationen). Sie sehen nur Leukozyten; auch einzelne Schuppen oder Schollen kommen vor, aber so überragend Leukozyten, daß ein Zweifel an diesen sogenannten negativen Bildern überhaupt nicht besteht. Kommt jetzt bei der normalen Maus die Brunst, dann zeigt sich, daß die Leukozyten verschwunden sind. Man sieht zunächst hauptsächlich kernhaltige Eizellen und auch kernlose Zellen. Geht der Prozeß noch weiter oder dauert er länger, so findet man immer mehr kernlose Zellen; Leukozyten sind nicht da.

Wenn nun ein Unbeeinflußter ein solches Bild sieht und sich fragt: welcher Punkt ist hier eigentlich der schärfste?, d. h. wo bekomme ich die deutlichste Veränderung?, so wird er wohl sagen: in dem Augenblick, wo die Leukozyten verschwinden; dann sehen wir

bloß noch Epithelzellen, und zwar sind es entweder nur kernhaltige oder kernhaltige mit kernlosen oder nur kernlose Zellen; später kommen wieder Leukozyten, dann wird aber das Bild unreiner, die schärfste Grenze ist das Fortbleiben der Leukozyten. Man kann darüber natürlich sehr viel reden.

Entscheidend ist aber der Versuch durch den man feststellt, bei welcher Reaktion ist die „Streuung" größer.

Zunächst ein fiktives Gleichnis. Würde man z. B. Morphium biologisch eichen wollen, so könnte man dies durch letale Wirkungen tun, aber auch z. B. durch den pupillenverkleinernden Effekt. Fände man, daß die letale Dosis zwischen 1 und 10 liegen, z. B. mit der Dosis 1 schon 70% der Tiere sterben, aber 90% und mehr sicher erst bei der zehnfachen Dosis, dann würde die Streuung 1000% betragen; würde man aber mit der Dosis 0,1 z. B. bei etwa 70 % der Tiere Pupillenverkleinerung bekommen, mit der Dosis 0,2 bereits bei 90 %, dann ist die Streuung nur 200 %, und diese letztere, die pupillenverändernde Reaktion, ist sicher zur Eichung geeigneter, als die des Todes.

Wir finden nun, daß, wenn wir immer zugleich 24 oder 32 Mäuse mit steigenden Dosen Menformon behandeln (die kleinste Dosis war in diesem Falle 0,008 mg), daß die Dosis 1 nur bei einem einzigen Tier, die Dosis 2 bei 30%, die Dosis 3 bei 50%, die Dosis 4 bei 90% die Grenzreaktion (Verschwinden der Leukozyten) ergibt. Nach unsrerer Definition ist dann die Einheit — als die Dosis, die bei 75 % der behandelten Tiere die Grenzreaktion hervorruft — bei 3,5 gelegen. Hält man sich aber an die Definition, daß die Einheit die Dosis ist, bei der sog. „Vollbrunst", „reines Schollenstadium" besteht, absolut keine anderen Zellen als kernlose im Ausstrich mehr vorkommen dürfen, dann zeigt sich z. B. bei der Dosis 3 und 6 kein sicherer Unterschied; in beiden Fällen gibt nur etwa die Hälfte der Tiere diese Reaktion.

Das „reine Schollenstadium" als Grenzreaktion gegenüber dem „Verschwinden der Leukozyten" hat noch den weiteren Nachteil, daß das „reine Schollenstadium" nicht nur von der Größe der Dosis abhängt, sondern von der Zeit, über welche diese Dosis verteilt ist. Man hat mehr Aussicht es zu erhalten, wenn man die Dosis über 48 Stunden verteilt, als wenn man sie auf 24 Stunden zusammendrängt; also die Zeit spielt als zweiter Faktor neben der Dosis für diese Grenzreaktion eine Rolle, sie ist also nicht eindeutig durch die Dosis bestimmt.

Die Abnahme der Leukozyten von etwa 90% aller Zellen im Ausstrich, wie es bei den negativen Präparaten meist der Fall ist, bis auf 5%, wie es bei den positiven Präparaten der Fall sein muß, diese verschiedene Abnahme als Wertmesser zu nehmen, wie Herr *Loewe* tut, hat verschiedene Nachteile, worauf ich hier nicht näher eingehen kann. Natürlich kann man sich ein ungefähres Bild über die Stärke eines Präparates durch diese Abnahme machen. Wichtig ist, daß in der Praxis zwischen unserer Eichung und der anderer kein wesentlicher Unterschied besteht, weil nach Verschwinden der Leukozyten (sicher weniger als 5% aller Zellen) meist die kernlosen Zellen das Bild beherrschen, also das reine Schollenstadium sich zeigt, und andererseits dieses wohl von den andern Untersuchern meist anerkannt wird, wenn auch noch „einzelne" andere Zellen neben den Schollen vorhanden sind, also der Begriff „reines Schollenstadium" wohl von ihnen cum grano salis verstanden wird.

Ich habe über die Eichung so lange gesprochen, weil ich den Eindruck habe, daß die Differenzen, die in dieser Frage bestehen, in Wirklichkeit gar nicht so groß sind. In der Literatur sieht es ja oft sehr schlimm aus. Die theoretischen Differenzen zwischen mir und Herrn *Zondek* sind nicht sehr groß; die Differenzen zwischen mir und Herrn *Loewe* sind etwas größer, vor allem, weil er zu Berechnungen u n t e r eine Einheit kommt, was mir gefährlich erscheint, da die Genauigkeit der Eichung um etwa 25—50 % liegt. Für den Nichtbiologen ist das eine sehr grobe Grenze. Der Biologe aber weiß: man muß damit zufrieden sein, zumal der rein methodische Fehler durch das wiederholte Einspritzen groß ist: bei sechsmaligem Einspritzen von 0,1 ccm Wasser bei toten Mäusen kommt schon ein Fehler von 25 bis 75 % vor.

Noch ein Wort über die Beziehungen zwischen T i e r g r ö ß e und D o s e n. Merkwürdig ist das Resultat, daß die leichtesten Mäuse am meisten Menformon nötig haben. Es mag daran liegen, daß die leichtesten Tiere etwas öfter krank sind. Keinesfalls ist aber etwa Regel, daß eine Maus von 24 g das Doppelte von einer Maus von 12 g braucht. Unser Material erstreckt sich auf etwa 6000 Versuche. Sucht man eine Beziehung der Dosen zu der Tiergröße, so kommt bei der Maus nichts heraus, was nicht wundert, da unsere Eichung ja schon Fehler von 50 % haben kann.

Geht man zu anderen Tieren über, vergleicht man Ratten und Mäuse miteinander, so findet man, daß das Gewicht bei Ratten im Durchschnitt 8—10mal so groß ist, der Durchschnitt der Ratteneinheit ergab sich aber ziemlich genau als 4 mal so groß wie die Mäuseeinheit. In einer ganzen Anzahl von Fällen — wir haben 100 Ratten und Mäuse mit der gleichen bzw. vielfachen Dosis desselben Präparates behandelt — bekommt man schon mit der dreifachen Mäuse-Dosis wie bei 12 mal so schweren Ratten eine ebenso starke Brunst. Über die Beziehung von Ratten- zur Mäuseeinheit werden von andrer Seite andere Zahlen genannt, ohne daß ich gesehen, daß hierfür ad hoc besondere Versuche angestellt wären. —

Mir scheinen die hier behandelten quantitativen Fragen wichtig, vor allem, daß man sich hierüber bald einige, weil man, wie im Anfang gesagt, an der Hand guter Maße am schnellsten und hoffentlich — auf recht großer Basis — gemeinschaftlich vorauskommen kann.

Zwischenhirn und Sexualität.

Von *Erich Leschke*, Berlin.

Die Erforschung der Physiologie und die Pathologie des Hirnstammes, im besonderen des Zwischenhirns, hat von jeher mit einer großen Schwierigkeit zu kämpfen gehabt, nämlich mit den nahen räumlichen und funktionellen Beziehungen zur Hypophyse. Da nun gerade der Einfluß dieser Drüse auf die Sexualfunktion durch Tierversuche und klinische Beobachtungen sichergestellt ist, kann es nicht wundernehmen, daß man nur zögernd die Frage aufgeworfen hat, ob nicht auch das benachbarte Zwischenhirn gleichfalls eine Einwirkung ausübt auf die Entwicklung, Form und Tätigkeit der Sexualorgane.

Diese Frage ist umsomehr berechtigt, als wir auf dem Gebiete der Stoffwechselregulationen analoge Beziehungen und Synergismen zwischen Hypophyse und Zwischenhirn kennen gelernt haben. So wissen wir z. B., daß der Wasser- und Salzhaushalt beim Diabetes insipidus und die Fettverteilung bei der Dystrophia adiposo-genitalis wesentlich beeinflußt wird durch die Funktion nervöser vegetativer Regulationsmechanismen im Zwischenhirn.

Es lag darum nahe, einen ähnlichen Synergismus auch anzunehmen für die Beeinflussung der Sexualfunktionen.

I.

In den letzten Jahren haben wir für die Kenntnis der Zwischenhirnpathologie ein wichtiges Beobachtungsmaterial bekommen durch das gehäufte Auftreten der Encephalitis epidemica. Diese Krankheit, die vorzugsweise den Hirnstamm befällt, hat für die Beantwortung der Frage — Hypophyse oder Zwischenhirn? — eine besondere Bedeutung, weil sie in exquisiter Weise das Nervensystem, nicht aber die Blutdrüsen befällt. Während bei Verletzungen, syphilitischen und tuberkulösen Entzündungen oder Tumoren an der Basis des Zwischenhirns nur auf Grund einer sorgfältigen und histologischen Autopsie eine Läsion der Hypophyse ausgeschlossen und eine solche des Zwischenhirns festgestellt werden kann, gibt uns die Encephalitis epidemica auch während des Lebens hierzu die Möglichkeit.

Die klinischen Beobachtungen bei dieser Krankheit haben uns nun in Übereinstimmung mit früheren Erfahrungen an manchen Fällen von Dystrophia adiposo-genitalis und mit Tierversuchen folgendes gelehrt:

Das Zwischenhirn übt einen Einfluß auf die Sexualität in zweifacher Form aus. Erstens beeinflußt es die Entwicklung, Form und Tätigkeit der inneren und äußeren Sexualorgane und die sekundären Geschlechtsmerkmale. Zweitens beeinflußt es die Sexualität auf dem Wege des Affektlebens.

II.

Was die direkte Einwirkung betrifft, so wissen wir, daß der *Fröhlich'sche* Symptomenkomplex keine stereotype Einheit darstellt, sondern teils aufgespalten, teils mit anderen Symptomen kombiniert, auftreten kann. Wir kennen Fälle von hypophysärer oder dienzephaler Fettsucht oder Genitalatrophie, ja sogar solche mit frühreifer und übermäßiger Sexualentwicklung, ebenso wie umgekehrt Fälle von Genitalatrophie ohne Fettsucht, ja sogar mit Abmagerung. Andererseits können Fettsucht und Genitalatrophie für sich oder zusammen kombiniert sein mit anderen Erscheinungen, die auf eine Keimschädigung hinweisen, z. B. mit Retinitis pigmentosa und Polydaktylie im *Biedl'schen* Syndrom, mit Hautpigmentationen in dem von mir beschriebenen Syndrom der Dystrophia pigmentosa.

In der Literatur der Dystrophie adiposo-genitalis gibt es nun eine ganze Reihe von Fällen, in denen sich die Störungen der Sexualfunktion mit oder ohne organischer Verkümmerung der Genitalien und mit oder ohne Fettsucht entwickelt hat durch eine reine Zwischenhirnerkrankung ohne Beteiligung der Hypophyse. Das Gleiche ist im Tierversuche nachgewiesen.

Umgekehrt ist bei einigen Fällen von Zwischenhirnerkrankungen, z. B. im Anschluß an Encephalitis epidemica auch verstärkte und verfrüht einsetzende Sexualfunktion beobachtet worden.

Endlich haben uns die Tierversuche (namentlich von *Bailey* und *Bremer*) gelehrt, daß eine Verletzung des Zwischenhirnbodens in der Gegend des Tuber cinereum bei Schonung der Hypophyse nicht allein zu den bekannten Störungen des Wasserhaushaltes nach Art des Diabetes insipidus führen kann, sondern auch zu einer Verkümmerung der Genitalien in ihrer Gestalt und Funktion. In einigen Versuchen entwickelte sich nach der Verletzung der parainfundibulären Zwischenhirnteile eine Genitalatrophie, die nicht mit Fettsucht, sondern mit Abmagerung und Cachexie einherging.

III.

Auch durch seinen Einfluß auf die Instinkte, Triebe und Affekte spielt das Zwischenhirn eine führende Rolle im Sexualleben. Wenn Sinneseindrücke, Gefühle, Vorstellungen und überhaupt alle bewußten und unbewußten psychischen Inhalte und Akte das Sexualleben anregen oder hemmen können, so ist das nur möglich durch eine Umschaltung auf die vegetativen Regulationsmechanismen im Zwischenhirn. Denn hier liegen die Analysatoren und Verteiler in der Regio subtalamica und die übergeordneten Zentren (Cortex sympathicus) im Striatum. *Fr. Kraus* hat diesen tieferen, vegetativen Kern der Persönlichkeit als die „Tiefenperson" bezeichnet und zum Gegenstand biologischer und klinischer Forschung erhoben. Die Sexualität ist als Trieb, Instinkt und Affekt in der Tiefenperson verankert, bildet sogar neben Hunger und Durst, Schlaf und Wachsein einen der wichtigsten Kristallisationskerne für die Persönlichkeitsbildung. Die kortikale Person baut sich auch bezüglich der Sexualität erst auf diesem vegetativen (diencephalen) Fundament auf und bereichert es durch Differenzierung und Sublimierung.

Verfeinerung und Vergeistigung der Sexualität kann jedoch nicht aus dem Nichts heraus entstehen, sondern nur aus einem Rohmateriale, welches in der vegetativen Tiefenperson angelegt ist.

Daß diese ihre ursprüngliche Herrscherrolle niemals ganz aufgibt, zeigt uns das Merkmal des Zwingenden, Willensbestimmenden, das die Sexualität auch in ihrer vergeistigten Form in der Kortikalperson behält als das gemeinsame Kennzeichen aller Urtriebe, die von den kortikalen Funktionen (Intellekt) wohl geleitet, aber nicht schadlos unterdrückt werden können und sich oft genug selbst gegen dieselben durchsetzen. Ziel der Persönlichkeitsentwicklung ist also auch in der Sexualität ein harmonischer Ausgleich zwischen den vegetativen Bedürfnissen der Tiefenperson und ihrer kortikalen Lenkung.

IV.

Erhöhte Erregbarkeit und Labilität des vegetativen Systems im Ganzen oder eines seiner Teile hat gleichfalls einen wesentlichen Einfluß auf die Sexualität. Der leicht erregbare Sympathikotoniker, dessen vegetative Reizbeantwortung wie ein Strohfeuer aufflammt und abbrennt, reagiert auch in seinem Sexualleben anders als der langsamer zu erwärmende, aber seine Einstellung länger festhaltende Vagotoniker, der überdies häufig eine Neigung zu depressiven Phasen zeigt. Zwischen diesen extremen Typen gibt es zahlreiche Misch- und Zwischenformen. Jedenfalls spielen auch hierbei nervöse Zentren als Regulatoren der Erregbarkeit und Reaktionsweise eine wichtige Rolle.

Der Einfluß des Zwischenhirns auf die Sexualität hat demnach eine tiefere Bedeutung, als die zunächst rein klinische Fragestellung vermuten ließ. Der Weg der Forschung zeigt uns auch an diesem Beispiele, daß klinische und experimentelle Beobachtungen auf diesem psychologisch-philosophischen Grenzgebiete unsere Erkenntnis fördern kann.

Die Wirkung der Eierstocküberpflanzung auf die infantile, innersekretorisch kranke und alternde Frau.

Von *Alfred Loeser*, Berlin.

Es sind jetzt gerade 30 Jahre her, daß zum ersten Male von dem Amerikaner *Morris* in New York bei einem Mädchen mit infantilen Genitalien eine Eierstocküberpflanzung vorgenommen wurde. Seitdem sind viele dieser Versuche der Eierstocksüberpflanzung von Frau zu Frau aus verschiedenen rein medizinischen Indikationen durch Gynäkologen gemacht worden.

Wenn ich Ihnen heute die Resultate meiner eignen operativen Ovarialtransplantationen mitteile, so will ich vor diesem Forum des ersten Internationalen Kongresses für Sexualforschung, das nicht nur gynäkologisch orientiert ist, auch jene Fragen in den Vordergrund rücken, die den Sexualforscher allgemein interessieren.

Einfach und in operativ geschulten Händen absolut ungefährlich ist die Einpflanzung des Eierstocks bei der Empfängerin. Aber schwer ist es, genügend Material für die Beschaffung lebenden frischen Eierstockgewebes zu haben. Spenderinnen gesunder und transplantierbarer Eierstöcke sind leider selten vorhanden. Wohl ist es üblich geworden, auch solche Frauen zum Spenden von Ovarialgewebe heranzuziehen, denen bei Gelegenheit der Operation eines Krebses der Gebärmutter samt dem gesamten anderen Genitale auch die meist doch gesund erscheinenden Eierstöcke herausgenommen wurden. Doch da ich in jeglicher Geschwulstbildung, besonders beim Carcinom eine Stöıung im gesamten Stoffwechselablauf eines Individuums sehe und damit auch eine Störung der innersekretorischen Drüsen, so erscheinen mir die Eierstöcke besonders krebskranker Frauen nicht geeignet zur wirkungsvollen Überpflanzung. Mögen auch solche Ovarien makroskopisch und mikroskopisch normal erscheinen auf eine normale innersekretorische Funktion, von der aber alles bei der Transplantation abhängt, können wir trotzdem noch nicht schließen. Deshalb habe ich mich auch nicht entschließen können, die Eierstöcke von Lungen-tuberkulösen Frauen bei Gelegenheit einer abdominellen notwendigen Unterbrechung einer Schwangerschaft zur Transplantation zu benützen. Es sind auch Methoden ausgearbeitet, um gesunde Eierstöcke in der Kälte zu konservieren und lange nach der Herausnahme aus der Spenderin einmal einer eierstockbedürftigen Empfängerin zu teil werden zu lassen. Solches Ovarialgewebe mag wohl noch leben, aber ich weiß gerade aus den Stoffwechselversuchen am lebenden Gewebe nach der Warburgschen Methode zu gut, wie schnell die normalen Gewebsfunktionen, besonders drüsigen Gewebes sich ändern und pathologisch werden, mag auch das Gewebe als solches noch unverändert weiterleben. Sie sehen, wenn man Eierstöcke mit absolut garantierter gesunder Funktion überpflanzen will — und das hat ja eigentlich nur Zweck — so ist das Angebot an solcher Substanz sehr rar. Ich habe daher mit Erlaubnis von Patientinnen, die wegen irgendeiner harmlosen Lageoperation sich sowieso einer Bauchoperation unterziehen mußten, denen aber ihre Eierstöcke sonst unangetastet im Leib verblieben wären, nur ganz funktionstüchtige Eierstocksubstanz entnommen. Schon bei den leichtesten chronischen Entzündungen an den Eierstöcken habe ich schließlich Abstand genommen, Gewebe zur Überpflanzung zu benützen, nicht so sehr aus Angst vor Übertragung einer Infektion, denn in zwei hier nicht verwerteten Fällen geschah dieses ohne irgendwelche schädliche Folge für die Empfängerin, aber weil solches Gewebe — ganz im Gegensatze zu den Resultaten von *Voronoff* — schlecht oder gar nicht einheilt. Nur Ovarialparenchym, in dem makroskopisch möglichst wenig corpora albicantia zu sehen waren, wurde verwandt und zwar solches aus der Nähe der Rinde. Hier ist nicht der Ort, um auf die operativ technische Seite dieser Überpflanzungsoperation einzugehen, nur eines sei hier gesagt, was vielleicht zu sehr bisher bei diesen Operationen übersehen wurde: in solches Gewebe muß meiner Ansicht nach das herausgenommene Eierstockstückchen gebettet werden, das einen möglichst kräftigen Stoffwechsel hat, nicht also in Fettgewebe, sondern in Muskelgewebe, in Gewebe, wenn es geht, das sympathisch und parasympathisch innerviert wird, denn die Lebensnerven — das vegetative Nervensystem — allein regulieren unsere Stoffwechselvorgänge. Daher sind nur solche Fälle in den Bereich meiner folgenden Betrachtungen gezogen, die diesen biologischen Forderungen möglichst entsprechen, das sind aber aus begreiflichen Gründen nur wenige an der Zahl, nur 16. Und dann wurde natürlich nur der Eierstock solcher Frauen zur Überpflanzung verwertet, der noch weit ab von der Zeit beginnender Wechseljahre stand, zweimal wurde der Eierstock von einem 10- und 12jährigen Mädchen verwandt, Mädchen, die beide noch nie menstruiert waren. Einmal stammte das Gewebe von einem durch *Trauma* gerade verstorbenen Kinde, das zweite Mal erhielt ich das Gewebe von einem Kind nach einer frischen penetrierenden Blasen-Uterus-Tubenverletzung. Nur in diesen beiden Fällen verwandte ich Gewebe, das nach unseren bisherigen Anschauungen eigentlich nicht funktionstüchtig sein soll.

Vier infantilen Frauen, 5 amenorrhoischen Mädchen und Frauen, bei denen innersekretorische Störungen aller Art bestanden und 7 Frauen mit Ausfallserscheinungen infolge früher stattgefundener operativer Kastration oder frühzeitigen Alterns wurden funktionstüchtiger Eierstock anderer Frauen eingesetzt.

Zuerst die Gruppe der infantilen Frauen:

Wenn wir zwischen partiellen und allgemeinem Infantilismus unterscheiden, so boten drei Frauen im Alter zwischen 25 und 31 Jahren einen typischen Infantilismus der Genitalien, wie er sich in einem muldenförmigen Damm, in einer trichterförmigen Scheide, flachen Scheidengewölbe, spitzer Portio, kleinem, derben, meist unnachgiebiger, in ihrer Bewegungsfähigkeit beschränkten Gebärmutter zeigt. Diese Frauen haben wohl als sichtbaren Ausdruck ihrer Eierstockstätigkeit monatliche Blutungen, sie sind aber unregelmäßig, schmerzhaft. Die sekundären Sexualcharaktere solcher Frauen sind vollständig vorhanden, ihre Libido ist normal, ihre Psyche hat nichts mit ihrem lokalen genitalen Infantilismus zu tun, der Wunsch nach Kindern führte diese Patientinnen zum Arzt. Die Gebärmutter, dieses Erfolgsorgan des Eierstocks, wie die Ovarien dieser Frauen selbst sollten durch eine Eierstockseinpflanzung stimuliert werden. Eine von diesen Frauen allerdings zeigte Infantilismen allgemeinerer Art, der sich in Zurückbleiben der Körpermaße äußerte, in einer nicht genügenden Zurückbildung des lymphatischen Apparates, das Seelenleben zeigte noch einzelne kindliche Charaktereigenschaften, der ganzen körperlichen und geistigen Leistungsfähigkeit nach war hier doch eine Persistenz in juvenilem Zustand zu sehen, und an dieser nahm das Genitale auch teil. Hier waren dann auch die sekundären Geschlechtscharaktere miteinbezogen, die sexuelle Betätigungslust gering ausgebildet. Früher waren hier andere Maßnahmen auch operativer Art vergeblich geblieben. Von diesen 4 Frauen boten die drei ersten äußerlich den Typ der sogenannten pyknischen Frau, also gerade der Frau, die man als den Typ der seelisch gesunden und normalen bezeichnen kann, deren körperliche und geistige Eigenschaften im allgemeinen harmonisch ineinanderklingen, wo sich auch meist konstitutionelle Disharmonien wenig oder gar nicht zeigen. Nur die eine Frau mit den infantilen Zügen allgemeinerer Art gehört wohl zu jenen dystplastischen Typen, die nicht nur körperlich auch seelisch nach *Bauer* als hochwertige Form eines Status degenerativus und somit ein Morbiditätsterrain par excellence darstellen. Bei allen — das ist das Wichtigste — waren die cyklischen Wellenbewegungen ihres weiblichen Daseins aber deutlich ausgeprägt. Hatte nun die Einschaltung eines neuen Energie spendenden Organs hier den gewünschten lokalen oder allgemeinen Erfolg? Trotz glatten Einheilens des transplantierten Organs war bei den ersten drei Frauen an eine Änderung des lokalen genitalen Infantilismus nicht zu denken, nur bei jener zuletzt geschilderten Frau zeigten sich einige Monate nach der Einpflanzung vorübergehend die Belebung ihres psychischen Verhaltens, eine gesteigerte Libido, jetzt fast zwei Jahre nach der Einpflanzung ist auch diese vorübergehende Besserung verschwunden. Ich glaube danach nicht, daß die Einpflanzung eines Eierstocks bei solchen mit genitalen oder allgemeinen Infantilismen begabten Individuen — wo eben von vornherein eine gewisse Konstitutionsschwäche besteht — von Erfolg sein wird.

Und dann kommt die zweite Gruppe jener amenorrhoischen Frauen, also von Frauen, bei denen die cyklischen monatlichen Schwankungen keinen sichtbaren Ausdruck fanden, Frauen, die alle an irgendeiner innersekretorischen Störung litten entweder von Jugend auf, oder bei denen diese Störung erst allmählich nach früherem Gesundsein sich gezeigt hatte.

Es handelt sich um 2 Frauen mit konstitutioneller endogener Fettsucht, von denen eine das Bild der ausgeprägten Adipositas dolorosa aufwies. Bei beiden scheint es sich um Fälle hypogenitaler Adiposität gehandelt zu haben, wo meist eine primäre konstitutionelle Insufficienz der Keimdrüsenfunktion vorliegt, im Gegensatz zu der dritten Frau, deren Fettsucht wahrscheinlich thyreogen bedingt war. Schließlich gehören zu dieser Gruppe der amenorrhoischen Frauen noch zwei, die eine deutliche thyreotoxische Konstitution aufwiesen, Frauen also, bei denen man mehr von einer konstitutionellen Magersucht — wenn man so will — sprechen konnte, jener allbekannte Typ von großen und grazilen, leicht reizbaren Frauen mit geringen Muskeltonus, lebhaftem Stoffwechsel, großen glänzenden Augen und unstetem Wesen. Alle diese fünf Frauen — eines war ein Mädchen — haben das eine gemein, daß ihre Geschlechtsdrüsentätigkeit auf Grund der Störung im gesamten pluriglandulären System nicht mehr funktionierte und keine monatliche Blutung mehr auftrat, obgleich der genitale Befund absolut normal war. Bei drei Frauen hatten früher die Perioden immer zur richtigen Zeit eingesetzt, bis diese durch Auftreten ihrer innersekretorischen Störung fortgefallen waren, bei zweien (einer mit endogener Fettsucht und einer mit den thyreotoxischen Symptomen) war die monatliche Blutung kaum angedeutet oder gar nicht vorhanden gewesen. Bei allen diesen Frauen war in dem großen Schaltsystem der innerlich secernierenden Blutdrüsen sicher der Eierstock unterfunktionierend — wie weit die anderen Drüsen mit innerer Sekretion beteiligt waren, läßt sich nicht genau sagen — und nun sollte durch Zuführung neuen gut funktionierenden Eierstocksgewebes die ovarielle Tätigkeit erhöht und in die innersekretorische Schaltung ein neues ovarielles Stimulans gebracht werden. Wir wissen, daß zwei Systeme, die für unseren Gesamtstoffwechsel, für unsere gesamte Körperverfassung körperlicher und seelischer Art, für unsere ganze Konstitution sozusagen von ausschlaggebender Wichtigkeit sind, zwei Organsysteme, die in ihren Funktionen koordiniert sind, die Drüsen mit innerer Sekretion und unsere Lebensnerven, das vegetative Nervensystem, beide leiten gemeinsam unseren Stoffwechsel. Leider zeigte es sich, daß wir durch Einpflanzung eines Organs, auf dessen Hypofunktion wir die Störung in der vegetativ-innersekretorischen Schaltung zurückführen, in unseren Fällen durch die Transplantation eines funktionstüchtigen Ovars nur vorübergehend eine sichtbare Besserung erzielen können, nur solange, als das transplantierte Gewebe in dem aufnehmenden Organismus erhalten bleibt, die Wirkung — soweit sie überhaupt vorhanden ist — erlischt gewöhnlich nach $^{3}/_{4}$ bis $1^{1}/_{4}$ Jahren. Zwar trat in dem einen Fall von Adipositas dolorosa die monatliche Blutung wieder auf, die dauernde Gewichtszunahme cessierte, wohl besserten sich subjektiv die lästigen Ausfallsbeschwerden in den übrigen Fällen, und die Frauen mit den leicht hyperthyreotoxischen Erscheinungen fühlten sich in ihrem Gemüts- und Stimmungsleben gebessert, doch hielt dieser Zustand nicht auf die Dauer an, und es ist hier leider bei kritischer Betrachtung nie festzustellen, ob nicht eine rein psychische Suggestion mitwirkt, was besonders bei jenen vorhin geschilderten, leicht erregbaren Patientinnen möglich ist. Wenn man sich die Frauentypen auch bei dieser eben geschilderten Gruppe von 5 Frauen näher ansieht, so sind es auch hier wieder 2 Frauen mit pyknischen Typ gewesen, bei denen die Wirkung der Eierstocksüberpflanzung deutlicher und besser hervortrat, als bei den mehr leptosom-dysplastischen.

Diese Resultate sind gewiß nicht sehr ermutigend, denn nur vorübergehende Teilerfolge sind erzielt worden. Aber bedenken Sie, es sind das fast alles nur Frauen, die entweder von Anbeginn ihres Lebensablaufes eine konstitutionelle Minderwertigkeit aufwiesen oder wo eine solche konditionell bedingt im Ablaufe ihres Lebensgefälles erst manifest wurde. Und wo ist es bisher gelungen, durch die Einverleibung eines Hormones, selbst wenn es dauernd neu im Körper der mit dem Ovarialgewebe Beschenkten produziert wird, genotypisch und phänotypisch umgestaltend zu wirken?

Ein ganz ander Ding aber, wenn wir frisches funktionierendes Eierstockgewebe auf konstitutionell gesunde Frauen übertragen, die früher bei Gelegenheit unter Unterleibsoperation ihrer Eierstöcke verlustig gegangen waren, die ein zu frühzeitiges Abklingen ihrer Eierstockfunktionen schon mit Ende der dreißiger Jahre boten, also frühzeitig alterten oder solche, die unter ihren Wechseljahren sehr litten. Hier sollte das eingepflanzte Organ keine krankhaften konstitutionellen Anlagen ausgleichen, sondern eigentlich nur anregend auf den eignen, immerhin noch wirksamen Eierstock wirken oder Ersatz leisten für eines einzigen Organes Ausfall, der allein ohne eine anderweitige Störung in den vorhin genannten Schaltsystemen schuldig in dem körperlichen und seelischen Lebenslauf.

Und hier liegt die souveräne wirkungsvolle Sphäre der Eierstocküberpflanzung von Frau zu Frau, deren Vornahme, wie Sie sehen werden, dann äußerst lohnend erscheint; hier kann man beobachten, welch überaus starkes Triebmittel das im Körper selbst frisch produzierte Sexualhormon ist, das keinen Ersatz findet durch die besten im Handel befindlichen Eierstockpräparate, hier muß man bei vollster kritischer Betrachtung anerkennen, daß unsere Lebensnerven, das ganze vegetative Nervensystem über das letzten Endes allein der Weg zur Psyche führt, gar so stark und oft entscheidend diesem sexualhormonalen Einfluß unterstehen.

Da haben Sie — um Ihnen ganz kurz einige Beispiele zu nennen — eine Engländerin, der früher irgendwo wegen Carcinomverdachtes das gesamte Genitale entfernt wurde. Diese 32jährige Unglückliche zeigte danach die schwersten Ausfallserscheinungen und litt unter diesen ebenso unerträglich wie unter dem zunehmenden Fettansatz. Es wurde durch diesen künstlich so frühzeitig hervorgerufenen Übergang in das Greisenalter bei dieser noch so jungen Frau auch psychisch und sexuell die schwerste Depression ausgelöst. Und ungefähr 6 Wochen nach der Überpflanzung von Eierstockgewebe änderte sich zuerst das Wesen der Patientin, sie wurde zugänglicher, freute sich wieder am Leben und als gar die Ausfallserscheinungen sich minderten und auch das Körpergewicht nicht mehr zunahm, ja unter Diät zurückging, fühlte sie sich wieder ganz als Frau, die nun auch anfing, den wohl unnötig gewesenen Eingriff an ihren Genitalorganen zu verschmerzen. Erst 1¼ Jahr nach der Überpflanzung schien der Erfolg wieder geringer zu werden, weshalb das zweite Mal aber ungefähr mit demselben Resultate eine erneute operative Überpflanzung von Eierstocksgewebe vorgenommen wurde, und ich glaube, diese Patientin wird noch oft aus ihrer Heimat nach Berlin kommen, um bei drohendem Rückgang des erzielten Erfolges sich mit neuem fremden Eierstock beschicken zu lassen. Ich kann Ihnen hier natürlich nicht alle Krankenberichte dieser Frauen wiedergeben, aber eines ist noch des Erwähnens wert. Die Frauen, die beim Eintritt ins Klimakterium wegen ihrer starken Ausfallserscheinungen

Eierstockstransplantate erhalten hatten, reagierten in ihrem Allgemeinbefinden mit ihrer Psyche und mit ihrem sexuellen Empfinden nicht so unmittelbar und prompt wie jene früher operativ kastrierten Frauen, die noch weiter ab von der Zeit der zu erwartenden Wechseljahre neue Eierstöcke eingepflanzt erhielten. Es handelt sich in dem einen Falle eben um Frauen, deren gesamtes Blutdrüsensystem schon zu altern beginnt, und die Einverleibung des noch jungen funktionstüchtigen Eierstocksgewebes allein alle Störungen im innersekretorischen System nicht mehr ganz ausgleichen kann, während bei den noch jüngeren, sonst gesunden Frauen der transplantierte Eierstock allein genügt, um die Lücke in dem Schaltsystem der innersekretorisch-vegetativen Apparatur auszufüllen, daher hier die besseren Erfolge. Die Dauer der Erfolge ist aber nie anhaltend, nach höchstens $1^1/_2$ Jahren vergeht der freilich während dieser Zeit sehr beachtenswerte Erfolg. Ich muß auch noch den Fall einer Künstlerin im Alter von 39 Jahren erwähnen, wo die Transplantation nur deshalb erfolgte, weil diese ihre psychische wie sexuelle Spannkraft, die ihr bei Ausübung ihres schauspielerischen Berufes unentbehrlich zu sein schien, nachlassen spürte und ihr Äußeres sehr gealtert fand. Als objektives Symptom war ein monatelanges Ausbleiben ihrer Periode vorhanden. Auch hier war der Erfolg eklatant, nicht nur, daß der cyklische Periodenlauf wieder normal wurde, hier war es über jeden Zweifel erhaben, daß das Exterieur der Patientin sich jugendlicher zeigte, der Turgor der Haut besser wurde, und nicht bloß suggestive Beeinflussung war es, die die Leistungsfähigkeit der Genannten in jeder Weise erhöhte. Aber bei Erwähnung dieses Falles kommen wir schon auf das Grenzgebiet, wo exakte Wissenschaft und die leider manchmal im Trüben fischende moderne Therapie der Verjüngungsmethoden hart einander berühren, denn es muß ein für allemal zum Nutzen dieser Eierstocksüberpflanzungstherapie darauf gehalten werden, daß diese nur dort einsetzt, wo tatsächlich pathologische und nicht nur Eitelkeitsursachen zum operativen Handeln zwingen. Und außerdem wird es in solchen Fällen von vorzeitigem oder auch normalem Altern immer etwas Glückssache sein, ob gerade nur durch Nachlassen der Eierstocksfunktion allein dieses Altern verursacht wird, oder ob nicht in gleicher oder noch nachgrücklicherer Weise auch die Abnützung anderer innersekretorischer Drüsen das grundlegende Übel auch für eine Hypofunktion des Ovars ist, dann wird eine Überpflanzung desselben natürlich nur teilweisen Erfolg bringen.

Was Ihnen vielleicht neu bei diesen geschilderten Transplantationen sein kann, ist die Tatsache, daß zweimal ein kindliches Ovarialgewebe zur Transplantation benützt wurde, wie ich es schon anfangs erwähnte. Man sollte meinen, daß solche Gewebe, das von Individuen stammte, die noch gar nicht menstruiert waren, ungeeignet zur Transplantation wären, aber gerade das Gegenteil scheint mir der Fall zu sein. In beiden Fällen erwies sich die Wirkung des Transplantates als ganz ausgezeichnet und dem reifen Ovar als absolut ebenbürtig. Ja, in dem einen Falle von Klimakterium vielleicht besser wirkend als reifes Ovar, biologische Erörterungen will ich daran nicht knüpfen.

Und dann möge es mir zum Schluß noch erlaubt sein, darauf hinzuweisen, daß bei dieser letzten Gruppe auch wieder die Frauen am besten auf das Hormon des transplantierten Eierstocks reagierten, die sich in ihrem gesamten konstitutionellen Verhalten immer am meisten dem pyknischen Frauentyp, also der Jugendform der Frau näherten, und daß die Frauen die sich weiter von ihm entfernten, mehr Ähnlichkeit mit der Zukunftsform der Frau oder gar dem intersexuellen Typ aufwiesen, auch geringeren Erfolg nach der Überpflanzung aufwiesen. Es gibt aber meiner Meinung nach noch Maßnahmen, um gerade bei Frauen nach Kastration, frühzeitigem Altern oder auch bei normalem Altern die Erfolge einer Eierstocksüberpflanzung zu steigern, und das ist eine bestimmte Diät gerade nach der Gewebsüberpflanzung, eine Diät, die möglichst vegetabil ist und, wie ich allerdings erst nach der Beurteilung eines Falles glauben darf, durch Insulingaben vorteilhaft beeinflußt wird. Ob und inwieweit dieses diätetische Vorgehen gepaart mit Insulin auch auf das Transplantat gewebsanregend und Stoffwechsel steigernd wirkt, kann ich nicht sagen.

Lohnt es sich nach den geschilderten Resultaten wirklich, dem einen Menschen etwas von seinen Geschlechtsdrüsen für einen anderen zu entfernen? Im Grunde genommen ist doch diese Therapie eine rein kausale, weil wir den Ausfall der Eierstocktätigkeit bei der einen Frau durch die vollwertige Funktion des Ovars bei der anderen decken wollen. Und überall dort, wo es sich wirklich nur, aber auch einzig und allein nur um einen allmählich einschlafenden Eierstock bei beginnendem Altern oder um totalen Wegfall der gesamten Drüsentätigkeit nach operativer Kastration bei sonst gesundem Körper gehandelt hat, da ist uns für eine gewisse Zeitspanne wenigstens dieses biologische Experiment der Verjüngung gelungen. Damit ist der Wert unserer Transplantation nicht bloß rein praktisch erwiesen, dieser ist auch theoretisch äußerst interessant. Dann lassen Sie mich, meine Damen und Herren, zum Schluß meines Vortrages einen Augenblick noch bei diesen Erörterungen biologischer Natur verweilen. Wir haben in unserem elementaren Lebensablauf ein bestimmtes Gefälle. Dieses führt schon von der Geburt an mit ganz bestimmten Tempo, das durch unsere Ascendenz und konstitutionell bedingt ist, zu jenem absoluten Nullpunkt aller vitalen Funktionen, den wir als physiologischen Tod bezeichnen. Fast die Stunde desselben wäre empirisch vorauszusagen, wenn nicht unvorhergesehene Traumen unseres Körpers und unserer Seele uns unseren eignen individuellen Tod sterben ließen. Jedes Organ besonders früh abgenutzt, aber die so lebenswichtigen wie die innersekretorischen Drüsen sterben ihren Partialtod und mit dem Partialtod des Ovars ist das Altern, das Hinneigen zum Gesamttod verbunden. Hier aber gelingt es uns zum allerersten Male in der Biologie der Gewebe unsere Biorheuse — unser elementares Lebensgefälle — durch Einsetzen einer erneut Hormon spendenden Geschlechtsdrüse aufzuhalten und zwar in einer Weise zu beeinflussen, die uns vom Tode wieder entfernt, die Uhr des Lebens wird eine Weile zurückgestellt. Und wir sehen mit Erstaunen, welch gewaltig umgestaltenden Einfluß dieses Stückchen transplantierten Eierstocks nicht nur verjüngend auf die Sexualität des Individuums ausübt, sondern auch auf die physiologische Regeneration der Gesamtpersönlichkeit. Wir erkennen den unermeßlichen, vielseitigen Antrieb, den die noch genügend Hormon spendenden Geschlechtsdrüsen auf unseren Lebensablauf ausüben. Konstitutionell minderwertige und innersekretorisch kranke Gewebe kann das transplantierte Eierstocksgewebe in ihrem Lebensablauf nicht beeinflussen; aber mit ungeheuer jugendlich immanenter Kraft, die im vielfach umgekehrten Verhältnis zur Größe seiner eignen Substanz steht, schenkt es dem alternden, aber gesunden Gewebe des Organismus noch eine zeitlang etwas von seiner erbbiologischen Unsterblichkeit.

Die nervösen Störungen während der Schwangerschaft und der Malthusianismus.

Von *G. Mingazzini*, Rom.

Während die Frage der Indikationsstellung der Schwangerschaftsunterbrechung bei Psychosen im allgemeinen und besonders bei den Laktations- und Schwangerschaftspsychosen, in den bekanntesten Lehrbüchern der Psychiatrie ausführlich behandelt wird, ist dies bei den neurasthenischen Zuständen, bzw. bei von diesen letzteren ätiologisch abhängigen Manifestationen nicht der Fall.

Und doch drängt sich dieses Problem, oder müßte es sich den praktischen Ärzten und hauptsächlich den Neuropathologen aufdrängen, die sich oft angesichts einer solchen Erkrankung im Zweifel über die zu treffende Entscheidung bezüglich des Vorgehens, befinden.

Häufig finden sich in unseren Polikliniken Frauen ein, die über vielerlei Beschwerden rein funktioneller Natur klagen. Manchmal beginnen die Symptome in den letzten Monaten der Schwangerschaft, aber nicht selten schon im zweiten und auch im ersten Monat. Es sind zumeist Mehrgebärende, und zwar besonders diejenigen mit mehreren Kindern, welche das größte Kontingent solcher Neurosen liefern; doch fehlt es nicht an Fällen, in denen schon im Verlaufe der zweiten, und sogar der ersten Schwangerschaft, die ersten Symptome des Leidens auftreten. Es ist zweifellos, daß, ceteris paribus, die Frauen des Mittelstandes mehr als die Bäuerinnen betroffen sind, doch habe ich auch unter letzteren viele solcher Fälle gesehen.

Die Patientinnen klagen über ein Gefühl des Leerseins im Kopfe, über „Hämmern", Druckgefühl in der Scheitelgegend, Augenschmerzen und Müdigkeit nachdem sie kaum eine Seite gelesen haben, über Vergeßlichkeit in ihren Obliegenheiten, Reizbarkeit, ungenügenden Schlaf, Anorexie, über tachykardische Anfälle, und über allgemeine Müdigkeit. Häufig sind Phobien von verschiedenstem Inhalte, begleitet von Angstzuständen, welche die übrigen Beschwerden bedeutend verstärken.

Die neurologische Untersuchung ergibt mehr oder weniger dasselbe, was wir täglich bei den gewöhnlichen Neurastenikern antreffen: Zittern der Augenlider, der perioralen Muskeln und der ausgestreckten Hände, Herabsetzung der Muskelkraft der Hände, Steigerung (selten Herabsetzung) der Sehnenreflexe. Im Urin nichts abnormales, außer manchmal gewöhnliche Phosphaturie. (Wenn die Patientinnen, was nicht immer zutrifft, auch oligoämisch sind, ist es natürlich, daß man bei der Auskultation nicht-organische Herzgeräusche an der Herzspitze vorfindet.)

Bei Vielgebärenden gesellt sich häufig auch die fixe Idee hinzu: daß die kaum begonnene Schwangerschaft, (was übrigens ganz plausibel ist) mit denselben neurasthenischen Beschwerden wie die vorherigen einhergehen müsse. Nach und nach vergesellschaften sich diese Zwangsvorstellungen mit Erregungs- und Angstzuständen, welche wie es bei den gewöhnlichen Patienten mit Neurasthenia cordis der Fall ist, und wie ich es in zwei Fällen beobachten konnte, zum Selbstmord führen können.

Der Arzt befindet sich hier vor dem Dilemma: soll man die Schwangerschaft unterbrechen oder den physiologischen Prozeß bis zu seinem natürlichen Ende ablaufen lassen? Eine generelle Antwort darauf ist unmöglich; die Geschichte der Medizin lehrt uns, daß sämtliche Aphorismen, die den Anspruch auf Apodigmen haben, stets gefährlich sind.

Natürlich ist es, daß, wenn es sich um eine beinahe normale Schwangerschaft handelt, d. h. wenn die Beschwerden über welche die Patientin klagt, gering an Zahl und Intensität sind, man mit dem Rat der Unterbrechung zurückhaltend sein muß, denn sonst würde die Unterbrechung der Schwangerschaft wirklich zu leicht durchführbar werden, so für alle Frauen, die sich ihrer illegitimen Frucht entledigen wollen, als auch für alle die Eheleute, die entgegen den weisen kirchlichen Vorschriften, die Ehe nur ad satiandam libidinem, nicht ad procreandam prolem, eingehen. Auch darf der Umstand nicht außer Acht gelassen werden, daß das durch die Operation verursachte Trauma, wegen seiner Folgen, für die Frau nicht harmlos ist.

Ganz anders ist die Fragestellung wenn es sich um Frauen handelt, die schon zwei oder drei Geburten durchgemacht haben, und bei denen es sich feststellen läßt, daß die Symptome wirklich ernst sind und stark zunehmen, hauptsächlich wenn sie auch von Allgemeinschwächezuständen begleitet sind. Hier handelt es sich nicht nur um die physische Gesundheit der Mutter, sondern es ist auch die Wahrscheinlichkeit vorhanden, daß die Frucht zu einer unvollkommenen physischen und geistigen Entwicklung verurteilt ist, während es anderseits auch angezeigt ist, hervorzuheben, daß solche neurasthenische Formen eine wirklich ungewöhnliche Hartnäckigkeit aufweisen, so daß sie viele Monate, ja sogar Jahre dauern können. Es sei mir daher erlaubt zu wiederholen, was eine nunmehr lange Erfahrung mit Geisteskranken mich gelehrt hat: nämlich daß nicht selten geistige Minderwertigkeiten und Charakteranomalien sowie die schwächliche Konstitution, ihre Erklärung nicht immer in der sogenannten neuropsychischen Vererbung finden, mit der man heutzutage zuviel Mißbrauch treibt, sondern viel eher in den auf die Mutter während der Schwangerschaft eingewirkten Schädlichkeiten physischer Natur (schlechte Ernährung, Traumen, Erschöpfbarkeitszuständen), oder psychischer Natur (Schok, Seelenleiden, Schreck), zu suchen sind.

Aus diesen zwei Gründen glaube ich, daß der Arzt, der sich vor einer Mehrgebärenden in den e r s t e n Monaten der Schwangerschaft befindet und die obengenannten Zustände feststellt, über die Notwendigkeit der Schwangerschaftsunterbrechung nicht zweifeln darf; bei einer Schwangerschaft hingegen, die ihrem Ende nahe ist, ist es besser die Geburt abzuwarten, doch ist es notwendig, das Stillen unbedingt zu verbieten, denn in der Tat konnte ich nicht selten beobachten, daß die Symptome, die gegen Ende der Schwangerschaft auftreten, mit dem Stillen zunehmen.

Auch hier wird es die Aufgabe der zukünftigen Eugeniker sein, zu untersuchen, ob die in den oben aufgezählten Zuständen sezernierte Muttermilch, das Kind nicht nur für den Rachitismus und für andere ausschließlich somatische Krankheiten, sondern auch für Neurosen empfänglich macht. Der Volksglaube der sich in den Worten „das Kind hat schlechte Milch bekommen" ausdrückt, ist nicht ganz unmotiviert. In diesen Fällen ist es nicht nur Pflicht des Arztes, das Stillen zu verbieten, sondern, nach Ansicht vieler Ärzte, meine inbegriffen, auch den Eheleuten zu raten durch antikonzeptionelle Mittel, (mit Ausnahme des sehr schädlichen Coitus interruptus), ferneren Schwangerschaften vorzubeugen.

Ich weiß, daß diese prophylaktische Maßnahme einigen Widerspruch herorrufen wird; das evangelische: crescite et multiplicamini (als ob man die Pflicht hätte, die Rasse, oder besser gesagt: das Volk, ins Unendliche zu vermehren, ohne den Schäden, die manchmal dadurch entstehen, Rechnung zu tragen), ist ein Einwand, dem ich schwerlich entgehen werde. Ebenso werden mir alle diejenigen entgegentreten, die Konfessionen angehören, welche von allen biologischen Gesetzen absehen zu können glauben, als würde der Mensch nicht auf der Erde, sondern auf einem anderen Planeten leben.

Wenn zwar die Spartanische Sitte, die Neugeborenen denen die Anzeichen einer gesunden physischen Konstitution fehlten, zu töten, begreiflich, doch nicht lobenswert war, so müssen wir anderseits einsehen, daß es besser ist eine Minderheit guter und nützlicher Elemente großzuziehen, als die Menschheit zu zwingen, ihre Kräfte für Individuen zu vergeuden, welche früher oder später zu Schädlingen der Gesellschaft werden. Nicht ohne Grund tadelte *H. Spencer* die Einrichtung der Seestrandkolonien, deren Zweck es ist, kränkliche Kinder, die stets für Tuberkulose prädisponiert bleiben, am Leben zu erhalten.

Die Unterbrechung der Schwangerschaft und der Malthusianismus müssen somit, nach rationellen Kriterien, den neurasthenischen Multiparen, bei denen die oben beschriebenen Symptome auftreten, angeraten werden, und dürfen diese Grundsätze nicht ohne weiteres, nur um einfachen Idealismen zu gehorchen, verpönt werden. Hier erinnere sich der Arzt stets des Grundsatzes des großen *Immanuel Kant:* „zwei Dinge erfüllen mein Gemüt mit immer neuer und zunehmender Bewunderung und Ehrfurcht, je öfter und anhaltender sich die Gedanken damit beschäftigen: der sternenbesetzte Himmel über mir und das moralische Gesetz in mir."

La cura dei bagni marini nelle affezioni croniche degli organi sessuali femminili.

Del *Salvatore Minutilla*, Palermo.

Quale Direttore proprietario da lunghi anni di uno Stabilimento balneare marino ed esercente da circa un quarto di secolo in una delle belle spiagge della Sicilia mi è grato comunicare più brevemente che sia possibile a questo Onorevole Consesso il risultato della mia lunga osservazione ed esperienza sull'azione benefica dei bagni marini nelle affezioni croniche degli organi sessuali femminili.

In primo luogo è necessario che rilevi una constatazione che certo sarà nota agli Onorevoli Professori e Colleghi qui presenti che cioè per le cure marine sono preferibili le spiagge con poca sabbia e molta scogliera, con la quale si accompagna una grande produzione di alghe marine, perchè in esse abbondano i principali elementi benefici che entrano nella composizione dell'acqua di mare: il bromo, il iodio, il cloruro di sodio e gli altri sali; difatti, l'acqua in queste spiagge è più densa e più attaccaticcia, oltre che per le onde che si infrangono sugli scogli l'aria s'impregna di questi elementi e diventa più salutare per chi la respira.

Le grandi spiagge sabbiose sono più adatte per gli sports, per i divertimenti, per le cure di sabbia ed elioterapiche, ma non sono da preferirsi da chi vuole un'azione preventiva o una più energica azione curativa degli organi ammalati e specialmente dei mali dell'infanzia: scrofola, rachitismo, tubercolosi, chirurgiche e delle malattie degli organi sessuali della donna dove occorre un'azione abbastanza ipertonica.

La spiaggia di Sferracavallo in Sicilia, nei pressi di Palermo, dove io esercito la mia professione, trovasi nelle condizioni di quelle spiagge che ad una sezione sabbiosa naturale si accoppia una grande scogliera dove si infrangono le onde, rendendo talmente impregnata l'aria degli elementi chimici dell'acqua di mare che sino ad una buona distanza dalla spiaggia essa arriva ad usurare il ferro della tubolatura dell'acqua potabile, senza che l'acqua di mare vi abbia nessun contatto diretto.

Ed è per questa speciale condizione dell'atmosfera che ho potuto constatare l'azione profilattica esercitata sugli abitanti; e diffati in una popolazione di più di 5. mila anime di Sferracavallo e dintorni la scrofola, il rachitismo non esistono e la tubercolosi è eccezionale; e l'azione preventiva si esercita per conseguenza pure sul regolare sviluppo di tutto l'apparecchio sessuale femminile.

I vizi di bacino difatti mancano assolutamente; gli organi sessuali quindi in un bacino normale si sviluppano regolarmente, per cui sono rarissimi i parti distocici, più dovuti a qualche lieve irregolarità delle contrazioni uterine; in un solo soggetto rilevai una lieve conformazione difettosa del bacino per cui i parti avvengono sempre con presentazione di spalla.

Nell'ultimo congresso internazionale di talassoterapia che si è tenuto ad Arcachôn in Francia, a cui io ho preso parte, si è potuto rilevare dal tema principale messo in discussione e largamente svolto nelle relazioni, comunicazioni e discussioni l'unanime consenso sulla benefica azione curativa e preventiva delle cure talassoterapiche nel rachitismo e la mia osservazione non fa che confermare quanto in quello importante congresso si è acclarato.

Pertanto per l'eugenetica ha grande importanza la cura talassoterapica, perchè la buona conformazione del bacino nelle donne, il normale sviluppo degli organi genitali e per conseguenza i parti normali rendono minima la mortalità dei feti e non solo la mortalità immediata al parto, ma anche quella successiva dei primi mesi di vita estrauterina, perchè quanto meno il feto soffre per l'azione traumatica che subisce nel venir fuori dal bacino muliebre, tanto maggiore vitalità e resistenza ha nello sviluppo ulteriore.

Da ciò ne deriva la minore mortalità relativa dei bambini e la mancanza assoluta di mortalità delle donne per causa del parto.

Prima di entrare nei dettagli della cura delle malattie sessuali muliebri desidero combattere un pregiudizio che trovo radicato nei medici e quel che è più in molti Professori specialisti di pediatria, i quali proibiscono il bagno di mare ai bambini sino al 3^{0} anno; io mi permetto dire che questa à un'utopia che non so su quali basi si appoggi. Il bambino si abitua al bagno sin dalla nascita; il bagno nei primi mesi si fa caldo, ma a poco a poco si deve diminuire la temperatura dell'acqua e specialmente in estate bisogna presto passare al bagno freddo che poi dovrebbe continuarsi in inverno; ciò ho scritto in appunti di igiene publicati molti anni fa, dimostrandone il grande vantaggio per la salute e la vigoria del bambino.

Ora per qual ragione il bambino di pochi mesi in estate non si può portare in una spiaggia e cominciare a tenerlo un po' sulla sabbia e poi fargli fare delle brevi immersioni per abituarlo alla benefica azione dell' acqua marina; tanto più benefica allora nello sviluppo più attivo dell'organismo? Cosí non appena ha compito l'anno il bambino non avrà alcuna paura del mare e potrà fare il suo bagno marino, regolandone la durata secondo la sua resistenza o la sua sensibilità.

Questa pratica è poi assolutamente necessaria quando il bambino per disposizione ereditaria o per la sua debole e difettosa costituzione è disposto alla scrofola o al rachitismo; è veramente strano che anche in tali casi dei valenti pediatri abbiano rimandato la cura marina a quando il bambino avrebbe compiuto il 3^{0} anno di vita, e cioè quando già il male si sarebbe affermato ed avrebbe compiuto la sua malefica azione sul debole organismo! Invece è fin dalla primissima età che si può modificare lo sviluppo dell'organismo ed allora si possono avere dei vantaggi considerevoli dalla talassoterapia, che possiamo quindi considerare come il maggiore esponente della profilassi dei vizi del bacino e delle anomalie degli organi sessuali femminili.

Altro problema che ha connessione con la profilassi delle malattie sessuali della donna è quello di stabilire se ed in che epoca si può permettere il bagno marino alle donne incinte.

In genere tranne che nei primi due, tre mesi e nell'ultimo mese io ho quasi sempre permesso il bagno marino alle donne incinte, senza nessuna dannosa conseguenza, purchè si tratti di persone abituate al bagno marino, poco eccitabili, che non soffrono di dolori uterini o che non abbiano in precedenza sofferto di disturbi menstruali: menorragia o dismenorrea, o minaccia di aborto.

In quanto al periodo menstruale è già pratica comune ed abbastanza nota di proibire il bagno marino dall'inizio sino alla fine del periodo.

Volendo esser breve passo subito alla cura delle malattie degli organi sessuali della donna con i bagni marini precisandone le indicazioni e controindicazioni. Certo nelle forme acute e subacute sono da proibirosi i bagni marini ed anche il bagno d'acqua di mare riscaldata, che sarà invece riservato solo nei casi in cui è da poco tempo cessato il periodo acuto e specialmente nei postumi delle malattie acute e qualche volta nelle forme primitivamente croniche.

Il bagno caldo può giovare per gli effetti dei componenti chimici dell'acqua, nonchè per gli effetti della temperatura più o meno alta, per il sudore che provoca e per l'attivazione degli scambi umorali che produce nell'organismo.

Il bagno marino freddo agisce favorevolmente per i suoi abbondanti elementi bromo-salso-iodici, che lo rendono ipertonico, per la sua notevole radioattività, per il massaggio dolce prodotto dalle onde marine, per l'azione stimolante del freddo e per il movimento coordinato dei muscoli quando si esercita il nuoto, movimento che provoca un ampliamento ritmico inspiratorio in un ambiente saturo di ossigeno, di azoto e dei componenti chimici dell'acqua marina.

L'azione del freddo sulla spina dorsale produce uno stimolo meccanico che equilibra il tono e la contrazione delle fibre muscolari dell'utero e degli annessi ed eccita il trofismo di tutti gli organi pelvici come degli altri organi del corpo umano producendo per conseguenza un senso di benessere generale, uno stimolo dell'appetito e un impulso alla funzionalità di tutti gli apparecchi e specialmente delle glandole endocrine.

E' perciò che dal bagno freddo si ottengono dei grandi vantaggi nelle amenorree prodotte da linfatismo e da clorosi; nelle vulvo — vaginiti delle ragazze, provocate per lo più dalla stessa causa, nei prolassi vaginali e uterini e nelle deviazioni uterine, dovuti a rilasciamento delle fibre muscolari, e dei ligamenti o a essudati intrapelvici, nelle ipertrofie del collo uterino, nei catarri cronici uterini, meno che nelle forme blenorragiche, nelle quali non si ha un buon risultato, se non dopo una buona cura specifica e locale.

Anche le amenorree delle donne grasse possono trarre vantaggio dal bagno marino, purchè questo sia prolungato e accompagnato al nuoto e coadiuvato da una dieta speciale scarsa di grassi e di idrocarburi.

Sono queste amenorree che per lo più si accompagnano a sterilità della donna, e quindi il bagno marino può avere anche vantaggio nella sterilità stessa, come eziandio su quella prodotta da atonia delle ovaie, o da ipertrofia e stenosi del collo uterino, o da cattiva posizione dell'utero (prolasso, versione, flessione) per qualsiasi causa; si intende che nelle forme più pronunziate occorre intraprendere delle cure generali e locali adatte.

I beneficî che si possono ottenere in tutti questi casi dai bagni marini sono aumentati da tutto l'assieme dell'influenza del clima marino, quando si risiede per tutta l'estate nelle spiagge, i cui fattori: umidità, temperatura, pressione atmosferica, elioterapia, ossigeno, ozono contribuiscono a fortificare l'organismo, ad eccitare tutte le funzioni degli organi, ad equilibrare tutto il sistema nervoso e specialmente il gran simpatico, e a regolarizzare e stimolare le funzioni delle glandole endocrine.

In quanto alle donne che soffrono di menorragia io credo che possono piuttosto avere svantaggio dal clima e dal bagno marino per la sua azione ipertonica e per l'aumento dell'afflusso sanguigno che esso provoca negli organi sessuali feminili.

Le dismenorroiche invece ricavano un vantaggio dal bagno marino per la regolarizzazione della circolazione sanguigna del bacino e degli organi pelvici, e per l'azione benefica di tale bagno sui restringimenti del collo dell'utero, sui catarri endouterini e sulle deviazioni dell'utero.

Nei casi di tubercolosi genitale afebbrile e senza complicazioni pulmonari la cura del bagno marino può arrecare un grande giovamento, purchè cominciata tempestivamente, allo stesso modo come notoriamente se ne ricavano dei grandi benefizi in tutte le forme di tubercolosi chirurgica.

Nelle ooforo-salpingiti, perimetro-salpingiti, perimetriti e parametriti occorre che il processo acuto sia completamente spento e la cura è meglio cominciarla con i bagni di acqua di mare calda, raffreddandola gradatamente per passare poi al bagno marino freddo, sempre che non vi sia alcuna reazione, ciò che specialmente si puó verificare nelle persone molto nervose o molto deboli.

Qui il bagno marino agisce non solo per i componenti bromo-salsoiodici dell'acqua, ma anche per la sua grande radioattività e specialmente è la sua azione ipertonica che stimolando gli scambi umorali accelera il riassorbimento degli essudati; il nuoto, la cura di sabbia, l'elioterapia contribuiscono molto ad accelerare la guarigione.

Non credo che dal bagno marino si possano ottenere dei vantaggi in altre malattie sessuali delle donne, quali i tumori, come qualcuno ha voluto fare credere, o nell'ematocele, tranne che in periodo abbastanza inoltrato quando non restano che degli essudati che si debbono fare riassorbire.

Nelle persone molto sensibili bisogna sostituire il bagno caldo di acqua di mare, alla temperatura di 36° a 38° centigradi, riservando le temperature più alte alla cura dei postumi di mali traumatici ed alle forme gottose e reumatiche croniche.

Ed ecco in una forma la più breve possibile, senza citazioni di autori o di altri eminenti professori e colleghi che si sono occupati della materia ho esposto il frutto della mia esperienza di lunghissimi anni, esperienza fatta in una spiaggia meridionale ed esposta a Nord, il cui clima in estate piuttosto fresco ritengo sia il migliore per la cura delle malattie sessuali della donna, di un essere cioè delicato e molto sensibile quando si trova specialmente affetto da tali malanni, e quindi l'aria più fresca con acqua marina a temperatura media sono i coefficienti più utili per procurare il benessere ed il miglioramento delle affezioni genitali e delle condizioni generali dell'organismo.

Non ho esperienza alcuna sui mari del Nord che credo però troppo eccitabili per questi esseri deboli e per lo più nevrastenici, ma quest'osservazione vale più per i meridionali che per gli abitanti nordici, già abituati a quel clima.

L'Illustre mio amico Prof. *Piccinini* nel X Congresso d'Idrologia e Climatologia ad Abbazia domandava di precisare in quali casi date forme ginecologiche, non ancora passate in forma cronica, ma tuttavia non più acute, si possano mandare alle stazioni talassoterapiche. Io ritengo, come ho già detto, che le forme ginecologiche da curarsi alle stazioni talassoterapiche, come anche a Salsomaggiore e in tutte le altre stazioni salso-iodiche debbono essere non piú acute, ma allo stato cronico, con la differenza che le forme non ancora completamente passate allo stato cronico e con essudati molto estesi, possono nelle stazioni talassoterapiche cominciare anche presto una cura di sabbia ed elioterapica per passare dopo ai bagni tiepidi di acqua di mare, e qualora nessuna reazione si abbia ricorrere al bagno marino freddo fatto con metodo, dapprima breve e con pochi movimenti e in seguito molto più lungo di durata e accompagnato al nuoto.

Chi volesse procurarsi il piacere di conoscere le opinioni e i risultati delle osservazioni talassoterapiche di eminenti specialisti di malattie ginecologiche e di talassoterapisti potrebbe consultare le publicazioni del Prof.*Mangiagalli,* del *Bossi,* del *Ceresole* e di altri molti e specialmente i vari scritti del Dott. *Kurz* di Abbazia il quale è stato scelto ed ha fatto una dotta relazione su questo tema al Congresso d'Idrologia, e Climatologia di Abbazia del 1924.

Vererbung einer vorzeitigen Entwicklung des Geschlechtstriebes.

Von *Rudolf Polland,* Graz.

Der Nomenklatur im „Handbuch der Sexualwissenschaften" (Herausgeber *A. Moll)* folgend, bezeichnet man bekanntlich als paradoxen Geschlechtstrieb das Auftreten dieses Triebes in einem Lebensalter, das normalerweiser davon frei sein sollte, also im Kindes- oder im hohen Greisenalter. In solchen Fällen können sexuelle Reizempfindungen an den Genitalien ebenso wie erotische Neigungen zu anderen Personen bestehen. Ich will mir erlauben, Ihnen über einige Fälle von auffallend frühzeitiger Entwicklung geschlechtlicher Regungen berichten, vor allem über das Vorkommen dieser Anomalie in einer Familie, bei der sich als Grundlage der Abnormität echte Vererbung nachweisen läßt.

Welch' auffallender Zusammenhang zwischen dem frühzeitigen Erwachen des Geschlechtstriebes und anderweitiger psychopathischer Veranlagung besteht, geht sehr deutlich aus Untersuchungen hervor, in der Grazer Strafanstalt Karlau von Privatdozent Hofrat Dr. *Michel* an 355 Strafgefangenen kürzlich durchgeführt worden sind. Drei Viertel der Untersuchten sind Gewohnheitsverbrecher; da bei solchen die ererbte Minderwertigkeit eine wesentliche Rolle spielt, so kann es nicht wundernehmen, daß sich unter diesen wieder 75% Psychopathen befinden. Über ihr Geschlechtsleben gaben fast alle Untersuchten mit größter Bereitwilligkeit rückhaltslose Auskunft, vielen bereitete die Beschäftigung mit diesem Gegenstand offensichtliches Vergnügen; sie sprachen sich mit wahrem Behagen darüber aus. Es ist das eben ein Gebiet, das im Seelenleben solcher Menschen meist einen breiten Raum einnimmt. Es ergab sich, daß bei diesen zu Verbrechern gewordenen Psychopathen die ersten Regungen des Geschlechtstriebes schon sehr frühzeitig aufzutreten pflegen, bei den meisten schon während der Schulzeit. Eine ganze Reihe gab an, bereits im Alter von 8—10 Jahren geschlechtliche Regungen empfunden zu haben; fast bei allen war bereits vor dem 14. Lebensjahr volle Geschlechtsreife eingetreten; letzte traten teils spontan in Form nächtlicher Pollutionen auf, oder wurden durch Masturbation herbeigeführt, oder es war bereits schon zum regelrechten Beischlaf gekommen. Bei vielen reichen mindestens die ersten Versuche zum Beischlaf, spielerische Manipulationen mit Mädchen, gegenseitiges Betasten der Genitalien und dergl. bis in die frühe Kindheit zurück.

Daß von so frühreifen Individuen dann später im erwachsenen Zustand gewöhnlich ein besonders exzessives Geschlechtsleben geführt wird, ist begreiflich. So fand bei der Mehrzahl der Untersuchten der erste Coitus vor dem 18. Lebensjahr statt. (Von 206 psychopathischen Gewohnheitsverbrechern bei 26 schon mit 14 Jahren, 9 behaupteten sogar, noch früher begonnen zu haben). Die Verheirateten unter ihnen pflegten auch in der Ehe meist einen exzessiven Geschlechtsverkehr; 52 gaben täglichen Coitus an und betrachten dies als eine Selbstverständlichkeit; manche pflegten mehrmals täglich zu verkehren, und zwar 6 bis 7 mal! Natürlich legen sie sich auch im außerehelichen Verkehr keinerlei Fessel auf. Als Gegenstück fanden sich einige wenige, die am Coitus keinen Genuß fanden, ja sich sogar als Weiberfeinde bezeichneten. (Diese Daten verdanke ich alle der Liebenswürdigkeit meines verehrten Freundes Hofrat *Michel,* dem ich auch an dieser Stelle meinen herzlichsten Dank sage).

Nach den Ergebnissen der in letzter Zeit so gewaltig ausgebauten Vererbungswissenschaft unterliegt es für mich keinem Zweifel, daß diese psychopathische Veranlagung im wesentlichen ererbt ist; leider stehen mir aus den Untersuchungen *Michels* bis jetzt über diesen Punkt keine Angaben zur Verfügung. Immerhin stammen viele dieser Gewohnheitsverbrecher von ähnlich belasteten Eltern ab, wobei besonders Alkoholismus und ähnliche Minderwertigkeit eine Rolle spielt. Sicherlich kommen aber bei der Entwicklung der Anlage zum paradoxen Sexualismus auch die Umwelteinflüsse in nicht zu unterschätzender Weise in Betracht, so das Zusammenleben vieler Menschen verschiedenen Alters und Geschlechtes in engen Wohnräumen, wobei schon die Kinder Zeugen der intimsten Vorgänge werden, zumal in solchen Kreisen die Menschen sich wenig in acht zu nehmen pflegen. So hören die Kinder unsittliche Gespräche, unflätige Reden, ja sehen manchmal geradezu geschlechtliche Handlungen der Erwachsenen mit eigenen Augen. Dazu kommt in den Großstädten das Herumtreiben der Kinder in den Gassen, die Bilder in den Schaufenstern, das Kino, Verführung durch Erwachsene, Aufklärung durch frühreife andere Kinder — alles Umstände, welche die Neugier der ohnehin für alles Erotische empfänglichen Kinder erregen und noch schlummernde Triebe wecken.

Wie tief aber eine derartige abnorm gesteigerte und frühzeitig beginnende Sexualität doch in der Erbmasse begründet und verankert ist, lehrt folgende eigene Beobachtung an einer Familie, deren Schicksale ich seit einigen Jahren verfolge.

Der Vater ist ein ausgesprochen moralisch minderwertiger Mensch; ob bei seinen Vorfahren oder Geschwistern irgendwelche Abnormitäten des Geschlechtslebens bestanden, konnte nicht festgestellt werden. Er ist ein Zwillingskind, und es sollen in seiner Familie Zwillingsgeburten wiederholt vorgekommen sein. Ursprünglich Privatangestellter in bescheidenen Verhältnissen, verfiel er schon frühzeitig der Trunksucht und führte ein ausschweifendes Leben. Er wechselte wiederholt seine Stellung und konnte nicht mehr ausreichend für seine rasch wachsende Familie sorgen; dabei war er namentlich im Rausch roh und gewalttätig gegen seine Frau. Schon von Jugend auf ungemein sinnlich veranlagt, setzte er seiner Frau beständig zu, verlangte oft mehrmals täglich den Verkehr, war aber damit noch nicht zufrieden, sondern hatte nebenbei noch zahlreiche Verhältnisse mit anderen Frauenzimmern, zumal seine Frau durch die vielen Schwangerschaften und Krankheiten in Anspruch genommen war. Alle diese Zustände wurden immer unleidlicher und führten schließlich zur Trennung der Ehe.

Die Mutter ist eine zarte, schwächliche Frau, leidet an Tbc. pulm. und weist in ihrem sexuellen Verhalten nichts Abnormes auf, kann überhaupt nicht als psychopathisch bezeichnet werden. Bei ihren ungemein traurigen wirtschaftlichen Verhältnissen erweist sie sich als eine brave Mutter, die ganz in der Sorge für ihre 5 Kinder aufgeht.

Das älteste Kind, ein Knabe, ist $6^1/_2$ Jahre alt, klein und schwächlich, aber aufgeweckt. Schon seit einem Jahre beklagt er sich über häufige Erektionen, die er als unangenehm empfindet; die Reibung an der Kleidung ist ihm lästig, er hat dabei oft die Empfindung, Urin lassen zu müssen, und versucht, das erigierte Glied gewaltsam herunterzudrücken, was ihm Schmerzen verursacht. Er bezeichnet gelungenerweise den Zustand als „Kuckuck" und sagt beispielsweise zu seiner Mutter: „Mutti, der Kuckuck ist schon wieder da, ich mag ihn nicht!" Der Penis ist für das Alter des Knaben groß und kräftig, auch die Hoden gut entwickelt. Eigentliche Sexualempfindungen oder gar Neigung zum weiblichen Geschlecht scheint er nicht zu haben, der Zustand ist ihm vielmehr lästig. Es besteht auch keine Neigung zur Masturbation, auch Samenergüsse hat die Mutter niemals wahrgenommen.

Die nächste Gravidität der Frau mußte infolge einer schweren Erkrankung im 4. Monat unterbrochen werden. Dann folgte eine Zwillingsgeburt; die Kinder starben vor Erreichung des ersten Lebensjahres. Dann folgte abermals eine Zwillingsgeburt, Mädchen. Diese leben, sind 5 Jahre alt und zeigen keine Anomalien in sexueller Hinsicht.

Die letzte Schwangerschaft ergab wieder Zwillinge, diesmal Knaben; beide sind ziemlich gut entwickelt und jetzt 22 Monate alt. Diese Knaben hatten schon bei der Geburt besonders gut entwickelte Geschlechtsglieder, und man konnte bei ihnen bereits vom 6. Lebensmonat an sowohl spontan als besonders bei Berührung deutlich erektionsartige Vergrößerung beobachten; jetzt ist das Phänomen, wie ich mich selbst überzeugen konnte, noch viel ausgeprägter.

Die Mutter hatte mich seinerzeit wegen des ältesten Knaben zu Rate gezogen, weil sie nach den Erfahrungen mit ihrem Gatten befürchtet, daß sich auch bei dem Jungen eine übermäßige Sinnlichkeit entwickeln würde, eine Befürchtung, die nach meiner Überzeugung nur zu berechtigt ist.

Wir haben also hier das familiäre Auftreten einer vorzeitigen Entwicklung des Geschlechtstriebes, soweit eine Form des paradoxen Geschlechtstriebes (*Moll*), vor uns, die als ein vom Vater her ererbtes Merkmal bezeichnet werden muß. Die Anomalie trat in unseren Fällen ohne jede Mitwirkung von Umwelteinflüssen in die Erscheinung. Es handelt sich hier zunächst um die periphere Äußerung des Triebes im Gegensatz zum Kontrektationstrieb, d. h. erotische Neigungen zu anderen Personen (*Moll*, „Das Sexualleben des Kindes"). Ihr frühes Auftreten muß in den vorliegenden Fällen wohl als pathologisch und als Zeichen einer psychopathischen Veranlagung aufgefaßt werden, die sich schon auffallend früh äußert. Dieses Verhalten ist nach dem, was wir vom Vater wissen, durchaus verständlich und als echte Vererbung einer pathologischen Veranlagung zu werten.

Besonders eigentümlich ist es bei unserer Beobachtung, daß gleichzeitig mit dem vorzeitigen Erwachen eines übermäßig starken Geschlechtstriebes noch eine andere seltene Eigenschaft vererbt wurde, nämlich die Neigung zur Zwillingszeugung, und zwar ebenfalls durch den Vater. Da dieser aus einer Familie mit auffallend häufigen Zwillingsgeburten stammt und selbst ein Zwilling ist, so liegt es klar zutage, daß die Zwillingszeugung im Samen des Mannes ihre Ursache haben muß und als eine echte vererbbare Eigenschaft anzusprechen ist. Es ist nicht unwahrscheinlich, daß zwischen der exzessiven Sexualität und der Zwillingszeugung irgend ein Zusammenhang besteht; derselbe ist allerdings nicht näher zu erweisen.

Jedenfalls sind Fälle, bei denen die Vererbung dieser beiden Anomalien in so klarer Weise zu beobachten ist, sehr selten und vielleicht ist bis jetzt überhaupt noch nichts darüber berichtet worden. Dadurch erschien es gerechtfertigt, daß ich es mir gestattet habe, meine Beobachtung hier vorzubringen.

Die Trisexualität.

Von *H. Rohleder*, Leipzig.

Der menschliche Sexualtrieb erwies sich bisher entweder als zum anderen Geschlecht gerichtet d. h. als heterosexueller oder zum eigenen Geschlecht d. h. als homosexueller oder als zum eigenen Ich aus = oder richtiger rückstrahlend, als automonosexueller. War gleichzeitig Sexualtrieb zum anderen und eigenen Geschlecht vorhanden, so sprachen wir vom zweigeschlechtlichen, bisexuellen.

In meinen „Vorlesungen über das gesamte Sexualleben" 5. Aufl. Bd. III S. 421 machte ich die theoretische Bemerkung, daß evtl. noch eine Triebrichtung zu beiden Geschlechtern und zum eigenen Ich, also eine dreifache Richtung, eine Trisexualität, möglich sei.

Ich bin heute in der Lage, das tatsächliche Bestehen solches dreifachen Geschlechtstriebes, und zwar das gleichzeitige Bestehen einer solchen dreifachen Richtung, zu erweisen, bei einem heute 36jährigen Manne.

Die erste Triebrichtung, die durchbrach, war die automonosexuelle, der Trieb zu sich selbst und zwar mit dem 8. Lebensjahre. Der Knabe begann im Spiegel oder im Bade seinen nakten Körper mit Wollust zu betrachten. Der Trieb wurde in den nächsten Jahren mächtiger, wobei er ein nicht zu definierendes Wollustgefühl besaß, besonders bei der Betrachtung seiner Genitalien im Spiegel, wobei er zu Erektionen und einem gewissen Orgasmus kam, ohne jede Masturbation. Hierbei kommt es in der Zeit vom 12. bis 16. Lebensjahre schon zu einer Differenzierung', einer Spaltung des automonosexuellen Triebes derart, daß der Perverse sein Spiegelbild, besonders beim Anblick seiner Glutaeen, als Weib fühlte, sich selber als Betrachter dieses seines Spiegelbildes, als Mann.

Das genügte ihm bis zum 16. Lebensjahre vollkommen. „Mein Verhältnis hatte ich zu mir selber und war sehr glücklich, ohne Masturbation."

Jetzt beginnt nun in der Pubertätszeit, ca. gegen das 16. Lebensjahr, die 2. Triebrichtung durchzubrechen und, das ist charakteristisch, auf dem Boden der Automonosexualität. Der Trieb strahlt aus auf junge gleichaltrige Leute von gleichem Typ wie er selbst ist. Das eigene Ich, das eigene Spiegelbild wird übertragen auf gleichaltrige Jünglinge von mittlerer Größe, schlanker Figur, von dunkler Farbe, möglichst ihm ähnlich und zwar in der Pubertätszeit, während der sexuellen Ausreifung und Sekretion.

Gegen Ende der Pubertätzeit beginnt der heterosexuelle Trieb, und zwar wird er ausgelöst zuerst nicht durch den weiblichen Körper selbst, sondern durch Bilder weiblicher Personen. Die sexuelle Befriedigung war aber immer noch automonosexuell mit vollem Orgasmus, ohne Masturbation. Da trat eines Tages, bei Betrachtung des eigenen Spiegelbildes unter heftigen Erektionen, die erste Ejaculation ein.

Von diesem Tage an reizten ihn auch Mädchen. Wenn wir als Zeichen vollendeter Pubertät das Eintreten der Ejaculation ansehen, so zeigt sich hier mit diesem Zeitpunkt auch die dritte Triebrichtung, die heterosexuelle, jedoch durchaus nicht so stark ausgesprochen wie die automonosexuelle. Er schildert ausdrücklich, wie bei der ersten Cohabitation beim Anblick des entblößten weiblichen Körpers die Erektion nicht so heftig eintrat. Erst bei Vorstellung seines eigenen Spiegelbildes wurde die Erektion vollständig und Ejaculation trat ein, aber kein völliger Orgasmus.

Der heterosexuelle Trieb war noch nicht zur vollen Ausreifung gelangt. Erst nach 2 Jahren war auch dieser heterosexuelle Trieb, ca. mit dem 20. Lebensjahre, zur vollen Ausreifung gelangt, gleichzeitig aber auch der homosexuelle Trieb, so daß wir jetzt das wechselseitige Spiel von heterosexueller, homosexueller und automonosexueller Betätigung finden. Nur wurde der homosexuelle Trieb unterdrückt wegen Paragraph 175, ja eisern bekämpft, kehrt aber immer wieder.

Charakteristisch sind die Mannesjahre des Perversen, dem automonosexuellen und auch dem heterosexuellen Trieb wurde nachgegeben, derart, daß Perverser sich verlobte und sogar verheiratete. In der Ehe volle Potenz, Coitus normalis und Ejaculation mit Orgasmus. Aber auch hier im heterosexuellen Verkehr Anklang an den Automonosexualismus. Es erregen ihn am meisten Mädchen mit knabenhaftem Körper, dem seinen ähnlich, schmalen Hüften und nicht zu sehr entwickelten Brüsten d. h. auch im heterosexuellen Trieb eine homosexuelle Komponente.

Es ist ferner charakteristisch, daß, wenn die homosexuelle Libido sehr stark wird, er der Frau gegenüber impotent wird.

Ferner ist interessant, daß nach Genuß von kleinen Alkoholmengen (wie $^3/_2$ Liter Bier) der Trieb zum Weibe erlischt und der zum Manne entfacht wird und bei größeren Alkoholmengen der Trieb wie eine von verschiedenen Seiten beeinflußte Magnetnadel von Weib zu Mann und umgekehrt hin und her pendelt.

Aber nicht bloß eine Bisexualität ist im Triebe anderen Personen gegenüber, sondern auch im Triebe zu sich selbst, in der Automonosexualität zu konstatieren. Ja, diese Bisexualität im automonosexuellen Verkehr ist so stark ausgesprochen, daß Patient zum Transvestitismus übergegangen ist. Er legt weibliche Wäsche und Kleidung an, fühlt sich völlig als Weib vor dem Spiegel, unter lebhafter Empfindung von Scham sich entkleidend. Dann reizt ihn wieder der entkleidete weibliche Körper. Er nimmt dann Depilationen vor, pudert, salbt, schminkt sich.

Nach einem solchen automonosexuellen Verkehr fühlt er sich als Ehebrecher. Die Befriedigung ist die gleiche wie beim heterosexuellen Verkehr. Er versucht dagegen anzukämpfen, umsomehr als er glücklich verheiratet und Vater ist. Bisher leider vergeblich.

Wir sehen also eine Bereicherung unserer Sexualwissenschaft. Die s. Zt. von mir nur angenommene Möglichkeit einer dreifachen Veranlagung der sexuellen Triebrichtung (hetero- homo- und autosexuellen) ist erwiesen. Es gibt eine wirkliche Trisexualität, oder, wenn man will, eine Bisexualität, verbunden mit Automonosexualität.

Im vorliegenden Fall ist der zuerst erscheinende Trieb der Trieb zu sich selbst, der vom 8. Jahre bis jetzt, zum 36. Jahre anhält. Er ist so spezifisch, daß er im eigenen Ich ein Mann und Weib differenziert und sich als das Weib in den Mann und umgekehrt verliebt.

Das Sexualleben erschöpft sich im heterosexuellen und automonosexuellen nur deshalb, weil der homosexuelle, aus strafrechtlichen Gründen, nach Möglichkeit unterdrückt wird, aber alle 3 Triebrichtungen sind vorhanden und wechseln in breiter Mannigfaltigkeit.

Eine wissenschaftliche Erklärung dieser Erscheinung läßt sich z. Zt. noch nicht geben.

Diskussion.

Ernst Levinger, Hospital Buch der Stadt Berlin: Ich bin mir bewußt, daß in einer biologischen Sektion die psychologische Seite des Problems eine geringere Rolle spielt. Trotzdem möchte ich einige Worte sagen, weil ich glaube, daß für das biologische Verständnis die psychologische Klärung Voraussetzung ist.

Wir haben bei dem Fall gehört, daß sich mit acht Jahren zum ersten Mal autoerotische Neigungen zeigten und daß sich dann mit 16 Jahren ausgesprochen homosexuelle Neigungen entwickelten. Das glaube ich folgendermaßen deuten zu können. Die Entwicklung der Sexualität ist, glaube ich, zunächst immer eine autoerotische. Wir haben in den ersten Zeiten die Autosexualität, wo eben noch kein Betätigungsobjekt da ist und gar keine andere Möglichkeit besteht. Die erste Betätigung ist eine autoerotische. Der eigene Körper spielt die Anfangsrolle. Das Individuum stellt sich zuerst, da ein anderer Körper noch nicht in Frage kommt, zum eigenen Körper ein.

Diese Periode hat bei dem Individuum, um das es sich handelt, bis zum 16. Lebensjahre eine Rolle gespielt. Dann machen sich, wenn ich Herrn Professor *Rohleder* richtig verstanden habe, ausgesprochen homosexuelle Neigungen geltend. Diese homosexuellen Neigungen werden aber nicht in die Tat umgesetzt aus gewissen Gründen, aus Hemmungen. Ich wäre dankbar — ich weiß nicht, ob Herr Professor *Rohleder* noch anwesend ist —, wenn vielleicht etwas darüber gesagt werden könnte, wie dieses Individuum sonst beschaffen war, ob es sonst irgendwelche Hemmungen gezeigt hat; denn ich glaube, daß sich die Hemmungen, die sich in der sexuellen Betätigung dieses Individuums gezeigt haben, nicht einseitig auf das sexuelle Gebiet beschränkten. Ich glaube, daß es sich um ein ausgesprochen homosexuell veranlagtes Individuum handelt, das unter den Hemmungen nicht zur aktiven Betätigung gekommen ist.

Bemerkenswert erscheint mir in diesem Zusammenhang auch, daß unter Alkoholwirkungen, wie Herr Professor *Rohleder* hervorhob, sich die homosexuellen Neigungen manifestierten, während die heterosexuellen vollkommen in den Hintergrund traten.

Für wesentlich halte ich ferner die Scheidung der Gefühlsrichtung nach der Entwicklung der Pubertät, die ausgesprochen homosexuelle Neigung, und ich weiß nicht, wie weit eben die Ehe nur aus materiellen oder anderen nicht sexuellen Gründen geschlossen wurde. Wir wissen, daß die Eheschließung in dieser Beziehung eine ganze Reihe von Gründen zur Voraussetzung haben kann.

Zusammenfassend glaube ich also sagen zu können: wenn wir diesen Fall so auffassen, dann handelt es sich in Wirklichkeit gar nicht um eine Trisexualität, sondern um ein ausgesprochen homosexuell veranlagtes Individuum, das erst die normale autoerotische Phase durchgemacht hat, dann in der Pubertätszeit ausgesprochen homosexuelle Neigungen zeigte, die sich aber aus irgendwelchen Gründen nicht in die Tat umsetzen konnten. Die Fragestellung selbst, wie weit die entsprechenden biologischen Grundlagen, sei es im Sinne des femininen, sei es im Sinne des maskulinen Typus, verändert sind, fällt, glaube ich, zusammen, wenn wir das Individuum als homosexuell veranlagt ansehen.

Über Altern und Lebensdauer.

Von *Vladislav Ružička*, Prag.

Durch *Steinach* wurde die Erscheinung des Alterns mit der inneren Secretion der Gonaden in kausalen Zusammenhang gebracht. Die Liebenswürdigkeit *Steinachs* verschaffte mir seinerzeit die Gelegenheit, einige von seinen Versuchsobjekten auf ihren Alterszustand mit den von mir zu diesem Zwecke benützten Methoden zu untersuchen. Die Resultate konnten in Übereinstimmung mit meiner Theorie des Alterns im Sinne der Auffassung *Steinach's* gedeutet werden. Dieser Zusammenhang des Alterns mit der Sexualfunktion gestattet es mir, an dieser Stelle meine Theorie des Alterns zu entwickeln und über die Fortschritte zu berichten, welche mein Institut in der Erkenntnis dieses Vorganges gemacht hat, und welche Fragestellungen sich dabei ergeben haben. Vergleichen wir die Alterserscheinungen des Menschen mit denjenigen der Tiere und Pflanzen, so fällt uns die Analogie derselben auf. An eine einheitliche Auffassung derselben ist jedoch nur dann zu denken, wenn diese Analogie als im g a n z e n Bereich des Lebenden bestehend erwiesen wird. Nun aber altern die Protozoen nicht in der Weise, wie die übrigen Organismen. In ihrem Lebenslauf treten jedoch aus inneren Ursachen periodisch Vorgänge auf (sog. Depressionen, Endomixis), welche mit den Alterserscheinungen der übrigen Organismen übereinstimmen und wie meine Untersuchungen zeigen, auch auf analogen physikalisch-chemischen Prozessen beruhen. Zwar gelang es *Hartmann* bei Eudorina experimentell jede Andeutung eines sexuellen Prozesses oder selbst einer Endomixis zu vermeiden. Diese Versuche konnte ich bis jetzt noch nicht wiederholen und mit meinen Methoden nachprüfen und kann daher weder auf sie noch auf die Versuche über die Unsterblichkeit gewisser niederer Metazoen von *Goetsch* und *Hartmann* hier im Detail eingehen. Es soll in einer ausführlichen selbständigen Publikation über das Altern geschehen, die ich vorbereite. Es genüge hier festzustellen, daß die auf diese Weise erreichte Unsterblichkeit dieser Organismen in keinem Widerspruche steht zu meiner weiter unten zu entwickelnden Alterungstheorie.

Über die Ursache der Alterungsvorgänge sind viele Hypothesen aufgestellt worden. Eine Hypothese, welche alle Alterserscheinungen erklären und alle bisher geäußerten Ansichten über die Ursachen derselben vereinigen wollte, müßte aufzeigen, warum sich im Laufe der Zeit der Stoff- und Energiewechsel vermindert, die Zellteilung und das Wachstum fortschreitend herabsetzen, giftige Stoffwechselprodukte sich anhäufen und eine nahezu allgemeine Atrophie des Körpers auftritt. Meine und meiner Schüler und Mitarbeiter *Bauer, Bergauer, Edžubov, Hájek, Hluchovsky, Križenecky, Luska, Patočka, Svoboda, Svehla, Tisek, Vejnarová, Volejníková* Arbeiten verfolgen das Ziel, die Faktoren, welche nach dieser Richtung hin wirken, zu eruieren. Bereits 1908 (Arch. f. Zellforschung I.) habe ich gezeigt, daß die Zellen im Laufe des Alterungsvorganges stets weniger löslich werden, indem in ihnen die leichter löslichen Stoffe (Chromatin) schwinden, die schwerlöslichen (Plastin, Grundsubstanzen) aber Überhand gewinnen, weiterhin daß die aus den letzteren Stoffen aufgebauten Teile der Zelle und Gewebe verminderten Stoffwechsel und herabgesetzte Vitalität aufweisen. Junge Zellen und Gewebe sind dagegen relativ leichter löslich und reich an Chromatin. Diese Angaben wurden später von verschiedenen Autoren an verschiedenen Objekten bestätigt. Ich schloß aus meinen Beobachtungen, daß die Alterung darin besteht, daß die leicht löslichen Stoffe des Protoplasmas durch den Lebensvorgang in einen Zustand stets geringerer Löslichkeit überführt werden. Diesen Schlüssen lagen Untersuchungen der Löslichkeit von Zellen verschiedenen Alters und der Aufnahme von Farbstoffen verschiedener Molekulargröße zugrunde. Weitere Forschungen, welche ich diesbezüglich (1922, *Pflügers* Arch.) an der Entwicklung des Frosches unternahm, bestätigten jene Schlußfolgerungen vollauf. Da ich mich auch überzeugt habe, daß auch die Löslichkeit bereits vollkommen ausgewachsener Organe, die sich chemisch nicht mehr ändern, sich mit der Zeit noch weiter vermindert, glaubte ich mich zu der Vermutung berechtigt, daß die Abnahme der Löslichkeit eine Änderung des Aggregatzustandes der Organsubstanz andeute und zwar in dem Sinne, daß sich die letztere kondensiere.

Damit kam ich zu der Notwendigkeit die vermutete fortschreitende Kondensation der lebenden Substanz im Laufe des Lebens d. h. die Verminderung ihrer Dispersität durch geeignete physikalisch-chemische Methoden nachzuweisen. War es ja doch schon bekannt, daß auch in sich selbst überlassenen leblosen kolloiden Lösungen im Laufe der Zeit ein solcher Zustand sich entwickelt und daß sich bei diesem Vorgange die Eigenschaften der Kolloide ändern. Sie verlieren ihre event. Fähigkeit durch tierische Membranen hindurchzutreten, ihre eigene Permeabilität vermindert sich, ihre Adsorptionsfähigkeit steigt, ihre Elastizität und ihr Schwellungsvermögen sinken, desgleichen ihre elektrische Leitfähigkeit, die Viskosität steigt oder fällt, je nachdem es sich um hydrophile oder hydrophobe Kolloide handelt, ihre Oberflächenspannung wächst. Wie man sieht, handelt es sich um Modifikationen, wie man sie auch in alten Zellen und Geweben zu konstatieren vermag. Tatsächlich gelang es mir durch systematische Untersuchung der Entwicklung des Frosches, an jungen und alten Säugern, Menschen und an Pflanzen zu demonstrieren, daß in ihrem Organismus analoge Vorgänge statthaben. Ich bezeichnete den Prozeß der fortschreitenden Dispersitätsverminderung der Biokolloide als P r o t o p l a s m a h y s t e r e s i s.

Die zur Bestimmung ihres Grades von mir benützte Methode war eine mittels Alkohol bewirkte Ausflockung, welche die Entfernung der untersuchten Kolloidlösung von ihrem isoelektrischen Punkte angibt, und zwar entweder durch die Zeit, die bis zum Eintritte der Ausflockung verfließt oder durch die Menge des verbrauchten Alkohols oder schließlich durch die Intensität der entstandenen Trübung. Um dieselbe objektiv und in beliebigen Zeitintervallen (weil die Vergleichsobjekte nicht immer gleichzeitig zur Hand sind) feststellen zu können, haben wir eine Methode indirekter Nephelometrie konstruiert (*Patočka*), welche sich gut bewährt hat. Die Ausflockungsmethode ist sehr empfindlich, muß jedoch mit einer allseitigen Analyse des in Untersuchung stehenden Falles verbunden sein, da sehr viele physiologische und pathologische Prozesse in den Verlauf der fortschreitenden Protoplasmahysteresis störend eingreifen (auch ein der systematischen Verarbeitung harrendes, dankbares Thema!) wodurch der Ausflockungsverlauf geändert werden kann. (Siehe die Arbeiten von *Svehla* und seinen Schülern, besonders Saitz.) Es empfiehlt sich, dieselbe durch gleichzeitige Anwendung einer anderen Methode zu kontrollieren. Die Nichtbefolgung dieser Maßregeln kann zu Mißerfolgen führen, die jedoch nicht der Methode zur Last gelegt werden dürfen, sondern durch die Komplexität der Lebensvorgänge verursacht werden. Hierher zu rechnen sind z. B. die Resultate von Marx (Deut. Z. f. ges. gerichtl. Medizin, 1923). Die solchermaßen in der Bestimmung des Hysteresegrades entstehenden Fehler können bei experimentellen Arbeiten durch simultane Massenuntersuchung, die freilich nur bei kleinen Objekten möglich ist, vermieden werden, indem z. B. immer eine Anzahl von Individuen gleichen Alters oder die gleichen Organe derselben gleichzeitig zur Verarbeitung gelangen, so daß man einen Mittelwert erhält. Hat man nur große Einzelobjekte zur Verfügung, so muß man den Fall allseitig auf alle die Hysterese beeinflussenden Faktoren analysieren, insbesondere auch eine Anamnese aufnehmen, da *Švehla* gezeigt hat, daß selbst Kinder syphilitischer Eltern, deren Krankheit schon vor Jahren für erloschen erklärt wurde, noch eine Steigerung der Hysteresis aufweisen können. Solche Fälle sind natürlich mit der notwendigen Vorsicht zu beurteilen. Es wäre von großem Nutzen, wenn für den Menschen nach dem Vorschlage von mir und *Hajek* durch kasuistisches Sammeln von möglichst viel Einzeldaten aus den verschiedensten Altersklassen für die einzelnen derselben mittlere Standartwerte aufgestellt werden könnten, welche Arbeit auch einen Überblick über die Variabilitätsverhältnisse dieses Merkmals gewähren würde. Die Sache ist jetzt leichter auszuführen, als zur Zeit, in welcher der Vorschlag vorgebracht worden ist, weil wir jetzt die für solche diskontinuierliche Datensammlung unentbehrliche objektive Methode von *Patočka* besitzen. Zur Kontrolle benützten wir entweder die pH-Messung oder die Bestimmung der elektrischen Leitfähigkeit, Messung der Oberflächenspannung, der Viskosität, Beobachtung der Brown'schen Bewegung oder schließlich die Beobachtung bei Dunkelfeldbeleuchtung, mit deren Hilfe auch *Marinesco* 1913 an Nervenzellen zu einer mit der meinen analogen Auffassung des Alterungsvorganges geführt wurde, ohne allerdings dieses allgemein-biologische Problem einer systematischen Untersuchung zu unterziehen und ohne weitere physikalisch-chemische Beweise für die auch von anderen Autoren in ähnlich hypothetischer Form vorgebrachte Meinung beizubringen. Die alleinige Untersuchung der Nervenzellen, bei welcher außerdem kein embryonales Material vorlag, durch die alleinige Methode der Dunkelfeldbeleuchtung, kann keiner Theorie zur genügenden Stütze dienen, umso weniger, je schwieriger derartige Untersuchungen überhaupt und besonders an den so labilen Nervenzellen auszuführen sind. Behauptet *Marinesco* doch lebende Nervenzellen untersucht zu haben. Trotzdem will ich die Richtigkeit seiner Beobachtungen keineswegs in Zweifel ziehen. Aber solche richtige Einzelbeobachtungen haben zum Teil schon weit früher auch andere Autoren geliefert (*Mohl, Miehe, Child, Weber, Lepeschkin* u. a.). Um eine Theorie zu erhalten, mußten diese Tatsachen durch ein gemeinsames Band verknüpft werden, als welches sich erst die Hysteresis erweist. Die Ausflockungsmethode beweist sie am einfachsten, auch ist diese Methode in weitestem Maße anwendbar. Sie hat uns bis jetzt nach fast zehnjähriger nahezu täglicher Benützung bei genügender Berücksichtigung sonstiger Umstände auch noch nie im Stiche gelassen.

Die Hypothese, daß der Alterungsvorgang auf einer fortschreitenden Verminderung der Dispersität der Protoplasmakolloide beruht, macht alle Alterserscheinungen verständlich, indem sie durch die stetig ansteigende Verdichtung der lebenden Substanz die fortschreitende Herabsetzung des Stoff- und Energiewechsels und die Entstehung der Atrophien begreiflich macht. Wenn die Hysteresis ihr Maximum erreicht, tritt der natürliche Tod ein, indem die Biokolloide koagulieren.

Die Protoplasmahysteresis ist der Hysteresis der leblosen Kolloide analcg, differiert aber von derselben in einigen wichtigen Punkten. Sie kommt nämlich im Laufe des Stoffwechsels zustande, ihr Grad hängt von der relativen Intensität des Stoffwechsels und seiner Richtung ab, also auch von der physiologischen Tätigkeit oder Ruhe. Durch das Studium verschiedener biologischer Prozesse habe ich in einer Anzahl von Arbeiten (1907, 1908, 1910, 1917) zuletzt mit *Vejnarová* (1924) und *Svoboda* (1924) gezeigt, daß bei Ansteigen des Stoffwechsels die Protoplasmahysteresis vorübergehend sinkt, aber dann bis über den anfänglichen Grad hinaus ansteigen kann, d. h. daß vorübergehend eine Vergrößerung der Dispersität zustande kommt, an deren Stelle aber nachher eine Herabsetzung derselben tritt, welche über den Anfangsgrad hinaus gehen kann. Darum folgt auf Wachstums- oder überhaupt Tätigkeitsperioden stets eine Ruhepause, ehe erneute Tätigkeit zu Tage treten kann. So verhilft uns das Studium der Protoplasmahysteresis auch zum Verständnis vieler rhythmischer Vorgänge im Organismus.

Ich könnte eine Reihe von Autoren anführen, welche mit Hilfe anderer oder derselben Methoden meine Auffassung des Alterungsvorganges bestätigen, doch muß ich hier davon absehen. Eine der meinen fast vollständig analoge Theorie des Alterns hat *Rocasolano* (Kolloidchem. Beihefte 1924) ausgearbeitet, dieselbe stützt sich jedoch einzig und alleine auf Analogien mit Vorgängen, die in anorganischen Metallkolloiden ablaufen.

Die bis jetzt kontroverse Frage, ob die Protoplasmahysterese auch bei Insekten nachgewiesen werden könne, wurde von meinem Mitarbeiter *Tisek* auf Grund systematischer Untersuchung des Lebenslaufes von Dixippus morosus in positivem Sinne entschieden.

Die Ursache der fortschreitenden Hysteresis ist wohl in dem allmählichen Verluste der elektrischen Ladung der Kolloidpartikel und der seit langem bekannten Dehydratation der Körpersubstanz zu suchen. Der Mechanismus dieses Geschehens ist noch unbekannt und dürfte auch in verschiedenen Zellen und Geweben nicht ganz gleich sein. Durch die stetige Dehydratation wird nämlich die Größe und somit auch die Oberfläche der Kolloidpartikel fortschreitend verkleinert, was zur kontinuierlichen Abnahme der elektrischen Kapazität und Ladung führt. Die gleichzeitige Herabsetzung der Dispersität bewirkt Agglomeration der Partikel und Steigerung der Viskosität, wodurch auch ein Teil der elektrischen Energie verbraucht wird. Somit ist das Altern ein, um der Ausdrucksweise des amerikanischen Biochemikers *Mathews* zu folgen, katakinetischer — mit Energieverlust verbundener Vorgang, was mit den Versuchen *Rubner* über die Lebensdauer in Übereinstimmung ist. *Janisch* (1924) sieht das ursächliche Moment der Hysteresis in der Anhäufung von CO_2 im Organismus und dessen Zellen und es gelang ihm auch durch Vergiftung mit CO_2 das Altern gewisser Insekten zu beschleunigen. Von der CO_2-Wirkung leitet *Clowes* (1922) die Sistierung der Zellteilung ab. *Bergauer* zeigte, daß die Hysteresis des Blutserums mit einer stetigen Vermehrung der Globuline im Verhältnis zu den Albuminen einhergeht. Die Frage, ob diese Vermehrung eine Ursache oder Folge der Hysteresis ist, steht noch offen. Bei der Komplexität der Lebensvorgänge muß zugestanden werden, daß einmal dieser, das andere mal jener Umstand den Anstoß zur Steigerung der Hysteresis geben kann und daß dabei auch die verschiedenen chemischen Reaktionen des Stoffwechsels veranlassend wirken können.

Es scheint klar, daß entgegen anderen Ansichten das Altern und der natürliche Tod Entwicklungsphasen des Organismus darstellen. Die Protoplasmahysteresis ist als innerer Faktor des Alterns anzusehen, der durch die physikalisch-chemische Zusammensetzung der lebenden Substanz bestimmt ist. Die Schnelligkeit ihres Ablaufes wird ja erfahrungsgemäß durch die Art-, Individual- und Gewebsspezifität bestimmt. Aber der Stoffwechsel und alle äußeren Faktoren, welche denselben beeinflussen, seine Qualität und Intensität, haben einen bestimmenden Einfluß auf dieselbe. Auch wird der Lauf der Hysterese in verschiedenen Teilen des Organismus durch die verschiedensten biochemischen Vorgänge kompliziert, wie z. B. die Entwicklung der chemisch so verschiedenen Grundsubstanzen beweist.

Die Ursache des Alterns, die fortschreitende Protoplasmahysteresis, steht keineswegs als eine im Leben des Individuums isolierte Erscheinung da. Im Gegenteile sind diesem Vorgange ganz analoge Prozesse — hysteretische Vorgänge — im Organismus weit verbreitet und im Verlauf der allerverschiedensten Lebensprozesse konstatierbar. So konnte ich neuerdings die physiologischen Gradienten in einigen Fällen als Gradienten der Protoplasmahysterese nachweisen und so ihre materielle Basis feststellen, ein für das Studium der Polarität und biologischen Individualität wichtiger Umstand.

Auf die übrigen kann ich hier aus Raummangel des Näheren nicht eingehen, möchte jedoch darauf aufmerksam machen, daß der Verlauf der hysteretischen Prozesse entweder der Hysteresis des Organismus conform oder aber derselben entgegengesetzt sein kann, und daß es von der Empfindlichkeit der Ausflockungsmethode zeugt, wenn es mit deren Hilfe gelang, diese Prozesse trotz der gleichzeitig im Gange befindlichen fortschreitenden Protoplasmahysteresis zu entdecken. Die Konstatierung hysteretischer Prozesse bei den Protozoën (hier freilich mit Hilfe der Viskositätschätzung) ermöglicht die Vereinheitlichung der Alterserscheinungen in allen Reichen des Lebenden. Es ist mit Recht anzunehmen, daß das Leben des Individuums als Ganzen sowohl als das seiner Teile aus einer Anzahl hysteretischer Vorgänge zusammengesetzt ist, die zum größten Teile reversibel sind. Doch gehören sie in die Kategorie der ultimal progressiven Prozesse (*Ružička*, 1919), d. h. solcher Prozesse, welche während ihres Laufes zugleich die Ursache ihrer Einstellung ausbilden. Ihre Reversibilität ist daher nicht vollkommen, indem jede Wiederholung die Hysterese, wenn auch nur um ein Weniges steigert, bis der Vorgang sistiert (z. B. die Zellteilung). Das wird durch die Tatsache der fortschreitenden Protoplasmahysteresis bewiesen und ist auch im Laufe der hysteretischen Einzelprozesse feststellbar. Diese Prozesse sind also nicht zyklisch, sondern können besser durch eine aufsteigende und sich dabei in ihrem Durchmesser stetig mehr verengende Spirale dargestellt werden. Daher ist auf die Protoplasmahysterese der zweite Satz der Thermodynamik anzuwenden, sie bildet den Beweis von der Geltung des Satzes von der Entropie auch für die lebende Substanz (Arch. f. Entw.-mech. 101. 1924).

Diese aus experimentell gewonnenen Tatsachen abgeleiteten Grundsätze werfen ein interessantes Licht auf die energetischen Umstände der Verjüngungsversuche. Man kann unmöglich *Lumièr*, *Marinesco* u. a. folgen, die eine wirkliche Verjüngung für unmöglich halten. Die Hysteresis des Organismus als Ganzen ist, wie eine Reihe von Tatsachen zeigt, ebenso umkehrbar, wie die hysteretischen Teilprozesse desselben. Das beweisen die Gewebskulturen, das beweist die Reparation des Teilungsrhythmus und der Alterserscheinungen in der Depression der Protozoën, das beweist meine Untersuchung der von *Steinach* verjüngten Tiere mit Hilfe der Ausflockungsmethode und der pH-Bestimmung, um nur diese Beispiele herauszugreifen. Auch *Marinescos* Schüler, *Parhon*, lieferte einen auf einem anderen Gebiete liegenden Beweis für die besprochene Reversibilität (Verminderung des Cholesteringehaltes des Blutes). Auch der Einwand, daß es sich bei den *Steinach*'schen Versuchen nur um eine teilweise Verjüngung handelt, wird durch meine obenerwähnten Untersuchungen (1922), welche auf verschiedene Organe Bezug haben, entkräftet. Hinsichtlich des Zentralnervensystems (dessen Nichtregeneration *Harms* betonte) muß ich freilich auf negative Ergebnisse hinweisen, sofern es sich um den Pigmentgehalt der Zellen handelt. Hervorzuheben sind im Gegensatze dazu die neuen positiven Erfolge *O. Wilhelms* (Biol. Gener. II. 1925). Die beiden Resultate müssen nicht notwendig in Widerspruch zueinander stehen, weil ein positives Resultat natürlich nur zu erwarten ist, solange die Reversibilität der Hysterese noch erhalten ist, ein Umstand, der unseren Erfahrungen gemäß (*Bergauer*) auch bei der Aufklärung kataraktischer Linsen nach der Ligatur des Vas deferens eine bestimmende Rolle zu spielen scheint, wie schon die unstimmigen Resultate *Harms'* andeuten. Dieser Umstand muß auch den richtigen Zeitpunkt für den operativen Eingriff bestimmen. Selbstverständlich hängt die Reversibilität mit dem Grade der Hysteresis zusammen.

Um zu den energetischen Verhältnissen bei der Verjüngung zurückzukehren, so ist es auf Grund von Versuchen, welche die verschiedensten Lebensprozesse betreffen und von mir und meinen Schülern, zum Teil auch von anderen Autoren (*Barrows, Kopećio. Janisch* u. a.) herstammen, auch für die Verjüngung wahrscheinlich, daß diesem Eingriff, welcher, wie meine diesbezüglichen Untersuchungen zeigen, in einer Herabsetzung der Protoplasmahysterese begründet ist, ein Aufstieg derselben, d. h. eine intensivere Alterung des Organismus als Ganzen folgen dürfte, wie dies auch von *Stieve* u. a. vermutet wurde. Dieser Umstand muß aber — sollte er sich tatsächlich beweisen lassen — die praktische Verwendbarkeit der Verjüngungsversuche nicht herabsetzen, da ihre Erfolge natürlich nicht über die Grenzen der Möglichkeit gehen können. Diese Grenze ist aber durch die die Lebensdauer bestimmenden Faktoren gezogen.

Beruht das Altern auf der fortschreitenden Protoplasmahysteresis, so hängt die Lebensdauer von der Schnelligkeit ab, mit der sie vor sich geht. Wenn, wie vielfach konstatiert wurde, verschiedene Arten eine verschiedene mittlere Lebensdauer haben und selbst die einzelnen Individuen derselben Art verschieden lang leben, so liegt das wohl nur an dem verschieden raschen Fortgang der Hysteresis. Wir kennen verschiedene insgesamt auf die Intensität des Stoffwechsels wirkende experimentelle Eingriffe, welche es — besonders bei Pflanzen — ermöglichen, die Lebensdauer entweder zu verlängern oder zu verkürzen. Aus Erfahrung kennen wir die Umstände, welche beim Menschen die Lang- und Kurzlebigkeit begleiten. Ist der obige Schluß betreffend die Lebensdauer richtig, so vermögen die erwähnten experimentellen Eingriffe und Umstände die Protoplasmahysteresis entweder hintanzuhalten (bei der Langlebigkeit) oder zu beschleunigen (bei der Kurzlebigkeit).

Diese Variabilität zeigt, daß die Lebensdauer von zweierlei Faktoren abhängig ist: einem inneren — der Protoplasmahysteresis —

und verschiedenen äußeren, welche den Gang der Hysterese zu beeinflussen vermögen. Der innere Faktor kann, wie zahlreiche Tatsachen beweisen *(Pearl, Pearson, Bergauer u. A.)*, auch erblich sein, so daß die Protoplasmahysteresis den Erbfaktor der Lebensdauer darstellt.

Auf Grund von Untersuchungen, welche auch die Frage der Natur dieses Erbfaktoren und damit zum erstenmale die Natur der Gene überhaupt zu beleuchten imstande sind und über welche ich in meinem eingangs erwähnten Buche über das Altern ausführlicheren Bericht erstatten werde, komme ich zu dem Schlusse, daß an der Lebensdauer ein Faktor beteiligt sein muß, welcher die Stabilität der Kolloide in dem Sinne beeinflußt, daß sein Wirken die Protoplasmahysteresis verlangsamt. Die Erhaltung dieses Zustandes würde der Langlebigkeit entsprechen. Die Kurzlebigkeit würde durch Abwesenheit oder schwache Wirksamkeit dieses Faktors bedingt sein. Drückt man diesen Gedankengang in den Terminen der physikalischen Chemie aus, so handelt es sich bei der Lebensdauer um die Wirkung eines Schutzkolloids.

Welche Stoffe mögen hier wohl in Betracht kommen? Diesbezüglich ist ein aprioristischer Hinweis sehr schwer, der Möglichkeiten sind zu viele. Es ist aber auf ein Moment aufmerksam zu machen, nämlich darauf, daß die obige Hypothese von den Ursachen der Lebensdauer erheischt, daß sich der Schutzstoff im Laufe des Lebens stetig vermindere oder in einen inaktiven Zustand überführt werde. Nun hat *Robertson* vom Lezithin gezeigt, daß seine Menge vom Ei ab stetig sinkt. Das Lezithin vermag auch, wie ich mit *Edžubov* zeigen konnte, tatsächlich eine Schutzwirkung auf die Organeiweiße auszuüben. Seine eigene Hysteresis könnte also den Anstoß zu der Hysteresis der übrigen — geschützten — Protoplasmakolloide geben. Wirkt das Lezithin oder die Lipoide überhaupt wirklich in der angedeuteten Weise, so würde auch der von *Friedenthal* entdeckte „Cephalisationsfaktor", welcher, obwohl in deutlichem Zusammenhange mit der Lebensdauer, bisher jeden Anschlusses an die übrigen Tatsachen des Alterns, der Lebensdauer, ja der Biologie überhaupt entbehrt hatte, diesen Anschluß gewinnen und in seiner Wirksamkeit verständlich werden, freilich nur in einem ganz allgemeinen Sinne. Man muß sich nur erinnern, daß die Lebensdauer mit dem Anwachsen des Cephalisationsfaktors sich verlängert und daß hierbei irgendwie das Gehirn, der Sammelpunkt einer großen Menge von Lipoiden beteiligt ist. Diese Anknüpfungspunkte ermöglichen aber eine weitere Erforschung des Cephalisationsfaktors und seiner Wirkungsweise. In meinem Institut ist eine Reihe von Versuchen im Laufe, welche auf die Rolle der Lipoide bei der Lebensdauer Bezug haben. Nachdem wir uns dermaßen ein wahrscheinliches Bild von den Faktoren der Lebensdauer entworfen haben, können wir nunmehr noch einmal zu der Frage zurückkehren, ob die Verjüngung einen Einfluß auf die Lebensdauer ausüben kann. Bekanntlich liegen Angaben vor (*Child, Steinach* u. a.), daß die Verjüngung zugleich eine Verlängerung des Lebens herbeiführt. Wenn man das, was über die energetische Seite dieser Versuche gesagt worden ist, in Betracht zieht, so wäre ein solcher Erfolg wahrscheinlich nur dann möglich, wenn es gelänge, die auf die Verjüngung nachfolgende Steigerung der Hysterese zu vermeiden. Ist es nun ausgeschlossen, daß eine solche Regulation bei geeigneten Objekten etwa durch eine bestimmte Dosierung der Nahrung erreicht werden könnte? Man denke an die Versuche von *Hartmann* und *Goetsch*, durch welche auf diese Weise ein derartiges energetisches Gleichgewicht erzielt wurde, daß daraus die „Unsterblichkeit" der Versuchsorganismen (Protophyten, niederen Metazoen) resultierte. Freilich stehen diese Versuche im Widerspruch zu den Versuchen *Rubners* (1909) mit Hefezellen, bei welchen durch Regulation der Nahrungszufuhr zwar erzielt werden konnte, daß sich die Zellen ohne Vermehrung am Leben erhalten haben, aber eine „Unsterblichkeit" wurde nicht erreicht, im Gegenteil die Zellen starben nach nicht zu langer Zeit ab. Aber vielleicht sind die Versuche *Rubners* mit denjenigen *Hartmann-Goetschs* nicht direkt vergleichbar. Die energetischen Schlußfolgerungen *Rubners* sind jedoch gut, auch durch Arbeiten anderer Autoren, z. B. *Slonaker* (Journ. Anim. Behaviour, II. 1912) gestützt, welch letzterer konstatieren konnte, daß Muskelarbeit das Leben abkürzt. Es erscheint notwendig, die vorhandenen Widersprüche durch erneute Untersuchungen klarzustellen.

Um zu unserer Frage zurückzukehren, so fragt es sich vor allem: Ist eine regulative Einstellung des Energiewechsels auf das Gleichgewicht gleichbedeutend mit der Verjüngung? Offensichtlich ist dies nicht der Fall, denn allen unseren Erfahrungen gemäß bedeutet die Erhaltung dieses Gleichgewichtes soviel wie die Erhaltung eines bestimmten Hysteresegrades, nicht aber das Herabsinken auf einen niedrigeren, wie es bei der Verjüngung konstatiert ist. Die Methoden von *Goetsch* und *Hartmann* führen also zu keiner Verjüngung, sondern nur zur dauernden Erhaltung eines bestimmten, bereits erreichten Alterszustandes. Es ist fraglich, ob ein analoges Resultat auch mit Hilfe der Vas deferens-Ligatur zu erreichen ist. *Steinach* hatte die Idee, daß die Körperzellen durch das Inkret der Geschlechtsdrüse ebenso verjüngt werden, wie in der Gewebskultur. Es muß indes aufmerksam gemacht werden, daß die Ergebnisse der Gewebskulturen, welche die potenzielle Unsterblichkeit der Gewebszelle dartun, mit den Ergebnissen der Versuche von *Hartmann* und *Goetsch*, welche die potenzielle Unsterblichkeit der Eudorina und einiger niederer Metazoën demonstrieren, keineswegs analog sind. Im Gegenteil besteht zwischen ihnen ein wichtiger Unterschied. Während nämlich die in der Gewebskultur befindlichen Zellen einer Dedifferenzierung anheimfallen, sich also wirklich verjüngen, ist dies bei den Objekten *Goetschs* und *Hartmanns* mit Nichten der Fall. Wirkt das Inkret der Geschlechtsdrüse wirklich im Sinne der Gewebskultur, so kann es nicht im Sinne der Gleichgewichtserzielung wirken. Ob da ein Hinausschieben der theoretisch zu postulierenden Steigerung der Hysterese (des zweiten Alterns) möglich ist, bleibt festzustellen. Dazu wären vor allem präzise statistische Daten über die Lebensdauer der Versuchstiere vonnöten, deren wir noch entbehren. Ich will aus diesen Erwägungen durchaus keine Schlüsse ziehen und erwähne diese Fragen bloß, um zu einer näheren Untersuchung derselben anzuspornen.

Jedenfalls dürfte der Schluß, daß die Entdeckung der Protoplasmahysterese und ihre Verknüpfung mit den Problemen des Alterns und der Lebensdauer außerordentlich viele neue Ausblicke und Fragestellungen ermöglicht, allgemeine Zustimmung finden und dieser Umstand ihr zum Guten angerechnet werden.

Klinische Altersbekämpfung.

Von *Peter Schmidt*, Berlin.

Benjamin hat in seinem Referat die wichtigsten Momente der biologischen Altersbekämpfung berührt. Seine sorgfältigen klinischen Beobachtungen haben unsre Kenntnis von den möglichen Wirkungen restituierender Maßnahmen am Menschen sehr bereichert. Ich hoffe sein Referat durch einige kurze Bemerkungen und durch mein Bildermaterial abrunden zu können. Da ich nach *Steinach's* und *Lichtenstern's* Veröffentlichung als Erster die klinische Auswertung der *Steinach'schen* tierexperimentellen Befunde unternommen habe reicht mein Beobachtungsmaterial auf eine Zeitspanne von genau sechs Jahren zurück. Mein Material setzt sich zusammen aus männlichen und weiblichen Menschen und einigen Haustieren; es wurde gesammelt und bearbeitet in Europa, Ostasien und den Vereinigten Staaten. Das Material beträgt etwa 400 Fälle. In Anwendung kamen die von Herrn *Benjamin* vorher genannten Methoden. Eine Statistik ist schon deswegen nicht durchführbar, weil das Material über die ganze Welt zerstreut ist. Ich gebe Ihnen also in Folgendem nur kurz die großen Linien meiner Beobachtungen. Die ostasiatischen Fälle standen bis zu zwei Jahren unter meiner regelmäßigen Kontrolle. In China und Amerika hatte ich Gelegenheit Fälle nachzuprüfen, die hier vor 5—6 Jahren operiert waren. Nach meiner Rückkehr habe ich hier sofort die im Jahre 1920 und später operierten Fälle nachkontrolliert. Das Ergebnis dieser Nachprüfung lautet: in gut indicierten Fällen, also solchen, in denen Regenerationserscheinungen überhaupt eingetreten waren, haben diese bis h e u t e angehalten.

Daß eine Verjüngung alternder Wesen überhaupt möglich ist, darüber besteht heute kein Zweifel mehr: die Tatsache der Reaktivierung ist selbst von *Steinach's* theoretischen Opponenten beobachtet und zugegeben worden. Darüber hinaus aber ist die Reversibilität von Altersveränderungen in der Zelle durch *Ružička, Bergauer, Wilhelm* und andere bewiesen worden. Durch *Groedel* erfuhren wir vor wenigen Tagen, daß im Blut alter, vasoligierter Männer kein Hodenabbau vor sich geht, wie es beim normalen Senium der Fall zu sein pflegt. Es haben somit die exakten biochemischen Laboratoriumsarbeiten eine vollgiltige Erklärung und Bestätigung dessen erbracht, was wir in der Klinik am Menschen seit Jahren beobachtet haben. Daß aber diese fundamentale Erkenntnis noch nicht in der medizinischen Welt, geschweige denn im Laienpublikum durchgedrungen und mit dem ihr gebührenden Ernst aufgenommen worden ist, dafür besteht folgende seltsame Erklärung. Die über Gebühr aufgebauschte Diskussion über die Lokalisation der inneren Sekretion in der Keimdrüse, also eine rein theoretische Streitfrage, hat das Interesse der Welt auf ein blindes Gleis gelockt. Ich hebe mit Nachdruck hervor, daß es uns wenig kümmert, welche Theorie einmal den endgiltigen Sieg erringen wird, daß es mich nicht einmal grämen würde, wenn wir in diesem Streit verlieren sollten — — sofern wir nur mit einer falschen Theorie die richtigen Effekte erzielen. Die aber sind unleugbar erreicht und es steht der breiten Anwendung der biologischen Altersbekämpfung in der praktischen Medizin nichts mehr im Wege. Die alten Einwände: es seien die Effekte durch Suggestion oder Veränderung der Lebensbedingungen hervorgerufen, sind ein für allemal entkräftet. So blieben uns nur noch zwei bis dato ungeklärte Punkte: den der eventuellen Schädigungen und den der Dauer der Wirkung. Der erste Punkt ist durch Herrn *Benjamin's* Darlegungen als unbegründet abgetan. Ich selbst habe in meinem nach Hunderten zählenden Material nicht die geringste Schädigung beobachten können. Daß ein und der andre hochgradige Arteriosklerotiker doch nach der *Steinach'schen* Operation gestorben ist, nimmt keinen gerecht und billig Denkenden Wunder: verkalkte Arterienwände kann selbst der Steinacheffekt nicht wieder elastisch machen. Bei einer guten Schulung des auf diesem Gebiet arbeitenden Arztes kann das Gefahrenmoment als völlig nichtig angesehen werden.

Was nun das Moment der Dauer der Wirkung anlangt, so kann ich heute, gestützt auf ein großes eigenes Beobachtungsmaterial und das vieler anderer Forscher auf diesem Gebiet und auf die Dauer von sechs Jahren sagen: die Restitutionswirkung ist dauernd und die in den Köpfen selbst mancher Ärzte spukende Vorstellung vom jähen Zusammenbruch nach kurzfristigem Ablauf des Steinacheffektes ist ein für allemal ins Reich der Fabel zu verweisen.

Die nach unsern ersten Veröffentlichungen über Bekämpfung des Alterns und der Alterserkrankungen einsetzende Opposition seitens mancher medizinischen Kreise war nur zu begrüßen: sie hat uns gezwungen, in der Beurteilung unsrer Erfolge mit sehr objektiven Maßnahmen zu arbeiten und tiefer in das Wesen dieser Dinge einzudringen, als es sonst vielleicht geschehen wäre. Auf Jahre hinaus haben wir absichtlich, jedenfalls in Deutschland, nichts mehr darüber veröffentlicht. Jetzt aber ist die Zeit gekommen, um gestützt auf ein großes, beweiskräftiges und lange genug beobachtetes Material am Menschen folgenden Schluß zu zeigen:

Die biologische Altersbekämpfung ist ein wichtiges, gefahrloses Mittel, das geeignet ist die Beschwerden und Erkrankungen des Alterns zu beeinflussen oder zu heilen und die Spanne der menschlichen Leistungs- und Genußfähigkeit zu verlängern. Diese neue Idee: ein Heer von Symptomen und scheinbar unentrinnbaren Phänomenen „von einem Punkte zu kurieren" wird sich durchsetzen und wird alle Einzeldisciplinen der praktischen Medizin im Sinne einer durchaus wünschenswerten synoptischen Denkrichtung beeinflussen.

Folgt Demonstration einiger Kontrollphotographien von Tieren und Menschen.

Serum-Extrakt-Reaktion und ihr Erklärungsversuch.

Von *Hugo Sellheim*, Leipzig.

Die Blutserumreaktionen im Sinne *Abderhaldens* haben mancherlei Beziehungen zur Sexualwissenschaft. Ich erinnere nur an die Feststellung der Schwangerschaft und des Geschlechts des Kindes im Mutterleibe. Viele Ausblicke sind vorhanden. Man darf die Hoffnung haben, den für das Geschlechtsleben so wichtigen Störungen des endokrinen Chemismus auf die Spur zu kommen. Darüber hinaus hat die ganze Frage weitgehendst allgemeines Interesse, z. B. für die Feststellung des Carcinoms, der Entzündung usw. Es dürfte daher wohl gerechtfertigt sein, an dieser Stelle auf die Frage einzugehen, ob wir eine praktisch brauchbare Blutserumreaktion haben, und wie wir sie uns erklären können.

Das Thema ist sehr umfangreich. Ich will aber versuchen, auch mit wenig Worten und einigen Demonstrationen es verständlich zu machen.

Ich setze als bekannt voraus: das *Abderhalden'sche* Dialysierverfahren und das von meinen Mitarbeitern *Lüttge* und *v. Mertz* als eine brauchbare Modifikation angegebene Alkoholverfahren. Zunächst ein Wort zur Begriffsbestimmung.

Beides sind „Serum-Substrat-Reaktionen", d. h. es wird durch das auf eine bestimmte Störung, sagen wir Schwangerschaft oder Carcinom, verdächtige Blutserum ein als Testobjekt benutztes Stück Gewebe, das sogenannte Substrat, im Falle der Schwangerschaft Placenta, im Falle des Carcinoms ein Stück Krebs eines anderen Menschen abgebaut. Die Abbauprodukte werden nachgewiesen, und ihr Nachweis bildet das Wesen einer positiven Reaktion. Der Verdacht Schwangerschaft oder Carcinom bestätigt sich.

Lüttge und *v. Mertz* haben den Alkohol in bestimmter Konzentration als reinliches Scheidungsmittel der gesuchten niedermolekularen Abbauprodukte von den übrigen hochmolekularen Bluteiweißstoffen in die Reaktionstechnik mit Erfolg eingeführt.

Zuverlässiger aber als diese „Serum-Substrat-Reaktion" hat sich uns die „Serum-Extrakt-Reaktion" erwiesen. Jetzt wirkt nicht mehr das Blutserum auf das Substrat ein, sondern es wirken Blutserum und ein an Stelle des Substrates getretener flüssiger Extrakt aus dem Testorgan, also im Falle der Schwangerschaftsdiagnose ein Placentarextrakt, und im Falle der Carcinomdiagnose ein Carcinomextrakt aufeinander ein. Daher der Name „Serum-Extrakt-Reaktion" zum Unterschiede von den „Serum-Substrat-Reaktionen", und der Unterschiede gibt es einige.

Das Verfahren knüpft an die Herstellung eines Extraktes durch meine Mitarbeiter *Lüttge* und *v. Mertz* und damals auch noch *Berger* an. Es handelt sich um einen Extrakt aus demjenigen Organ oder eigenartig veränderten Parallelorgan, auf dessen Anwesenheit im Körper wir fahnden, also bei Schwangerschaft um einen Extrakt aus Placenta, bei Carcinom um einen Extrakt aus einer entsprechenden Geschwulst. Wir gingen von der Annahme aus, daß in einem Organextrakt entsprechend dem Wesen eines Extraktes als eine Quintessenz die Reaktionsstoffe in reinerer Gestalt und auch in wirksamer Menge und Form vorhanden sein könnten. Wir hegten die Hoffnung, daß die Reaktion dementsprechend bei der Verwendung eines Extraktes intensiver, deutlicher, spezifischer und in kürzerer Zeit zu erledigen wäre. In der Tat scheinen wir mit der Einführung dieses Organextraktes einen Glücksgriff getan zu haben.

Ich habe der leichteren Übersichtlichkeit halber die einzelnen Manipulationen auf einem Plakate (Demonstration) dargestellt.

Einem ccm Serum, der auf einen bestimmten Zustand — sagen wir Schwangerschaft oder Carcinom — eingeschätzten Person wird aus einer nach unseren Anordnungen von der Firma *Dr. A. Wolff* in Bielefeld gebrauchsfertig zu liefernden Ampulle ein ccm Organextrakt im Reagenzglas zugesetzt, und dann gemischt.

Zu diesem Serum-Extraktgemisch gibt man 10 ccm Alkohol (98,5%ige Handelsware). Dadurch wird nach den schon beim Alkoholverfahren oben angegebenen Grundsätzen eine Trennung des hochmolekularen Eiweißes des Blutserums, das koaguliert, vom niedermolekularen Eiweiß, d. h. den von uns gesuchten, für die Reaktion charakteristischen aminosäureähnlichen Eiweißspaltprodukten, die in Lösung bleiben, in Szene gesetzt.

Darnach wird das Ganze filtriert. Auf dem Filter bleibt das koagulierte hochmolekulare Serumeiweiß zurück, wohingegen die in Lösung befindlichen Spaltprodukte durch das Filter hindurchgehen und durch Zusatz von 0,2 ccm einer 1%igen Ninhydrinlösung mittels Aufkochens in einfachster Weise und kürzester Zeit nachgewiesen werden. Zu dem noch heißen Filtrat gibt man, um die Reaktion in Erscheinung treten zu lassen, eine Spur, einen Tropfen n/20 H Cl. Im Falle der Anwesenheit des vermuteten Zustandes im Körper tritt eine intensive Violettfärbung ein. Die immer anzusetzende Kontrollprobe muß farblos bleiben.

Ich bin in der Lage zu demonstrieren: eine positive Reaktion auf Schwangerschaft und eine negative, ferner eine positive Reaktion auf Hoden im Mutterblut, als Ausdruck für das Getragenwerden eines Knaben, und eine negative als Zeichen für das Vorhandensein eines Mädchens im Uterus; schließlich eine positive Uterus-Carcinom-Reaktion und eine negative. Das Verfahren dürfte sich wohl außer für Schwangerschaftsfeststellung, Geschlechtsbestimmung, Nachweis bösartiger Geschwülste, auch für endokrine Störungen usw. eignen.

Wer sich dafür des weiteren interessiert, findet auf Anmeldung in unserem serologischen Laboratorium unter sachverständiger Anleitung Gelegenheit, die Reaktion kennen zu lernen.

Diese Alkohol-Extrakt-Reaktion ist das Ende einer langen und mühsamen Versuchsreihe von Reaktionen, die aber als Durchgangsstationen der Fortentwicklung des Verfahrens nur vorübergehende Bedeutung haben.

Überraschend ist die Schnelligkeit der von uns sogenannten Alkohol-Extrakt-Reaktion gegenüber den 24 Stunden lang dauernden Serum-Substrat-Reaktionen. Dafür läßt sich eine verständliche Erklärung geben [1]).

---

[1]) *Sellheim:* Serumzerlegung. Vers. d. deutschen Gesellschaft für Gynäkologie, Wien 1925.

Die Einwirkung des Blutserums auf den Extrakt ist viel kräftiger und rascher, als die Einwirkung des Blutserums auf das Substrat. Das scheint, abgesehen von der konzentrierten Wirksamkeit des Extraktes überhaupt damit zusamenzuhängen, daß in der Mischung von Organextrakt und Serum als zwei homogenen Flüssigkeiten eine gegenseitige Einwirkung sofort und von allen Seiten auf breitester Basis stattfindet, während bei dem Substratabbau das umspülende Blutserum nur an der durch den festen Zustand beschränkten Oberfläche des Substrates einwirken kann. (Demonstration.)

Es ist vergleichsweise, ohne daß wir durch den Gebrauch dieses Vergleiches den doch vielleicht vorhandenen prinzipiellen Unterschied zwischen beiden Verfahren verwischen wollen, und obwohl ja beide Prozesse auf das gleiche Ziel der Diagnosenstellung hinauslaufen so, daß bei der Serum-Substrat-Reaktion, abgesehen von einem vielleicht auch verschiedenen Bauplane, ein Stein nach dem anderen behauen, und in den auszuführenden Bau eingefügt wird. Bei der Extrakt-Serum-Reaktion sind vorher — auf dem Wege der Extraktherstellung — alle Bausteine fabrikmäßig behauen, zur sofortigen Verbindung hergerichtet, und werden alle auf einmal bei der Aufeinanderwirkung der beiden Flüssigkeiten, Organextrakt und Serum, zu dem Bau verbunden. Daher entwickelt sich bei der Serum-Substrat-Reaktion der Bau wenig in die Augen springend und langsam, während bei der Organ-Extrakt-Serum-Reaktion nach *Lüttge* und *v. Mertz* der Bau im Handumdrehen in seiner ganzen Vollendung, somit höchst augenfällig und eindrucksvoll, in die Höhe steigt.

Mit der Entwicklung vom *Abderhalden'schen* Dialysieren über das *Lüttge-v. Mertz'sche* Alkoholverfahren bis zur Alkohol-Extrakt-Reaktion mit der Verminderung der Reaktionszeit von 24 Stunden auf eine kürzeste Zeitspanne ist ein bedeutender Fortschritt erreicht. Wir glauben aber, noch in anderer Richtung damit eine wesentliche Verbesserung angebracht zu haben.

Mit der Serum-Substrat-Reaktion nach *Abderhalden* konnte man in der positiven Reaktion Carcinom und Schwangerschaft noch nicht trennen. In dem Fortschritt zum Alkoholverfahren fing eine Spezifität der Reaktion in Richtung der Scheidung zwischen Carcinom und Schwangerschaft schon an. In der Alkohol-Extrakt-Reaktion ist diese Trennbarkeit der einzelnen Affektionen bis zu einem sehr hohen Grade der Vollendung gediehen. Wir können Carcinom und Schwangerschaft in der Reaktion deutlich auseinanderhalten. Die eine Reaktion schließt sogar in der Regel die andere aus. Eine Ausnahme derart, daß bei Carcinom auch einmal Schwangerschaftsreaktion auftreten könnte, braucht, soweit unsere Untersuchungen jetzt reichen, höchstens bei einer ganz besonderen Artung eines Carcinoms, als einer Geschwulstart, die ja bekanntlich sehr verschieden ist, ins Bereich der Möglichkeit gezogen zu werden. Ein Blutserum, das auf Carcinom reagiert, darf also im allgemeinen nicht auf Schwangerschaft reagieren und umgekehrt. Beide diagnostische Mittel reichen sowohl bei Schwangerschaft als auch bei Carcinom bis in die Frühstadien hinein. Wir möchten diese beiden diagnostischen Aufgaben heute schon als möglich bezeichnen.

Etwas anders steht es noch mit der Hodenfremdreaktion zur Geschlechtsdiagnose des Kindes im Mutterleibe. Auch sie ist durchaus möglich, und wir hoffen, daß wir später ein eben so befriedigendes Resultat damit erreichen werden, wie bei der Schwangerschafts- und Carcinomdiagnose. Jedoch ist diese Reaktion auf das kindliche Geschlecht weitaus die schwierigste insofern, als sich diese Spezialfeststellung in dem Milieu einer anderen Besonderheit, nämlich im Organismus einer Schwangeren abspielt. Während unendlich viele Komponenten Normalserum und Gravidenserum unterscheiden lassen, kann man die Hodenreaktion nur in der Variationsbreite des Gravidenserums selbst suchen.

Wir können unsere Versuche zur Vereinfachung der Technik der Reaktion alterierten Blutserums mit der Feststellung schließen, daß wir in der *Lüttge-v. Mertz'schen* Alkohol-Extrakt-Reaktion [1]) in der Tat ein recht einfaches und zuverlässiges Verfahren der Serumdiagnostik gewonnen haben.

Diese Wertschätzung der Technik der Reaktion ihrer Einfachheit, ihrer Sicherheit, ihrer Schnelligkeit, ihrer Spezifität und der damit vermehrten klinischen Brauchbarkeit hat nicht das Geringste mit dem folgenden Abschnitt zu tun, der sich mit einer Vereinfachung der Vorstellung vom Wesen der Reaktion des in irgend einer Weise veränderten Blutserums befassen will. Ich bemerke das ausdrücklich, damit niemand in den Fehler verfällt, eine gewisse Abneigung und Unsicherheit, die er vielleicht unseren ihm im Anfange etwas befremdend erscheinenden Versuchen einer von den landläufigen Grundlagen biologischer Auffassung abweichenden Erklärung über das Wesen der Reaktion zunächst entgegen bringt, auf die Beurteilung der nunmehr zur Genüge erwiesenen praktischen Brauchbarkeit der Reaktion selbst zu übertragen.

Wenn daher die folgenden Ausführungen gegenüber dem Vorausgegangenen in der Hauptsache theoretische Bedeutung haben, so ist es doch wichtig und höchst wünschenswert, daß mit der Vereinfachung der Technik auch baldmöglichst eine Vereinfachung der Vorstellung vom Ablaufe der Reaktion einigermaßen Schritt halte.

Seit der Entstehung der Serum-Substrat-Reaktion mußte man mit zwei unbekannten Faktoren, dem Substrat und dem Blutserum rechnen, und man war nach den heute allgemein herrschenden Vorstellungen sogar noch genötigt, für die Erklärung der gegenseitigen Einwirkung von Serum eine dritte, erst recht unbekannte Größe, — ich möchte fast sagen einen Verlegenheitsfaktor — die Fermente, hinzuzunehmen. Wir setzten uns die Aufgabe, bei der nun einmal recht einfach gewordenen Reaktion den Chemismus der als Reagens funktionierenden organischen Substanz des Substrates, ferner den Chemismus der für bestimmte Zustände charakteristischen Blutserumveränderung und schließlich den Chemismus der auf Zusammenwirken von Serum und Substrat beruhenden eigenartigen Reaktion, womöglich ohne Zuhilfenahme von Fermenten zu ergründen.

Unsere letzte kühne Hoffnung geht dahin, zur Bestimmung eines charakteristischen Körperzustandes vielleicht sogar den jetzt noch not-

---

[1]) *Lüttge v. Mertz:* Die Alkohol-Extrakt-Reaktion. Hirzel, Leipzig. 1927.

wendigen Umweg über die Reaktion des Blutserums mit besonderen adaequaten Substanzen den sogenannten Substraten usw. zu vermeiden, und an seine Stelle den direkten Weg der Ergründung der eigenartig veränderten chemischen Konstitution des Blutserums zu setzen.

Wir versuchten, etwas mehr Licht in die Angelegenheit zu bringen, indem wir uns bestrebten, wenigstens die eine Unbekannte, das Substrat, seines geheimnisvollen Charakters zu entkleiden. Wir betraten den Weg zur Erforschung der chemischen Konstitution dieser Reaktionskörper, indem wir das gänzlich unbekannte Substrat durch einen leichter definierbar gewordenen organischen Extrakt ersetzten.

Um in der Bestimmung der Natur der Extrakte weiterzukommen, untersuchten wir zunächst die Frage, ob das Eiweiß des Extraktes spezifisch oder unspezifisch sei, ob man also mit anderen Worten, um die Reaktion auf Schwangerschaft zu erhalten, das Eiweiß des Extraktes von der Placenta und, um die Reaktion auf Carcinom auszuführen, das Eiweiß des Extraktes von einem Carcinom nehmen müsse, oder ob dazu auch ein beliebiges Eiweiß verwendbar wäre.

Die Frage erschien uns um so wichtiger, als man doch seither bei den Substrat-Reaktionen an ihrer Spitze der *Abderhalden'schen* den Höchstgrad der Spezifität in dem Substrat suchen und die Fehler einer Reaktion auf das in allen Organen vorhandene sogenannte „unspezifische Bindegewebe", gewissermaßen als Verunreinigung, zurückführen zu müssen geglaubt hat. Ursprünglich standen wir auch auf diesem Standpunkt. Wir sammelten mit aller Sorgfalt zur Herstellung der Extrakte die erkrankten Organe z. B. Portio-Cervix-Corpuscarcinom beim Uterus, Prostatacarcinom, Magencarcinom usw. Darnach stellten wir gesondert nach den einzelnen Organen, ja beim Uterus sogar Organabschnitten, und nach den Arten der Carcinome, womöglich immer nach genauer mikroskopischer Kontrolle, die einzelnen Extrakte her. Wir gewannen den Eindruck, das Verhältnis von Extrakt zu Blutserum müßte ähnlich empfindlich sein, wie vergleichsweise die exakte Aufeinanderabstimmung zwischen Empfänger und Sender beim Radiofunk auf eine bestimmte Wellenlänge zur Erreichung eines guten Funktionierens der Apparatur.

Wir machten die Beobachtung, daß zwar eine sehr exakte Übereinstimmung zwischen Affektion, zugehörigem Blutserum und Reagens bestehen müsse, daß diese Übereinstimmung aber nicht, wie man zu glauben geneigt war, in einer Spezifität des Eiweißes läge. Wir gelangten zur Einsicht, daß sich vielmehr die notwendige Abstimmung des Extraktes auf eine besondere Affektion unter Verwendung eines jeden beliebigen Eiweißes künstlich vornehmen lasse.

Zu dieser Feststellung verhalf uns der Ausfall eines Versuches. Ein auf Gravidenserum eingestellter Placentarextrakt reagierte nämlich nach längerem Aufkochen nicht mehr mit Gravidenserum positiv, sprach jedoch bei Carcinomserum an. Was hatten wir getan? Wir hatten also in vorliegendem Falle durch eine künstliche Einwirkung von außen, durch das längere Kochen eine physikalisch-chemische Veränderung bewirkt und auf einmal aus einem Reagens auf Schwangerschaft ein Reagens auf Carcinom gemacht. Nunmehr verfolgten wir diese eigenartige Erscheinung weiter, und gingen daran, systematisch auch den Carcinomextrakt aus Placenten herzustellen.

Damit fiel ein großes theoretisches Gebäude in sich zusammen! Das Eiweiß im Extrakt erwies sich als nicht spezifisch. Der Beleg für die Richtigkeit der Unspezifität des Eiweißes an sich wurde dadurch definitiv erbracht, daß es uns gelang für die Herstellung der verschiedenen Extrakte zu den Reaktionen auf Schwangerschaft, Geschlecht des Kindes und Carcinom bei der Fabrikation von ein und demselben Eiweißstoff auszugehen.

Die Untersuchungen nach dieser Richtung sind noch nicht abgeschlossen. In dem Extrakt zum Beisp. aus Plazenten hergestellt, sind sämtliche Eiweißkörper anscheinend für sämtliche Extrakte (Plazenta, sämtliche Karzinome, endokrine Drüsen usw.) vorhanden. Diese Extrakte sind jedoch ninhydrinpositiv und zwar besonders auch aus dem Grunde, weil auch die niederen Abbaustufen in ihnen vorhanden sind. Das Arbeiten mit dieser Art Extrakte ist sehr wohl möglich. Jedoch die Spezifität ist weniger ausgeprägt, so z. B. klingt das Serum von Plazentarextrakten auch bei weniger erheblich entzündlichen Prozessen mit an. Darüber hinaus hat jedes Serum (Normal-, Graviden-, Karzinom-) die Tendenz zur Reaktion in einem ganz bestimmten Milieu, besonders bei einem konstanten Säuregrad. In einem mit Natronlauge gelösten und mit Säure zurücktitrierten Organ finden sich sämtliche Eiweißkörper, welche zur Auslösung der Reaktion vorhanden sein müssen. Das weitere Ziel der Arbeit geht dahin, diese spezifischen Eiweißkörper zu isolieren.

Wenn damit auch der Beweis gelungen war, daß man mit dem Glauben, es müsse das Eiweiß für die einzelnen Extrakte spezifisch sein, sich auf falscher Fährte befand, so blieb doch die Frage bestehen, ob nicht wohl charakterisierte andere chemische Unterschiede zwischen den einzelnen Extrakten z. B. Carcinomextrakt und Placentarextrakt bestünden, welche die zweifelsohne von uns in Experimenten herausgebrachte Spezifität erklären könnten.

Beim weiteren Suchen ist uns nun in der Tat der Nachweis gelungen, daß bis jetzt drei Dinge für jeden Extrakt als Grundlage seiner spezifischen Wirksamkeit in konstanten Größen ausgedrückt sein müssen. Es sind das, soweit wir heute sehen, der Säuregrad, die Menge des Eiweißes und der Kochsalzgehalt.

Darnach kann die Herstellung der Extrakte geschehen, worauf aber hier nicht weiter eingegangen werden soll.

Der fertige Extrakt muß mit Normalserum negativ und mit dem zu prüfenden Serum positiv reagieren. Die Analyse eines z. B. auf Gravidenserum wirksam eingestellten Extraktes lautet:

Wasser	98,661 %
organische Substanz	0,861 %
anorganischer Rückstand	0,451 %
Salzsäure	0,027 %

Durch Polarisation wurde ein Eiweißgehalt von 0,68% gefunden, was annähernd mit den organischen Stoffen unserer Analyse übereinstimmt. Die Differenz erklärte sich aus flüchtigen Substanzen, die nicht Eiweißkörper sind. Die Bestimmung des Wasserstoffexponenten mittels Indikatorenmethode, überprüft mit dem Gaskettenverfahren, ergab für

unverdünnten Schwangerschaftsextrakt	2,72 PH
in einer Verdünnung von 1 : 10	3,53 PH

Wir hatten damit die chemischen Konstitutionen von Placentarextrakt, Carcinomextrakt und Hodenextrakt soweit herausgesetzt, daß wir heute bei der Fabrikation all dieser Extrakte nicht mehr auf die in ihrer Zusammensetzung geheimnisvollen organischen Quellen wie Placenta, Hoden und Carcinom zurückzugehen brauchen, sondern die spezifisch wirksamen Reagentien auf das Blutserum bei Schwangerschaft, Geschlecht des Kindes und Krebs unter Zuhilfenahme eines beliebigen Eiweißes, lediglich durch Abmessung seiner Quantität, genau abgewogenen Kochsalzzusatz und Verleihung eines exakt abgestimmten Säuregrades synthetisch herzustellen vermögen. Wir haben es bei dem Extrakt, den wir zur Reaktion benutzen wollen, im Gegensatz zu dem tiefen Dunkel, das über der Substratzusammensetzung schwebte, nun schon mit einem uns einigermaßen bekannten chemischen Faktor zu tun. Die an Stelle der Substrate von uns als Reagentien benutzten Extrakte enthalten, wie ich das in schematischer Weise bildlich (Demonstration) für Placentarextrakt, Hodenextrakt und Carcinomextrakt dargestellt habe, einen untereinander verschiedenen Säuregrad und eine untereinander verschiedene Eiweiß- und Salzmenge.

Wenigstens ist das ein Verhältnis in der gegenseitigen Abstimmung von Säure, Eiweiß und Kochsalz, das sich uns in der Synthese der Extrakte als spezifisch bewährt hat. Diese Feststellung braucht aber nicht auszuschließen, daß auch noch andere Verhältnisse sich als wirksam erweisen können.

Dieser überraschende Fortschritt in der Erkenntnis des Substrates machte uns Mut zum Weiterarbeiten an unserem vorgenommenen Programm, nämlich auch die bei der Reaktion wirksamen anderen Größen in ihrer chemischen Konstitution zu ergründen. Es dürfte durch die Aufdeckung dieser Tatsachen auch bei jedem Außenstehenden das Vertrauen wachsen, in der vorgenommenen Richtung weiter zu kommen, wenn dabei auch noch mancherlei Vorurteile zu überwinden sind.

In der Bestimmung der zweiten seither Unbekannten, bei der Blutreaktion, der Konstitution des Blutserums, besonders seiner charakteristischen Abweichungen von der Norm bei Schwangeren, Knabenmüttern und Carcinomträgern sind wir noch nicht sehr weit vorgedrungen. Doch beginnt es auch hier schon etwas zu dämmern. Es finden sich auch hier drei Komponenten in dem spezifisch veränderten Serum, die mit den im Extrakt nachgewiesenen drei Faktoren in einen gewissen Zusammenhang gebracht werden können; ich möchte sagen, sie geben eine Art Spiegelbild, eine Art Korrespondenz dazu ab. (Demonstration). Die erste im Sinne einer Wechselwirkung zu deutende Tatsache ist ein verschiedenes Säurebindungsvermögen für das Binden der Säure des sauren Extraktes. Als charakteristisch hat sich ergeben, daß Schwangerenserum und Carcinomserum gegenüber dem Normalserum eine untereinander etwas verschiedene Vermehrung der Säure, oder was dasselbe heißt eine Verminderung des Alkalis, also — wie ich es hinsichtlich der Zusammenwirkung mit der Säure des Extraktes nannte — ein herabgesetztes Säurebindungsvermögen aufweisen.

Ein weiteres mehr physikalisches Charakteristikum ist die wechselnde Adsorptionsfähigkeit des hochmolekularen Serumeiweißes für die Adsorption des niedermolekularen Eiweißes der Extrakte. Das hochmolekulare Eiweiß des Serums und sein Gehalt an Salzen sind im Stande, das niedermolekulare Eiweiß der Extrakte zu binden. Auch hier besteht wieder ein deutlicher Unterschied. Gravidenserum und Carcinomserum zeigen gegenüber Normalserum ein herabgesetztes Adsorptionsvermögen, und zwar bei beiden Extrakten wieder untereinander verschieden.

Schließlich bedingt drittens der Gehalt an anorganischen Salzen im Blutserum beim Zusammenbringen von Extrakt mit Blutserum bei einem sauren oder alkalischen Milieu eine Ionisierung. Je nachdem das Serumextraktgemisch sauer oder alkalisch ist, dominieren dann die Anionen oder Kationen und machen die Reaktion entweder noch stärker sauer, oder noch stärker alkalisch.

In einem Schema habe ich die analytischen Werte des Placentarextraktes, des Testextraktes und des Carcinomextraktes eingetragen. Die erste Columne zeigt die Menge der Salzsäure, die zweite die Menge des Eiweißes und die dritte des Kochsalzes in 100 cbcm Extrakt. Darunter befindet sich, einem der Extrakte gegenübergestellt, der Durchschnittswert eines Serums. Die erste entsprechende Columne zeigt das Säurebindungsvermögen, titriert gegen Methylrot als Indikator. Die mittlere Stufe gibt die Menge des Eiweißes und die letzte die Menge des Kochsalzes an. Unsere Arbeiten über die Zusammensetzung der einzelnen Serumarten bei Schwangerschaft, Getragenwerden eines Knaben und beim Carcinom sind noch nicht endgültig abgeschlossen, sie sind vielmehr noch im vollen Gange. Aus der Gegenüberstellung eines Normalserums gegenüber den Extrakten gewinnt man aber durchaus schon den Eindruck, als ob die Extrakte in einer gewissen Korrespondenz in einer Beziehung zu den einzelnen Serumarten stünden.

Diese spezifischen Eigenschaften, die wir im Blutserum zum Teil nachgewiesen haben, zum Teil noch vermuten, sind freilich erst eines von wahrscheinlich mehreren oder gar vielen noch vorhandenen anderen Unterscheidungsmerkmalen, denen wir mehr oder weniger auch schon auf der Spur sind. Sie werden vielleicht später alle noch chemisch oder physikalisch in der Tat erfaßbar und diagnostisch direkt oder indirekt auf dem Umwege einer Reaktion mit einem Hilfsstoff im Sinne eines Substrates oder Extraktes anwendbar.

Heute ist uns aber doch schon, worauf der vorgenommene Vergleich des Extraktes mit der Zusammensetzung des Normalserums hinweist, gelungen, sowohl im Extrakt als auch im Blutserum gewisse Verschiebungen nach der gleichen Seite nachzuweisen. Der Extrakt stellt in manchen Teilen gewissermaßen den Schlüssel zu dem Serum als Schloß dar. Erst die Anwendung des Schlüssels läßt die Eigenart des Schlosses erkennen.

Nachdem wir die beiden miteinander die für einen bestimmten Körperzustand charakteristischen Reaktion bewirkenden Faktoren, den Extrakt und das Blutserum, inbezug auf ihre chemische Konstitution wenigstens in etwas näher kennen und vergleichen gelernt hatten, lag der Wunsch nahe, an Stelle der reichlich dunklen Vorstellung von der Mitwirkung von Fermenten sich eine chemisch einigermaßen begründete, und nach den geläufigen Begriffen der Chemie richtende Ansicht von der Reaktion des Blutserums bei bestimmten Körperveränderungen mit den spezifisch auf diese Affektionen eingestellten Extrakten zu machen. Hier stecken wir freilich noch ganz in den Anfangsgründen, aber einiges kann doch schon wenigstens vermutet und vorsichtig angedeutet werden.

Das Zusammenwirken des Säurebindungsvermögens im Serum mit der Säure im Extrakt läßt sich in einfacher chemischer Weise auffassen: Schwangerenserum und Carcinomserum haben gegenüber dem Normalserum ein herabgesetztes Säurebindungsvermögen. Kommt nun dazu der saure Extrakt mit einem gewissen Säuregrad und noch ein minimaler Zusatz von Salzsäure, wie wir ihn für zuträglich halten, um die Reaktion in Erscheinung treten zu lassen, so wird, — wie ich das schematisch darzustellen versucht habe, — nur soviel Säure gebunden, daß die Gesamtreaktion des Serumextraktgemisches an die Neutralzone heran- bezw. in die saure Phase hineinreicht, was dann den positiven Ausfall der Ninhydrinreaktion bedingt.

Daß der Säureüberschuß bezw. der neutrale Ausfall der Reaktion des Serum-Extraktgemisches den Ausschlag im Sinne einer positiven Ninhydrinreaktion gibt, oder wenigstens dazu beiträgt, dürfte daraus hervorgehen, daß eine positive Ninhydrinreaktion überhaupt nur möglich ist in neutraler und schwachsaurer Lösung, nicht aber in einer alkalischen. Für die Richtigkeit dieser Auffassung dürfte die Tatsache sprechen, daß man jede Alkohol-Extrakt-Reaktion durch passende Abänderungen der Versuchsbedingungen im Sinne der Säurung oder des Alkalischwerdens künstlich positiv oder negativ zu gestalten vermag. Die Säurebindung mit dem Erfolg des Überbleibens einer neutralen oder schwachsauren Reaktion ist vielleicht eine wesentliche Seite des Vorganges.

Mit der Adsorptionsfähigkeit des Blutserums hängt vielleicht eine andere Seite der Reaktion zusammen. Es mag sich durchaus so verhalten, daß das Gravidenserum und Carcinomserum mit ihrer herabgesetzten Adsorptionsfähigkeit das niedermolekulare Eiweiß des Extraktes weniger adsorbieren und damit dieses als ninhydrinpositives Spaltprodukt in der Lösung verbleibt, und als solches die Violettfärbung bewirkt. Auch dieser Vorgang der verminderten Adsorption des niedermolekularen Eiweißes des Extraktes durch das hochmolekulare Serumeiweiß läßt sich schematisch darstellen. (Demonstration). Es wird nur ein Teil des niedermolekularen Eiweisses adsorbiert, und es bleibt ein anderer mehr oder weniger große Teil übrig, welcher die Reaktion beziehungsweise die Verstärkung der Reaktion bedingt.

Die Salzjonen vermögen in dritter Linie vielleicht auch etwas zur Verstärkung der Reaktion beizutragen. Sie sind imstande, die einmal alkalisch, das andere Mal sauerwerdende Reaktion in der eingeschlagenen Richtung zu verstärken. Sie wirken also in der durch das verminderte Säurebindungsvermögen des Carcinomserums und Schwangerenserums auf die ohnehin schon sauer gewordene Reaktion — wie unser Schema andeuten soll (Demonstration) noch durch die Wirkung der Anionen verstärkend.

Zum Schluß noch ein Wort über das gegenseitige Verhältnis der drei Phasen, in welchen von uns bis jetzt eine physikalisch-chemische Verschiebung bei der Serum-Extraktmischung angenommen worden ist. Die Adsorptionsfähigkeit des Blutserums gegenüber dem niedermolekularen Eiweisses des Extraktes wirkt in gleicher Weise wie die Verschiebung des Wasserstoffexponenten nach der sauren Seite, d. h. die Adsorptionsfähigkeit wird grösser, je weniger sauer die Lösung ist, in welcher die Reaktion vor sich geht, und umgekehrt, vermehrt sich die Säure im Carcinom- und Gravidenserum und führt infolge des herabgesetzten Säurebindungsvermögens dazu, daß eine saure Reaktion des Serum-Extrakt-Gemisches im ninhydrinpositivem Sinne übrig bleibt, so ist auch die Adsorptionsfähigkeit des hochmolekularen Serumeiweisses das Serumeiweiß für das niedermolekulare Extrakteiweiß vermindert mit dem Resultat, daß mehr niedermolekulare Eiweißstoffe übrig bleiben, was auch wieder einen ninhydrinpositiven Faktor darstellt.

In der Wirkung der Verdeutlichung der Reaktion gehen also vermehrter Säuregrad und verminderte Adsorptionsfähigkeit, die wir als charakteristisch für Graviden- und Carcinomserum erkannt haben, Hand in Hand.

Die Salzjonen bedingen eine Verstärkung des Ausschlages der Reaktionen nach der sauren oder alkalischen Seite, sobald einmal der Neutralpunkt nach dieser oder jener Seite hin überschritten ist.

Es wirken also diese drei Faktoren im Serum mit ihrem entsprechenden Gegenüber im Extrakt zusammen in gleicher Richtung im Sinne eines positiven Ausfalles beziehungsweise einer Verstärkung der Reaktion. Das ist freilich heute eine noch etwas dürftige Ausbeute inbezug auf die Natur des Reaktionsvorganges. Es ist aber immerhin schon etwas.

Jedenfalls haben wir den Eindruck gewonnen, daß auf diese Weise sowohl der positive als auch der negative Ausfall der Alkohol-Extrakt-Reaktion, sowie vieler Fehlerquellen aller Serum-Reaktionen überhaupt einigermaßen befriedigend erklärt werden können. Das ist alles möglich lediglich durch einfache chemische und physikalische Prozesse ohne Zuhilfenahme von Fermenten, auf welche die Erklärung der Serum-Substrat-Reaktion seither als unumgänglich notwendig angewiesen war.

Jede mit der Vorstellung von Fermenten arbeitende Reaktion braucht bekanntlich eine geraume Zeit. Wenn also ein Vorgang wie die Serum-Extrakt-Reaktion sich im Handumdrehen abspielt, praktisch eigentlich keine Zeit in Anspruch nimmt, kann sie schon aus diesem Grunde — nicht auf Fermentwirkung beruhen.

Wir konstatieren: Von dem gleichen Prinzip der Einwirkung von Serum auf Substrat ausgehend, hat sich nach der einen Seite die *Abderhalden'sche* Reaktion und ihr Gedankengebäude vom Zusammenwirken von Serum und Substrat unter Zuhilfenahme von Fermenten, nach der anderen Seite, die *Lüttge- v. Mertz'sche* Alokohol-Extrakt-Reaktion mit der Erklärung eines rein chemischen Nachweises chemischer Blutveränderungen ohne Zuhilfenahme von Fermenten entwickelt.

Bei diesem Punkte angelangt müssen wir fragen: Sind denn *Abderhalden'sche* Reaktion und *Lüttge- v. Mertz'sche* Alkohol-Extrakt-Reaktion trotz der voneinander abweichenden Technik und der verschiedenen Auffassung vom Wesen der Reaktion doch nicht schließlich im Grunde genommen ein und dasselbe und nur in Technik und Deutung verschieden?

Ob das aber so ist oder nicht, hängt nicht allein von unserer hier dargelegten Auffassung ab, sondern wir müssen die Anerkennung oder Ablehnung der Einheitlichkeit oder Verschiedenheit des Wesens beider der Zukunft überlassen.

Jedenfalls glauben wir auf dem Fundamente *Abderhaldens* — unter Einhaltung eigener Wege — zu einer einfacheren und sicheren uns also mehr befriedigenden Technik und Deutung der Blutreaktion gelangt zu sein.

Die Möglichkeit, ein Problem aus dem an und für sich dunklen Vorgange des Zusammenwirkens von zwei unbekannten Größen, dem Serum und dem Substrat unter Zuhilfenahme der weiterhin unbekannten Fermente herauszuarbeiten, und an seine Stelle eine übersichtlichere chemische Reaktion unter Auskommen mit geläufigen chemischen Begriffen und einigermaßen chemischer Charakterisierung der Reagentien, wie ich immer wieder betonen möchte — ohne die Notwendigkeit von Fermenten — zu setzen, dürfte selbst, wenn dabei auch noch so manches im Stadium des Versuches steckt, einen Fortschritt bedeuten, oder besser gesagt, um uns von der Gefahr der Überschätzung des von uns bis jetzt auf diesem Gebiete Versuchten und Erreichten zu schützen, wenigstens einen Fortschritt in Aussicht stellen.

Vergleichende Sexualphysiologie der schwarzen und der weißen Frau.

Von *Robert Stigler,* Wien.

Mit 20 Abbildungen.

Die sexualwissenschaftlichen Mitteilungen über primitive Völker, insbesondere über Neger, betreffen fast ausschließlich Sitten und Gebräuche, nur zum ganz geringen Teil sexualphysiologische Vorgänge. Am allerwenigsten wissen wir über das Geschlechtsleben der Frauen primitiver Völker. Das ist nicht zu verwundern, da ja bekanntlich auch die weiße Frau für die Männer im allgemeinen ein Rätsel ist und auch beim medizinischen Unterricht an dieser Tatsache wenig gerüttelt wird.

Die Angaben der weißen Kolonisten über das Sexualleben der Negerin sind in den allermeisten Fällen aus mehreren Gründen kaum zu verwerten. Erstens muß man zu einem brauchbaren Frauenstudium praktisch und theoretisch ebenso geschult sein wie zu jedem anderen. Zweitens sind einzelne Beobachtungen zu allgemeinen Schlüssen durchaus nicht geeignet, sondern dazu bedarf man systematischer Untersuchungen. Drittens gehört speziell zum Studium der Frauen primitiver Völker eine spezifische experimentell-psychologische Erfahrung und dazu eine hinlängliche Kenntnis der Sprache; denn nur im Besitze dieser kann man das Vertrauen der Eingeborenen soweit gewinnen, daß diese ohne Vorbehalt und ohne psychische Hemmung ganz aus sich herausgehen. Dieses Ziel zu erreichen, fällt dem Arzt unbedingt am leichtesten. Man kann den Mitteilungen der Kolonisten über die Negerinnen leider auch darum sehr oft kein Vertrauen entgegenbringen, weil einerseits Heuchelei, andererseits ein durch den Aufenthalt in den Tropen überhaupt begünstigter Hang zum Renommieren häufig die Wahrhaftigkeit beeinträchtigen.

Ich habe 1911—12 mit meinem verstorbenen Freunde, dem Wiener Architekten Rudolf Kmunke, auf dessen Kosten und mit Unterstützung der Wiener Akademie der Wissenschaften mit einer großen, aus 200—240 Schwarzen und 4 Weißen bestehenden Safari (Karawane) Uganda durchkreuzt und bei dieser Gelegenheit unter primitiven Stämmen, von denen manche sogar bis dahin überhaupt noch nicht von Weißen besucht worden waren, nebst anderen rassenphysiologischen Studien namentlich solche über die Geschlechtsphysiologie der Neger durchgeführt. Es zeigten sich dabei manche Unterschiede zwischen den von europäischer, arabischer und indischer Kultur beeinflußten Bewohnern der Küste und der Städte und den im Innern des Landes lebenden „Schensi“ (heidnischen Eingeborenen tiefster Kulturstufe).

Ehe ich auf den Brennpunkt meines Themas, den Geschlechtsakt und die damit verbundenen Empfindungen, eingehe, will ich die morphologischen und psychologischen Eigenarten der Negerin in Kürze besprechen.

1. Morphologische Eigenarten der Negerin.

Es ist schon von anderen Autoren, vor allen von *H. Fehlinger* [1], darauf hingewiesen worden, daß die sekundären Geschlechtsmerkmale bei der weißen Frau am stärksten ausgebildet sind. *Fehlinger* führt dies auf die Domestikation zurück; durch sie habe das Geschlechtsleben von seinem Triebhaften eingebüßt; deshalb sei es zur Erhaltung der Rasse notwendig geworden, den Geschlechtstrieb in stärkerem Maße anzuregen, und zwar durch weitergehende Geschlechtsdifferenzierung.

Bei der Negerin fällt vor allem gegenüber der Europäerin die geringe Beckenbreite und im allgemeinen überhaupt die ge-

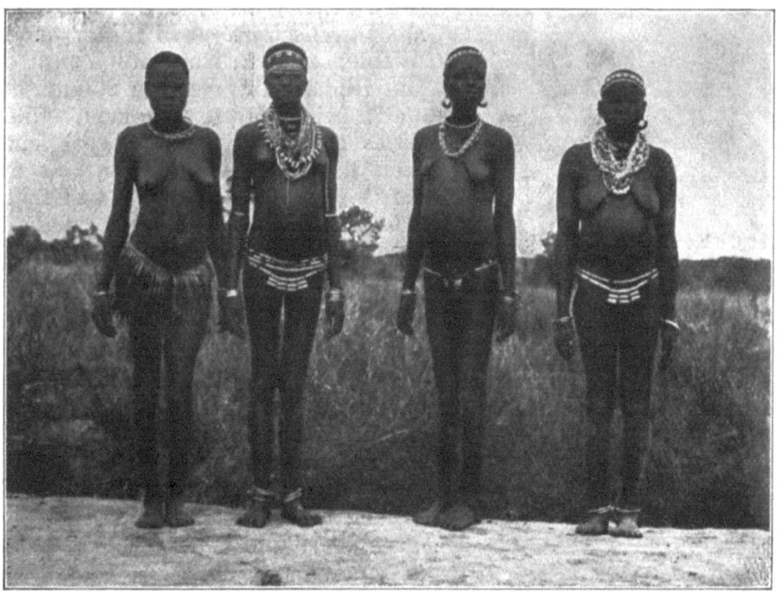

Bild 1.
Frauen aus dem Stamme der Bukedi (aus Kirimi in Nordost-Uganda).
Zu beachten sind: die schmalen Becken, die dünnen Beine, die unschönen Brüste (klein und hängend). Das Gehaben der vier Frauen war indessen typisch weiblich. Die dritte von links nach rechts war ziemlich kühn und scherzhaft, sie streckte mangels anderer Verständigungsmöglichkeit unaufgefordert wiederholt die Zunge heraus und zeigte kokett den die Zungenspitze durchbohrenden Messingring als besonderen Schmuck. Die drei anderen Frauen waren schüchtern und still. Auch bei diesen Frauen kommt, wie mir gesagt wurde, die Wohlhabenheit durch reicheren Schmuck zum Ausdrucke. Die nur mit einer Blätterschürze bekleidete Teso-Frau am linken Ende der Reihe ist die ärmste unter diesen vier Frauen.

[1]) *H. Fehlinger.* Zwiegestalt der Geschlechter beim Menschen, C. Kabitzsch, 1919.

ringe Sexualdifferenzierung der unteren Körperhälfte auf (Bild 1 Bukediweiber, Bild 2 Teso-Paar aus Aketta). Auch die Brüste der Negerin stehen an Schönheit denen der weißen Frau weit nach. Ähnliche Unterschiede bestehen bezüglich der Behaarung, daher kommt es, daß die Negerin auf diesen Schmuck meist ganz verzichtet und sich den Kopf völlig glatt rasieren läßt. *Fehlinger* behauptet, daß die Haut des Weibes bei allen Rassen pigmentärmer sei als die des Mannes. Diesen Unterschied habe ich bei den Negern Zentralafrikas durchaus nicht finden können.

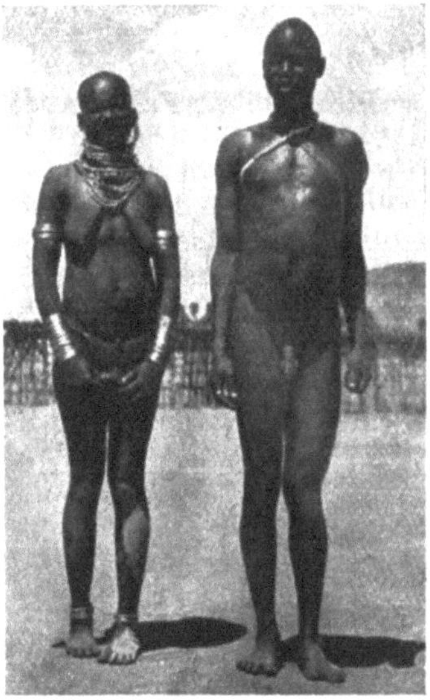

Bild 2.
Mädchen und Bursche aus dem Stamme Teso aus Aketta (Uganda).
Zu beachten ist das schmale Becken und die unschönen unteren Extremitäten des Mädchens. Der Unterschied zwischen dem Bau der unteren Extremitäten des Mädchens und des Burschen ist gering. Der Kopf des Mädchens ist glatt rasiert. Der Sinn für schönes Frauenhaar wurde ja beim Neger nie geweckt, weil den Negerinnen das Haar überhaupt nur ganz kurz wächst.

Die geschlechtliche Differenzierung des Gesichtsausdruckes steht bei den Negern im Durchschnitt wohl hinter der der Weißen zurück. Namentlich fällt dies auf Bildern auf. Bei den Somali, aber auch bei anderen Stämmen, (Bild 3 eines alten und jungen Teso) finden sich häufig junge Männer mit fast weiblichen Gesichtszügen. Trotzdem lernt man bei näherer Bekanntschaft auch die typische Weiblichkeit im Gesichte der Negerinnen bald erfassen.

Ist schon bei uns mit fortschreitendem Alter eine Applanation der sekundären Geschlechtscharaktere zu erkennen, so kommt diese bei den Negern noch in weit höherem Maße zur Geltung. Man findet, nebenbei bemerkt, bei den Negern überhaupt nur wenige Leute über 50 oder gar 60 Jahre (schätzungsweise, denn es gibt ja keine genauen Altersangaben). Bei alten Negerinnen ist die Vermännlichung der ganzen Gestalt, vor allem des Gesichtsausdruckes, außerordentlich deutlich (Bilder 4 und 5 alter Bukediweiber). Es scheint, daß sich die Neger für die mangelhafte körperliche Differenzierung der Geschlechter durch ihre Tätowierungen, ihren Schmuck und bunte Tracht einen künstlichen Ersatz zu schaffen trachten; so suchen die Kamdschurujünglinge das typisch Männliche an ihrem Körperbau durch eine miederartige Zusammenschnürung des Unterleibes mit einer langen, geflochtenen, in vielen Touren um den Bauch gewickelten Schnur deutlich hervorzuheben, sodaß ihre Schulterbreite gegenüber dem schmalen Unterleibe stärker kontrastiert (Bilder 6 und 7 Kamdschurujünglinge). Eine gleiche Mode findet sich übrigens auch in Neu-Guinea.

Trotz ihrer sexuell wenig differenzierten Beine kann man aber den Gang der Negerin von dem des Negers auch aus der Ferne deutlich unterscheiden.

Den durchschnittlich mangelhaften Fettansatz der Negerin hat man wohl meist auf ihre im allgemeinen kümmerliche Ernährung zurückzuführen und nicht als sekundäres Geschlechtsmerkmal zu betrachten, wie die Erfahrung lehrt, wenn die schwarzen Frauen unter günstigen Verhältnissen leben (z. B. in den Städten).

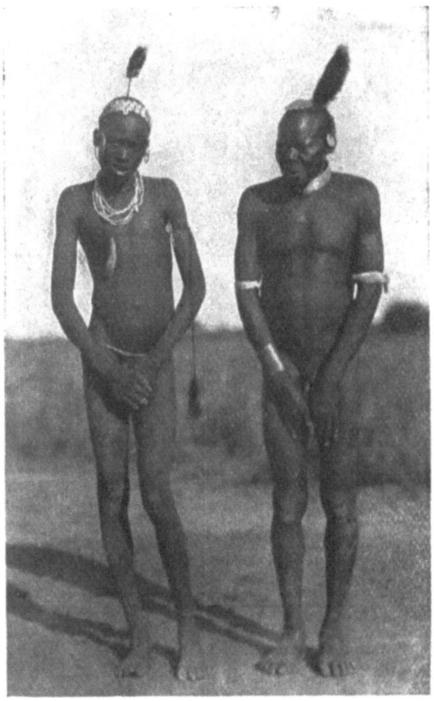

Bild 3.
Teso, Vater und Sohn, aus Akotta.
Zu beachten: die zarten, fast mädchenartigen Gesichtszüge des jungen Teso. Dergleichen haben wir auch bei vielen jungen Atscholi und Somali angetroffen.

In ihren Bewegungen, auch in der Mimik, sind die Negerinnen meines Erachtens ebenso weiblich wie andere Frauen.

Zum frühzeitigen Altern der Negerinnen trägt ohne Zweifel der zeitliche Beginn ihres Sexuallebens bei. Über 30jährige Frauen sind in der Regel bereits körperlich und seelisch Matronen. Im Gegensatz dazu haben Neger von 55—60 Jahren auch bei den primitivsten Stämmen nach meiner sicheren Erfahrung noch ein verhältnismäßig reges Geschlechtsleben. Wie bei den meisten Naturvölkern, ruht bei den Negern das Schwergewicht der Arbeit auf der Frau, während der Mann jagt, plauscht und raucht.

Bei dieser Gelegenheit scheint mir eine Äußerung über den Schönheitsbegriff der Neger angebracht. Es ist kein Zweifel, daß auch den zentralafrikanischen Negern die größere Schönheit der weißen Frau auffällt. Ich habe mir von unserer Expedition einen ca. 23jährigen Boy aus dem nilotischen Stamm der Djaluo (am Nordufer des Viktoriasees), der selbst ein auffallend hübscher großer Bursche war, als Diener nach Wien mitgebracht. Er war über die Schönheit der Wienerinnen unaufhörlich begeistert, schätzte besonders die hübsch gewachsenen schwarzäugigen Mädchen und fragte mich gleich nach seiner Ankunft in Wien, ob wohl alle Europäer nach Wien kämen, um zu heiraten.

2. Psychische Eigenheiten der Negerin.

Das Weib steht körperlich und seelisch in seiner Entwicklung zwischen Mann und Kind. In körperlicher Hinsicht ist dies ohne weiteres im Ganzen und in vielen Einzelheiten erweislich. Meiner Meinung nach gilt das Gleiche aber auch von der psychischen Differenzierung, namentlich bezüglich des Zärtlichkeitstriebes. Ich muß diese allgemeine Äußerung voransetzen, um meine Anschauung über das Wesen der Negerin verständlich zu machen. Meine Meinung geht also dahin, daß beim Kind ein allgemeiner Zärtlichkeitsbetrieb oder, um mit *A. Moll* zu sprechen, Contrektationsbetrieb, besteht und daß sich dieser allgemeine Trieb beim männlichen Individuum in einer bereits beim jungen Burschen unverkennbaren Weise differenziert, während dies beim weiblichen Wesen mindestens nicht so bald und deutlich, oft aber auch im späteren Leben nur recht unvollständig erfolgt. Der Knabe mit 14 Jahren unterscheidet in der Regel sehr wohl zwischen der Liebe zur Mutter, zur Schwester, zum Freund, zum Lehrer und der Liebe zu dem von ihm begehrten Mädchen. Hingegen wirft sogar die längst gereifte Frau häufig noch geschlechtliche Liebe, Schwesternliebe und Kindesliebe in einen Topf, ist z. B. auf die Schwiegertochter oder die Schwägerin eifersüchtig und begreift garnicht, daß die Liebe des Mannes zur Gattin eine ganz andre ist als zur Mutter oder zur Schwester. Es ist also das spezifisch geschlechtliche Empfinden oder der Detumescenstrieb, wie *A. Moll* [1]) klar hervorhebt, beim Weib in der Regel erst später und, wie ich glaube, häufig im Verlauf des ganzen

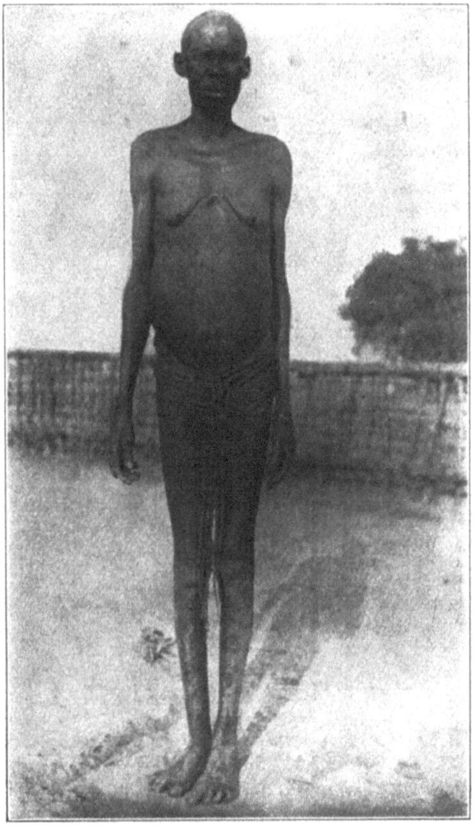

Bild 4.
Altes Kumama-Weib aus Kumi Nyansa, die Dorfälteste. Das intersexuelle Exterieur wird im Alter besonders deutlich.

[1]) *A. Moll.* Handbuch der Sexualwissenschaften, III. Aufl., Bd. 1, S. 240, 1926.

Lebens garnicht in gleicher Weise vom Contrectationstrieb getrennt wie beim Manne. Wer beim Weib, oder gar schon beim jungen Mädchen, immer nach rein geschlechtlichen Motiven fahndet, wie es die *Freudsche* Schule tut, der betrachtet nach meiner Meinung das Weib durch die Brille des Mannes und geht daher grundsätzlich irre.

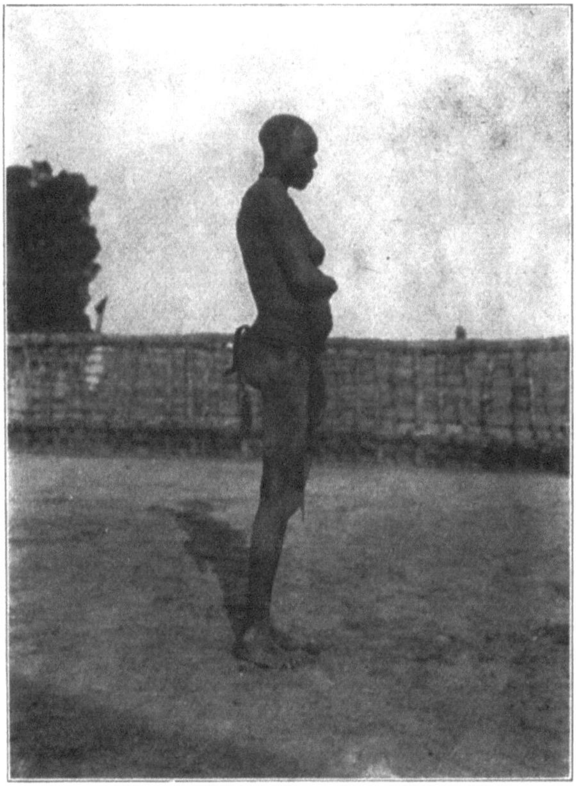

Bild 5.
Altes Bukedi-Weib aus Kumi Nyansa.
Gesichtsausdruck und Körperbau zeigen, auch abgesehen von den bei der Negerin von Natur aus kurzen Haaren, die mit dem Alter besonders deutlich gewordene Unweiblichkeit.

Wie der Contrectationstrieb, so sind, glaube ich, beim Weib auch andere Triebe weniger scharf gegeneinander abgegrenzt als beim Manne. Das Weib steht also auch diesbezüglich dem Kinde näher als der Mann. Dies halte ich für eines der wichtigsten sekundären Geschlechtsmerkmale des Weibes. In dieser Feststellung liegt durchaus nicht eine Geringschätzung des Weibes, sondern vielmehr eine Wertung seiner besonderen psychischen Reize[1]). Schon von frühester Kindheit an bestehen natürlich auch bei den Negern psychische sekundäre Geschlechtsmerkmale; die Weiterentwicklung führt aber bei Mann und Weib auf divergenten Linien bis zur Zeit der Voll-

[1]) Ich verweise hier wieder auf die ähnlichen Äußerungen *A. Moll's*, l. c. S. 260.

reife immer weiter auseinander, um mit dem Alter wieder zu konvergieren.

Mit aller dem Forscher gebotenen Vorsicht glaube ich nach meinen Beobachtungen in Zentralafrika behaupten zu dürfen, daß die psychischen Unterschiede zwischen der

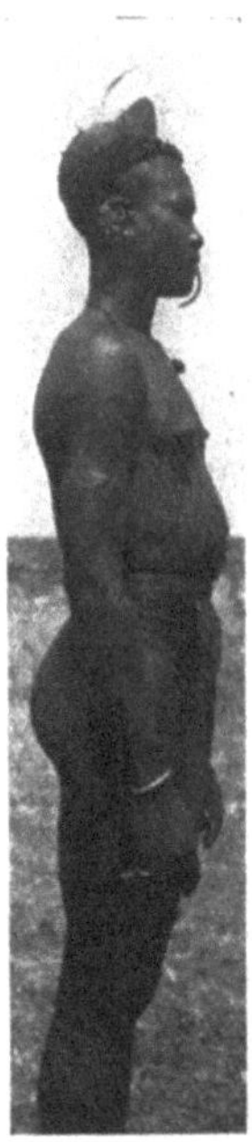

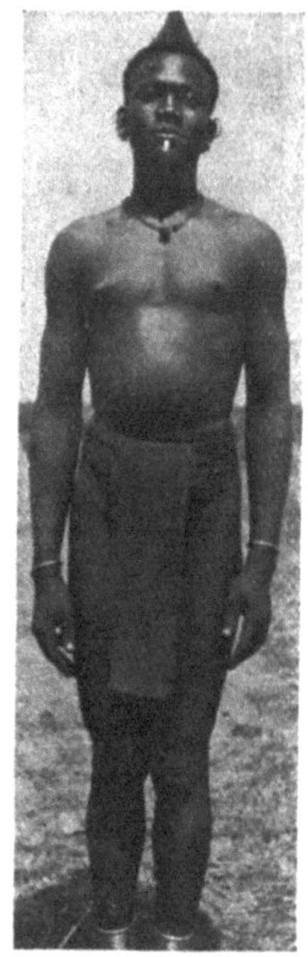

Bild 6. Bild 7.

Näherungsweise 16 Jahre alter Kamdschuru-Jüngling aus Adelang von der Seite und von vorne (nilotischer Neger).

Mieder um den Bauch aus einer vielfach herumgewickelten Schnur. Die Figur wird dadurch allerdings vermännlicht, aber auf Kosten der Gesundheit.

Kegelförmiger Kopfschmuck, Unterlippenschmuck, zahlreiche Ohrringe, Schamschürze.

weißen und der schwarzen Frau geringer sind als die zwischen dem weißen und dem schwarzen Manne. Ich sehe dabei natürlich von dem durch Schulbildung und Erziehung geschaffenen intellektuellen Unterschiede ab und beschränke mich auf die weit wichtigeren instinktiven und charakterologischen Eigenschaften. Ich werde diese Anschauung später noch mit einzelnen Beispielen belegen. Gelingt es einem unbefangenen Beobachter, sich im Verlauf der Zeit das volle Vertrauen der Schwarzen zu erringen, so wird er über die weitgehende Übereinstimmung der Motive beim Denken und Handeln der weißen Frau und der Negerin in persönlichen Angelegenheiten überrascht sein, während sich in der gleichen Hinsicht zwischen weißen Männern und Negern bedeutende Unterschiede finden. In ihrem Streben, namentlich dem Manne gegenüber eine wichtige Rolle zu spielen, in ihrer Eifersucht, in ihrer kindlichen Subjektivität in der Wahl ihrer Mittel, um irgend ein bestimmtes Ziel zu erreichen — nicht mit Hilfe logischer Gründe, sondern mit Hilfe der Stimmung — kurz in all den typisch weiblichen

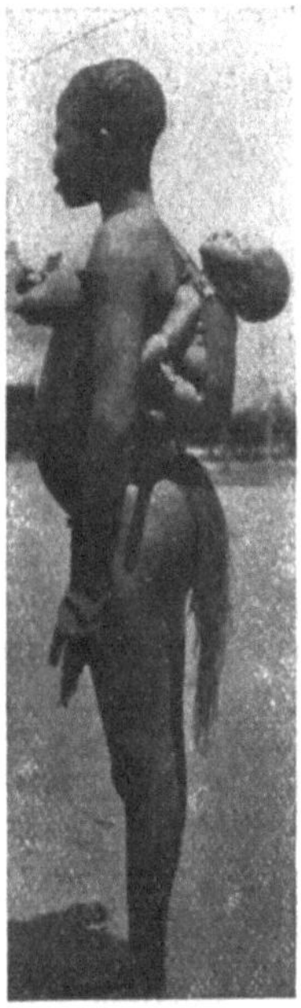

Bild 8.
Etwa 20jährige Kamdschuru-Frau aus Lokuor mit Kinderrucksack aus Leder.

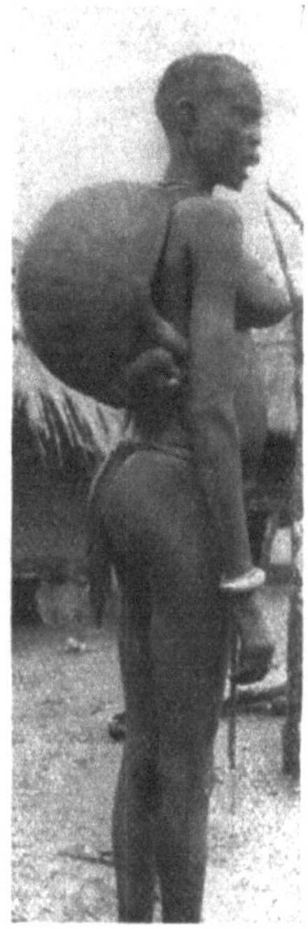

Bild 9.
Kamdschuru-Frau aus Dschale mit Kind am Rücken: dieses ist durch eine große Kürbisschale gegen die Sonne geschützt. Die Frauen salben ihre Kinder mit Rindsfett.

Untugenden, die aber der Mann um keinen Preis entbehren kann, ist die Negerin ihrer weißen Schwester auffallend ähnlich. Voraussetzung dieser Erkenntnis ist natürlich, daß man die Negerin, und sei es auch nur experimenti causa, näherungsweise so behandelt wie eine weiße Frau. Da dies aber die weißen Männer in der Regel nicht tun, so bleibt ihnen die Seele des schwarzen Weibes eben verschlossen. Jene weitgehende instinktive Übereinstimmung der weißen und der schwarzen Frau erklärt sich nach meiner Meinung entwicklungsgeschichtlich dadurch, daß die Differenzierung des Weibes bei allen Rassen weniger weit gediehen ist als die des Mannes.

Besondere Eigentümlichkeiten treten bei der schwarzen Frau entsprechend dem Negercharakter auffallend hervor. Die Frau ist im allgemeinen geduldiger, passiver, äußerer und innerer Reize und Anregungen weniger bedürftig als der Mann. Dies tritt bei der Negerin noch mehr zu Tage als bei der Weißen. Jene ist gegen ihre eigenen Leiden und Krankheiten häufig auffallend wenig empfindlich. Ihre Passivität geht weit häufiger als bei der weißen Frau in Indolenz über. Die übelste Eigenschaft der Negerin ist ihre Faulheit.

Man stelle sich übrigens die Negerin durchaus nicht als Sklavin ihres Ehegatten vor; wenngleich sie von diesem mitunter Schläge bekommt, so versteht sie es doch, durch Schmollen seinen Widerstand bald zu brechen, und unterscheidet sich auch hierin nicht wesentlich von der weißen Frau. Als Mädchen ist sie kaum jemals die Werbende, sondern in der Regel die Umworbene. Ihr Benehmen ist nicht würdelos und, abgesehen von der Prostitution in den Städten, niemals zynisch oder gar obszön! Sie benimmt sich etwa wie ein möglichst primitives Bauernmädchen. Die Negerin ist im Durchschnitt durchaus nicht dumm, sondern mit einem hinreichenden Hausverstand begabt. Sie beharrt mit Vorliebe auf ihrem Recht und ruft, wenn ihr ein Unrecht geschieht, gerne mächtigere Hilfe an.

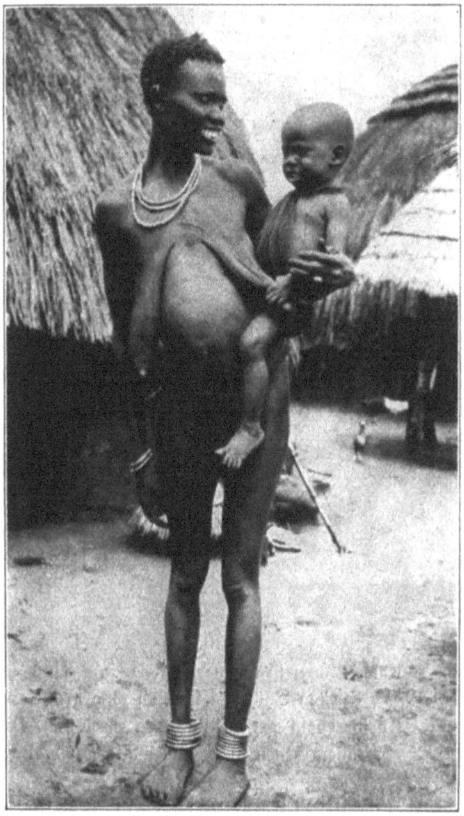

Bild 10.
Atscholi-Weib aus Padjiko.

Ein sehr schöner Zug ist die Kinderliebe der Negerin. (Das Gleiche gilt übrigens auch vom Neger). Die Negerin stillt ihr Kind in der Regel 2, mitunter aber auch 5 Jahre und trägt es den ganzen Tag, meistens in einer Art Rucksack, mit sich herum und zwar auch bei der Feldarbeit und sogar beim Tanz (Fig. 8, 9 und 10 Kamdschuruweiber mit Kindern). Sobald die Kinder abgestillt sind, werden sie auch weiterhin recht gut gehalten, z. B. bei den Kamdschuru in eigenen, auf ziemlich hohen Pfählen stehenden und dadurch vor Eindringlingen geschützten Kinderhütten. (Fig. 11 Kinderhütte in Dschale). In verschiedenen Dörfern liefen übrigens die Frauen mitsamt ihren Kindern davon, sobald ich mich ihrer Hütte näherte, weil sie meinten, daß ich ihre Kinder fressen wolle. Die Ugandaneger halten nämlich ganz allgemein uns Weiße für Menschenfresser.

Verblüffend ist die große Reinlichkeit der Negerin in Bezug auf ihren eigenen Leib. Die weiße Frau wäscht sich lange nicht so oft wie die „bessere" Negerin, z. B. das Mganda-Weib. Voraussetzung ist selbstverständlich, daß überhaupt Wasser zur Verfügung ist. Die Negerin wäscht sich oftmals im Tage, z. B. sooft sie ihre Notdurft ver

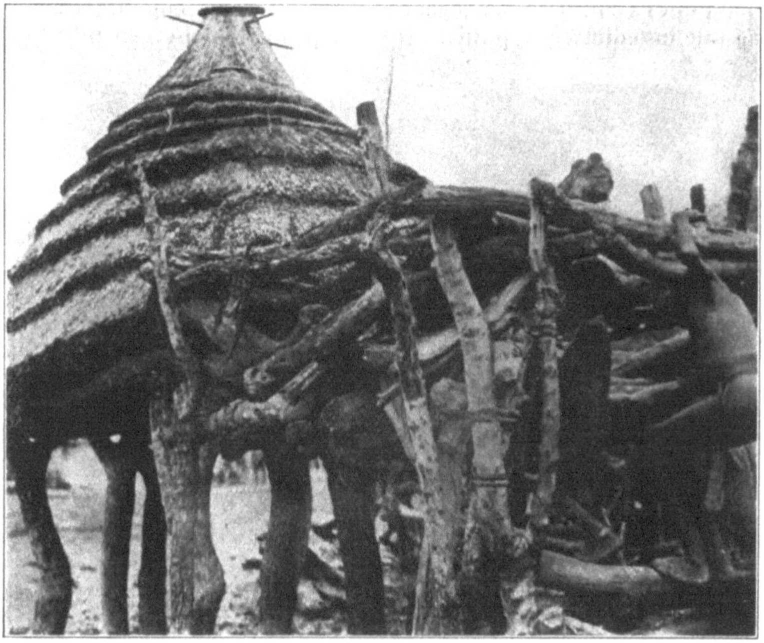

Bild 11.
Kinderhütte in Dschale (Kamdschuru).

richtet, sie putzt sich täglich zweimal die Zähne mit einer Baumrinde, sie reinigt sich sorgfältig Finger- und Zehennägel, Ohren und Nasenlöcher. Diese Reinlichkeit ist wohl notwendig wegen der gesundheitlichen Gefahren, welche die Verunreinigung der Haut und das bösartige Ungeziefer, namentlich die Sandflöhe, in den Tropen mit sich bringen.

3. Das Geschlechtsleben der Negerin.

Der Neger unterscheidet sich vom Weißen weitgehend durch die Unbefangenheit und Natürlichkeit gegenüber allem Geschlechtlichen. Er sieht in diesem mitunter sogar etwas Übernatürliches. Der Europäer muß sich erst an diesen Standpunkt gewöhnen, wenn er die sexuellen Gebräuche des Negers richtig werten und verstehen will. Der Neger männlichen und weiblichen Geschlechtes hat einen sehr guten Spürsinn, namentlich für jene Handlungen, die der Weiße vor ihm geheimhalten will. Aus Furcht, sich vor dem Schwarzen etwas zu vergeben, betreibt der weiße Herr meistens eine völlig zwecklose Vogel-Strauß-Politik und verscherzt sich dadurch das Vertrauen seiner schwarzen Schar, ohne an Achtung zu gewinnen.

Über den mystischen Sexualritus, der sich bei vielen Negerstämmen vorfindet, ist genug bekannt, sodaß ich nicht mehr darauf einzugehen brauche. Es ist aber nicht gut möglich, über das Geschlechtsleben der Neger zu sprechen, ohne der verheerenden Geschlechtskrankheiten Erwähnung zu tun, welche diese Rasse dezimieren. In Uganda sind, wie ich an Ort und Stelle erfuhr, ca. 70% der Neger syphilitisch. Das beigegebene Bild 12 zeigt eine Bageschu-Familie mit hereditärer Syphilis. Nur hoch auf den Bergen und tief im

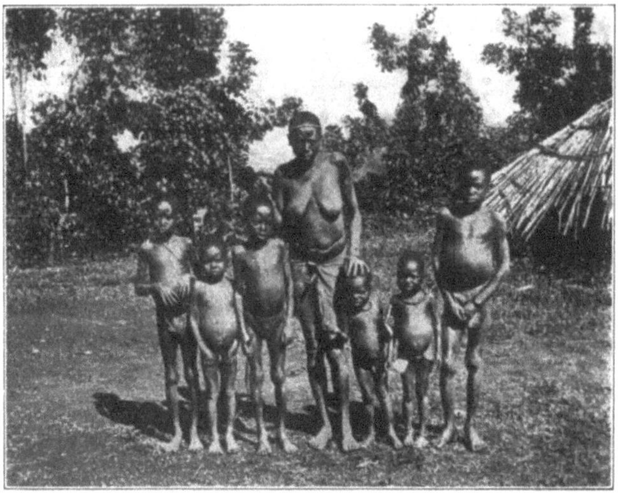

Bild 12.
Bageschu-Familie mit angeborener Syphilis (Sattelnasen). (Aufgenommen von Dr. *L. Sells* in Mbale.)

Innern sind die Verhältnisse in dieser Hinsicht besser. Auch der Tripper ist sehr häufig und meiner Meinung nach die Hauptursache der Kinderarmut. Die Syphilis wird häufig durch Tätowierung übertragen. Das habe ich bei ganz jungen Negermädchen wiederholt gesehen.

Nicht alle Stämme Ugandas üben die Beschneidung, vor allem nicht die christlichen Waganda, wohl aber die mohammedanischen Waganda und der anthropophage Stamm der Bageschu. Die Nilneger üben die Beschneidung nicht aus. Bei den Mädchen werden die Labia minora, mitunter auch die Klitoris, manchmal sogar die Labia majora, beschnitten und zwar im Alter von 2—8 Jahren.

Die Ehe schließt der Jüngling, sobald er sich eine Frau kaufen kann. Polygamie ist lediglich eine Frage des Reichtums (Bild 13, die Weiber des Karamodscho-Häuptlings Gjotum). Der etwa 50jährige Häuptling von Padér hatte ein eigens eingezäuntes Hüttenviertel für seine Frauen.

Prostitution haben wir außer in dem von europäischer und arabischer Kultur verdorbenen Suaheligebiet und in den Städten nur im Königreich Uganda vorgefunden, trotzdem dessen Einwohner größtenteils zum Christentum bekehrt sind. Die Wagandaweiber, die einzigen Kleider tragenden Negerinnen in diesem Gebiet, ziehen als Prostituierte im ganzen Lande umher. Die Nacktheit ist durchaus kein Argument für Unkeuschheit, wie unglaublicherweise von manchen Schriftstellern behauptet wird [1]).

Bei den Kavirondo gilt es für die Männer geradezu als Schande, irgend einen Körperteil mit Kleidern zu verhüllen.

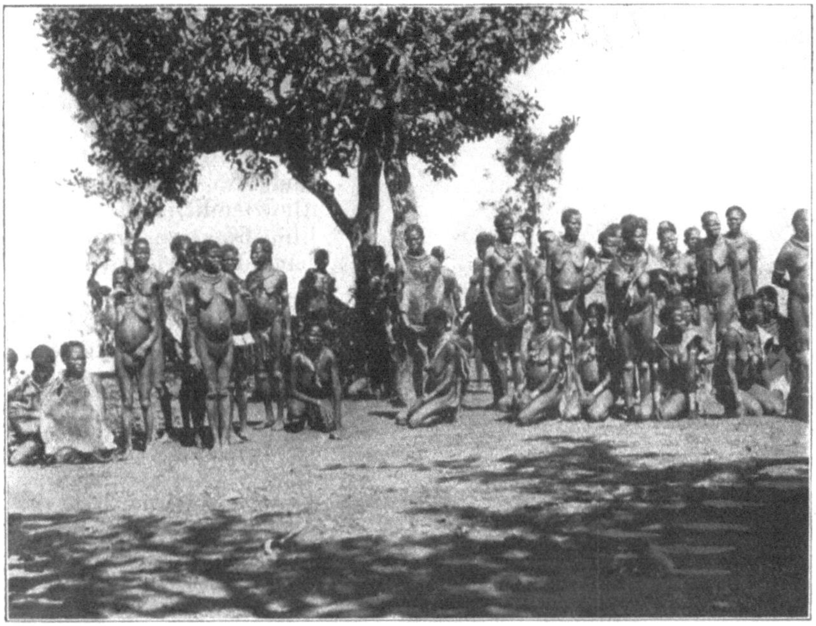

Bild 13.

Die Weiber des Karamodscho-Häuptlings Gjotum.

Die Jungfräulichkeit wird von dem Ehemann bei manchen Stämmen, z. B. bei den Kavirondo, verlangt. Ist sie nicht mehr vorhanden, so wird das Lösegeld für die junge Gattin zurückverlangt. Bei den Kavirondo schlafen die jungen Mädchen bei den alten Frauen. Ein hübsches Mädchen kann trotzdem, wie mir mein Boy Kilimandscharo berichtete, viele, etwa 10, Freunde haben. Sie gestattet diesen Freunden alles, bis auf die Defloration. Wenn ein Mann ein Mädchen entjungfert, ohne sie zu heiraten, so muß er einen entsprechenden Lohn zahlen. Von den Ehegatten wird die Jungfräulichkeit seiner Braut durch Einführen des kleinen Fingers in die Vulva untersucht und verlangt, daß beim Coitus Blutung auftrete. Das ist in der Regel der Fall, weil die Mädchen den Jünglingen vor der Ehe zwar die Berührung ihrer Vulva mit dem Penis, nicht aber die Immission gestatten. Kommt beim ersten Coitus kein Blut aus der Vulva, so wird, wie mir Kilimandscharo berichtete, die Frau nicht davongejagt,

1) Zum Beispiel *F. Schulze*, Psychologie der Naturvölker. Leipzig 1900. Der Verfasser, Professor der Philologie in Dresden, hält die Nacktheit der Negerinnen für ein Zeichen der Schamlosigkeit und teilt vollkommen unsinnige Unwahrheiten über das Geschlechtsleben der Neger mit.

sondern bloß ausgelacht, und der Gatte freut sich, weil sich seine junge Frau jetzt recht schämt und hauptsächlich, weil er jetzt von den Eltern der Frau seinen Lohn zurückverlangen kann. Entrüstet ist er aber durchaus nicht.

Die Negerinnen haben gleichwohl ein ganz bestimmtes S c h a m - g e f ü h l und gestatten durchaus nicht etwa ohne Weiteres die Entblößung der von ihnen bedeckten Körperteile. Die Keuschheitsbegriffe sind bei verschiedenen Stämmen verschieden.

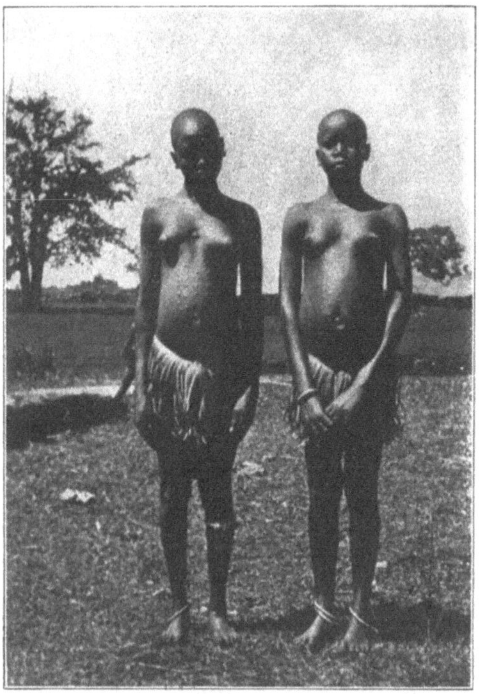

Bild 14.
Bageschu-Mädchen mit Bananenblätterschürze.

Bei dem riesenhaften Stamm der T e s o (völlig nackt gehenden Nilnegern) sind die Weiber vor der Ehe ziemlich frei, nach der Ehe aber streng an die Treue gebunden. Bei den Teso in Kaketta fand ich viele Männer mit unregelmäßig verteilten, also offenbar nicht von Tätowierungen herrührenden, Narbenkeloiden (die Negerhaut neigt ja überhaupt sehr zur Bildung von Keloiden, auch auf Grund leichterer Verletzungen). Auf meine Nachfrage nach dem Ursprung dieser häufigen Narben erfuhr ich, daß diese größtenteils von Schlägereien herrühren, die sich beim „Fensterln" abspielen. Aus den Nachbardörfern, sogar aus Naquá, kommen die Burschen nachts in die Tesodörfer und suchen, in eine Hütte, in der Mädchen wohnen, einzuschleichen oder die Mädchen zu verführen, mit ihnen einen nächtlichen Ausflug zu unternehmen. Dabei werden sie mitunter von den Brüdern der Geliebten und den übrigen Familienangehörigen ertappt und mit Stöcken erbarmungslos verprügelt. Oft kommt es dabei sogar zu Gruppenkämpfen zwischen den Burschen des einen und des anderen Dorfes, die einander irgend eine besonders begehrte Schönheit neiden. Es geht hier also genau so zu, wie in unseren Alpenländern[1]).

Bei den B a g e s c h u gilt es durchaus nicht als Schande, vor der Ehe ein Kind zu haben; es gilt dies vielmehr als ein erwünschtes Zeichen von Fruchtbarkeit. Höchst eigenartig ist der Unterschied zwischen der T r a c h t d e r l e d i g e n u n d d e r v e r h e i r a t e t e n

[1]) *R. Stigler*. Ethnogr. u. anthropol. Mitteilungen über einige wenig bekannte Volksstämme Ugandas. Mitteil. der anthropolog. Gesellschaft Wien. Bd. 53, S. 136, 1923.

B a g e s c h u f r a u e n (Abb. 14—17). Bananenfasern werden zu einem Gürtel zusammengedreht, an diesen werden Bananenfaserschnüre fransenartig geknüpft. Diese Fransen hängen über das Gesäß herunter; sie werden an ihren freien Enden zusammengefaßt, von hin-

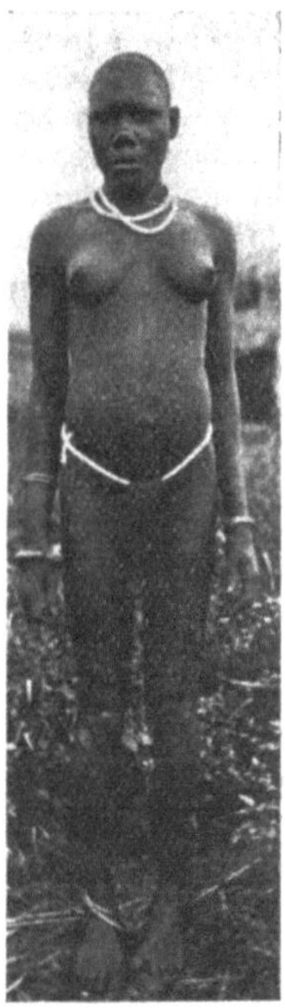

Bild 15.
B a g e s c h u - M ä d c h e n.
Der Schamgürtel besteht aus einer Kauri-Muschelschnur mit einer zwischen den Schenkeln durchgezogenen Schambinde aus Pflanzenfasern.

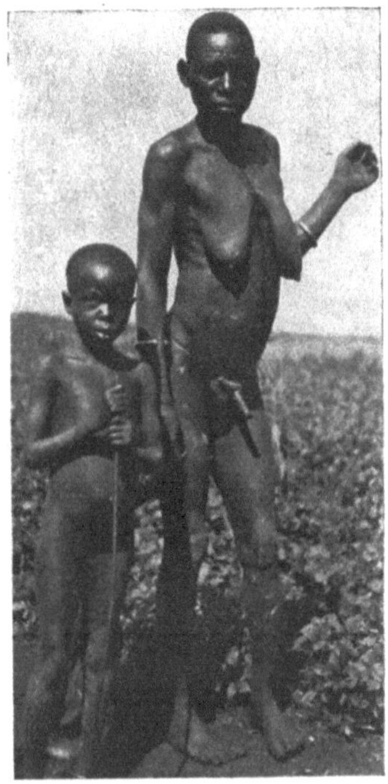

Bild 16.
V e r h e i r a t e t e Bageschu-Frau mit dem typischen Schamgürtel, der einen aus Bananenfasernspagat geflochtenen erigierten Penis trägt.

ten nach vorne zwischen den Schenkeln durchgezogen und dann über den Schamhügel wieder unter dem Gürtel durchgeschlagen, sodaß die büscheligen Enden dieser Fransen vorn frei über den Schamberg herunterhängen. V e r h e i r a t e t e F r a u e n flechten sich aus diesen Fransen einen ca. 15 cm langen Fortsatz, der, von hinten nach vorn und dann unter dem Gürtel durchgezogen, wie ein erigierter Penis aussieht. Auch die glans penis ist daran deutlich nachgebildet. Dieser „Eheringersatz" ist im Lande der Bageschu so allgemein und selbstverständlich, daß er uns trotz seiner Absonderlichkeit bald kaum mehr auffiel. Es werden aber auch andere Schamgürtel von Frauen und Mädchen getragen [1]).

[1]) *R. Stigler*, l. c. S. 119.

Der Geschlechtstrieb und seine Befriedigung.

Ist es schon schwierig, über dieses heikle Thema in der Heimat vertrauenswürdige Auskünfte zu erhalten, so erhöht sich diese Schwierigkeit naturgemäß bei den dem Weißen gegenüber selbstverständlich scheuen und von vornherein mißtrauischen, überdies immer zur Lüge geneigten Negern. Allerdings genießt der weiße Arzt gerade bei den primitiven Völkern einen außerordentlich großen Respekt und wird vielfach geradezu als Zauberer betrachtet. Aber dies hätte für meine Forschungszwecke noch immer nicht genügt. Es kamen mir noch besonders günstige Umstände zu Hilfe, nämlich einerseits die Kinderarmut der Frauen, andrerseits die Impotenz der alten Männer. Sobald wir unser Lager aufgeschlagen hatten, kamen gar bald die kranken Eingeborenen zu mir um ärztlichen Rat, nebst denen aber meistens noch einige Frauen, die mich um eine Medizin baten, die ihnen Kinderreichtum bescheren sollte. Da kam ich auf folgende Idee: Ich sagte zu den Negerinnen: „Ich will euch gerne eine Medizin bereiten, aber die muß für jede Frau anders beschaffen sein, je nach dem, was sie in ihrem Leben geschlechtlich mitgemacht und empfunden hat. Ihr müßt mir also darüber ganz genaue Auskunft geben und alle meine Fragen wahrheitsgemäß beantworten. Lügt ihr mich an oder verschweigt ihr etwas, so kann die von mir bereitete Medizin natürlich auch nichts nützen." Auf diese Weise erzielte ich reichlichen Erfolg. Die Frauen gaben mir gewissenhaft Auskünfte, ja es kam sogar manchmal eine Frau wiederum in mein Zelt zurück, um noch etwas nachzutragen und ihre Medizin dementsprechend verbessern zu lassen. Meine Medizinen bestanden natürlich aus sehr harmlosen Mischungen verschiedener leicht entbehrlicher Stoffe.

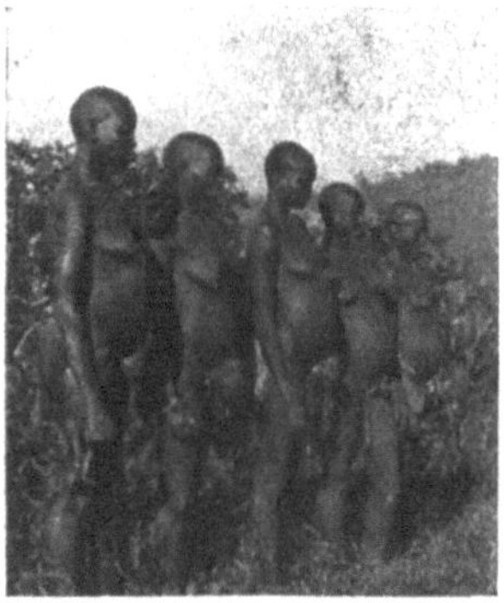

Bild 17.
Bageschu-Weiber
mit charakteristischen
Schamgürteln.

Andererseits hatten die alten Häuptlinge immer den Wunsch nach einem Aphrodisiacum und da machte ich von der gleichen List Gebrauch und sagte ihnen, sie müßten mir auf alle meine, ihr sexuelles Leben betreffenden Fragen wahrheitsgemäß Auskunft geben, denn daraus ersehe ich, was für einer Mischung sie bedürften. Auf diese Art erzielte ich auch von diesen alten Leuten eine Menge einschlägiger Auskünfte. Ein wichtiger Beleg für die Wahrheit derselben ist darin gegeben, daß die Auskünfte der Frauen und Männer im Großen und Ganzen recht gut übereinstimmten, und zwar im wesentlichen sogar bei den verschiedenen Stämmen.

Die Ausübung des Coitus.

Der Neger hockt, wie ich es auch bei den Fellachen in Kairo wiederholt gesehen habe, beim Coitus auf seinen Fersen (in einer für den Europäer bekanntlich unmöglichen Stellung), das Weib liegt vor ihm auf dem Rücken und zwar mit dem Gesäß auf seinen Schenkeln, mit hochgehobenen und weit auseinandergespreizten Beinen. Der Oberkörper des Mannes steht also näherungsweise senkrecht zu dem des Weibes. Der Mann nimmt sich so das Weib möglichst nahe her, führt in die weit geöffnete Vulva den Penis ein und macht damit die Coitusbewegungen, indem er auf den Fersen hin und her wippt.

Eine ähnliche Haltung beim Coitus wurde übrigens von *Frobenius* auch in Zentralafrika und von anderen Autoren in Australien bei den Eingeborenen beobachtet [1]). (Der Europäer könnte die gleiche Stellung nur so nachahmen, wenn er sich hockend, statt, wie der Neger auf den Fersen, auf den Zehen hin und her wippte. Dies wäre selbstverständlich anstrengend und schmerzhaft.) Als Ursache für die Bevorzugung dieser Coitusstellung haben mir die Eingeborenen angegeben, daß dabei der Penis besonders leicht und tief eingeführt werden könne.

Es kommen aber, namentlich bei den „Schensi" (primitivsten Negern), auch andere Coitusstellungen vor, z. B. wird der Coitus im Freien mangels einer Unterlage für das Weib häufig von rückwärts ausgeübt.

Masturbation

kommt bei männlichen und weiblichen Individuen von früher Jugend an vor. Als ich meinen sehr verläßlichen Boy Kilimandscharo aus dem nilotischen Stamm der Djaluo, nachdem er bereits ein halbes Jahr als mein Diener in Wien geweilt hatte, darum befragte, ob er und seine Landsleute als Knaben masturbiert hätten, gab er mir in seiner eigenen Art zur Antwort: „Ah, nani habana takamata mboro?" („Ah, wer wird denn nicht an seinen Penis greifen?"). Ich habe mich während unserer Safari des Eindruckes nicht erwehren können, daß unsere Träger teilweise untereinander, größtenteils aber mit Knaben, die sie mit sich führten, wechselseitige Masturbation ausübten. Wir hatten z. B. auf der Safari einen etwa 10jährigen Suaheliknaben namens Amisi (Bild 18) mit uns, der, ohne von Kmunke angestellt worden zu sein, von dessen 40jährigem, in Nairobi gemieteten Suaheliboy Combo unter verschiedenen Ausreden mitgeführt wurde, in dessen kleinem Zelte schlief und bei Tag durch seine lustige Keckheit und Aufgewecktheit die Weißen und Schwarzen ergötzte. Als Combo wegen Diebstahles später eingesperrt wurde, wechselte Amisi alle Augenblick seinen Herrn. Mein Boy Kilimandscharo hatte sich in Mbale, wo wir einen Monat verweilten, aus dem Stamme der Bageschu einen ca. 10-jährigen Knaben namens Sauakaki beigelegt, der ihn sogar auf den Berg Elgon begleiten, ihm allerhand Kleinigkeiten tragen und auch sonst kleine Dienste leisten mußte. Aus der Zärtlichkeit, mit der ihn Kilimandscharo behandelte, war jedoch auf sexuelle Beziehungen zu schließen. Für mich war die Sache insofern von Vorteil, als ich auf diesem Wege von Sauakaki unbefangene Mitteilungen über die Menschenfresserei seines Stammes erzielte.

Masturbation kommt selbstverständlich auch bei den Negerinnen vor und wird sowohl eigenhändig, als auch vom männlichen

---

[1]) Zitiert nach *M. Reis*. Libido, Orgasmus und Kohabitation beim Menschen, in *Bethes* Handbuch der Physiologie, 14. Bd., 1. Hälfte. S. 832 u. 834. 1926.

Partner ausgeführt. Cunnilingus ist sicher selten. Für andere abnormale Ausschweifungen haben im Allgemeinen die primitiven Neger beiderlei Geschlechtes wenig Verständnis. Die obszönen Vorführungen

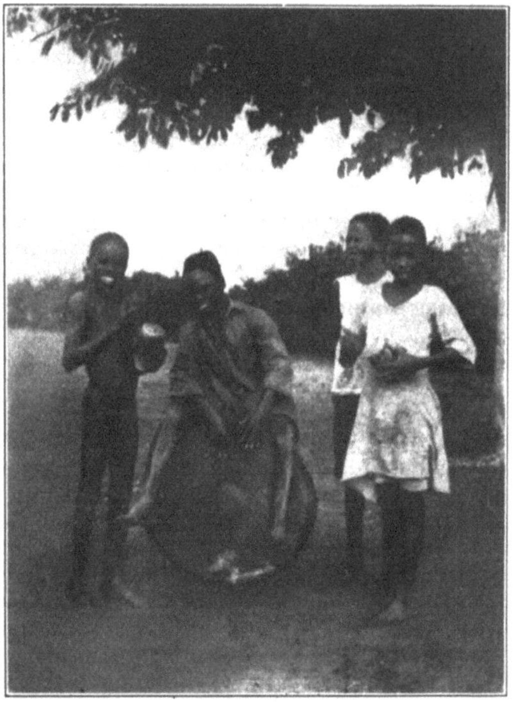

Bild 18.
Negerknaben, die offenbar den Boys und Trägern als Lustknaben dienten; auf dem Faß sitzend, der ca. 10 Jahre alte Suaheli-Knabe Amisi, der Lustknabe unseres ca. 40 Jahre alten Suaheli-Boys Combo aus Sansibar.

durch eingeborene Prostituierte, welche in Kairo und Alexandrien dem Fremdling unter dem Sammelnamen „Fantasia“ (worunter aber auch harmloser Sang und Tanz zu verstehen ist) auf der Straße von mitunter noch in den Kinderschuhen steckenden Vermittlern angeboten werden, sind wahrscheinlich Produkte der „Kultur“ der Weißen.

Die Größenverhältnisse der Begattungsorgane.

Die Vagina soll sich nach *Meisenheimer* [1]) den durchschnittlichen Dimensionen des Penis der betreffenden Rasse angepaßt zeigen. Eng und kurz sei sie bei der Anamitin, weit und lang beim Negerweib; dementsprechend sei der Penis der Anamiten auffallend klein, der der Neger ungewöhnlich groß. Diese Ansicht ist so weit verbreitet, daß sonderbarer Weise z. B. nach der Besetzung von Mainz durch schwarze Truppen in einer Zeitung die höchst lächerliche, geradezu masochi-

[1]) Zitiert nach *M. Reis*, in *Bethes* Handbuch der Physiologie XIV, Teil 1, S. 834, 1926.

stisch anmutende Ansicht wiedergegeben wurde, daß die von den Schwarzen genotzüchtigten weißen Frauen für alle Zukunft schon aus anatomischen Gründen verdorben seien wegen der Dimensionen der männlichen Geschlechtsteile des Negers. Der Schreiber meinte offenbar, daß den genotzüchtigten Weibern der kleinere Penis des Weißen in Hinkunft nicht mehr genügenden Reiz abgeben werde.

Ich kann die Mitteilungen *Meisenheimers* durchaus nicht bestätigen. Der Penis der Neger erscheint in manchen Fällen im schlaffen Zustande allerdings sehr groß (Bild 19 des Jive-Häuptlings), dies kommt aber von der Länge und Dicke der Vorhaut her; im erigierten Zustand unterscheidet er sich, soviel ich gesehen habe, im Durchschnitt nicht wesentlich von dem Penis der weißen Männer. Am besten sieht man bei beschnittenen Negern, daß ihre Penisse durchaus nicht größer sind als die der Weißen (Bild 20, eine Gruppe von Bageschu-Jünglingen).

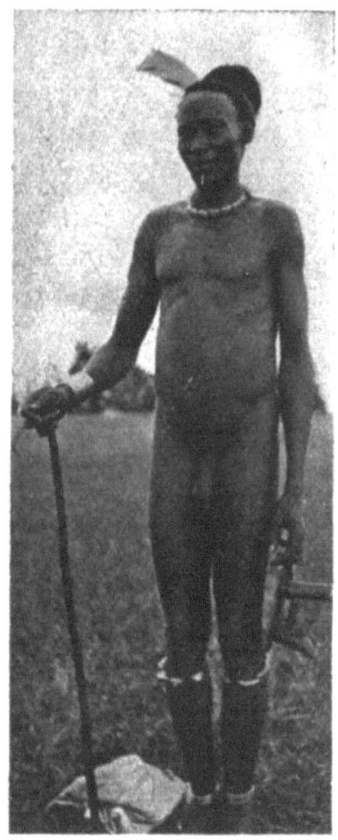

Bild 19.
Dschive-Häuptling.
Zu beachten die dicke und lange Vorhaut des Penis

Ich habe mehrere Negerinnen gynäkologisch untersucht, es ist mir aber niemals eine besondere Geräumigkeit der Vagina aufgefallen. Jene Mitteilungen sind wohl in das Gebiet der Phantasie zu verweisen.

Stärke des Geschlechtstriebes.

Ebenfalls im Gegensatz zur landläufigen Meinung halte ich, gleich *Buschan*[1]), den Geschlechtstrieb der Neger durchschnittlich für keineswegs mächtiger als den der Weißen. In Anbetracht der schlechten Ernährung und vielfachen Entbehrungen, welche die Eingeborenen häufig und für lange Zeit zu ertragen haben, ist allerdings der Vergleich nicht ganz einwandfrei. Aber ich hatte auch Gelegenheit, das sexuelle Verhalten der Neger unter gewiß sehr günstigen Lebensbedingungen zu beobachten. *Kmunke* und ich hatten uns unsere beiden Boys, einen Mganda und einen Djaluo, als Diener nach Wien mitgebracht. Ganz besonders erregte mein auffallend hübsch gewachsener und eleganter tiefschwarzer Boy Kilimandscharo mit seinem naiven, sympathischen Wesen die Bewunderung zahlloser weißer Frauen verschiedenen Alters und Standes. Er hätte es sehr leicht gehabt, aber er widerstand äußerst standhaft allen Versuchungen, offenbar aus Scheu vor der weißen Frau, die ihm gleichwohl unendlich schön erschien. Charakteristisch war folgende Geschichte: Ich führte Kilimandscharo einmal auf einen Maskenball und versteckte mich, um ihn in seinem Verhalten gegenüber den weißen Frauen beobachten zu können. Kilimandscharo verstand zwar nur seine Muttersprache Dschaluo und

[1]) *Buschan*, *Molls* Handbuch der Sexualwissenschaften, III. Aufl., S. 313, 1926.

Kisuaheli, aber er verständigte sich doch sehr rasch mit der Schar der ihn umwerbenden Mädchen und verschwand mit einer derselben im Hotel. Aber schon nach wenigen Minuten eilte er schreiend über die Stiege herunter, stürzte auf mich zu und rief: „Ah, dieses Weib ist schlecht, zwei Kronen hat sie von mir für das Zimmer verlangt. Um diesen Preis bekomme ich ja schon zwei Krawatten! Komm, komm, Herr, gehen wir rasch fort; denn diese Leute sind sehr schlecht!" Dabei war Kilimandscharo sexuell ganz normal.

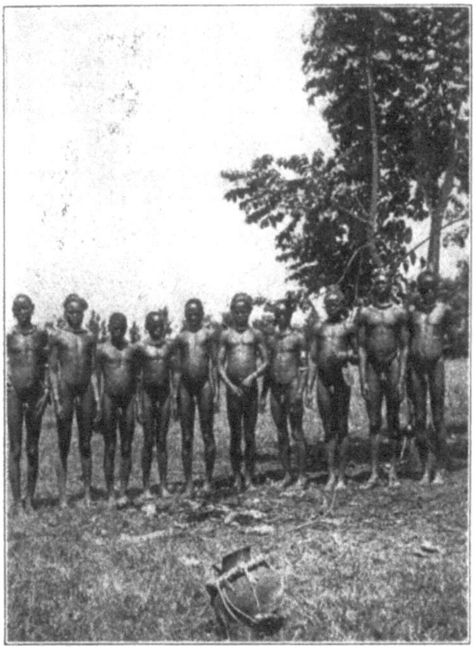

Bild 20.

Bageschu-Jünglinge.

Da sie alle beschnitten sind, so sieht man, daß ihre Penisse ohne die dicke lange Vorhaut nicht größer sind als die anderer Rassen.

Im allgemeinen liegt dem zentralafrikanischen Neger viel mehr daran, im Kreise seiner Freunde herumzulungern, Geschichten zu erzählen, zu renommieren und dabei Zigaretten zu rauchen, als das schönste Weib zu besitzen. Selbstverständlich besteht trotzdem gelegentlich heftiger Geschlechtstrieb.

S p o n t a n e Äußerungen des G e s c h l e c h t s t r i e b e s s i n d b e i N e g e r i n n e n gewiß nicht auffallender als bei anderen Frauen zu bemerken. Ich glaube, daß die sog. sexuelle Hyperästhesie bei den Negerinnen sehr selten vorkommt. Die Zahl der schwarzen Frauen, über welche mir eine zuverlässige Kunde zur Verfügung steht, ist viel zu gering, um daraus ein allgemeines Urteil zu bilden.

Auch in Kairo habe ich mich in ganz zuverlässiger Weise davon überzeugt, daß Geschlechtstrieb und Potenz der dort ansässigen jungen Männer verschiedener afrikanischer Stämme durchaus nicht besonders groß sind, und daß das gegenteilige Renommee dieser Leute offenbar nur auf deren Gepflogenheit, den Coitus lange zu protrahieren, zurückzuführen ist. Ich habe in Kairo über die Vitalität der Spermatozoen verschiedener Rassen Versuche angestellt[1]). Das Sperma habe ich mir von Prostituierten verschaffen lassen. Die zum Versuch dienenden jungen Männer brauchten den Prostituierten nichts zu bezahlen. Trotzdem sich letztere mit Rücksicht auf die in Aussicht ge-

---

1) *R. Stigler.* Wärmelähmung und Wärmestarre der menschlichen Spermatozoen. *Pflügers* Arch., Bd. 155, S. 201, 1913.

stellte Entlohnung um ein zweites Ejakulat sehr bemühten, blieb es doch immer nur bei einem Coitus. Ethische Erwägungen waren daran selbstverständlich nicht schuld.

Die Häufigkeit des Geschlechtsaktes.

Ich glaube am besten zu tun, wenn ich einige Äußerungen der von mir befragten Eingeborenen wörtlich zitiere:

Kmunkes ca. 40jähriger Suahelidiener Combo aus Sansibar gab an, er habe seine Frau in Sansibar im Monat durchschnittlich dreimal coitiert, öfter sei schwächend.

In Tobúr, einer zur Zeit unserer Safari von Weißen nahezu noch gar nicht besuchten Gegend in Uganda, gab mir ein 55—60jähriger großer, starker, grauhaariger Mann namens Oquàng allerhand Auskünfte. Er selbst hatte noch ein kleines Kind, war noch potent, beschwerte sich aber, daß er nur mehr einmal coitieren könne, und verlangte deshalb von mir eine Medizin. Er erzählte, daß die Tobúr schon als Knaben coitieren. Dies bestätigten mir mehrere Leute.

Mein Boy Kilimandscharo berichtete: Die Djaluo coitieren bis zu sechsmal in einer Nacht, „verbrauchen dabei ihren ganzen Saft“, dann ruhen sie wieder ein paar Tage.

Zwei 50—60jährige Kamdschuruhäuptlinge sagten, in ihrem Alter bringe man nur noch einen Coitus zustande. Die Kamdschuru (ein nilotischer Stamm in Nord-Uganda) coitieren das erstemal, wenn sie — nach dem Zeichen, das die Häuptlinge mit der Hand geben — 16 bis 18 Jahre alt sind, die ihnen benachbarten Tobúr aber schon als Knaben. Vier andere Häuptlinge bestätigten dies.

Der etwa 60jährige Häuptling Bonjamoi von Adelang, einem Kamdschuru-Dorf, ein sehr sympathischer, ernster Mann, sagte, seine Landsleute coitieren bis zu dreimal in einer Nacht, dann aber wieder vier bis fünf Tage nicht; viele coitieren auch bloß einmal in einer Nacht, dann wieder ein paar Tage nicht. Viel Coitieren verbrauche die Kraft. Bonjamoi bat mich um ein Aphrodisiacum, weil er nur mehr einmal coitieren könne. Er wolle aber täglich öfter coitieren, ganz besonders aber wünschte er, rasch zu einer Erection zu kommen, wenn er in der Steppe ein Weib finde, um sie dort zu coitieren, ohne ertappt zu werden. Ich gab ihm Tabloids von Extractum hydrastidis Canadensis, die ich gerade leicht entbehren konnte. Er ersuchte mich aber, vorerst selber ein Tabloid zu essen. Ich biß ein Stück ab und überzeugte ihn, daß es nicht giftig sei. Dann aber fragte er wiederholt, ob ihn dieses Mittel nicht bald altern mache; er wolle viel coitieren, ohne deshalb rascher zu altern. Er gab mit großer Freude jegliche Auskunft über das Geschlechtsleben seiner Landsleute und wollte gern über das der Europäer Auskunft haben.

Über die Kamdschuru-Frauen gab er Folgendes an: Sie lieben den raschen Vollzug des Coitus. Wenn der Mann nicht bald fertig ist, so mögen sie ihn nicht. Die jungen Weiber wollen täglich ein- bis zweimal coitiert werden; wenn ihr Mann das nicht besorgt, so werden sie ihm untreu. Einen Orgasmus hat Bonjamoi bei seinen Weibern nie beobachtet. (Daraus geht natürlich nicht hervor, daß die Kamdschuruweiber überhaupt keinen Orgasmus haben. Bonjamoi hat eben darauf gerade so wenig geachtet wie die meisten seiner weißen Geschlechtsgenossen.)

Die Männer masturbieren die Frauen mit den Fingern, aber sie betreiben keinen Cunnilingus.

Die Frauen selber onanieren manchmal, doch lieben das die Männer nicht, weil dann das Essen nach der Vulva rieche; darum verbieten es die Männer ihren Frauen, erzählte Bonjamoi.

Die Knaben fangen früh zu onanieren an, hören aber als Erwachsene in der Regel wieder auf.

Vor dem Coitus masturbieren sich die Männer oft selber, um eine Erection zustande zu bringen. Der Coitus wird in der Regel von vorne ausgeübt, die Frauen ziehen dabei die Schenkel hoch, doch kommt auch Coitus von hinten vor, „sauasaua ngombe“ („wie beim Rind“).

In der Regel erfolgt in einer Nacht ein Coitus, dann tritt eine Ruhepause von ein bis zwei Tagen ein, dann wieder ein Coitus nachts.

Die Mädchen werden in unausgewachsenem Zustand — Bonjamoi zeigt mit der Hand die Größe eines etwa 14 Jahre alten Mädchens — defloriert. Die ledigen Mädchen werden von vielen Burschen coitiert, aber nicht im Hause ihrer Eltern; der Bursch schleicht sich vielmehr nachts heran, das Mädchen kommt aus der Hütte heraus und wird irgendwo versteckt coitiert und bei Tagesanbruch, „wenn die Hähne krähen", schleicht der Bursch davon. Wird er erwischt, so muß er der Familie des Mädchens eine Ziege geben oder er wird verprügelt. Wenn er aber eine Frau coitiert, so muß er zwei Rinder hergeben, sonst droht ihm der Tod. Der Mann tötet dann auch seine Frau, wenn er will, nachdem er sie beim Ehebruch ertappt hat.

Bonjamoi erzählt alles, ohne sich zu zieren, ernst und ganz sachlich, das Geschlechtsgespräch interessiert ihn riesig, er will gar nicht mehr aus meinem Zelt hinausgehen und sagt: „Bleib doch bei uns, die Unterhaltung über diese Fragen ist so schön."

Auskünfte von Frauen über die Häufigkeit des Geschlechtsaktes.

In Mbale kam die Frau unseres Koches zu mir ins Zelt und fragte mich, was sie machen solle, um Kinder zu bekommen. 14 Monate sei sie schon verheiratet, ohne schwanger zu werden. Über das Geschlechtsleben der Waganda gab sie mir folgende Auskunft: Die Waganda coitieren im allgemeinen nicht öfter als einmal in einer Nacht, und zwar manche jeden zweiten Tag einmal, andere wieder während der Werktage garnicht und an Sonntagen dreimal während des ganzen Tages und der Nacht. Die Männer pflegen auch die Frauen durch Friktion des Kitzlers zu masturbieren und ebenso durch Cunnilingus.

Ein anderes junges Ugandaweib namens Mariza berichtete mir in Mbale, es sei der Brauch, durchschnittlich jeden 3. Tag einmal zu coitieren, doch kämen hin und wieder auch Tagesleistungen von 3—4 Coitus vor.

Mit der Häufigkeit des Geschlechtsaktes verhält es sich also bei den zentralafrikanischen Negern ähnlich wie bei den Weißen.

Orgasmus der Frau, Dyspareunie.

Da bezüglich des Wesens des weiblichen Orgasmus und der Dyspareunie in der Literatur große Unklarheit und Verwirrung herrscht und da namentlich unter Dyspareunie von verschiedenen Autoren verschiedene Formen der sexuellen Hypästhesie verstanden werden, so will ich, vorbehaltlich einer eingehenden Mitteilung meiner eigenen Auffassung davon, zuvörderst kurz definieren, was ich unter diesen beiden Begriffen verstehe.

Der weibliche Orgasmus ist gekennzeichnet durch einen Höhepunkt der Wollust und eine sofort darauf folgende völlige sexuelle Entspannung, ganz analog den Erscheinungen, die mit der Ejakulation beim Manne verbunden sind. Das Wesentlichste am weiblichen Orgasmus ist also der psychische Vorgang und nicht die damit in der Regel verbundenen, aber an Stärke und Dauer ganz variablen und vor allem auch ohne Orgasmus, wenn auch meist in abgeschwächter Form, auftretenden, sekretorischen und motorischen Sexualreflexe, nämlich die Sekretion der akcessorischen Geschlechtsdrüsen des Weibes und die reflektorischen Kontraktionen der Muskeln des weiblichen Geschlechtsapparates, insbesondere des Musculus sphincter vaginae. Zur Feststellung des Orgasmus beim Weibe ist also die unmittelbar auf denselben folgende sexuelle Entspannung, die volle Befriedigung und sexuelle Wunschlosigkeit, das wichtigste Argument. In diesem Sinne hat man zu beobachten, beziehungsweise die Fragestellung zu gestalten, wenn man sich vor jenen Irrtümern bewahren will, denen die überwiegende Mehrzahl der Männer diesbezüglich fortgesetzt verfällt. Die größte Schwierigkeit besteht bei der Ausforschung der Frauen nach dem Orgasmus darin, daß Dyspareunikerinnen, d. h. Frauen, welche überhaupt nicht zu einem Orgasmus befähigt sind, in Unkenntnis desselben zufällige Anschwellungen ihres Lustgefühles während des Geschlechtsaktes irrtümlicherweise für Orgasmus erklären. Ein bewährtes Auskunftsmittel ist es in diesem Falle, sich genau zu erkundigen, wie bald nach dem angeblichen Orgasmus eine Erneuerung des Geschlechtsaktes erwünscht ist. Dyspareunikerinnen verraten sich häufig dadurch, daß sie angeben, sie haben sehr oft hintereinander den Höhepunkt der Wollust empfunden und immer noch das Bedürfnis nach Fortsetzung des Geschlechtsaktes gehabt. In vielen Fällen ist es sehr schwer, eine klare Auskunft zu erhalten. Diese Fälle sind von vornherein der Dyspareunie verdächtig. Das normale Weib, welches einen richtigen Orgasmus erlebt hat, erklärt in der Regel, daß es gleich darauf eine völlige

Unterbrechung des Geschlechtsaktes und während einer bestimmten, natürlich variablen, Zeit hernach auch gar keine Wiederaufnahme des Geschlechtsaktes wünsche. Nicht einmal bei eigener Beobachtung ist die Diagnose über erfolgten Orgasmus des Weibes immer leicht und sicher zu stellen.

Unter absoluter Dyspareunie verstehe ich die nicht durch psychische Hemmungen bedingte absolute Unfähigkeit zum Orgasmus trotz mehr oder wenig heftigen Geschlechtstriebes.

Unter Dyspareunie verstehen viele Autoren das vollkommene oder teilweise Fehlen der Wollustempfindung beim Geschlechtsakt. Die abnorme Verminderung des Detumescenztriebes wird aber, wie mir scheint, besser als Frigidität bezeichnet. Physiologisch gesprochen, ist das Wesentliche der Dyspareunie im Sinne meiner Definition die Unfähigkeit des Sexualreflexzentrums, sich plötzlich zu entladen und dadurch den Orgasmus herbeizuführen. Die Ursache dessen kann aber auch im peripheren Aufnahmeorgan für die Wollustreize, in der Klitoris, liegen. Es ist indessen nicht möglich, die Grenzfälle in solcher Kürze klarzulegen.

Als dyspareunisch bezeichne ich ein Weib dann, wenn es trotz lange Zeit ununterbrochen durchgeführter Klitorisreizung nicht zum Orgasmus kommt. Die absolute Dyspareunie ist also eine physiologisch-anatomische, die Frigidität eine psychische Störung des Sexualempfindens. Selbstverständlich kann, analog der psychischen Impotenz des Mannes auch beim Weibe der Orgasmus durch psychische Hemmung verhindert werden.

Nach meiner ärztlichen und auf besonderer Umfrage beruhenden Erfahrung ist ein viel größerer Teil der weißen Frauen dyspareunisch, als man im allgemeinen annimmt (vielleicht drei Viertel der weißen Frauen). Aus diesem Grunde habe ich mich besonders bemüht, über die Dyspareunie der Naturvölker etwas zu erfahren; denn auf diesem Wege wäre vielleicht zu ergründen, ob die Dyspareunie der weißen Frauen mit der fortgeschrittenen Domestikation zusammenhänge.

Wenn der Coitus nicht zum Orgasmus des Weibes führt, so ist dies noch nicht für Dyspareunie beweisend, da ja infolge der eigenartigen Lage der Klitoris diese dabei häufig zu wenig gerieben wird, vor allem aber der Coitus meistens zu kurz dauert; denn die Sexualreflexzeit, wie ich die Zeit vom Beginne der Wollust bis zum Orgasmus bezeichnen möchte, ist physiologischer Weise beim Manne kürzer als beim Weibe (den wahrscheinlichen physiologischen Zweck dieser Einrichtung sowie der sonderbaren Lage der Klitoris werde ich an anderer Stelle erörtern). Wenn aber mechanische Reizung der Klitoris und ihrer nächsten Umgebung erst nach sehr langer Zeit oder gar nicht zum Orgasmus führt, so besteht relative bzw. absolute Dyspareunie. Unter relativer Dyspareunie verstehe ich die abnormale Verlängerung der Sexualreflexzeit des Weibes (z. B. über eine Viertelstunde. Es kommt auch eine Verlängerung bis zu mehreren Stunden vor.)

Die Ergebnisse meiner Nachforschungen bei Negerinnen in Uganda und bei dunkelhäutigen Frauen verschiedener Rasse im Sudan und in Ägypten bezüglich des Orgasmus und der Dyspareunie sind durchaus nicht einheitlich. Es gibt auch unter den afrikanischen Frauen Dyspareunikerinnen. Allem Anschein nach ist aber bei den zentralafrikanischen Negerinnen die Dyspareunie auffallend selten. Indessen ist die Zahl meiner diesbezüglichen Ausforschungen selbstverständlich viel zu gering, um mir ein allgemeines Urteil zu erlauben.

Ich werde nun einige Äußerungen der Eingeborenen über die Dauer des Geschlechtsaktes vom Beginn bis zum Orgasmus der Negerin anführen:

Mein Boy Kilimandscharo berichtete mir, daß diese Zeit bei den Djaluo, wie bei den Negerinnen in Nairobi (der Hauptstadt von Britisch-Ostafrika, wo Kilimandscharo bei einer Ausrüstungsfirma angestellt war), so viel er wisse, verschieden sei. Die einen Frauen brauchen lange und sie sagen zu einem Manne, der mit dem Coitus rasch fertig ist: „Du coitierst wie ein Hahn". Andere Frauen sind sehr rasch fertig. Sie sagen zu einem Manne, dessen Ejakulation lange auf sich warten läßt: „Du bist wie ein Greis."

Wie ich bereits erwähnte, habe ich die Negerinnen, welche um ein Mittel zur Steigerung ihrer Fruchtbarkeit baten, bezüglich ihres Orgasmus ausgefragt.

Die Frau unseres Koches, ein Mganda-Weib, gab mir folgende Auskunft: Die Frauen selber lieben es, einmal zu koitieren und dann erst am nächsten Tage wieder. Aber alle Tage zu koitieren, sei schlecht. Auch während der Menstruation wünschen die Baganda-Weiber keinen Coitus.

Nahezu gleiche Auskunft erhielt ich bei getrennter Befragung verschiedener Bagandafrauen, die mich auch um Rat befragten, was sie machen sollten, um zu konzipieren; wiederholt gaben sie an, viele Männer in Uganda seien impotent. Allen diesen Frauen war es aber nur um das Kind zu tun, keine einzige beschwerte sich über mangelhafte Befriedigung. Bei keiner einzigen hatte ich auf Grund ihrer Auskünfte Veranlassung zur Annahme einer Dyspareunie. Der Orgasmus scheint vielmehr bei all diesen von mir befragten Bagandaweibern schon nach wenigen Minuten einzutreten und zu einer relativ lang anhaltenden sexuellen Wunschlosigkeit zu führen. Über stundenlang protrahierten Coitus, wie ihn so viele europäische Frauen wünschen und zur Provokation des Orgasmus benötigen, lachten diese Bagandaweiber. Einige gaben mir zur Antwort, sie würden einem Manne, der den Coitus so lang protrahierte, einen Backenstreich geben.

Ein Frauenbild aus Mbale.

Zur besseren Erfassung der früher im allgemeinen besprochenen sexuellen Eigenart der Negerin möchte ich zum Schlusse das erotische Gehaben eines typischen Mgandaweibes von etwa 20 Jahren schildern. Ein weißer Herr unserer Expedition hatte dieses wohlgebaute und kräftige, am Schädel nach Bagandasitte vollkommen kahlgeschorene Weib während unseres Aufenthaltes in Mbale an seinem Zelt vorübergehen sehen und es durch seinen sprachkundigen Diener zu sich holen lassen. Nach einigem Zureden nahm sie in dem Raume zwischen den beiden Blättern des doppelten Zeltdaches Platz, blieb dann bei dem Weißen, schlief in seinem Zelt auf einer Matte und benahm sich bald als wäre sie die Hausfrau. Das Weib hieß Allena und stammte aus Kampala. Allenas weißer Herr hat über sein Leben mit diesem Mgandaweib folgende Aufzeichnungen gemacht und mir zur Verfügung gestellt, welche ich wohl am besten wörtlich wiedergebe:

„Am ersten Tage wurde Allena vom Expeditionsarzt (Stigler) untersucht und gesund befunden, es bestanden sogar noch bedeutende Überreste des Hymens. Seither pflegte ich mit Allena Geschlechtsverkehr. Allena wurde mit der Zeit vertraulich, am ersten Tage aber war sie sehr scheu. Meine geringen Kenntnisse des Suahelischen ermöglichten mir, mit ihr zu sprechen. Ihr Vertrauen erwarb ich mir namentlich dadurch, daß ich sie niemals vernachlässigte, gut, aber streng behandelte, ihr keine Freiheit gewährte, Eifersucht markierte und sie natürlich viel liebkoste.

Allena wurde nicht nur heimisch, sondern sie fühlte sich sehr bald als meine Geliebte, als mein „Bibi" (Frau) und als Herrin des Zeltes. Allena empfing „Damenbesuche" in meinem Zelte und oft sind 5—6 Weiber an einem Tag gekommen, lauter Bagandaweiber; mit anderen verkehrt Allena nicht; denn diese Baganda sind unerhört stolz und hochfahrend; das lehrte mich Allena. Mit Verachtung sieht sie auf alle anderen Neger als „Schensi" und schmutziges Gesindel herab. Allena wäscht sich morgens und abends den ganzen Körper mit unglaublicher Sorgfalt, putzt sich täglich zweimal die Zähne mit einer rauhen Rinde, reinigt die Nägel der Hände und Füße mit einem Grashalm und wäscht sich schließlich die Nasenlöcher aus. Nach jeder Defäkation und jedesmal nach dem Urinieren wäscht sie sich mit viel Wasser. Unter den Frauen, die Allena besuchten, war auch die Frau unseres Koches, eine nicht hübsche, aber lustige Schwarze. Allena sitzt, während sie ihre Besuche empfängt, in meinem Zelt, ihre Besuche bleiben aber immer außerhalb desselben.

Das Liebkosen geht Allena über alles. Wenn wir abends um 9 Uhr zu Bette gehen, so verweigert sie zuerst den Coitus, drückt sich fest an mich und beginnt zu plauschen, ohne Ende, mit gedämpfter Stimme, wie ein europäisches Weib. Je mehr Zutrauen sie zu mir gewinnt, um so mehr verschwindet der Unterschied zwischen i h r e n Liebesäußerungen und denen einer schlichten Europäerin. Ihre Erzählungen sind großenteils höchst naiv. So erzählt Allena abends, im Bett:

„Mein Vater ist von den Engländern umgebracht worden, als ich noch ein ganz kleines Kind war. Meine Mutter lebt in Kampala. In Uganda sind früher die Leute vom König sehr grausam behandelt worden, er hat ihnen die Augen ausstechen, Ohren und Beine abschneiden lassen. Die Engländer haben aber diesem Unfug gesteuert. Der jetzige junge König Daudi-Chwa soll nach dem Wunsche der Weißen eine weiße Frau heiraten. Dann werden aber die Weißen alles auffressen."

Dann erzählt sie über ihre Beobachtungen weiter: „Gefällt dir die weiße Frau? Sie hat keine Brüste und keine Hüften, ist sehr schwach und häßlich. Und wie sich die weißen Frauen den Bauch einschnüren! Eine ist im Spital von Kampala gestorben, weil sie sich zuviel geschnürt hat." Es ist nämlich vor einigen Tagen eine vornehme englische Dame vor meinem Zelt vorbeigegangen und hat mit mir eine zeitlang gesprochen. Das genügte schon, um Allenas Eifersucht zu erwecken: sie hat aber bezeichnenderweise dessen nicht sofort Erwähnung getan.

Allena kennt das Küssen nicht und muß es erst lernen, sie küßt aber sehr zart und liebt es, den Kuß lang anzuhalten; dabei faßt sie meine Lippen mit den ihrigen. Dann bläst sie mir in die Ohren, sie ist selber sehr kitzlich und liebt kitzelnde Berührungen besonders. Sie sagt mir verschiedene Worte in der Luganda-Sprache vor, vor allem: „Quárgala njo" (ich liebe dich). Sie will, ich solle Luganda lernen: sie fragt um deutsche Worte, die sie aber nicht aussprechen kann.

Sie hält mir ihre Brust hin (sie hat sehr starke Brüste) und sagt: „da trink!", streichelt meine Haare und sagt: „Du bist überall schön", besonders der Schnurrbart scheint ihr zu gefallen. „Ich hab dich sehr gern. Jetzt schlaf Kind! Du bist ja mein Kind, aber ein schlimmes, weil du mich immer coitieren willst. Wie oft willst du das eigentlich? Alle Tage? Das ist sehr schlecht, da wirst du schwach werden. Jeden dritten oder höchstens jeden zweiten Tag einmal ist das Richtige." Wie ich sie aber einen Tag lang nicht anrühre, so bespricht sie es und sagt: „Jetzt hast du mich schon zwei Tage nicht coitiert."

Unter ihren Freundinnen ist auch die Frau des Koches und ein anderes hübsches Weib namens Mariza gewesen. Ich sage Allena auf ihre schlaue Frage, ob mir die anderen Weiber gefallen: „Mit der Frau des Kochs rede ich gern, die Mariza sehe ich auch ganz gern, aber dich habe ich doch viel lieber." Sie antwortet: „Wenn du die Frau des Kochs lieber hast als mich, so sage es, dann geh ich nach Hause." Seither kommt die Frau des Kochs nicht mehr zu meinem Zelt, Allena erlaubt es nicht. Von ihrer Eifersucht gibt sie noch viele Proben. Mr. P. arrangiert uns zuliebe einen Tanz der Bageschu in einem nahen Dorf. Wir gehen mit dem Kinematographen, Phonographen, allen Boys und Weibern hin. Hübsche Bageschumädchen tanzen mit, darunter zwei recht wohl gebaute Mädchen, für die wir uns natürlich sehr interessieren. Ich kehre etwas später heim als die übrigen Zuschauer. Ich gehe allein mit meinem Boy, plötzlich taucht aus dem hohen Elefantengras Allena auf, sie hat uns aufgepaßt. „Was hast du getan? Du hast das dicke Bageschuweib coitiert! Ich weiß es! Geh zu diesen Schensi! Ich kehre zu meiner Mutter zurück. Morgen wird ja das Bageschuweib in dein Zelt kommen." Ich beteure meine Unschuld, sie sagt darauf nur: „Lügner!" Und am gleichen Abend geht sie allein schlafen und will mich nicht zulassen. Nachdem der Coitus die Versöhnung herbeigeführt hat, sagt sie zu mir: „Wenn du ein anderes Weib coitieren wirst, so werde ich dieses fest hauen, du bist schlecht und willst viele Frauen.“ Lachen, Kosen und Scherzen versöhnen ihre Eifersucht bald.

Am liebsten bleibt Allena lang allein bei mir und drückt sich an mich, während ich schreibe oder lese und sie zeitweilig liebkose. Dann ruft sie Kombos Weib ins Zelt, ein häßliches altes Kavirondoweib. Sie hält die Frau zum Narren und fragt sie, ob sie mir gehören wolle. Alles voll Hohn! Sie hat als Bagandaweib einen außerordentlichen Stolz. Als sie einmal zu anthropologischen Zwecken entkleidet photographiert werden sollte, weinte sie und sagte: „Ich bin kein Kavirondoweib, daß ich mich nackt photographieren ließe, ich bin ein Ugandaweib!“ Und es gelingt auch durch Versprechungen nicht, sie zur Entkleidung zu bewegen. Ein anderer Herr unserer Expedition machte mit meinem Einverständnis den Versuch, Allena zu verführen, er bot ihr sogar eine schöne Summe Geldes, aber sie rannte ihm davon.

Ihr Stolz ist aber oft unverschämt. So wollte ich ihr die Bodenmatte, auf der sie schlief, gegen eine schlechtere umtauschen, um die bessere mit anderen Sammlungsgeräten nach Europa zu schicken. Sie war aber darüber beleidigt und sagte zu mir: „Wenn ich ein Schensiweib bin und nur eine schlechte Matte brauche, so werde ich überhaupt im Gras schlafen.“ Sie ließ dann auch wirklich beide Matten zurück und erklärte, sie werde gehen, wenn ich sie nicht wolle. Ich sagte ihr: „Wenn du wegen einer solchen Kleinigkeit soviel Skandal machst, so mag ich dich auch nicht mehr.“ Darauf ging sie, kehrte aber in fünf Minuten zurück und setzte sich lautlos in eine Zeltecke.

Beim Abschied versuchte Allena mit allen Mitteln, die Erlaubnis zum Mitgehen zu erhalten. Sie weinte einigemale, erbat sich von mir mit meiner Adresse beschriebene Kuverts, um mir schreiben zu lassen. Mit dem Abschiedsgeld, das ich ihr gebe, will sie jetzt zu ihrer Mutter nach Bombo bei Kampala zurückkehren.

Die schlechteste Eigenschaft Allenas war ihre grenzenlose Faulheit. Ihr sexuelles Verhalten läßt sich in folgender Weise kennzeichnen:

Spontan verlangte sie den Coitus niemals, wenn es aber dazu kam, dann war sie ganz bei der Sache. Nach zwei bis drei Minuten war sie, in der Regel mit gleichzeitiger starker Genitalsekretion, fertig. Ihr Mienenspiel verriet sehr wenig von der Aufregung, und man hätte sie insofern für wenig erregbar halten können. Sobald sie aber einmal selber den Höhepunkt der Lust erreicht hatte, lehnte sie plötzlich und energisch alle weiteren sexuellen Berührungen ab und wollte schlafen.“

Erfahrungen mit der Keimdrüsenüberpflanzung bei Menschen.

Von *S. Stocker-Dreyer*, Luzern.

Es ist wohl nicht nötig, in Ihrem Kreis die Bedeutung der Keimdrüsen für die Beurteilung normalen, wie pathologischen Geschehens im menschlichen Körper beweisen zu müssen. Zeigt doch Ihre Anwesenheit an dem Kongreß zur Genüge die Wichtigkeit, welche Sie derselben beimessen. Und doch ist diese Erkenntnis eine Errungenschaft der letzten 30 Jahre. Heutzutage wäre eine Diskussionsbemerkung nicht mehr möglich, wie sie mir bei Anlaß eines Vortrages im Jahre 1915 über die Reimplantation der Keimdrüsen gemacht wurde, des Inhaltes, daß eine solche unnötig sei und nur suggestiv wirke. Die Lehre von der innern Sekretion hat sich im Gegenteil derart durchgesetzt, daß ein moderner Arzt sich ein Gewissen daraus machen muß, die Sexualdrüsen zu entfernen ohne auf ihren Ersatz bedacht zu sein.

Wohl könnte man daran denken, die Ausfallserscheinungen durch die Verabreichung von Organpräparaten zu verhüten. Allein die bisher bekannten sind nur in beschränktem Maß wirksam. Außerdem verbietet nur zu oft die langdauernde Anwendung, welche nötig ist, um einen Erfolg zu erzielen und die damit verbundene Kostspieligkeit der Kur ihre Empfehlung durch den Arzt. Nicht zu vergessen ist endlich noch der Umstand, daß psychisch sensible Personen die lange Abhängigkeit von Medikamenten und Arzt mit einem Gefühl des chronischen Krankseins quittieren.

So bleibt also nur der Ersatz der entfernten Drüse durch die Transplantation übrig. Die Forderungen, welche wir an eine solche stellen müssen, sind folgende:

Sie muß sicher zum Ziele führen.

Sie muß, womöglich in einer Sitzung mit dem primären Eingriff ausführbar sein, um den Pat. alle unnötigen Aufregungen zu ersparen. Sie soll die Operation nicht complizieren.

Aus dem ersten Grund haben wir von der heteroplastischen Transplantation abgesehen.

Die homeoplastische ist in einem kleinen Institut mit großen Schwierigkeiten verbunden, weil man im geeigneten Zeitpunkt nur ausnahmsweise eine frische, gut funktionierende Keimdrüse zur Verfügung hat. Zu der Anwendung conservierter Organe habe ich vorderhand noch zu wenig Zutrauen. Wir entschlossen uns daher zu der Einpflanzung von Teilen der entfernten Drüse selbst, also zur Autotransplantation. Diese muß, wenn sie technisch richtig durchgeführt wird, gelingen.

Bekanntlich hat der Körper die Eigenschaft, bei parenteraler Verabreichung fremder Eiweißstoffe Antikörper zu bilden, welche bestrebt sind, den Fremdkörper unschädlich zu machen und durch Eiterung zu entfernen oder aber zu nekrotisieren und abzukapseln. Es ist gleichgültig, ob die Einverleibung durch Einspritzung oder durch eine Operation geschieht, der Reiz auf die Schutzbildung wird der gleiche sein. Ähnliche Erfahrungen haben wir ja bei der einfachsten Transplantation, bei der Blutübertragung, gemacht und sind dort im Stande, die Reaktion des Empfängers zu verhüten durch die Prüfung des Blutes und eine geeignete Auswahl des Spenders. Es ist nicht einzusehen, warum bei der Übertragung von Organen nicht auch dieselben biologischen Gesetze Geltung haben sollten, ein Gedanke, dem übrigens schon Mandelstamm im Zentralbl. f. Gyn. Ausdruck verliehen hat. Jedenfalls ist sicher, daß das eigene Blut keine Lyse und keine Agglutination hervorruft. Daher sehen wir auch ein reaktionsloses Einheilen der Autotransplantate. Diese Einheilung ist nicht etwa bloß eine vorübergehende, sondern wie Sie aus der Tabelle ersehen können, eine jahrelange. Allerdings ergiebt dieses Vorgehen eine Einschränkung in seiner Anwendung in dem Sinn, daß es sich bei Fällen nicht eignet, bei welchen maligne Degeneration den Anlaß zu dem Eingriff gab. Wenn aber andere Erkrankungen die Ursache der Entfernung der Keimdrüsen sind, kann es mit großem Vorteil ausgeführt werden. Bei unserm Material waren am häufigsten die Gonorrhoe, daneben noch eine doppelseitige Ovarialgravidität und Genitaltuberkulose der Grund für unser Eingreifen.

Ich möchte hier nicht eingehen auf die Behandlung der weiblichen Gonorrhoe. Ich möchte bloß erwähnen, daß wir uns zu einer Operation bei dieser Krankheit erst dann entschlossen haben, wenn das ganze Rüstzeug der erhaltenden Maßnahmen erschöpft war und die Adnexe im Laufe der Zeit zu Tumoren umgewandelt worden waren, welche trotz aller Behandlung die Pat. durch Schmerzen und starke Blutungen arbeitsunfähig machten. Dann aber haben wir die beiden Geschwülste vollständig entfernt. Die Gebärmutter haben wir mit Ausnahme des ersten Falls nicht mitgenommen, um die jugendlichen Personen nicht ihrer Periode zu berauben. Auf diese Art hatten wir außerdem eine einfache Kontrolle der guten Tätigkeit der eingepflanzten Eierstöcke, durch die monatliche Blutung.

Was die Technik anbelangt, haben wir nach der Exstirpation der Adnexe eine genaue Peritonealisation gemacht, nach der Entfernung des Tumors aus der Bauchhöhle, die gesunden Teile der Ovarien herausgeschnitten und in warmer physiologischer Kochsalzlösung aufbewahrt bis zur Einpflanzung.

Für das Gelingen der Transplantation ist nötig, daß das übertragene Stück seine Lebenskraft behält, bis es dem Blutkreislauf des Mutterbodens angeschlossen ist. Es muß deshalb Alles, was seine Vitalität beeinträchtigt, ferngehalten werden: Quetschungen, Abkühlung, Erhitzen, und Austrocknen. Anderseits muß die Ernährung möglichst bald eintreten. Kleine Stücke werden von den Gefäßen eher durchwachsen, die letzteren können das Transplantat schneller erreichen, wenn der Mutterboden bluttrocken ist und keine Eiterung den Heilungsvorgang stört. Auch der Umstand ist wichtig, daß der Neuling vor äußeren Insulten geschützt bleibt.

Alle angeführten Bedingungen schienen mir erfüllt im präperitonealen Raum, über die Blase. Die zuerst durchgeführte intraperitoneale Einpflanzung haben wir wieder aufgegeben, weil dabei eine Fixation nötig ist. Wird dieselbe durch eine Naht ausgeführt, so sind Quetschungen unvermeidlich. Das Einbetten in Peritonealfalten kompliziert den Eingriff unnötig. Wir haben das zu überpflanzende Stück in eine Bindegewebsnische gebracht ohne jede Befestigung. Eine Gefahr der Verschiebung durch die sich füllende Blase besteht nach unserer Erfahrung nicht. Auch auf die Urinentleerung haben wir nie einen nachteiligen Einfluß wahrgenommen. Wenn wir über dem Bett noch eine Muskel- und Fasciennaht angelegt haben, ist auch der letzten Forderung, nach Schutz vor äußeren Insulten, Genüge getan. Gewöhnlich wurden mehrere Stücke von ca. 3—5 mm. Dicke eingelegt und die Fläche so gewählt, daß alle verschiedenen Teile des Ovars in einem Schnitt vertreten waren, wobei wir uns allerdings nach der Ausdehnung des erkrankten Gewebes richten mußten.

Damit kommen wir auf einen Punkt zu sprechen, welcher zu Kritik Veranlassung geben könnte, nämlich der Einpflanzung von nicht absolut einwandfreiem Material. Wie schon erwähnt, haben wir nur chronische Fälle von Go operiert, bei welchen Eiter- und Granulationsgewebe erfahrungsgemäß steril sind. Außerdem hatte der Organismus in der langen Zeit genügend Gelegenheit, die nötigen Schutzstoffe zu bilden, um mit den evtl. übertragenen, nicht mehr sehr virulenten Keimen fertig zu werden.

Man könnte ferner einwenden, daß eine Exstirpation der Ovarien gar nicht nötig gewesen wäre, daß man diese Organe vielmehr an dem Lig. pelvi-ovar. hätte lassen können. Erfahrungen mit dieser Art der Behandlung der Ovarialreste haben uns wegen der Gefahr der Exsudatbildung und der damit verbundenen Resorption veranlaßt, sie wieder zu verlassen.

Erhebliche Schwierigkeiten macht die Feststellung der Tätigkeit der eingepflanzten Drüse. Wohl trägt das Individuum durch seine Beschaffenheit in Bezug auf Haarwuchs, Entwicklung der Genitalien. Gesichtsausdruck, Libido, Potenz usw. den Beweis der Aktivität seiner Keimdrüsen mit sich herum. Aber diese Symptome erlauben doch keinen Rückschluß auf die momentane Tätigkeit der genannten Organe, besonders wenn dieselben temporär aus dem Körper entfernt waren. Das sicherste Zeichen bei der Frau ist ohne Zweifel das Auftreten der Periode. Auch die Erhaltung der Größe des Uterus ist nach längerer Zeit ein sicherer Beweis für die inkretorische Tätigkeit der Eierstöcke. Die Ovarien resp. deren Hormone wirken hemmend auf den Sympaticus, welcher durch Adrenalin gereizt wird. Diese Reizung kann am einfachsten durch die Bestimmung des Blutdruckes festgestellt werden. So lange die Hemmung besteht, wird die Reaktion geringer sein, als nach deren Wegfall. Es muß also nach der Entfernung der Keimdrüsen eine erhöhte Reizbarkeit vorhanden sein, welche mit der erneuten Tätigkeit der Drüse wieder verschwindet. Die Prüfung wird folgendermaßen vorgenommen: Zuerst wird der Blutdruck bestimmt. Nach einer Einspritzung von 0,3 der $^{1}/_{1000}$ Adrenalinlösung kontrolliert man alle fünf Minuten den Tonus, bis er wieder zur Norm zurückgekehrt ist, was im allgemeinen nach 45 Minuten der Fall ist. Wie Sie aus der Tabelle ersehen können, haben wir nach ca. 5—6 Tagen keine Adrenalinüberempfindlichkeit mehr. Ich möchte aber auf die Reaktion nicht ein entscheidendes Gewicht legen, weil ja das vegetative Nervensystem nicht wie das cerebrospinale Wechsel von Ruhe und plötzlicher Inervation hat, sondern nur Tonusschwankungen zeigt.

Die Schollenbildung in der Vagina als Ausdruck der Tätigkeit der Ovarien endlich ist beim Menschen bisher noch nicht beobachtet.

Wir verfügen im ganzen über 11 Fälle von Reimplantation, welche in der Tabelle zusammengestellt sind. Dazu kommt noch ein neuer, den ich, weil er erst vor einer Woche operiert wurde, nicht mehr in die Verwertung der Resultate aufgenommen habe.

Die ersten drei sind schon im Corresp.-Bl. für Schweizerärzte 1916 mitgeteilt. Ich erlaube mir, kurz über ihr Schicksal zu berichten. Die Frau 1 befand sich immer wohl, klagte nie über Ausfallserscheinungen. Der Fall 2 berichtet über normale Periode. Bei der Untersuchung ist der Uterus von normaler Größe. Die Libido eher stärker, als vor der Operation. Auch der dritte Fall ist drei Jahre lang normal gewesen, hat dann aber an einer Pneumonie Exitus gemacht, ohne daß es möglich gewesen ist, durch eine Sektion das interessante Präparat zu bekommen. Mehr Glück hatte ich im Fall 9, welcher drei Jahre nach der Operation wegen Familienzerwürfnissen Suicid beging. Die Frau hatte bis zu dieser Zeit immer regelmäßige Perioden gehabt, vier Tage lang und ohne

Beschwerden. Bei der Sektion fand man den Uterus von normaler Größe. Im präperitonealen Raum, umhüllt von dem umgebenden Gewebe, befanden sich die eingepflanzten Stücke, welche wieder entfernt und geschnitten wurden. Man kann in dem mikroskopischen Präparat deutlich sehen, wie das Implantat von seiner Umgebung durchwachsen und durch Gefäße ernährt wird. Die Aktivität des Ovars zeigt sich in den vielen Follikeln. Im 3. Präparat kann man eine Eizelle mit deutlichem Kernkörperchen wahrnehmen. An einigen Stellen ist mir noch die Wucherung der Granulosa aufgefallen, Bildung von vermehrtem interstitiellen Gewebe nach *Steinach*? Wir sehen hier also nach drei Jahren noch eine rege Tätigkeit in der überpflanzten Drüse.

Alter:	Befund, Dauer der Krankheit v. d. Op.	Jahr der Vornahme der Op. u. Art ders.	Adren-Reakt. nach 5 Tagen	Resultat
1. 28 J.	Beids. Adnextumor seit 5 Jahren	1912 Totalexstirp. Reimplantat. in Bauchhöhle	neg.	Relaparotomie 1915 zeigt die Stücke erhalten
2. 24 J.	1911 l. Ovar-Gravid 1913 r. dto.	1913 Reimpt.	neg.	Periode regelm., Libido normal
3. 30 J.	1912 Exstirp. des Hod. weg. Tbc. 1913 dto. auf der andern Seite	1913 Reimpl.	neg.	Libido gut
4. 28 J.	Pyos. beids. heftige Blutungen seit 4 J.	1915 Exstirpat. der beiden Eitersäcke Reimpl.	neg.	Periode normal
5. 20 J.	Pyos. beids. seit 2 J. heft. schmerzh. Blutung.	1916 Exstirp. beider Adnexe u. Reimpl.	neg. Exsudatbildg.	dto.
6. 30 J.	Go beids. mit beständigen Schmerzen seit 5 Jahren	1916 Exstirpat. beider Eierst. u. Reimpl.	neg. Exsudat.	dto.
7. 28 J.	dto. seit 4 Jahren	1920 dto.	neg.	dto.
8. 29 J.	Pyosalp. beids. seit $3^1/_2$ J.	1920 dto.	neg. Exsudat.	dto.
9. 32 J.	dto. seit 5 J.	1920 dto.	neg.	dto.
10. 26 J.	dto. seit 3 J.	1923 dto. Ovariectomie	neg.	dto.
11. 40 J.	Enorme Blutungen mit Kr. cyst. Degeneration	1926 beids. Impl.		Schmerzlose Periode 3 Tage lang

Es handelt sich bei unseren Patienten um Frauen, bei welchen die Entfernung ihrer Genitalorgane von den schwersten Folgen begleitet gewesen wäre. Bei allen konnten wir durch die Reimplantation dieses Ereignis verhüten. Einige Kranke berichteten uns sogar über eine Zunahme der Libido seit dem Eingriff. Dabei kann man allerdings nicht mit Sicherheit entscheiden, was dem Verschwinden der Schmerzen bei dem Coitus, und was der inkretorischen Tätigkeit der Ovarien zuzuschreiben ist. Das Bestehen der regelmäßigen Periode während 13 Jahren nach der Operation und das Erhaltenbleiben des Uterus in seiner ursprünglichen Form in dieser langen Zeit beweisen, daß die Eierstöcke nicht nur eingewachsen sind, sondern, daß sie an ihrem neuen Standort auch funktionieren.

Die drei Fälle von Exsudatbildung in der postoperativen Zeit haben uns darin bestärkt, der präperitonealen Lagerung des Transplantates vor der intraperitonealen den Vorzug zu geben, da beim Eintreten dieses Zufalles das intraperitoneal gelagerte Stück ohne Zweifel zugrunde gegangen wäre.

Ich möchte meine Mitteilung nicht schließen, ohne des Mannes zu erwähnen, dessen Arbeiten für mich die Veranlassung gewesen sind, die geschilderte Operation systematisch durchzuführen, nämlich Prof. *Steinach's*. Durch ihm wurde 1910 im Centralbl. f. Phys. der objektive Beweis erbracht, über die Bedeutung des innern Hodensekretes für die Entwicklung der vollen somatischen und psychischen Männlichkeit und 1912 in *Pflüger's* Archiv für die vollständige Umwandlung der Geschlechtscharaktere durch die Implantation männlicher Gonaden in frühkastrierte Weibchen und umgekehrt.

Fermentbiologie und Interferometrie.

Von Dr. med. et Dr. med. vet. *A. Streck*,

Universitäts-Frauenklinik Würzburg (Direktor: Prof. Dr. *C. J. Gauß*).

Wie *Hellmuth* in seinem Vortrag schon betont hat, haben wir uns an der Universitäts-Frauenklinik Würzburg seit über 2 Jahren eingehend mit der von *P. Hirsch* ausgedachten und eingeführten interferometrischen Methode befaßt. Hinsichtlich unserer klinischen Ergebnisse verweise ich auf die Ausführungen von *Hellmuth,* — die Resultate unserer interferometrischen Tumordiagnosen sind dabei nicht inbegriffen. — Ich selbst will Ihnen die Ergebnisse unserer Untersuchungen zur kritischen Nachprüfung der Methode bekannt geben.

Wir hatten anfangs scheinbar günstige Ergebnisse. Als wir die Versuchstechnik vollkommen beherrschten, gingen wir dazu über, die Spezifität der Opzime durch besondere Versuchsreihen nachzuprüfen. Zu gleicher Zeit erhielten wir von der Herstellerin, *„Pharmagans“* — Oberursel —, auch neue Opusnummern der verschiedenen Organopzime. Die Zahl unserer Fehlresultate wurde jetzt zusehends größer. Wir forschten nach der Ursache und glaubten anfangs, dieselbe in mangelnder Spezifität der Organsubstrate vermuten zu sollen. Als darauf bezüglich eingeleitete Verbesserungen bezw. Änderungen nicht den erhofften Erfolg brachten, fingen wir an, die Exaktheit der Methode selbst zu bezweifeln. Wir haben deshalb dieselbe dann von Grund auf nachgeprüft.

Durch mehr als 200 methodologische Versuche konnten wir zunächst feststellen, daß viele von dem Erfinder als richtig und wichtig bezeichnete Voraussetzungen und Kontraindikationen der Methode praktisch nicht als solche gelten können. So ergaben sich z. B. praktisch dieselben interferometrischen Abbauwerte

bei chylösen oder chylusfreien Seren,
bei hämolytischen oder hämolysefreien Seren,
bei schwach bakteriell getrübten oder steril-klaren Seren.

Unser Hauptinteresse galt aber der Frage:

Ist der interferometrisch festgestellte sogenannte Abbau tatsächlich das Resultat eines fermentbiologischen Vorganges im Sinne spezifischer Proteo-Peptolyse und damit spezifischer Konzentrationssteigerung des Substratserums durch Zunahme an Eiweißstoffen?

Bevor ich näher auf dieselbe eingehe, möchte ich einiges Theoretische-Grundsätzliche vorausschicken.

Wie bekannt, basiert die interferometrische Methode zum Nachweis der sogenannten Abwehrfermente als optische Modifikation der *Abderhalden*-Reaktion ebenfalls auf der These Abderhaldens, daß ein spezifisches Serum, z. B. Gravidenserum, aus einem ihm zugesetzten, spezifisch eingestellten Eiweißsubstrat, hier also Plazenta-Eiweiß, durch spezifische, proteo-peptolytische Fermentwirkung lösliche Peptone und aminosäureähnliche Spaltprodukte frei macht. Durch diese soll eine spezifische Konzentrationssteigerung des Substratserums hervorgerufen werden, die dann mit dem Interferometer auf optischem Wege durch Vergleich mit Kontrollserum quantitativ festgestellt wird. Man bezeichnet die in Trommelteilstrichen am Interferometer ablesbare Konzentrationserhöhung gemeinhin als „A b b a u". Methodisch stellt derselbe die Differenzzahl dar, welche sich aus der abgelesenen Zahl nach Abzug der sogenannten Nullage des Apparates ergibt; biologisch drückt er, wie der Name schon sagt, die voraussetzungsgemäß zum Abbau gelangte und in Lösung übergegangene Menge des spezifischen Eiweißes aus. Gemeinsam mit der *Abderhalden*-Reaktion hat die interferometrische Originalversuchsanordnung den Brutschrankaufenthalt — und zwar genau 24 Stunden — als conditio sine qua non. Während aber bei dem Abderhalden'schen Dialysierschlauchverfahren die löslichen Peptone und aminosäureähnlichen Spaltprodukte in dem Dialysat, wohin sie diffundieren, direkt und konkret nachgewiesen werden, qualitativ durch die Ninhydrinprobe und quantitativ durch Gesamtstickstoffbestimmung mit der Mikro-Kjeldahl-Methode bzw. durch Aminostickstoffbestimmung mit Hilfe der Titration nach Soerensen, wird bei der interferometrischen Originalversuchsanordnung nur die Tatsache einer Konzentrationssteigerung des Substratserums festgestellt. Daß dieselbe wirklich durch Zunahme an Eiweißstoffen als Folge eines ferment-spezifischen, proteopeptolytischen Vorganges bedingt ist, wird unter Zugrundelegung der These *Abderhaldens* zur selbstverständlichen Voraussetzung gemacht. Der Erfinder der interferometrischen Methode hat in keiner seiner grundlegenden Arbeiten etwas erwähnt von konkretem qualitativen oder quantitativen Eiweiß-Nachweis bei seinen Untersuchungen, was ja wegen der dabei zur Verwendung kommenden geringen Serummengen (0,5 ccm) auch auf sehr große Schwierigkeiten stoßen dürfte.

Aus diesem Grunde wählten wir zur Nachprüfung der Frage, ob ein fermentbiologischer Vorgang vorhanden sei, nicht den direkten Weg der Stickstoffbestimmung, sondern einen indirekten, weil wir dabei auch die Originalversuchsanordnung genau einhalten konnten und damit ein objektiver Vergleich möglich wurde.

Seit Jahrzehnten herrscht die von fast allen Hygienikern, Physiologen und Chemikern als richtig angenommene Auffassung, daß Aufenthalt bei Brutschranktemperatur, und zwar gewöhnlich 24 Stunden, die unbedingte Voraussetzung für die Möglichkeit fermentbiologischer Wirkungen sei, was ja auch *Hirsch* für seine Methode zur Bedingung macht. Infolgedessen dürfte bei Aufenthalt in Zimmertemperatur oder nach nur 12- bezw. 1stündiger Bebrütung kein Abbau oder nur ein wesentlich kleinerer zur Beobachtung kommen. Dem gegenüber haben wir in bis jetzt 215 Einzelversuchen festgestellt, daß praktisch kein Unterschied besteht, ob der Versuch bei Brutschrank- oder Zimmertemperatur angesetzt wird, und daß ferner kein praktischer Unterschied besteht, ob die Untersuchung nach 1, 12 oder 24 Stunden vorgenommen wird, und zwar sowohl nach Aufenthalt bei Brutschrank- wie bei Zimmertemperatur; nur manchmal ist der Abbau nach 12 Stunden etwas größer als nach 1 Stunde.

Tabelle

Prot. Nr. 558a. S. J. 17 Jr. Grav. m. VI. Opzim: Placenta Op. Nr. 172.

Dauer der Einwirkung des Serums auf das Opzim.	Ergebnis in T. T. nach Aufenthalt	
	im Brutschrank	bei Zimmertemperatur
20 Minuten	20	21
5 Stunden	19	17
24 Stunden	21	21

Diese überraschenden Befunde ließen sich in gleicher Weise mit spezifischen Seren, z. B. Gravidenserum + Placentaopzim, und mit unspezifischen Seren, z. B. Nichtgravidenserum + Placentaopzim, erheben. Wir haben bei all diesen Versuchen zwecks Konzentrationsbestimmung jedes Serum gegen Aqu. dest. als indifferentes Testmedium gemessen und konnten feststellen, daß die physiologischen Konzentrationsdifferenzen der verschiedenen Seren auf die Abbauhöhe keinen Einfluß ausüben.

Es war damit eigentlich schon bewiesen, daß das interferometrische Untersuchungsergebnis nicht als Ausdruck und Folge eines fermentbiologischen Vorganges angesprochen werden kann. Um aber ganz sicher zu gehen, machten wir diese 1, 12 und 24 Stunden-Versuche mit Aufenthalt bei Brutschrank- bezw. Zimmertemperatur vergleichsweise mit aktivem und inaktiviertem Serum. Das inaktivierte Serum zeigt zunächst, für sich betrachtet, hinsichtlich Zimmer- und Brutschrankaufenthalt bezw. 1-, 12- und 24stündiger Einwirkung auf das Substrat die gleichen Verhältnisse wie das nicht inaktivierte. Als wichtigste Tatsache ließ sich dabei aber feststellen, daß. auch das inaktivierte, also ferment- und komplementfreie Serum einen gleichen, teilweise sogar etwas höheren Abbau zeigte als das aktive Serum.

Damit ist endgültig bewiesen, daß, wenn überhaupt bei der interferometrischen Versuchsanordnung ein spezifischer, fermentbiologischer Vorgang stattfindet, derselbe mit dieser Methode in ihrer jetzigen Form bestimmt nicht feststellbar ist.

Wir sind selbstverständlich dann der Frage nachgegangen, wodurch denn eigentlich die tatsächlich zur Beobachtung gelangende und von dem Erfinder als spezifisch angesprochene Serum-Konzentrationssteigerung hervorgerufen wird. Bei unseren darauf gerichteten Versuchen kamen wir zu der überraschenden Feststellung, daß die Abbauhöhe in direkter Abhängigkeit zu der Beschaffenheit des Organpulvers steht. Feinkörniges Pulver ergab niedrigen, grobkörniges Pulver hohen Abbau und zwar ebenfalls wieder unabhängig von Zimmer- und Brutschranktemperatur und ebenfalls schon nach 1 Stunde praktisch denselben Abbau wie nach 24 Stunden. Bei 5 mg grobkörnigem Pulver ist die Gesamtoberfläche der einzelnen Substratpartikelchen, absolut betrachtet, kleiner als die bei 5 mg feinkörnigem Pulver, relativ aber größer, insofern, als das Serum in die einzelnen Zwischenräume eindringen und somit mehr Serumwasser zur Absorption bezw. Quellung gelangen kann, als bei 5 mg fest zusammengesintertem, staubfeinen Pulver (Projektion einer bildlichen Darstellung). Der Unterschied ist so eindeutig, daß man schon bei Betrachtung der Opzim-Röhrchen mit unbewaffnetem Auge angeben kann, in welchem Substratröhrchen der sogenannte „Abbau" größer ist.

Wenn *Hirsch* also den Hauptvorteil seiner Methode gerade in dem Organtrockenpräparat sieht, so ist nun gezeigt, daß gerade darin ihre Hauptschwäche liegt, nämlich der Serumwasserquellfehler.

Der bisher als fermentspezifisch aufgefaßte Abbau ist also nach unserer Ansicht nur der Ausdruck für eine vollkommen unspezifische, rein physikalisch bedingte Konzentrationssteigerung des Opzimserums durch Abgabe von Serumwasser und Aufnahme desselben durch das Substratpulver. In diesem Serumwasserquellfehler ist auch die Ursache zu suchen dafür, daß praktisch kein Unterschied besteht zwischen Aufenthalt bei Zimmer- und Brutschranktemperatur, zwischen 1-, 12- und 24stündiger Einwirkung auf das Substrat, zwischen aktivem und inaktiviertem Serum. Der Serumwasserquellfehler erklärt ferner die teilweise paradoxen klinischen Resultate und die eingangs erwähnte scheinbare Bedeutungslosigkeit der von dem Erfinder als wichtig bezeichneten Voraussetzungen und Kontraindikationen der interferometrischen Methode.

Bei dieser Gelegenheit möchte ich auch gleich kurz auf den Vortrag *Grödel* Bezug nehmen. *Grödel* erwähnt ebenfalls den Quellfehler als wichtige Ursache für Fehlresultate und somit als bedeutungsvoll für die Methode als solche. Um in meinem Schlußwort auf diese *Grödel*schen Ausführungen näher eingehen zu können, möchte ich jetzt folgende Fragen an Herrn Prof. *Grödel* stellen, mit der Bitte, dieselben in seinem Schlußwort beantworten zu wollen:

1. Hat *Grödel* den Quellfehler selbst gefunden?
2. Wenn nicht, auf wessen darauf bezügliche Forschungen und Ergebnisse stützt *Grödel* seine Mitteilung?
3. Seit wann ist *Grödel* der Quellfehler bekannt?
4. Wie wird derselbe durch die „neue Methode *Küster*" vermieden?

Im gleichen Maße, wie *Hellmuth* durch die Resultate unserer zahlreichen klinischen Untersuchungen, glaube ich durch die Ergebnisse unserer experimentell-methodologischen Nachprüfungen den Nachweis erbracht zu haben, daß die interferometrische Methode in ihrer heutigen Form den für eine Sero-Diagnose vom Kliniker notwendig zu fordernden Grad von Zuverlässigkeit nicht besitzt und als Hilfsmittel der klinischen Diagnostik am Krankenbett — denn nur als solches konnte und kann sie überhaupt in Frage kommen — nicht benützt werden kann.

Durch die Ergebnisse unserer zur experimentellen Kritik der interferometrischen Methode angestellten Versuche werden außerdem alle für die Interferometrie aufgestellten fermentbiologischen Thesen und Schlußfolgerungen ins Wanken gebracht und sind einer von Grund auf zu erfolgenden Revision dringend bedürftig. Diese Schlußfolgerung betrifft, wenn auch vorläufig nur indirekt, die *Abderhalden*-Theorie selbst, insoferne einerseits die interferometrische Methode die *Abderhalden'sche* Abwehrfermentlehre zur theoretischen Unterlage hat, andererseits *Abderhalden* selbst auf Grund umfangreicher Nachprüfungen die interferometrische Methode als sehr brauchbar bezeichnet.

In diesem Zusammenhang möchte ich kurz auf den hier gehaltenen Vortrag von Herrn Geheimrat *Sellheim*-Leipzig und auf die in demselben behandelte Alkohol-Extrakt-Reaktion nach *Lüttge - v. Mertz* eingehen. Leider war ich nicht in der Lage, dem Vortrag persönlich anwohnen und zur Diskussion sprechen zu können. Wir haben an der Universitäts-Frauenklinik Würzburg in über 100 Doppelversuchen die Alkohol-Extrakt-Reaktion klinisch nachgeprüft, nachdem ich vorher durch zweimaligen Aufenthalt an der *Sellheim*schen Klinik die Versuchstechnik mir gründlich angeeignet hatte. Gerade in Hinsicht auf unsere schlechten klinischen Resultate mit der interferometrischen Methode gingen wir mit umso größerer Hoffnung und Freude an diese sero-diagnostische Konkurrenz-Methode. Leider hielt aber auch sie nicht, was von den Erfindern versprochen wurde, weder hinsichtlich Schwangerschafts- und Ca-Diagnose, noch hinsichtlich Vorhersage: Junge — Mädchen. Unsere Versuchszahl ist uns selbstverständlich noch viel zu klein, um schon ein endgültiges Urteil über die klinische Brauchbarkeit dieses Verfahrens fällen zu wollen. Worauf ich hier im Zusammenhang mit meinem Vortragsthema vor allem hinweisen wollte, ist die Tatsache, daß auch die Herren *Lüttge - v. Mertz* bei ihrer Reaktion von der *Abderhalden*-Reaktion, also von „F e r m e n t b i o l o g i e" ausgegangen und jetzt bei der „p h y s i k a l i s c h e n C h e m i e" gelandet sind. Wir haben als erste im Oktober vorigen Jahres die Herren in Halle darauf aufmerksam gemacht, daß es sich bei ihrer Alkohol-Extrakt-Reaktion nicht mehr um einen ferment-biologischen, sondern um einen ausschließlich chemisch-physikalischen Vorgang handeln müsse. Diese zeitlich zusammenfallende Duplizität der Ablehnung von fermentbiologischen Vorgängen bei zwei Reaktionen, die beide von der *Abderhalden*-Reaktion ausgehen, dürfte es verständlich erscheinen lassen, wenn der Zweifel aufkommt, ob es sich denn bei der Original-*Abderhalden*-Reaktion selbst wirklich um einen ferment-biologischen Vorgang handelt.

On the Vitality of the Spermatozoon in the Male and Female Genital Tracts and Outside the Body.

By *Arthur Walton, Hammond* and *Asdell*,
School of Agriculture, Cambridge, England.

With the exception of the work of *Ivanoff* (1) on artificial insemination and that of *Wolf* (2), experiments on the physiology of the mammalian spermatozoon have for the most part been confined to observations on motility and it has perhaps been too readily assumed that motility is an adequate criterion of fertilizing capacity.

Our experiments show that under certain circumstances some degree of motility may continue for a considerable time after fertilizing capacity has been lost. *Wolf's* results point to a similar conclusion. In our experiments the actual production of offspring has been used as a criterion of fertility. Artificial insemination has been employed to test the fertilizing capacity of sperm-suspensions. *Hammond* and *Asdell* (3) have shown that the spermatozoon may retain its fertility for 38 days in the epididymis after the supply of fresh spermatozoa has been cut off; thus proving that the epididymis is a favourable environment for the preservation of the spermatozoon and fully confirming similar conclusions from observations on motility (*Benoît* (4) *Redenz* (5)). Motile spermatozoa, however were found up to 60 days i. e. 22 days after the cessation of fertility.

In the female tract it was shown that the spermatozoon lost its fertility in about 30 hours. The environment of the female tract as compared with that of the male is distinctly unfavourable [1]). Comparison may suggest certain possible causes. For instance, the spermatozoa are dispersed throughout the female tract and may be lost in the folds and glands of the epithelium or destroyed by leucocytes. They may be deprived of certain nutritive or preservative substances present in the epididymis but absent from the female tract. Dilution of the spermatozoa with the secretions of the accessory glands of the male and female may be disadvantageous. Many other possible causes might be suggested but in the absence of quantitative evidence speculation is of little value. To obtain data for further resolution of the problem the following experiments have been undertaken. Semen is recovered from the vagina of a rabbit immediately after coitus with one or two males and is kept at controlled temperatures for specified intervals of time. Females, which are "on heat" and have copulated with vasectomised males to induce ovulation, are then inseminated in pairs at intervals of 2 or 6 hours. Enough semen is generally obtained from

---

1) A discussion of the significance of the short life of the spermatozoon in relation to fertility will be found in the paper referred to above.

the vagina of one female to inseminate about 10 rabbits. In this way the fertilizing capacity of the semen is determined. A similar series is in progress with sperm withdrawn aseptically and without exposure to the air from the epididymis of a male, immediately after death. A small drop of sperm is placed at the bottom of each of several glass tubes filled with liquid paraffin which reduces gaseous exchange and evaporation. In testing the sperm for fertility it is diluted with normal saline immediately before insemination.

Results, up to date, are shown in tabular form. Temperature is seen to be most important and the results, so far, point to an optimum near 10° C.

Discussion of the various factors involved must be postponed until completion of the experiments. We hope however that the data, as published may be of value in contributing to the technique of artificial insemination, either in its practical aspect or as a method of research in sexual physiology.

The possibility of transmitting sperm by post has been demonstrated by sending it from Cambridge to Edinburgh. Two days after despatch 5 females were inseminated 3 of which produced young.

It is hoped that this will ultimately be of value in agricultural practice but it must not be forgotten that the rabbit is particularly favourable material for artificial insemination and may be exceptional.

Table of Results

A. Semen obtained from vagina of female.

Hours outside body	0	1–6	7–12	13–18	19–24	25–30	31–36	37–42	43–48	49–54	55–60	61–66	67–72	73–78
36° C. Total inseminated		16	28	7										
No. Fertile		6	8	0										
10° C. Total inseminated		4	10	12	8	6	8	16	22	18	30	16		
No. Fertile		1	7	9	4	6	4	8	4	3	9	4		
2° C. Total inseminated		24	38	44	28	6	6	2				4	4	
No. Fertile		11	3	4	0	0	0	0				0	0	

B. Sperm obtained from epididymis of male.

Hours outside body	0	6	12	18	24	30	36	42	48	54	60	66	72	78
36° C. Total inseminated	8	8												
No. Fertile	4	0												
10° C. Total inseminated	3	2	2	4	2	3	2	6	2	4		1		3
No. Fertile	2	2	2	4	2	3	2	4	1	1		2		1
2° C. Total inseminated	2	4	2		4	2	4	2	13	10	2			
No. Fertile	1	1	1		2	2	2	0	3	4	1			

References

1. *Ivanoff E.* 1907 „De la fécondation artificielle chez les mammifères". Arch. des Sci. Biol. vol. 12.
2. *Wolf C. G. L.* 1921 „The survival of motility in mammalian spermatozoa". Jour. Agric. Sci. vol. ii.
3. *Hammond J.* and *Asdell S. A.* 1926 „The vitality of the spermatozoa in the male and female genital tracts." Brit. Jour. Exper. Biol. vol. 4. No. 2.
4. *Benoit J.* 1925 „Recherches sur les voies secrétrices du testicule." Institute d'Histologie. Strasbourg.
5. *Redenz, E.* 1926 „Nebenhoden und Spermienbewegung". Würzburger Abhandlungen aus d. Gesamtgebiet d. Medizin Bd. 24 H. 5.

Beiträge zur forensischen Sexualpathologie.

Von *Wilh. Weygandt,* Hamburg-Friedrichsberg.

Wie die künftige Einschätzung der Sexualdelikte durch das neue Strafgesetz aussehen wird, ist noch unsicher. Bei der praktischen Auswirkung der umgearbeiteten Bestimmungen wird es aber im wesentlichen auch auf die Rechtspraxis und auf Begutachtung ankommen.

Mit Rücksicht auf die derzeitige Rechtspflege, wie auch auf die lex ferenda, seien hier einige wichtigere Punkte erörtert.

Zunächst ein Problem aus dem Zivilrecht, das bei sexualforensischen Erörterungen meist im Hintergrunde blieb. Zweifellos gehen außerordentlich viel mehr Ehen, als man gewöhnlich annehmen möchte, dadurch in die Brüche, daß sich ein Ehegatte sexualpathologisch erweist. Bei der Unklarheit der meisten Menschen über ihr eigenes Ich erkennen viele erst zu spät eine derartige Tatsache ihrer Sexualpsyche. Manchmal wird auch von ahnungslosen Verwandten und selbst von unkundigen Ärzten den sexuell Abnormen die Ehe als Heilmittel angeraten, was natürlich meistenteils, wenn auch nicht ausnahmslos, zur Katastrophe drängt. Die Zahl der frigiden Frauen wird neuerdings bekanntlich sehr hoch eingeschätzt, von *Adler* und *Gutzeit* auf 40 Prozent, von *Debrunner* und von *Steckel* auf 50 Prozent. Welche Konsequenzen sich bei derartigen Ehen ergeben können, zeigt der neuerdings von *Hirschfeld*[1]) zitierte Fall Klein und Nebbe, wo infolge von Frigidität der Ehefrauen die Männer zu Trinkern wurden und es schließlich zu einem Giftmord kam. Neben der Frigidität kommen noch anderweitige Anomalien in Betracht, wie aktive und passive Algolagnie, Homosexualität usw.

Paragraph 1569 B. G. B., Ehescheidung wegen Geisteskrankheit, ist bei sexualpathologischen Fällen in der überwiegenden Mehrzahl der Fälle unanwendbar, die Bedingung einer die geistige Gemeinschaft aufhebenden Geisteskrankheit ist fast durchweg nicht erfüllt. Es könnte an jenen Weg nur gedacht werden, wenn die Sexualanomalie auf dem Boden einer Psychose, etwa einer Paralyse, eines Eifersuchtswahnes usw., entstanden ist oder wenn es sich um die Kombination einer angeborenen Sexualanomalie mit einer Psychose, etwa einer Paralyse, handelt.

Paragraph 1568 B. G. B., Ehescheidung wegen Zerrüttung, wäre häufiger als vorliegend zu begründen, doch ist gewöhnlich mit dieser Klage auf eine Gegenklage zu rechnen, der Einwand, daß es sich um eine krankhafte Anomalie handle, die nicht als Verschulden zuzurechnen sei, liegt nahe, und es geht meist nicht ohne langwierige und kostspielige prozessuale Streitigkeiten ab.

---

[1]) Geschlechtskunde 1926, Lieferung XIV, S. 204.

Gangbarer erscheint jedoch heutzutage Paragraph 1333 B. G. B. Diese Bestimmung findet gerade ihre wesentliche Anwendung, wenn der Irrtum eines Ehegatten körperliche oder auch gewisse psychische Abnormitäten und Störungen betraf, wie Beiwohnungsunfähigkeit, Schwangerschaft, ekelerregende Krankheiten und abnorme Charaktereigentümlichkeiten, nicht jedoch persönliche Verhältnisse; ein Verschulden ist nicht vorausgesetzt.

E. Schultze[1]) hebt besonders Epilepsie, Hysterie, Zwangsvorstellungen, Alkoholismus, Geistesstörungen, Syphilis des Nervensystems hervor, weiterhin Impotenz, sofern keine Aussicht auf Beseitigung mehr bestehe, wenn schon ein Behandlungszwang sich aus dem Gesetz nicht ergebe, schließlich die sexuellen Anomalien; durch letztere werde die sexuelle Seite des Ehelebens direkt berührt, aber es sei auch zu befürchten, daß bei erhaltener Potenz die Anomalie in gleicher oder ähnlicher Form bei der Deszendenz auftrete. Nach dem heutigen Stande der Vererbungslehre könnte es allerdings fraglich erscheinen, ob nach jener Richtung hin gleichnamige Vererbung zu erwarten sei.

Unerwähnt bleibt hier und in anderen Veröffentlichungen das Thema der Frigidität, die zweifellos sehr oft zur Quelle ehelichen Unglücks wird. Betreffs Hysterie äußert er Bedenken, ob bei ihr durch die Ehe eine günstige Einwirkung zu erwarten ist.

Aber auch auf Frigidität könnte Paragraph 1333 B. G. B. Anwendung finden, sei es, daß sie an sich eine das Eheleben berührende, den normalen Gatten verletzende Abnormität darstellt, sei es, daß sie sich, wie so häufig, kombiniert zeigt mit einer hysterischen Veranlagung.

Hinsichtlich der Anwendbarkeit ist das Urteil des Reichsgerichts vom 18. Juni 1918 von hoher Bedeutung. Dieser Spruch bezog sich auf Ungiltigerklärung der Ehe mit einer Hysterischen. Auf häufige Vergesellschaftung sexual-pathologischer Züge, insbesondere extremer Frigidität mit psychogener Anlage, vor allem dem hysterisch-egozentrischen Charakter braucht ja nicht besonders hingewiesen zu werden; vielfach bedeutet die hysterische Sucht, zu gefallen, Männer zu erotisieren und sich umworben zu sehen, einen Ersatz für Sexualbetätigung. Jene Reichsgerichtsentscheidung verlangt zur Anwendung des Paragraphen 1333 keineswegs eine besonders hochgradige Alteration der Psyche. Es wird vielmehr betont, daß in dem streitigen Falle die einzelnen bemerkenswerten Züge isoliert betrachtet lediglich als Charakterfehler erscheinen. Aber sie seien es doch nicht in einfach normalem Sinne, nachdem einmal bei der Frau der Nachweis der Hysterie erbracht sei. Auch wenn einzelne Erscheinungsformen dieses Leidens vorübergehend beseitigt werden könnten, werde die hysterische Konstitution selbst bleiben und insoweit die Krankheit nicht als heilbar zu bezeichnen sein. Schon die Anlage zu einer Geisteskrankheit, aber auch schwere Charakterfehler sind reichsgerichtlich als persönliche Eigenschaften im Sinne des § 1333 B. G. B. anerkannt. Das sei auch von der Hysterie anzunehmen, die an der Grenze der

1) *Hoche*, Handbuch der gerichtlichen Psychiatrie, II. Auflage 1909, S. 345 ff.

geistigen Erkrankungen stehe und die ganze Persönlichkeit des Erkrankten zu wandeln vermöge (Urteil vom 26. 1. 1910).

Hinsichtlich der wichtigen Frage, wann die halbjährige Frist zwischen Erkennung der Sachlage und letztmöglicher Antragstellung seitens des gesunden Gatten zu laufen beginne, ist darauf zu verweisen, daß sie dann anfängt, wenn der gesunde Ehegatte über die abnorme Wesensart der Beklagten volle Aufklärung erlangte, etwa durch ein ärztliches Gutachten. Also die Sechsmonatsfrist läuft noch nicht bereits, wenn dem gesunden Gatten das Verhalten des Partners aufzufallen beginnt.

Unter Berücksichtigung dieser Rechtslage wird es gelingen, bei sexualpathologischen Zügen des einen Ehepartners, wie Frigidität, Algolagnie u. a., die Hölle einer solchen Ehe für den anderen Teil zu beenden, indem sie nach Paragraph 1333 B. G. B. als nichtig oder ungiltig erklärt wird.

Um so aussichtsreicher erscheint diese Anwendung des § 1333, als im Rechtsausschuß des Reichstages derzeit auch die Frage einer Ehescheidung auf Grund psychopathischer Zustände, ohne Verschulden, erörtert wird.

Anwendung des Paragraph 1334 B. G. B., Eheanfechtung bei arglistiger Täuschung, kommt wohl seltener auf diesem Gebiet in Betracht, wenn schon sie nicht ganz ausgeschlossen erscheint.

Der Vollständigkeit halber sei noch erinnert, daß im Falle der Nichtigerklärung einer Ehe eine Alimentationspflicht nicht erwächst, während bekanntlich im Falle der Scheidung wegen Geisteskrankheit nach Paragraph 1569 B. G. B. der gesunde Gatte für den Unterhalt aufkommen muß. —

Bei Exhibitionismus läßt sich in einem gewissen Prozentsatz eine klinische Psychose, in der Mehrzahl der Fälle eine psychopathische Minderwertigkeit verschiedenster Grundlage, vielfach auf alkoholischer und am häufigsten auf epileptischer Grundlage, aber immerhin in einem namhaften Teil, 15 bis 25 Prozent der Fälle, keine näher deutbare Abweichung von der Norm erkennen; an sich freilich ist jene Strafhandlung so fern aller normalen Geschlechtsempfindung, daß sie als sexualpathologisch ohne weiteres zu bezeichnen ist.

Nach einer Statistik von *W. Seiffer*[1]) über 75 Mäner und 11 Frauen, die eigene Fälle und solche aus der Literatur enthält, handelte es sich allein um 18 männliche Epileptiker, also fast 25 Prozent. Unter seinen 17 Schwachsinnigen befinden sich ein Paralytiker, ein alkoholisch Dementer, 7 vorwiegend durch Altersstörungen des Hirns Schwachsinnige. Bei 13 nahm er psychische Degeneration, bei 8 Neurasthenie und bei 8 alkoholische Störung an, unter letzteren auch Verfolgungsideen. 11 Fälle wurden als gewohnheitsmäßig, doch nicht näher psychopathologisch definierbar aufgefaßt. Unter den 11 Frauen befanden sich 3 Epileptische, 1 Paralyse, 1 Paranonia, 1 Demenz, 1 melancholisch Stuporöse, 1 Nymphomanische, 1 Hysterische, 1 folie raisonnante und 1 zweifelhafte. Erwähnt sei, daß *W. Seiffer* zur Feststellung kommt, daß tatsächlich der weitaus größte Teil in einem

[1]) Über Exhibitionismus, Archiv für Psychiatrie und Nervenkrankheiten, Bd. XXXI, 1898.

die Strafe ausschließenden, geistesgestörten Zustand im Sinne des Paragraph 51 St. G. B. handle, wenn schon auf einige der Paragraph keine Anwendung finden könne.

Zu jener nicht mehr ganz den modernsten klinischen Anforderungen entsprechenden Klassifikation möchte ich noch erwähnen, daß ganz besonders die senilen Fälle wichtig sind, die größtenteils unvorbestraft in späten Lebensjahren straffällig werden, oft ohne vorhergehende Krankheitssymptome, aber bei näherer Prüfung Zeichen der Altersatrophie des Hirns oder auch der Hirnarteriosklerose erkennen lassen.

Aber auch abgesehen von diesen Senilen finden sich unter den Exhibitionisten verschiedenster Grundlage häufig völlig unbescholtene, ethisch hochstehende, selbst geistig bedeutsame Leute. Einer meiner Fälle war ein sehr tüchtiger Gymnasiallehrer, andere waren stramme Studenten. Bekanntlich bietet auch Gelegenheit und Ausübung normalen Geschlechtsverkehrs keinen Schutz. Der erwähnte Akademiker ist an einem der letzten Abende vor seiner Verheiratung mit einer ihm durchaus sympathischen Dame doch dem § 183 St.G.B. verfallen.

Es wäre dringend zu wünschen, daß in all den unklaren Fällen durch klinische Beobachtungen mit allen Hilfsmitteln der Wissenschaft, auch serologischer und psychologischer Art, versucht würde, die krankhafte Basis nachzuprüfen.

Heutzutage könnte gefragt werden, ob die veränderte Stellung, die die gesamte moderne Menschheit zum Problem der Entblößung und des Nackten einnimmt, nicht etwa auch hinsichtlich des Exhibitionismus von Bedeutung ist. Die Kultur wechselt auch hinsichtlich des Anstößigen außerordentlich. Es braucht nur erinnert zu werden an die wechselnde Stellung des Nackten in der Kunst, wie es sich beispielsweise einmal in den auf päpstliche Anordnung vorgenommenen Übermalungen des jüngsten Gerichtes von Michelangelo durch Schamhöschen und dergl. kundgab. Johanna d'Arc war es u. a. besonders verübelt worden, daß sie ihre Haare, die sie kurz über den Ohren abgeschnitten hatte, vor Männeraugen sichtbar trug. Während zu Beginn des XVIII. Jahrhunderts noch öffentliches Beilager bei fürstlichen und selbst bei bürgerlichen Hochzeiten vorkam, war man Ende desselben Jahrhunderts außerordentlich viel prüder, verbannte den Walzer von den Hofbällen und verpönte ihn als „Würger von Keuschheit und Moral". Besonders rapid hat sich beispielsweise der Orient gewandelt; noch vor ganz wenigen Jahrzehnten hatte der mohammedanische Ehemann das Recht, eine seiner Ehefrauen, die ihr Antlitz auf der Straße entblößte, zu töten, während in der modernen Türkei die Frauen der Oberschicht trotz aller Islamvorschriften durchaus die neueste westliche Haar- und Kleidertracht angenommen haben. Wenigstens die von *Lalanne* in etwas übertriebenem Schematismus den Genitalexhibitionisten gegenübergestellten Formen der Exhibitionistes des fesses ou de l'anus, et Exhibitionites des seins ergeben Eindrücke, wie sie sich auf Großstadtrevuebühnen alltäglich bieten.

Daß nun die gegenwärtige, weitreichende Erweiterung der Nacktkultur etwa auf Exhibitionisten hemmend und abstumpfend wirken werde, ist nicht anzunehmen. Neben der erfreulichen Seite modernen

Sportlebens mit seinen volkserzieherischen Werten spielt ja leider die Entblößung in Schaustellungen, im modernen, ernstseinwollenden Schauspiel sowohl wie in Revuen und Tänzen, vorwiegend eine sexuell erregende Rolle. Der einem rätselhaften innern, abwegigen Sexualimpuls entspringende Exhibitionismus wird durch die moderne Sichtbarmachung des nackten Körpers voraussichtlich weder verringert, noch gesteigert werden.

Wohl aber wäre es denkbar, daß die Ärgernisnahme im Sinne des § 183 St. G. B. etwas in den Hintergrund tritt, indem die Empfindlichkeit der an Nacktkultur gewöhnten modernen Menschen sich weniger leicht zum Tatbestande des Ärgernisnehmens verdichtet. An sich ist die Bereitschaft zum Ärgernisnehmen keineswegs immer ein Zeichen für höheres sittliches Feingefühl, vielmehr würde es letzterem mehr entsprechen, etwaige Eindrücke jener Art sofort abzureagieren und aus dem Bewußtsein verschwinden zu lassen. Es kam schon vor, daß Straßenprostituierte es waren, die bei einem exhibitionistischen Akt das vorschriftsmäßige Ärgernis nahmen, obwohl sie doch beruflich noch viel üblere Eindrücke gewöhnt sind. Im allgemeinen aber dürfte sich erwarten lassen, daß ein großer Teil der Bevölkerung heutzutage weniger leicht zum Ärgernisnehmen neigen wird, nachdem das Nackte und auch das Sexuelle einen großen Teil seines Fremdheitscharakters eingebüßt hat; nebenbei bemerkt, wirkt auch die an das Ärgernisnehmen sich anschließende Unannehmlichkeit, als Zeuge vor Gericht zu treten, für viele abschrckend.

Die Stellungnahme der Gerichte ist, wie gewöhnlich im Falle zweifelhafter Geisteszustände, vielfach recht verschiedenartig. Der Sachverständige wird ja meist nur zu begründeten Zweifeln an der Zurechnungsfähigkeit, oder zur Annahme einer psychischen Minderwertigkeit im allgemeinen und besonders im Moment der Tat, oder im äußersten Falle zur Wahrscheinlichkeitsannahme der Unzurechnungsfähigkeit gelangen, seltener wird er die ärztlichen Voraussetzungen des § 51 St.G.B. restlos als erfüllt ansehen. Ich gehe also keineswegs soweit wie *Seiffer* in der angeführten Arbeit, die die damalige Auffassung einer angesehenen Klinik widerspiegelte. Immerhin dürfte die Zeitentwicklung hinsichtlich der Nacktkultur, wenigstens im Hinblick auf ihre berechtigte sportlich-hygienische Seite, doch dazu führen, daß den Exhibitionsdelikten eine mildere Auffassung entgegengebracht wird.

Wesentlich ist nun, daß mit allen Mitteln im einzelnen Falle geprüft wird, wieweit psychopathologische Umstände annehmbar sind. Der Sachverständige muß sein Augenmerk intensiv auf die diagnostischen Möglichkeiten richten und vor allem hinsichtlich einer epileptischen Grundlage die verfügbare Methodik heranziehen. Sehr wohl dürfte er auch die Aussicht auf therapeutische Verhütung weiterer Vorkommnisse darlegen. Die bedingte Verurteilung könnte schon einen gewissen psychischen Schutz gewähren. Bei der verhältnismäßig häufigen alkoholischen und epileptischen Grundlage ist aber auch Besserung zu erwarten einmal von dauernder Alkoholabstinenz, dann von seiten eines therapeutischen, besonders antiepileptischen Vorgehens, wobei langfristige Brom- und Luminalkuren eine Rolle spielen, und schließlich hier wie in allen Fällen durch Anwendung einer sehr wohl durchführbaren Schutzkleidung, die bei geeigneter Konstruktion die volle Entwicklung eines Anfalles, die tatsächliche Entblößung, verhindern kann.

In einem meiner Fälle war ein Student bereits fünfmal zur Anzeige wegen Exhibitionismus gelangt. Er war belastet durch Alkoholismus in der Aszendenz, auch durch Depressionsfälle mit Suicid; bei einem Vatersbruder war Epilepsie angenommen worden. In der Kindheit litt er an ohnmachtsartigen Anfällen. Bei einem der Akte stand er unter starker Alkoholnachwirkung.

Körperlich war zu bemerken Fehlen der Bindehautreflexe, lebhafte Dermatographie, etwas unregelmäßiger Herzrhythmus, leichte Straffung der rechten Radialarterie, Ungleichheit der Kniereflexe, auffallend großes Glied. Im Blutserum war durch Abderhaldens Dialysierverfahren erkennbar eine Spur Abbau von Hoden und noch mehr von Schilddrüse. Im Serum und Liquor fanden sich keine Syphilisreaktionen, doch im Liquor ein Grenzwert von Zellen (10/3), bei den Eiweißreaktionen eine Spur Opaleszenz mit der Schwefelammonium-Methode und Opaleszenz mit Weichbrodt; Paraffin-Reaktion fraglich. Die Zahl der Leukozyten im Blut war deutlich vermindert, auf 5900 im cbmm. Psychisch war zunächst nichts Abnormes feststellbar; auch bei Experimentalprüfungen auf Ermüdbarkeit, Übungsfähigkeit usw. waren die Leistungen gut. Nur die Merkfähigkeitsprüfung mit der Wortpaarmethode hatte etwas mangelhaftes Ergebnis.

Beim Alkoholexperiment zeigte sich gesteigerte und beträchtlich unregelmäßige Herztätigkeit, auffallende Verlangsamung des Assoziierens, Verschlechterung der fortlaufenden geistigen Leistung. Der Kokainversuch ergab nichts Bemerkenswertes. Bei dem Versuch der Hyperventilation jedoch trat nach 5 Minuten deutliches Zittern und bald darauf eine krampfartige Handstellung auf. Bei einem weiteren Versuch machte Explorand nach 12 Minuten einen benommenen Eindruck und die Pupillen reagierten kaum noch auf Licht.

Wenn man auch selbstverständlich auf Grund dieser Beobachtung und Untersuchung die Diagnose einer Epilepsie nicht sicher stellen kann, sprechen doch meines Erachtens einige Symptome in dieser Richtung: Reflexdifferenzen, Serumabbauerscheinungen, sowie der Hyperventilationsversuch. Hätte letzterer lediglich krampfartige Erscheinungen provoziert, so wäre ein psychogener Zustand denkbar, aber die Beeinflussung der Pupillen glaube ich doch eher in der Richtung der Epilepsie verwerten zu sollen. Auch die erwähnte atypische Alkoholwirkung spricht dafür. Eine gewisse epileptoide Anlagebasis ist meines Erachtens nicht von der Hand zu weisen.

Gutachtlich wurde erwähnt, daß ärztliches Vorgehen angebracht scheine mit Alkoholabstinenz, diätetisch-medikamentöser antiepileptischer Behandlung, und mit wirksamer Schutzkleidung. Das Gericht sah daraufhin, trotz der wiederholten Fälle, von Strafe ab.

Meines Erachtens ist bei derartigen eingehenden, vor allem die Spezialversuche berücksichtigenden Prüfungen und Beobachtungen eine epileptoide Grundlage noch häufiger nachweisbar, als es aus der Literatur hervorgeht, wesentlich über die von *Seiffer* gefundenen 25% hinaus. —

Auch hinsichtlich des § 175 St.G.B., der ja auch in veränderter Gestalt im Vorentwurf für das Strafgesetzbuch von 1925 wiederkehrt, bin ich der Auffassung, daß bei der ärztlichen Begutachtung von Fall zu Fall mit allen Mitteln der Psychiatrie und Sexualpathologie vorzugehen sei und jeweils nach Anzeichen einer degenerativen Grundlage geforscht werden müsse. Ich lehne die Auffassung der Psychoanalytiker ab, wonach das Wesentlichste bei der Genese der Homosexualität ein exogener Faktor, ein sexuelles Kindheitstrauma, sein soll. Aber ich vermag auch nicht zuzugeben, daß restlos alle Fälle endogen seien.

Ein beträchtlicher Teil der Fälle ist jedoch meines Erachtens durchaus endogen, auf angeborner, abartiger Grundlage entwickelt. Hier gilt es, mit allen Mitteln den Nachweis zu suchen. Unter Umständen könnte sogar die psychoanalytische Exegese wenigstens eine Wahrscheinlichkeit dafür erbringen, daß schon im Vorstellungsleben der frühesten Jugend Perversion bestand, was meines Erachtens eher für eine endogene Grundlage spricht, als für ein, unschwer zu suggerierendes, sexuelles Trauma.

Bei der körperlichen Untersuchung kommt es auf sorgsamste Prüfung etwaiger originärer Symptome des anderen Geschlechts an, die ich im wesentlichen als bekannt voraussetzen kann. In psychischer Hinsicht muß die Beobachtung aber auch das Assoziationsexperiment, die Prüfung der Suggestibilität und der Hypnosefähigkeit ausgiebig herangezogen werden; ebenso sollte die Anamnese durch Zeugenvernehmung vertieft werden.

Ein Zwanzigjähriger wurde beschuldigt, einen plötzlich verschwundenen 9jährigen Knaben beseitigt zu haben. Es ergab sich, daß der Angeklagte als Kind viel mit Puppen und Kinderwagen gespielt, mäßig gelernt hatte, und von sich sehr eingenommen war. Schon 2 Jahre vor der Tat hatte er mit zwei 7- bis 10jährigen Knaben in einem Bodenraum sexuellen Verkehr getrieben, auch beischlafähnliche Handlungen mit besonders widerwärtigen Modifikationen. Er wurde damals nach ambulanter gerichtsärztlicher Untersuchung auf Grund von § 51 St.G.B. exkulpiert, aber nicht zur Sicherung in der Irrenanstalt interniert. In seiner Stellung beging er Unregelmäßigkeiten, manchmal fiel er durch phantastische Flunkerei und Renommisterei auf. Als er sistiert wurde, gestand er den Polizeibeamten mündlich und schriftlich, er habe den vermißten Knaben in einem Neubau geschlechtlich gebraucht und sei mit ihm durch die Stadt gegangen, worauf er ihn an der Elbe angestoßen habe, sodaß der Knabe in das Wasser fiel und verschwand. Später widerrief er dieses Geständnis.

Die Untersuchung ergab Gynäkomastie, vergrößerte Brustdrüsen mit deutlich fühlbaren Drüsenkörper, rechts mehr als links. Bei Berührung der Drüsen erigierte sich das Membrum. Außerdem fanden sich 2 rudimentäre Brustwarzen.

Der Schädel war klein, in der Stirnmitte nur 50,5 cm Horizontalumfang. Gesichtsfeld war auf Farbe eingeschränkt. Der Puls war beschleunigt, die Arterien verhärtet. Bei Vexierprüfungen mit dem faradischen Apparat behauptet er Strom zu spüren, solange der Unterbrecher rasselte, auch als die Leitung zum Körper unterbrochen war.

Intellektuell war eine mäßige Schwäche nachweisbar, wofür auch die leichte Mikrozephalie sprach, daneben phantastische Selbstüberschätzung mit paranoiden und illusionären Anklängen.

Angesichts des psychischen und körperlichen Habitus war eine angeborne Anlage in der Richtung der Sexualperversion nachweisbar. Die Täterschaft konnte nur als wahrscheinlich bezeichnet werden. Nach Anwendung des § 51 St.G.B. wurde er zur Sicherheit in die Irrenanstalt überwiesen. Hier verhielt er sich im ganzen teilnahmslos, äußerte später nicht mehr seine phantastischen und hochfahrenden Vorstellungen, wünschte jedoch Entlassung.

Nach mehrfachen Petitionen betreffs Entlassung wurde er auf Grund des Gutachtens einer anderen Irrenanstalt, das ihn als nicht schwachsinnig und nicht gemeingefährlich, wahrscheinlich auch nicht als Täter in jenem Mordfalle ansah, entlassen. Seitdem lebt er ruhig in Hamburg.

Ein 14jähriger Waisenhauszögling hatte sich mehrfach mit Knaben und Mädchen sexuell betätigt. Unter den 6 Mädchen befanden sich einige in noch nicht schulpflichtigem Alter, eines war 3 Jahre alt.

Ferner hat er sich mit Tieren (Ziege, Schwein) geschlechtlich befriedigt. Vorne hatte er sich die Schamhaare weggeschnitten. Er behauptete, er sei verführt worden und habe viel wechselseitige Onanie getrieben.

Der Vater hatte Syphilis und Tabes.

Explorand hatte infantilen Habitus, war 150 cm groß, Brustumfang 86 : 94,5 cm; Gürtelumfang 86 cm, Nabelumfang 94,5 cm, Bekkenumfang 96 cm; er hatte etwas rhachitische Gelenke und Zähne, hohen Gaumen, Lendenwirbelsäulenlordose, weiche Formen mit reichlichen straffen Fettpolstern. Polymastie, indem noch 5 zum Teil große Pigmentflecke an charakteristischer Stelle zu finden sind. Genu valgum. Keinen Haarstreifen in der linea alba. Ungleiche Entwicklung der Pubes, rechts mehr als links, große Testikel; zusammengewachsene Augenbrauen. Etwas Flaum auf der Oberlippe. Herzrhythmus etwas unregelmäßig. Arterienwandung etwas rigide. Vorspringende Stirnhöcker, Schädelumfang 54 cm. Zunge zitterte etwas. Knie- und Achillessehnenreflexe etwas lebhaft.

Er rechnete großes und kleines Einmaleins. Die Kenntnisse waren gering.

Nach eingehendem Zureden erzählte er ausführlich seine Sexualtätigkeit, gab auch die Ziege zu, nur das Schwein bestritt er.

In der Anstalt versuchte er päderastische Handlungen und trieb mutuelle Onanie, insbesondere suchte er mit einem feminin gebauten Jüngling anzuknüpfen. Auch zur Bestialität gab er Neigung kund. Merkwürdigerweise wurden, als in seinem 22. Jahre Entmündigungsantrag gestellt war, gerichtliche Bedenken hiergegen geäußert.

Mit 23 Jahren wurde er, vor Kriegsende, versuchsweise entlassen, doch ließ er sich nach 2 Jahren mit einem 8jährigen Jungen ein, worauf er abermals zur Anstalt gebracht wurde. Auch gegenwärtig ist der

Bartwuchs sehr gering; Rumpf und Extremitäten sind ziemlich stark behaart; Doppelkinn; Kremasterreflex rechts gering, links nicht auslösbar; erhebliche allgemeine Adipositát.

In beiden Fällen wies die körperliche Untersuchung bereits auf deutliche sexualabnorme Eigentümlichkeiten hin, die die Sicherstellung einer endogenen Abnormität erleichtern. An sich kommt selbstverständlich auch bei Sexual-Normalen das eine oder andere körperliche Merkmal vor, das zu den Eigentümlichkeiten des anderen Geschlechts gehört: ja die Polymastie in ihren leichten Andeutungen findet sich viel häufiger, als man meist annimmt und aus Lehrbüchern erkennen kann. Aber wenn sich bei einem psychisch sexuell Abnormen sich auch körperliche konträre Merkmale, vor allem in gehäufter Weise, vorfinden, dann dürfen wir nicht daran vorbeigehen, sondern müssen doch einen gewissen inneren, endogenen Zusammenhang annehmen.

Zweifellos wird die Strafbarkeit des mannmännlichen Verkehrs auch bei einem neuen Strafgesetz nicht in Wegfall kommen. Darauf, daß man in anderen Staaten ohne solche Bestimmungen auskommt und daß es sich um die Handlung von 2 geschäftsfähigen Menschen handelt, die die soziale Gesamtheit, vor allem in einem Staat ohne allgemeine Wehrpflicht, nicht berührt, kann ich hier nicht eingehen. Eine Strafbarkeit sexuell-perverser Handlungen gegen Jugendliche ist jedoch auf alle Fälle zu fordern und findet sich auch in den Gesetzbüchern jener Staaten, die ein Analogon zum § 175 St.G.B. nicht aufweisen.

Ob man nun den Nachweis der Endogenie, der degenerativ angeborenen Grundlage der Homosexualität an sich als hinreichend zur Annahme einer die freie Willensbestimmung ausschließenden, krankhaften Störung der Geistestätigkeit im Sinne des § 51 St.G.B. ansehen will, ist eine andere Frage. Als vermindert zurechnungsfähig sind solche Fälle meines Erachtens durchaus aufzufassen. Bei Komplikation, etwa durch Alkoholwirkung, dürfte jedoch auch die Erheblichkeit, die § 51 St.G.B. voraussetzt, erreicht werden können.

Auf jeden Fall aber ist es angebracht, daß bei Homosexualdelikten wenigstens in eine Prüfung der Grundlage eingetreten werde. Wenn man nicht, wie die Psychoanalytiker, alle Perversion exogen erklären will, was auf den Standpunkt der Juristen alten Stils und auf eine moralisierend-religiöse Grundlage der Strafbestimmungen hinauslaufen würde, muß versucht werden, dem Nichtmediziner die Endogenie durch exakte Untersuchung und besonders durch den Nachweis etwaiger untrüglicher körperlicher Symptome klar zu machen. Am zweckmäßigsten wird dies erfolgen auf Grund eingehender Untersuchung und Beobachtung in einer Spezialklinik, deren Ärzte mit diesen Fragen aus dem Bereich der Sexualpathologie besonders vertraut sind.

Zur Keimdrüsenfunktion des Kindesalters.

Von *B. P. Wiesner*, Berlin.

Mit 9 Abbildungen.

Die Entwicklung der akzessorischen Sexualcharaktere[1]) ist bei den Säugetieren abhängig von den Hormonen der Keimdrüsen. Es ist vielleicht weniger naturwissenschaftlich als psychologisch zu begründen, daß man der Entwicklung der akzessorischen Charaktere v o r dem kritischen Punkt der Entwicklung so geringe oder fast keine Aufmerksamkeit geschenkt hat. Von gelegentlichen Bemerkungen, die sich nicht auf Versuche oder auf exaktere Beobachtung stützen, abgesehen, gibt es in der Literatur eigentlich nur zwei Stellen, wo Rücksicht auf dieses Phänomen der Entwicklung v o r der Pubertät genommen wird: nämlich in einer kurzen Arbeit von *Maier*, der eine neugeborene Hündin kastrierte und in den ersten Wochen keinen Unterschied gegenüber der Entwicklung des normalen Hundes fand; *Lipschütz* meint, daß die weiblichen Tiere ihre Geschlechtsanlage während der embryonalen Zeit unter dem Einfluß eines Ovarialhormons entwickeln, daß darauf eine zweite Epoche kommt, in der keine Inkretion des Ovars stattfindet, um endlich in der dritten Epoche (in der Pubertät) einzutreten. Bezüglich des männlichen Geschlechts gibt es nur eine kurze Bemerkung *Lipschütz'*, die er mir brieflich wiederholt hat, ohne daß er auf seine Versuchsprotokolle einging. Er berichtet, daß er keinen Unterschied in der Entwicklung früh kastrierter Rammler gegenüber den normalen finden konnte. Auch nimmt er an, daß während des intrauterinen Lebens wohl eine Sekretion des Testis statthat, daß dann aber eine Latenzperiode kommt, bis der Gipfel der Pubertät erreicht wird. Ich habe versucht, die Frage exakt zu beurteilen und habe in den vergangenen Jahren im *Steinach*'schen Laboratorium in Wien Versuche an neugeborenen Ratten ausgeführt, die deswegen als Versuchstiere geeignet schienen, weil ihre Genitalien sich (zum mindesten, was das Weibchen anlangt), in verhältnismäßig undifferenziertem Zustande befinden. Diese Tiere wurden spätestens 12 Stunden nach der Geburt kastriert und in

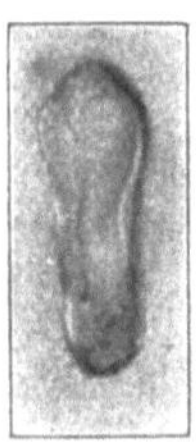

Abb. 1.
Glans penis des neugeborenen Rattenmännchens.

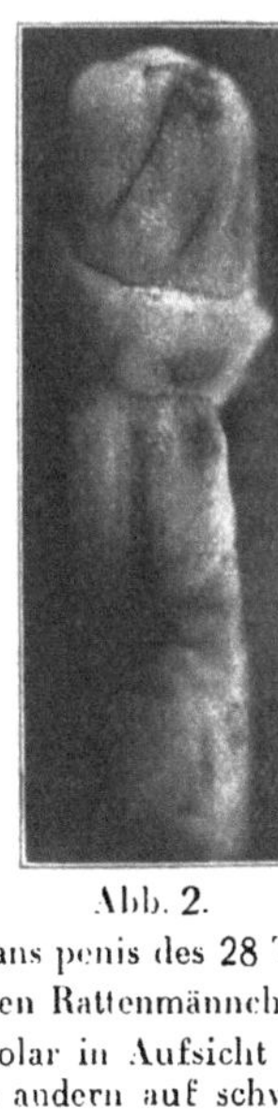

Abb. 2.
Glans penis des 28 Tage alten Rattenmännchens.

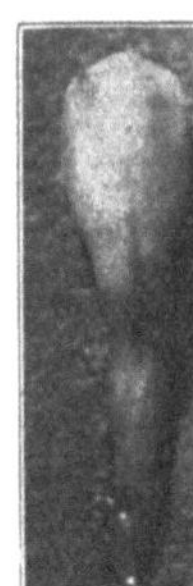

Abb. 3.
Glans penis des 28 Tage alten Neonat-Kastraten (Bruder des Männchens, von dem das Präp. Abb. 2 stammt).

Alle Abb. 1—3 mit Reichert-Mikropolar in Aufsicht phot. (5×) Abb. 1 schlagschattenfreie Aufnahme; die andern auf schwarzer Unterlage

[1]) nach der Pubertät.

verschiedenen Abständen untersucht. In Kürze zusammengefaßt ergibt sich vor allem, daß in der allgemeinen Entwicklung während der Kindheit kein Unterschied zwischen den normalen und kastrierten ♀♀ (♂♂) besteht [1]). Dabei ist von vornherein zu bemerken, daß selbstverständlich durch einseitige Kastration die notwendige Kontrolle geschaffen wurde. Hingegen ergab sich von der Geburt an ein ausgeprägter Unterschied in der Entwicklung des Genitales bei hodentragenden und kastrierten Tieren. (Abb. 1—3).

Sie sehen den Penis des Neugeborenen zwar deutlich in Glans und Stamm differenziert, aber die Schwellkörper sind gänzlich unentwickelt und, was auf diesem Bilde leider nicht klar zum Ausdruck kommt, der Knorpel des Penis steht ziemlich weit vor; er ist unbedeckt. Es findet nun in den ersten Lebenstagen, und zwar zunächst ganz gleich bei Kastraten und Normalen, ein ziemlich rasches Wachstum statt. Aber nach wenigen Tagen sistiert das Peniswachstum beim Kastraten. Es erreicht nach 4 Wochen der Penis der normalen oder der nur einseitig kastrierten Ratte eine relativ bedeutende Größe, obgleich der Penisknorpel auch hier noch nicht überwachsen ist. Niemals im ganzen folgenden Leben, auch jahrelang nachher, erreicht der Penis des Kastraten diese Größe.

Etwas ähnliches ergibt sich bei der Untersuchung der Samenblase. Sie sind bei 12 Stunden alten Rattenmännchen relativ undifferenziert, kuglig eingerollt und lassen jene eigenartige Kerbung noch nicht erkennen, die für sie später charakteristisch ist.

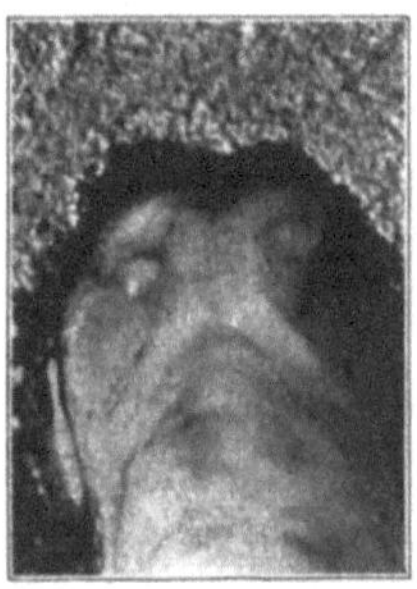

Abb. 4. Samenblasen des Neugeborenen

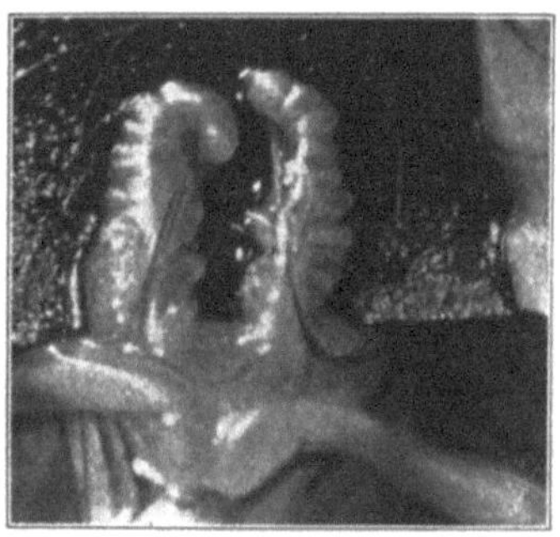

Abb. 5. Samenblasen des 28 Tage alten Rattenmännchens

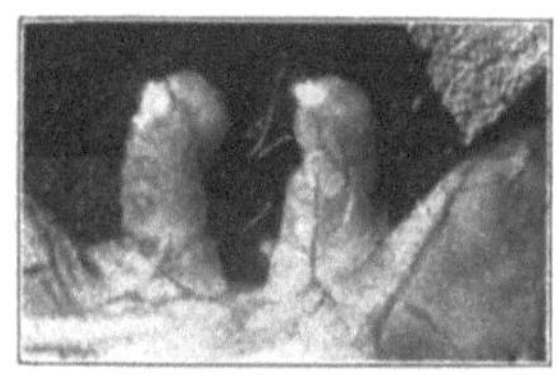

Abb. 6. Samenblasen des 28 Tage alten Neonat-Kastraten

Aufnahmen wie bei Abb. 1—3.

Zu beachten bei den Bildern der Samenblasen usw. auch die verschiedene Entwicklung des vas deferens bei Kastraten und hodentragenden Tieren.

Man kann dies im Zusammenhang mit anderen Versuchen, auf die einzugehen die Zeit fehlt, nicht anders erklären, als daß schon in dieser frühen Lebensperiode eine Inkretion der Hoden besteht. Es fragt sich, ob in der Pubertät das jähe Wachstum dadurch bedingt wird, daß lediglich eine stärkere Hodeninkretion stattfindet oder ob etwa auch eine größere Empfänglichkeit des Körpers, des Soma, für das Hormon besteht. Durch Versuche mit Einspritzung von adultem Hoden, der bei der Ratte sehr weich ist und sich leicht durch die Spritze jagen läßt (was überhaupt quantitative Versuche sehr erleichtert), ließ sich eine Entscheidung dieser Frage leider bisher nicht erzielen. Ich muß noch bemerken, daß wir bei diesem Stadium der Ratte, das ich Ihnen gezeigt habe, von dem sprechen können, was wir beim Menschen als Kindheit bezeichnen; denn erst sechs Wochen [2]) später tritt die wirkliche Geschlechtsreife ein, und das ist noch der früheste Zeitpunkt [3]). Sie kennzeichnet sich nicht immer durch die Samenbildung; vielmehr setzt

[1]) am Gewicht gemessen. Leichte Verschiebung der Proportionen tritt bei den ♂♂ ein. (Anm. b. d. Korrektur).

[2]) sc. im Alter von etwa 11 Wochen.

[3]) (bei unseren Stämmen).

diese mitunter erst zu einer Zeit ein, wo das Männchen schon lange in psychischer Beziehung geschlechtsreif ist. Das nur nebenbei und unter Bezugnahme auf *Stones* Arbeiten.

Weiter war nun zu fragen: wie verhält es sich hier beim Weibchen? Das neugeborene Rattenweibchen zeigt einen Uterus, der wenig mehr als ein Schlauch von indifferenten Zellen ist. Es handelt sich also um ein relativ undifferenziertes Gebilde, verglichen mit den Zuständen, die der Uterus bereits beim normalen vier Wochen alten Rattenweibchen erkennen läßt. In diesen vier Wochen hat sich der Uterus bereits zu einem relativ komplexen Organ entwickelt, bei dem man die longitudinale wie die zirkuläre muskuläre Schicht deutlich unterscheiden kann und bei dem das Epitel nicht mehr den embryonalen Charakter trägt, mögen auch die Drüsen erst spurenweise vorhanden sein.

Es tritt nun, wie sich zeigte, die Entwicklung, die zu dem Dreifachen der Geburtgröße und zu einer so großen Differenzierung leitet, gänzlich unabhängig davon ein, ob ein Ovar vorhanden ist oder nicht!

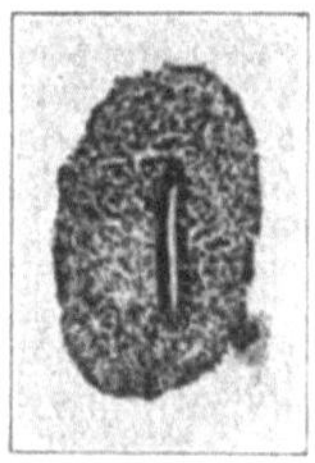

Abb. 7.
Uterus des neugeborenen Rattenweibchens

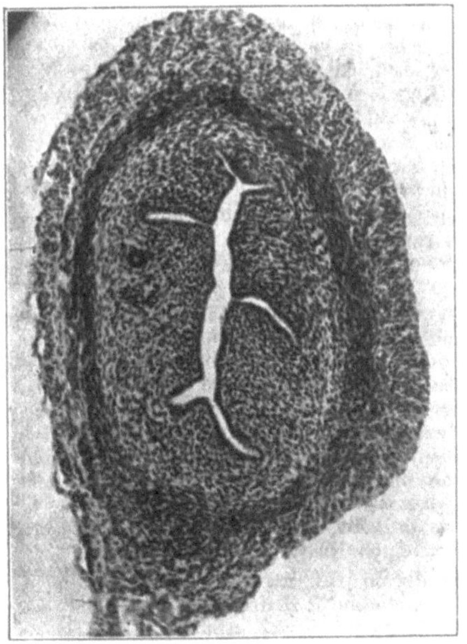

Abb. 8.
Uterus des 42 Tage alten normalen Rattenweibchens

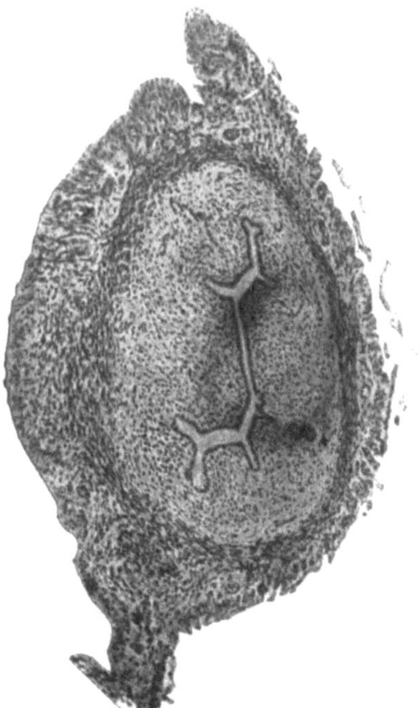

Abb. 9.
Uterus des 42 Tage alten neonatkastrierten Rattenweibchens

Querschnitte durch die Mittelregion des Uterushorns. Haematox.-Eos.

Man könnte aus den Bildern[1]) niemals schließen: die Uteri haben sich wirklich gleich entwickelt. Ich habe deshalb eine andere Untersuchungsmethode gewählt. Von jedem Uterus wurden 30 bis 40 Schnitte aus verschiedenen Etappen gewählt, mit Projektionsspiegel auf gleiches Papier gezeichnet, die einzelnen Schichten wurden gewogen, nachdem sie ausgeschnitten waren, und auf Grund des bekannten flächenspezifischen Gewichts der durchschnittliche Querschnitt berechnet. Daraus kann man mit voller Bestimmtheit den durchschnittlichen Diameter des ganzen Uterus wie seiner einzelnen Schichten entnehmen und auf Grund dieser Methode läßt sich sagen, daß die Uteri sich gleich entwickelt haben.

Es ist kein Unterschied in der allgemeinen Entwicklung zwischen normalen und kastrierten Weibchen zu sehen, bis die Pubertät einsetzt. Bei diesem Zeitpunkt, der für die Weibchen noch durch ein besonderes Merkmal gekennzeichnet ist, nämlich durch das Platzen der Vaginalverschlußhaut, geht mit einem Schlage, binnen 12 Stunden, eine ganz jähe Veränderung vor sich, was als erster *Evans* gesehen hat. Der Uterus wächst „über Nacht" auf das Dreifache seines Durchmessers heran. Eine völlige Differenzierung der Drüsen ist insofern eingetreten, als sie jetzt zu sezernieren beginnen. Daß es sich hier wirklich um Funktionsbeginn des Ovars handelt, nicht etwa darum, daß die Empfänglichkeit jener Organe sich geändert hat, sodaß sie nunmehr reagieren und früher nicht reagiert haben, sieht man aus der Injektion von Ovarialhormon. Spritzt man nur ein wenig von dieser Substanz ein, so bekommt man die Entwicklung, die bei der normalen ersten Brunst, d. h. bei der normalen ersten Phase zu erfolgen pflegt. Es muß bemerkt werden, daß wir diese Verhältnisse nicht ohne weiteres auf den Menschen übertragen können. Ich habe bei anderer Gelegenheit gezeigt und werde auch hier noch Gelegenheit haben, darauf einzugehen, daß der Mensch einem ganz anderen Sexualtypus angehört, daß er einen sogenannten Einphasenzyklus hat, während Ratte, Maus usw. dem Zweiphasentypus zugehören: ihre Reifeentwicklung erfolgt hauptsächlich unter dem Einfluß der ersten Phase, erreicht ihren Gipfelpunkt aber erst, sobald das erstemal eine zweite Phase eingetreten ist.

Das Wesentliche der Kindheitsentwicklung des Weibchens besteht also in der Unabhängigkeit vom Ovar im Gegensatz zum Männchen, bei dem die Entwicklung von der Keimdrüse abhängig ist.

Nun mußte sich die Untersuchung in zweifacher Richtung weiterbewegen; man mußte erstens fragen: warum fängt das Ovar gerade an einem bestimmten Tage zu arbeiten an? und zweitens: wie ist es noch vor der Kindheit? Die erste Frage wurde auch im größeren Zusammenhang bearbeitet. Es erwies sich, daß der Beginn der Funktion nicht von den exovariellen Faktoren abhängig ist, sondern von peripheren Faktoren, die auf das Ovar einwirken.

Die zweite Frage ist die: wie steht es mit der Entwicklung des Genitalsystems während der Embryonalzeit? kann man sie kontinuierlich zurückverfolgen? besteht überhaupt die Möglichkeit, das zu ergründen? Scheut man sich nicht, hier ein theoretisches Element einzuführen, so kann man immerhin gewisse Aussagen machen, wenn sie auch im Gegensatz zu den experimentell exakter gestützten zunächst mit einer gewissen Vorsicht aufgenommen werden müssen.

Was das Männchen anlangt, so ist folgendes Phänomen zu beachten. Kastriere ich irgendeine junge Ratte im Alter von 12 Stunden bis 6 Wochen und nehme genau, am besten mit dem *Reichartschen* Mikropolar, alle direkten Maße und Formen, so kann ich beobachten, daß nach der Kastration Samenblasen, Penis, Prostata und unter Umständen auch vasa deferentia noch einige Tage weiterwachsen. Wir wollen das, ohne auf die Gründe einzugehen, als Nach-Wachstum bezeichnen. Dieses Nach-Wachstum überschreitet niemals einen gewissen Grad. Man kann nun beobachten, daß auch bei Kastration des Neonaten ein gewisses Wachstum stattfindet. Will man also die Analogie anwenden — und ich sehe nicht ein, warum gerade die Geburt als eine besonders einschneidende Veränderung in der Funktionsfolge angesehen werden soll —, so heißt das: das Nach-Wachstum des Neonatkastraten erklärt sich aus einer vorher erfolgten Hodeninkretion.

Wie steht es beim Weibchen? Nehmen wir an, daß das eigene Ovar noch nicht sezerniert, solange das Tier intraut. lebt, so wäre immerhin in Betracht zu ziehen, daß das Ovarialhormon der Mutter, das im Blute kreist[2]), irgendwelche Einflüsse auf die Determination der indifferenten Sexualanlage ausübt. Man muß sich dann allerdings fragen: wie kommt es, daß das Ovarialhormon, von dem wir beim vierwöchigen Weibchen sehen,

[1]) und aus der mikroskopischen Untersuchung allein

[2]) und wahrscheinlich in den Embryo übertreten kann.

welch gewaltigen Einfluß es auf den *Müllerschen* Gang hat [1]), die indifferenten Geschlechtsanlagen nicht ausnahmslos feminin determiniert? Es fragt sich, ob ein solches Problem überhaupt existiert und ob diese Fragestellung berechtigt ist. Voraussetzung dafür ist, daß überhaupt eine Hormonsubstanz von der Mutter auf den Embryo übergeht. Das ließe sich nur so entscheiden, daß man Extrakte aus Embryo bereitete und auf Schollenbildung in der Vagina prüft. Diese Versuche verlaufen aber nicht eindeutig. Sie zeigen, daß wohl eine Kornifikation stattfindet, daß sie aber nur mit relativ großen Mengen von Serum, das man aus zerschnittenen Embryonen gewinnt, erzielt werden kann [2]). Immerhin kann man ja annehmen, daß das Hormon, das da ist, eine determinierende Wirkung haben könnte. Es hat sie aber anscheinend nicht. Das beweist ein einfacher Versuch. Wenn man nämlich — dazu braucht man aber sehr gut gereinigtes Hormon — einem neugeborenen Rattenweibchen, das ganz undifferenzierte Geschlechtscharaktere hat, Hormon injiziert, so hat das keine Wirkung. Erst wenn die autonome Differenzierung, die unabhängig vom Ovar verläuft, einen gewissen Grad erreicht hat, setzt das Ovarium an: was daraus zu schließen ist, daß jetzt auch der Oestrus ausgelöst werden kann. Es besteht also gar keine Möglichkeit, daß dieses Hormon einen determinierenden Einfluß hat. Es ist daher anzunehmen, daß die primäre ohne Hormon erfolgende Entwicklung des weiblichen Genitales, die wir in der Kindheit nachweisen können, auch im intrauterinen Leben statthat; mit anderen Worten: nur bei einem Geschlecht, beim männlichen, ist die Differenzierung der Anlage hormonal bedingt. Der Mechanismus ist, wenn man das sagen darf, sozusagen auf das im Blut der Mutter kreisende Hormon angelegt, und es wird durch ihn bewirkt, daß die Embryonen nicht alle feminiert werden. Dadurch wird auch erklärt, daß der Freemartin, dessen hormonale Erklärung nicht unbestritten ist, sich nur in der Richtung findet, daß das Männchen das Weibchen beeinflußt, und die betreffende Frage *Kellers* läßt sich damit eindeutig lösen.

Daraus haben sich natürlich eine Reihe weiterer Fragen ergeben, die ich hier nur streifen kann, so das äußerst komplizierte Problem, wie es kommt, daß manche Geschlechtscharaktere in ihrer frühen Entwicklung eine Zeitlang vom Hormon abhängig sind, in der späteren Entwicklung nicht. Das gilt z. B. für gewisse Proportionen beim Rattenmännchen. Umgekehrt zeigt es sich, daß gewisse Charaktere des Weibchens bis zur Pubertät unabhängig vom Hormon sich entwickeln, später aber abhängig. Das gilt für Proportionen von Körperlänge, Schwanzlänge und für das Geschlechtsverhältnis Körperlänge zu Schwanzlänge beim Weibchen und Männchen. Auf diese Fragen kann man heute noch nicht eingehen. *Lillie* hat aber wohl unrecht, wenn er meint, daß eine ganze Anzahl überhaupt nicht hormonal beeinflußbar sei.

Die Frage, warum denn die Geschlechtsbestimmung mißlang, wenn man Hoden in das tragende Weibchen injizierte, wie *Steinach* und ich es versuchten, erfordert ebenfalls eine weitere Erklärung. Es wird ferner auf Grund unserer Versuche klar, welche Bedeutung die verschiedene Differenzierung der Keimdrüse hat, auf die *Lillie* in diesem Zusammenhange hingewiesen hat. Er meint, daß das frühe Auftreten der Zwischenzellen auf frühe Inkretion des Hodens hindeutet. Das scheint tatsächlich der Fall zu sein. Es scheint sich also zu ergeben, daß der Mechanismus der Differenzierung derart verläuft, daß entweder die Keimdrüse längere Zeit undifferenziert bleibt, sich dann in weiblicher Richtung entwickelt, kein Hormon aussendet, die *Müllerschen* Gänge erhalten bleiben, die *Wolffschen* Gänge zerstört werden, oder aber, daß die Keimdrüse sich früh differenziert, Hormon aussendet, das die *Müllerschen* Gänge destruiert, die *Wolfschen* aber zur Entwicklung bringt. Das gälte dann mutatis mutandis auch für die anderen Bestandteile des Genitalsystems.

Es kann hier nur kurz darauf hingewiesen werden, daß sich Pathologie usw. mit diesen Tatsachen auseinandersetzen werden müssen. Es läßt sich noch nicht übersehen, inwieweit der Umstand, daß die Kindheit beim Männchen unter so maßgeblichem Einfluß des Testikels steht, sich auswirkt: aber er muß wohl von Bedeutung sein für die biologische und psychologische Beurteilung vieler Erscheinungen. Ebenso wird sich feststellen lassen müssen, inwieweit das Fehlen einer eigentlichen Pubertät beim weiblichen Geschlecht bei den Tieren vom Einphasentypus dadurch ausgeglichen wird, daß es sich hier nicht um eine explosive Reife handelt, diese vielmehr im Laufe der wiederholten Scheinschwangerschaft auftritt. Es wird sich ferner feststellen lassen, inwieweit Entwicklungsstörungen (Zwitter etc.) dadurch erklärt werden können, daß man sie auf die Erscheinung der Unempfänglichkeit für Hormonwirkung zurückführt, die man in früher Entwicklung findet. Man könnte sich u. a. vorstellen, daß ein Teil des Somas unempfänglich für maskulinisierendes Hormon wird und sich also in weiblicher Richtung entwickelt. Es

---

1) sobald wir nämlich Hormon injizieren

2) inzwischen mit positivem Erfolg wiederholt.

scheint mir ferner, daß es für gewisse Fragen der Genetik wichtig ist, wenn die genannten Versuche darauf hinweisen, daß die weibliche Ausbildung des Säugetierkörpers insofern die primitivere ist (in physiologischem Sinn), als sie sich unabhängig von einem Hormon vollzieht. Ob aber alle diese Schlüsse wirklich stichhalten, wird sich natürlich erst erweisen müssen. Zunächst haben wir es zwar mit einer Reihe neuer und bestimmt nicht unwichtiger Tatsachen zu tun. Aber diese Reihe ist noch unvollständig.

Über Sexualzyklus, Brunst- und Scheinschwangerschaft.

Von *B. P. Wiesner*, Berlin.

Die Bedeutung des Sexualzyklus als den Säugetieren allgemein zukommendes Geschlechtsmerkmal hat erst in der jüngsten Zeit und indirekt das verdiente Interesse gefunden, als man sich nämlich nicht mehr damit begnügte, einfach Wachstum der Genitalien usw. als Merkmal für die Wirksamkeit von Keimdrüsenapparaten zu benutzen, sondern in Anbetracht der charakteristischen Veränderungen an inneren Genitale (der zyklischen Umbauten) eben diese als Test wählte. Dabei ist aber ein schwerer Fehler unterlaufen, der verhängnisvoll werden und den an sich so begrüßenswerten Fortschritt annullieren wird: man hat die vergleichende Biologie der Sexualzyklen nicht beachtet, man hat ganz unvergleichbare Dinge einander gleichgesetzt. Nun bestand allerdings ein Grund hiefür: es hat sich (seit den grundlegenden Arbeiten *Heapes*) niemals jemand bemüht, eine generelle Vergleichung und biologische Analyse der Sexualzyklen durchzuführen. Das natürliche System der Zyklen, aus dem einen Teil Ihnen vorzutragen ich die Ehre habe, beansprucht, die erste vollständige biologische Analyse zu sein.

Sofern das männliche Genitale funktioniert, funktioniert es mehr minder gleichmäßig, da es ja nur eine relativ einfache Funktionsgruppe zu versehen hat. Anders das weibliche, an das je nach dem Stand des Reproduktionsvorganges sehr verschiedene Ansprüche gestellt werden. Daher bieten sich während der Funktionsstadien verschiedene Bilder dar, die mit den betreffenden Stadien in bestimmter Periodizität wiederkehrt.

Wir haben nun bei den Säugetieren eine durch sehr zahlreiche Arten repräsentierte Gruppe abzugrenzen, die Säugerweibchen vom Brunsttypus, bei denen Sexualaktivität nur während ganz beschränkter Zeitabschnitte in bestimmter Periodizität herrscht. Bei diesen Tieren geht in der Brunst nun nicht nur eine charakteristische Veränderung der psychischen Attitude dem Männchen gegenüber, eine Steigerung der spontanen Aktivität und des ganzen Verhaltens überhaupt (Bewegungsmelodie usw.) ein, es erfolgt auch (die psychische und eigentlich als solche zu bezeichnende Brunst begleitend) eine Reihe charakteristischer Veränderungen am inneren Genitale.

Diese Veränderungen haben nichts mit der Entwicklung des Eies zu tun, sie setzen vielmehr ein, bevor noch das Ei ovuliert ist und haben bereits ihr Ende gefunden, wenn dieses in den Uterus immigriert. Es treten diese rund um die Brunst auftretenden morphologischen Veränderungen übrigens auch vor der ersten Ovulation überhaupt auf, sie sind also auch nicht als ein abortiver Vorgang aufzufassen, wie das mehrere Autoren getan haben. Es ist ganz allgemein eine außerordentliche Hyperämie (Proliferation) dabei zu beobachten.

Wählen wir nun zunächst für die Betrachtung jene Tiergruppe, der u. a. Ratte, Maus, Meerschweinchen, Hund, Kuh und andere Arten angehören. Hier enden die Brunstveränderungen mehr oder minder scharf abgesetzt und es tritt nach ihnen, morphologisch, physiologisch, histologisch gänzlich anders zu charakterisieren, die Schwangerschaft ein, natürlich vorausgesetzt, daß der Koitus, der in der Brunst (also vor der Ovulation stattgefunden hat) auch wirklich zur Befruchtung geführt hat.

Nach der Schwangerschaft kehrt das Genitale, das dermaßen eine ziemlich komplizierte Veränderungsreihe hinter sich, wieder zum Ruhezustand zurück. Damit ist eine bestimmte Reihe abgeschlossen: denn von diesem Ruhezustand, der je nach Art und anderen Bedingungen verschieden lange dauern kann, gingen die Veränderungen ja aus. Sie, die also eine Veränderungsreihe durchlaufen, die wie ein Kreis zum Ausgangspunkt zurückkehrt, haben sich zum Sexualzyklus geschlossen; und waren in eine sexuelle und eine reproduktive Phase geschieden.

Nun hat aber diese zweite reproduktive Phase des Zyklus [als welchen wir, wie Sie anmerken wollen, nur die Veränderungen, nicht die Ruhe (Intervall) bezeichnen] nicht immer den gleichen Charakter. Wenn nämlich keine Befruchtung eingetreten ist, wenn die sexuelle Phase ohne Insemination und also ohne Befruchtung abgeschlossen hat, dann tritt dennoch eine gewisse Veränderung ein, die der frühen Schwangerschaft entspricht. Nicht immer nur der F r ü h e n ! Es gibt Beuteltiere, bei denen überhaupt kein Unterschied im Verhalten des Uterus usw. wahrzunehmen ist, gleich viel, ob nun Befruchtung eingetreten ist und wirklich eine Schwangerschaft abläuft oder ob keine Befruchtung erfogte — bei denen also der Uterus die typischen Schwangerschaftsveränderungen durchmacht, auch wenn er es „gar nicht nötig hätte". Das ist zwar am d e u t l i c h s t e n bei Beuteltieren, aber es ist nicht n u r bei Beuteltieren der Fall. So tritt bei der Hündin nach der Brunst bei ausgebliebener Befruchtung eine solche Scheinschwangerschaft ein. Ich habe nun früher die These aufgestellt und bewiesen, daß die Scheinschwangerschaft eine bei a l l e n S ä u g e r n r e g e l m ä ß i g v o r k o m m e n d e P h a s e d e s S e x u a l z y k l u s d a r s t e l l t u n d d a ß s i e i m W e s e n d e r r e p r o d u k t i v e n P r o z e s s e d e s w e i b l i c h e n O r g a n i s m u s z u t i e f s t b e g r ü n d e t s e i.

Wenn nämlich das Ei im Uterus anlangt, dann muß dieser bereits zur Empfangnahme und Entwickelung desselben bereit sein. Wir fragen nun bildlich: wieso ist der Uterus darüber unterrichtet, daß ein befruchtetes Ei anlangen wird? Da die Befruchtung außerhalb des Ovars sich vollzieht, so könnte nur das befruchtete Ei selbst eine entsprechende Präparation veranlassen, es müßte wohl ein Hormon oder irgend etwas dergl. absenden.

Aber in Wirklichkeit ist das Ei von solcher physiologischer Aufgabe entlastet. Der Uterus bereitet sich nach jeder Ovulation [1]) auf die Entwickelung (Schwangerschaft) vor, er verhält sich so, a l s o b er für ein Ei zu sorgen hätte. Manchmal ist dies der Fall: dann tritt

[1]) Bei manchen Arten allerdings nur dann, wenn durch einen Koitus ein Zusatzreiz auf das Ovar ausgeübt wurde.

echte Schwangerschaft ein. Manchmal ist dies nicht der Fall: dann setzt je nach der Tierart der Uterus verschieden lange seine Präparationen fort, es kommt zu einer mehr oder weniger intensiven Scheinschwangerschaft. Aber bei allen Säugetieren — bei allen! — verhält sich zunächst der Uterus so, als wäre das Tier geschwängert, bei allen ist Scheinschwangerschaft vorhanden, das heißt, es benimmt sich der Uterus so als hätte er für ein Ei zu sorgen [1]). Aber es dauert bei den verschiedenen Arten verschieden lange, bis er im Falle ausgebliebener Befruchtung auf seinen Irrtum draufkommt. So macht die Hündin eine fast ebenso lange wie die echte Schwangerschaft währende Pseudogravidität durch, an deren Ende sie von Wehen befallen wird, Milch zu sezernieren beginnt und tote Gegenstände oder kleine Tiere auf ihr Lager schleppt, um sie gleich Jungen zu betreuen. Wesentlich weniger ausgeprägt, aber an dem Auftreten von Plazentomen nach entsprechender Reizung der Uteruswand doch als solche zu erkennen, tritt die Scheinschwangerschaft bei Maus und Ratte auf. Hier ist jedoch ihr Eintritt an einem vorangegangenen, wenn auch steril gebliebenen Koitus gebunden. Da dies der Fall ist, folgt bei Ratte und Maus nicht nach jedem Brunstzyklus (Oestrus) eine Scheinschwangerschaft, sondern nur dann, wenn entweder ein steriler Koitus stattgefunden, oder wenn man den durch den Vaginalpfropf ausgeübten Reiz künstlich nachgeahmt hat.

Das ist von Bedeutung. Wir sehen, daß die volle Reihe von Veränderungen, deren das Genitale (der Ratte und Maus) fähig ist, nur dann durchlaufen wird, wenn während der Brunst eine koitusähnliche Reizung stattgefunden hat. Ist dies der Fall, dann stellt sich das Bild ungefähr dar, wie es die Kurve 1 [2]) versinnbildlicht. Es erfolgt zuerst eine Aufwärtsbewegung des Genitales (Hyperämie usw.); hierauf ein starkes Zurückgehen, währenddessen die Brunst eintritt, endlich eine Wiederherstellung des Ruhezustandes. Damit ist der Brunstzyklus abgeschlossen. Er hat seinen Augangspunkt, das Ruheniveau, wiederum erreicht.

Dieses Ruheniveau bleibt nun für etwa 2 Tage erhalten — Intervall. Nach dem Intervall setzt entweder ein neuer Brunstzyklus ein oder es beginnt die Schwangerschaft oder (nach sterilem Koitus) eine Scheinschwangerschaft. Schwangerschaft und Scheinschwangerschaft führen nach einem Absteigen der in ihnen erreichten Entwicklungshöhe wieder zum Ruheniveau zurück (wenn wir den Zyklus post partum vernachlässigen). Scheinschwangerschaft *oder* Schwangerschaft stellen also den zweiten Teil, die zweite Phase des Sexualzyklus (im ganzen genommen) dar.

In dem als Beispiel angeführten Fall sind die beiden Phasen dadurch leicht von einander zu unterscheiden, daß jede einen in sich abgeschlossenen Zyklus darstellt. Das ist nicht immer der Fall, aber auch wo die erste Phase an ihrem Ende nicht vollständig zum Ruhe-

[1]) Von praegravider Phase sprechen, hieße der Natur dieses Zustandes nicht gerecht werden, schon wegen seiner Dauer.

[2]) Die Kurven sind schon früher und auch nach dem Kongreß mehrfach publiziert worden (z. B. Arch. f. Frauenkunde 1927). Von ihrer Wiedergabe wurde hier desw. abgesehen.

stand zurückführt, vielmehr der in ihr erreichte Gipfel der Hyperämie und Proliferation zum Teil ausgenützt wird, so daß die Einkerbung der Kurve des Sexualzyklus zwischen erster und zweiter Phase seichter wird, läßt sich die Zweiphasennatur des Zyklus der eine Brunstphase und eine Reproduktionsphase hat, deutlich feststellen.

Ganz anders verhalten sich die Affen, der Mensch und das Kaninchen. Hier ist die Sexualaktivität nicht auf bestimmte und periodisch wiederkehrende Zeiten beschränkt, sie ist vielmehr permanent oder (beim Kaninchen) doch auf größere Zeiten erstreckt und dementsprechend findet sich auch keine somatisch abgegrenzte sexuelle Phase des Zyklus. Nehmen wir zunächst die Primaten, d. h. Affen und Menschen, dann können wir feststellen, daß sich nach jeder Ovulation der Uterus zunächst so verhält, als hätte er für ein Ei zu sorgen, was bis zur Ausbildung der für die frühe Gravidität kennzeichnende Deziduazellen und der typischen Drüsenentwicklung führt. So wie psychisch keine besondere Brunst ausgeprägt ist, so fehlt auch eine besondere sexuelle Phase im Zyklus. Der ganze Zyklus ist beschränkt auf den für die Nidation und Frühentwicklung des Eies berechneten Aufbau der Uterusschleimhaut, der eine deutliche Scheinschwangerschaft darstellt[1]).

Wir identifizieren Prämenstruum und Scheinschwangerschaft! Und wenn wir nun die Kurven des Sexualzyklus des Menschen (der Affen) mit denen etwa der Ratte vergleichen, dann sehen wir, daß infolge des Fehlens der besonderen und vor Eintritt der Scheinschwangerschaft rückgängig gemachten Brunstproliferation des Genitales der Zyklus nicht in zwei Teilen verläuft, wie es bei jenen Tieren, daß er nicht zweiphasig ist, sondern einphasig erscheint; nicht auf einer doppelten Aufwärtsbewegung des Genitals beruht, sondern daß nur eine Reihe von Veränderungen wahrzunehmen ist.

Daraus folgt ohne weiteres ein Schluß, für den ich seit langem mit allem Nachdruck, aber ohne Erfolg Beachtung gefordert habe. Ich habe bewiesen, daß der Sexualzyklus des Menschen nur in dem allerersten Stadium d. h. in der Proliferationsbewegung und dem hyperämischen Stadium dem Brunstzyklus, in seinem typischen Aufbau aber der 2. Phase gleichzusetzen ist.

Ich habe ferner gezeigt, daß die Scheinschwangerschaft notwendigerweise bei allen Säugetieren vorkommt und daß bei den Tieren vom Brunstzyklus zwei vollkommen verschiedene Veränderungsreihen, nämlich eben die 1. und 2. Phase ablaufen.

Man hat nun in der Hormonforschung Extrakte zu finden sich bemüht, welche den Sexualzyklus, das charakteristische Kennzeichen der weiblichen Genitalfunktion hervorzurufen imstande wären. Man hat aber nun als Testobjekt den Brunstzyklus der Maus gewählt, nicht wissend, daß man damit nur den ersten Teil des ganzen Zyklus beachtet! Und man hat sich gefreut, „das" Ovarialhormon gefunden zu haben, als Allen und anderen die Herstellung von wirksamen Ex-

[1]) Denn bis zu einem gew. Grad verläuft die Ausbildung gleichartig, ob nun Befruchtung eingetreten ist oder nicht!

trakten gelungen war, mit denen man den Oestralzyklus kastrierter Mäuse auslösen konnte.

Hier liegt ein Fehler. Erstens gehen zwei Veränderungen am Genitale der Maus vor sich, nämlich 1. und 2. Phase. Zweitens ist nicht bewiesen, daß man mit jenem Hormon, mit dem man die 1. Phase auslösen kann, auch die 2. einzuleiten imstande ist; drittens ist gerade die 2. Phase, die man nicht gekannt und also nie beobachtet hat, als Testobjekt richtig, denn sie allein ist dem Zyklus am Genitale des Weibes vergleichbar. Nur die Scheinschwangerschaft der Maus oder eines anderen Tieres ist biologisch dem menstruellen Zyklus homolog. Dabei ist die Menstruation selbst von untergeordneter Wichtigkeit. Sie ist ja nur das Ende der Scheinschwangerschaft und muß sich wohl automatisch einstellen, wenn entweder der Hormonspiegel und die ihm entsprechende Aufbauhöhe des Uterus ein bestimmtes Niveau erreicht hat, ohne von einem Ei ausgenützt zu werden; oder wenn auf einer bestimmten Höhe der Ausbildung des Uterus die Hormonzufuhr unterbrochen wird. Irgendwelche besondere Hormone der Menstruation zu suchen, beweist völliges Mißverständnis der biologischen Situation.

Es fragt sich also, ob die bekannten Hormonextrakte imstande sind, die Scheinschwangerschaft einzuleiten. M. W. hat sich außer mir selbst niemand darum bis jetzt bemüht. Mir selbst aber ist es nicht gelungen, mit den üblichen den Oestrus auslösenden Faktoren die Scheinschwangerschaft zu erzeugen. Freilich beweisen solche negative Versuche an sich nichts. Es mag ja an Qualitäten, Wirkungszuständen des Hormons oder anderen Nebenumständen dieser Kategorie liegen. Indessen wird es richtiger und vorsichtiger sein, so lange nicht von dem Ovarialhormon zu sprechen, (wenn man die Oestrusauslösenden Substanzen meint,) sondern nur von einem Ovarialhormon, das die 1. Phase herbeiführt, als man nicht nachweisen kann, daß wirklich ein und dasselbe Hormon die 1. und die 2. Phase herbeiführt. Formulieren wir die Frage so: kann der α-Faktor, wie wir das Oestrus Hormon nennen wollen, auch die 2. Phase herbeiführen oder gibt es einen weiteren Faktor, der das bewirkt — einen β-Faktor?

Erste Möglichkeit: die zweite Phase kommt dadurch zustande, daß die Reaktionsweise des Empfangsorganes (Uterus usw.) sich ändert. Wenn das der Fall ist, dann kann man mit Injektionen des α-Faktors während der 2. Phase nicht den typischen östralen Effekt erzielen. Tatsächlich ist dies der Fall; bzw. es gehören außerordentlich große Mengen zur Erzielung eines Effekts, der dann, wie ich 1925 demonstrieren konnte, mit einem Abortus verbunden ist. Es hat den Anschein, als würde der α-Faktor in der 2. Phase zum mindest teilweise zu anderen Zwecken verwendet, als wäre die Reaktionsweise des Genitales wirklich geändert. Näheres darüber habe ich seinerzeit vorgetragen, aber aus naheliegenden Gründen noch nicht im Druck erscheinen lassen.

Neue Versuche haben mich indessen zur Ansicht geführt, daß die 2. Phase nicht lediglich auf einer Reaktionsänderung der Empfangsorgane beruht.

Fassen wir vor allem das formale Ergebnis zusammen:

Die Erkenntnis von der Phasennatur des Zyklus macht es für jeden auf diesem Gebiet Arbeitenden notwendig, solche Untersuchungen durchzuführen und sich nicht mit der Darstellung des Faktors auf die 101. Weise zu beschäftigen, nachdem 100 andere Methoden und Ausgangsmaterialien geprüft worden sind. Diese ganze Forschung wird in eine Sackgasse laufen, wenn sie nicht die Forderungen der Theorie berücksichtigt und der große Fortschritt, der mit der Anwendung des Sexualzyklus als biologischen Test erreicht worden ist, wird dadurch zunichte gemacht, daß man falsch vergleicht, d. h. Brunst und Prämentruum oder gar Menstruation einander gleichsetzt, obwohl sie nichts miteinander zu tun haben[1]).

Die Erkenntnis der Natur des Zyklus hat bestimmte Folgen auch in anderer Beziehung. Es erweist sich schon aus der oben geführten Betrachtung als sinnlos, etwa nach der menschlichen Brunst zu suchen, da es sich hier um einen auch bei Affen und Kaninchen vertretenen Typus handelt, bei denen die mangelnde Koordination von Koitus und Ovulation durch dauernde Sexualaktivität ausgeglichen wird. Die Brunstlosigkeit des Menschen und der Affen wie des Kaninchens, ist keine sekundäre Erscheinung, da schon das somatische Verhalten erweist, wie festgegründet in der sexuellen Organisation die dauernde Sexualaktivität ist.

Diskussion:

Selmar Aschheim: Zunächst möchte ich auf eine Bemerkung eingehen, die Herr *Wiesner* am 12. d. M. zu den Vorträgen von *Zondek* und mir gemacht hat. Er begann damit, daß er sagte, er hätte Prioritätsansprüche zu machen, die er aber literarisch erledigen würde. Wir konnten in der Sitzung damals darauf nicht antworten, weil wir keine Ahnung hatten, was Herr *Wiesner* meinte. In einem Privatgespräch wies er inzwischen auf eine Arbeit in den „Mitteilungen der Wiener Akademie" hin und auf einen Vortrag auf dem diesjährigen Physiologen-Kongreß in Stockholm. Die erstere war uns völlig unbekannt und die Verhandlungen des Stockholmer Kongreß d. J. sind bisher noch nicht erschienen.

Die Punkte, die er meinte, waren 1.) der Dauercoestrus bei jungen Tieren, denen lange Zeit hintereinander Hormon injiciert war, aus dem Vortrag von Herrn *Zondek* und 2.) aus meinem Vortrag die Feststellung, daß die Injektion von Hormon bei schwangeren Mäusen keine oestrischen Scheidenveränderungen bewirke. Beide Mitteilungen betrafen nicht die Hauptpunkte unserer Vorträge. Wenn Herr *Wiesner* beides schon früher gefunden hat, so ist unsere Unkenntnis dieser Tatsache durch den Ort seiner Publikation wohl hinreichend erklärt. Das nebenbei.

Ich komme jetzt auf die Brunstkurven von Herrn *Wiesner* zu sprechen und möchte dazu bemerken, daß man am Sexualzyklus unterscheiden muß 1.) die zyklischen Veränderungen am Ovarium und 2.) die zyklischen Veränderungen am Müller-Gang-System.

Die letzteren zerfallen, in *Wiesner's* Schema für die kleinen Nager, z. B. Ratte und Maus, in die oestrische und die prägravide Phase. Mit dem weiblichen Sexualhormon (Ovarialhormon) können wir beim kastrierten Tier nur die erste, die Brunstphase, erzeugen.

Nun kennen wir bei der Frau keine Trennung zwischen einer Brunstphase und einer prägraviden Phase, wie sie bei Maus und Ratte nach der Brunst durch die Schleimhautdestruktion bestehen soll. Bei der Frau beginnt der Schleimhautaufbau kurz vor der Ovulation und geht nach unseren Kenntnissen kontinuierlich weiter in die durch die Sekretion (Glykogen etc.) charakterisierte, prägravide Phase, die ihr Ende im Zusammenbruch, in der Destruktion der Schleimhaut mit der Menstruation findet. Falls sich aber ein befruchtetes Ei inseriert, geht die prägravide Phase in die Graviditätsphase über. Die prägraviden

[1]) Es ließ sich leicht nachweisen, daß die 2. Phase nicht von der Gegenwart eines Eies bedingt ist; nicht einmal in ihren Anfangsstadien. Denn auch bei Tieren mit x-bestrahlten Ovarien ohne Ovulation gibt es Scheinschwangerschaft! (Anm. b. d. Publ.).

Veränderungen dienen morphologisch und chemisch der Nestbildung und Ernährung für das zu erwartende Ei. Nun sagt Herr *Wiesner*, da mit dem Hormon beim kastrierten Tier nur die erste Phase, die Brunstphase, zu erzielen ist, habe man kein Recht, das Hormonpräparat als biologisch geprüft zu bezeichnen, denn man wisse ja nicht, ob es die zweite Phase beim Tier auslöse und dieser zweiten entspräche das, was wir bei der Frau erzielen wollen, nämlich der prägravide Aufbau der Schleimhaut, der ev. in der Menstruation sein Ende findet.

Es ist Herrn *Wiesner* offenbar entgangen, daß Herr *Zondek* hier ein Bild gezeigt hat von einer Schleimhaut im Sekretionsstadium mit Glykogen in den Drüsen und diese Schleimhaut stammte von einer Frau, die vor 2 Jahren kastriert war, seitdem aber niemals mehr menstruierte, bei der eine Ausschabung vor der Behandlung eine Schleimhaut im Ruhestadium ergeben hatte und die dann nach 3 wöchentlicher Injektionsbehandlung mit Folliculin in das prägravide Stadium gelangt war. Denn die Glykogenansammlung in der Schleimhaut des Uterus betrachten wir als charakteristisch für das prägravide Stadium. Das ist unserer Meinung nach ein Beweis, der als biologische Prüfung genügen sollte.

Ich erinnere Herrn *Wiesner* ferner an die Untersuchungen von *Poll, Blootevogel* und *Dohrn*, die mit Placentarhormon bei kastrierten Mäusen eine Vermehrung der chrombraunen Zellen im Cervikalganglion des Uterus erhalten haben, wie sie sie sonst nur in der Mitte der Schwangerschaft sahen. Das alles sollte gegen die theoretischen Konstruktionen des Herrn *Wiesner* biologisch genügend begründeter Beweis für die Wirkung dieses einen Hormons sein, oder nimmt Herr *Wiesner* etwa zwei Hormone an?

B. P. Wiesner: Die Fragen, die Herr *Aschheim* anschneidet, sind von weit größerer als theoretischer Bedeutung. Es handelt sich hier um folgendes: Durch die Untersuchungen einer Anzahl von Biologen, von denen von früheren in erster Linie *Heape*, dann *Marshall* und eine Reihe von anderen, neuerdings die Amerikaner zu erwähnen sind, ist es gelungen, auf diesem Gebiet, das so lange der Spekulation — wissenschaftlicher wie industrieller — anheim gegeben war, eine Basis für exaktes und sicheres Arbeiten zu finden; es ist gelungen, biologische Prüfungsmethoden zu finden, und es ist nun so weit gekommen, daß man sagt: Hier sind Präparate vorhanden, die könnt Ihr Ärzte gebrauchen, die sind biologisch geprüft! Wenn ich Gynäkologe wäre, würde ich mich dagegen wehren, daß man diese Präparate als klinisch geprüft bezeichnet, oder ich würde es anerkennen. Das ist eine Sache für sich. Als Biologe wehre ich mich dagegen, daß man Präparate als biologisch geprüft bezeichnet für ein System Beta, die für ein System Alpha geprüft sind. Darum handelt es sich, klipp und klar gesagt: s i e s i n d a n e i n e m f a l s c h e n T e s t g e p r ü f t !

(*Aschheim:* Ist der Mensch ein falscher Test?)

Ich bitte um Verzeihung, ich sprach davon, daß diese Präparate von Herrn *Zondek* als b i o l o g i s c h geprüft bezeichnet werden. Sie werden nicht glauben — sogar gemäß den Publikationen von Herrn *Zondek* —, es handele sich um eine Prüfung am Mensch. Wenn ich sage: das Insulin ist biologisch geprüft, so meine ich nicht: es ist am Menschen geprüft worden, sondern ich meine: ich habe es am Kaninchen ausgewertet. Wenn Herr *Zondek* sagt: ich habe das Hormon biologisch geprüft, so belegt er das. Er sagt nämlich: Ich habe soundsoviele Mäuseeinheiten darin. Gewiß, er hat es sehr genau geprüft, aber diese Einheiten gelten für das System Alpha für die erste Phase, aber das Präparat soll auf ein Tier angewandt werden, das dem Einphasentypus angehört, nämlich auf den Menschen. Ich wende mich also als Biologe dagegen, daß auf diese Weise biologische Arbeit diskreditiert worden ist. Man wird sagen: Nun haben die Biologen diesen schönen Sexualzyklus gemacht, aber beim Menschen stimmt es nicht; man kann mit diesen Präparaten nichts anfangen.

Wenn dann Herr *Zondek* bzw. Herr *Aschheim* sagt, er habe Glykogen gefunden, so mache ich darauf aufmerksam, daß es sich hier um e i n e n Fall handelt. Ich bitte um Verzeihung, wenn ich als Nichtkliniker eine klinische Kritik übe. (Ich diskutiere hier nicht über Sätze und Behauptungen.) Es handelt sich erstens um e i n e Frau. Nun, das würde nichts machen. Aber der Fall ist geradezu ideal: es handelt sich um eine längst kastrierte Frau, die niemals eine Blutung gehabt hat. Was geschieht mit dieser Frau? — 1. Sie wird curettiert, 2. man findet nachher Glykogen. — Wenn ich eine Hündin ungefähr drei Tage, nachdem die Brunst beendet ist, also knapp vor Beginn der Scheinschwangerschaft kastriere, darauf drei Tage warte und nun die Schleimhaut untersuche, so finde ich bei der kastrierten Hündin, die doch ausgesprochen Destruktionsphänomene zeigt, eine Vergrößerung der Drüse, nach zwei Tagen oder nach wenigen weiteren Tagen eine Verkleinerung. Das ist das eine. Das zweite ist, daß der Aufbau des Glykogens gewißlich an eine prägravide Phase gebunden ist, aber ich sagte doch ausdrücklich — das ist Herrn

Aschheim und auch anderen entgangen: bitte noch einmal das Bild! —, daß ein Teil des Aufbaues von vornherein erwartet werden muß, nämlich aber jener, der der ersten Phase entspricht.

Wenn Herr *Aschheim* sagt, die Menstruation sei nebensächlich, sie sei ein Destruktionsphänomen, so hat er recht, aber sie ist ein Destruktionsphänomen, das nur dann eintreten kann, wenn der Aufbau vollzogen ist. Eine Glykogenspeicherung kann natürlich in diesem Punkt auch schon vorhanden sein. Nach diesem Versuch an der Hündin ist sie wohl vorhanden. Sie ist — das kann ich aber nicht mit Sicherheit sagen — auch beim Affen vorhanden. Es ist also sicher ein Aufbau erreicht worden. Der war zu erwarten. Es ist aber nicht das erreicht worden, was erreicht werden muß, daß nämlich an einem Tier die zweite Phase erzielt wird, die allein mit der ganzen Erscheinungsreihe beim Menschen verglichen werden kann.

Ich habe noch ein Wort zur Aufklärung zu bemerken. Die Versuche von Herrn *Poll* und *Dorn* usw. kenne ich natürlich. Ich habe sie ziemlich gut gekannt. Aber was beweisen sie? — Sie beweisen, daß man mit dem Hormon gewisse Erscheinungen, die auch die Schwangerschaft begleiten, erzielen kann. Sie beweisen aber nicht, daß man die Erscheinungen der Schein-Schwangerschaft erzielen kann.

Auf Ihre Frage, Herr *Aschheim*, ob ich glaube, daß es ein Hormon oder zwei Hormone gibt, möchte ich nicht eingehen. Ich habe eine ganze Reihe von Untersuchungen gemacht und glaube nicht nur, sondern glaube sogar bewiesen zu haben, daß ein und dasselbe Hormon eine Rolle spielt in beiden Phasen.

Wenn man bei der Schwangerschaft durch Hormoninjektion keine Wirkung erzielt, so ist das nicht ein kurioser Zufall, sondern das hat seinen guten und gesetzmäßigen Grund. Während der ersten Phase ist nämlich das Genitalsystem der Maus derart gestimmt, daß es mit der Erscheinungsreihe Alpha reagiert, sobald aber ein coitus eingetreten ist oder bei den anderen Arten andere Bedingungen stattgefunden haben, ist eine Umstellung erfolgt, und nun reagiert das Genitale auf denselben Stoff mit einer anderen Veränderungsreihe Beta. Aus neuen Versuchen mit Gravidenserum glaube ich entnehmen zu dürfen, daß eine andere Substanz dabei eine Rolle spielt.

Selmar Aschheim: Herr *Wiesner* hat bedauert, daß er nur Biologe und nicht Gynäkologe ist. Diesem Bedauern schließe ich mich an, freue mich aber dafür, daß Herr *Zondek* und ich Biologen und Gynäkologen sind. Wir haben in unseren Untersuchungen nur das eine Hormon gefunden, das den gesamten Aufbau der Schleimhaut besorgt, und als Gynäkologen sind uns die Beweise am Menschen wertvoller als theoretische Betrachtungen über das Tier. Denn als Gynäkologen wollen wir den Frauen praktisch helfen. Zur Zeit des Schleimhautaufbaues finden wir in der Follikelwand und im Follikelsaft das Ovarialhormon und genau das gleiche Ovarialhormon extrahieren wir oder finden wir im Corpus luteum der Blüte, wenn die Schleimhaut mächtig aufgebaut ist, wenn die prägravide Phase besteht und von diesem Hormon müssen wir annehmen, daß es diesen prägraviden Aufbau besorgt. Bei der Maus und der Ratte muß ja nach der Brunst noch der Reiz der Cohabitation, eines Fremdkörpers oder sonst ein Reiz hinzukommen, um die prägravide Phase einzuleiten. Wie und wann das Corpus luteum der Maus dabei mitwirkt, darüber haben wir keine experimentellen Erfahrungen. Wir können nicht der Theorie des Herrn *Wiesner* zuliebe unsere praktischen, an der Frau gewonnenen Erfahrungen, die außerdem histologisch gut fundiert sind, fallen lassen.

B. P. Wiesner: Ich möchte die Diskussion auf diese Weise nicht weiter ausdehnen. Sie wird literarisch weitergeführt werden. Wenn die Gynäkologen, wenn sie zugleich Biologen sind, für die Praxis etwas herauskriegen, so ist das sehr erfreulich. Wir verstehen uns aber nicht, solang Herr *Aschheim* unvergleichbare Dinge miteinander vergleicht, wie Brunstzyklus und Praemenstruum. In der Behauptung sind wieder einige Fehler in bezug auf das corpus luteum unterlaufen, die man korrigieren müßte. Ich glaube, ich verzichte lieber auf das Schlußwort.

Some Special Problems of Adolescence.

By *Z. F. Willis*, M. A., Vice-Chairman. Social Hygiene Committee, British Social Hygiene Council. London.

In presenting to you this afternoon the consideration of some special problems of adolscence. I must begin by saying that I can lay no claim to any special knowledge in Psychology or Pedagogy, nor have I conducted any particular research in either field. My approach, therefore, to the subject is the more general one of the social worker among adolescents, mainly boys of the industrial classes, who desires to conduct his work with and among them on the basis of the best available scientific knowledge of the day which is placed at our disposal by the specialists in Biology, Psychology, and Pedagogy, and in other allied fields.

May I say, however, that while such inexpert contribution is quite rightly the exception in the programme of the Congress, yet it seems to me to have its distinct value as an opportunity for the indication of possible syntheses in our work, syntheses the necessity of which I venture to suggest the specialist, by reason of his enthusiasm and thoroughness, is sometimes a little apt to overlook, and which we are all in some danger of neglecting in the wealth of material presented to us in such a Congress as this.

Time will only permit me to treat of three problems, and of those only in a very general fashion. Furthermore, I shall for the most part content myself with the endeavour to analyse the situation and not attempt to indicate anything more than the lines along which the solution to these problems is likely to be found.

The first problem which I desire to raise is that of the adequate development during adolescence of the sex instinct. And let me say at once that in concentrating upon the development of the instinct during adolescence, I do not for one moment desire to underestimate the tremendous importance of its development in earlier years. Indeed, it must, I think, be recognised that the foundations of a very great deal of the difficulties of the masturbator have their origin in conflict between the primary instinctive trends of the first infantile stage and the secondary reaction formations belonging to the latency period. But in so far as it is possible to divide life into periods, it would seem that adolescence presents two fairly distinct problems in regard to the development of character and personality from the point of view of sexual life.

In the first place, in common with the other innate potentialities of Man, the sex instinct is to be regarded as primitively general in its object; that is to say, as, normally, an impulse for union with a n y member of the opposite sex of the same species. But among men and other monogamous animals there appears to be an inborn tendency within the instinct to become specific, to develop into a disposition in which only one member of the opposite sex is at any one time adequate to call out the behaviour and emotional responses of the instinct. It is during the years of adolescence that so much may be done to facilitate or to render difficult — in some cases to make almost impossible — this development from the general to the specific. Nor need I remind you of the very great importance to the individual of the achievement of such a right development to the specific. The possibilities in later years of conflict and divorce between mere sexual appetite and the more developed elements of the sex instinct may thus be minimised and even avoided altogether, and with them the evil effects in character and personality of such conflict.

In the second place, it is also during the adolescent period that much may and should be done to ensure the adequate development of the various elements comprised within the sexual instinct. Many social workers and not a few teachers are, I think, still apt to overlook the composite nature of sexual life. Whether we trace it back to a single instinctive source, or with *Mc Dougall* to several, it comprises at least three distinctive elements: first, there is the desire for companionship, for complementation, as it were, of the personality; secondly, the desire for actual mental and physical intercourse in all its many and varied forms of expression; and thirdly, the desire for parenthood. Many a married life fails because of the lack of a proportionate development and expression of these three elements, or by reason of an almost total neglect of one or other of them. It is surely an obligation upon all those who are concerned with the adolescent to assist him to the fullest possible extent towards a reasonably proportionate development of his sexual life in all its aspects.

These considerations lead on almost inevitably to the indication of my second problem, which I propose to call the problem of education and tradition. It would be well to begin by a clear recognition of the intimate connection between Education and Tradition, for, as Professor *T. P. Nunn* has recently pointed out "we are prone to make education an abstract and therefore a relatively unfruitful business by treating it as if it should consist merely in the communication of knowledge and the inculcation of 'mental discipline", whereas, as he goes on to indicate, "if we always thought of it and practised it as an initiation of the young into the basal traditions of civilised life and conceived those traditions concretely and dynamically as modes of activity, it would become a much more profitable thing both to the individual scholar and to the nation" [1]). But it is just here, as it seems to me, that one of the greatest difficulties of the parent, the educationist, and the social worker immediately arises. It has been my privilege recently to be concerned with a world-wide inquiry into what may be called the mind of Youth. The results of this so far as sexual life is concerned seem but to confirm the results of other similar investigations in revealing a very great questioning and uncertainty as to the value of our traditions in this matter, and as to the

1) „The Influence of Education and Tradition in Social Hygiene". By T. Percy Nunn. M. A., D.Sc. „Foundations of Social Hygiene" (British Social Hygiene Council 1926). p. 87.

nature of the standards of sex life now to be regarded as reasonable and desirable. Nor would there appear to be any readiness to accept any answer from authority, not even the authority of psychology and medicine. And here, I think, we do well to remind ourselves that in its approach to the whole question of Sex, the scientific spirit and the scientific method are attacking human tradition and convention at one of its most vulnerable points. The reign of negation, of taboo, and of a mischievous silence has found here a last outpost in the path of the educational liberation of the human spirit, and there is, I think, at any rate some little danger that the outpost may fall before the cause of intelligent progress is fortified by a new tradition and a new idealism securely founded in scientific principle. This indeed constitutes a very serious problem for the adolescent and for all who are concerned with his development and growth.

I must only stop to indicate two lines of approach to the solution of this grave difficulty which seem to me to be of very special importance, and here let me say that I can only speak of conditions in my own country, and that in few matters can this Congress achieve more by the interchange of experience than in regard to these two points.

In the first place, it would seem to me there can be no solution of this difficulty apart from the provision of adequate biological teaching for all children on the basis of which they may be able to develop a right attitude to problems of individual and social conduct and health. To quote from a memorandum recently prepared in London on this point, "The teaching of biology, properly carried out, will provide the basis of a right attitude to many of the problems of social life. Its study provides what the ordinary teachings of Physics and Chemistry do not, some understanding of the principle of evolution, which with that of the indestructibility of matter and the conservation of energy, may be said to be the most important general principles of Natural Science. More in detail, it gives a conception of the continuity of man with the past of life upon the earth, and not merely of the possibility of some future evolution for man, but of its inevitability, either in an upward or a downward direction". For my part, there would appear to be little hope of the creation of a new tradition in regard to sexual life apart from the development of new attitudes and the acceptance of new standards by reason of the impenetration of our Schools by an adequate and synthetic biological teaching. I do not overlook the value and necessity of the best physiological, medical, and general hygienic knowledge, nor of sex education and instruction on scientific lines, more particularly if applied by individual methods, but I would urge that apart from the provision of such biological teaching as has been indicated, these will be very deficient in themselves and have little likelihood of building up those new attitudes and ideals upon the evolution of which the right reorientation to Sex and its place in life, must, it seems to me, inevitably depend.

My second point in this connection is that the practice of education needs to be very greatly developed on the emotional side. Modern psychology has made us familiar with the very great extent to which our character and conduct are dependent upon the strength and content of our emotional life. But, again speaking from English experience, I would venture to point out that physical and intellectual education and training are still the dominant elements in the curricula of our *Schools,* of which the motto — though be it said, the unwitting motto — has hitherto been, "Take care of the physical and the intellectual, and the emotional will take care of itself"; a motto which I would take liberty to observe is entirely contrary to a very great deal of human experience.

My third and last problem — and I must deal with it all too briefly — is that of what is termed delinquency in general and of masturbation in all its forms in particular, which seems to me inextricably linked up with the other two problems of which I have been speaking. My treatment of the matter will be, if I may so venture, in the nature of an appeal to you all to undertake a constructively synthetic approach to this perennial difficulty of the adolescent. May I reveal what is in my mind at the same time briefly and, I hope, clearly by saying that during the last few months I have read three separate contributions to this subject by medical men — two English and one American — which while they are, of course, by no means mutually contradictory, do seem to me to be far too independent of each other. All who are concerned with the welfare of the young, and more particularly of the adolescent, are waiting for some reasonably clear and agreed guidance upon this question, and particularly concerning education and treatment in regard to it. Nor, I would venture to urge, will agreement between scientists, and alone on the basis of scientific knowledge and principle, really suffice. Perhaps the most important contribution of modern sex research to our knowledge of sex in particular and of life in general has been its insistence upon the central importance to life of Sex and upon the futile impossibility of conceiving of Sex as something to be deprecated and repressed in the interests of intelligent and spiritual living. But to make such a claim is to admit the relevance of o moral and spiritual factors in the solution of any such problem as that of masturbation, and to recognise that apart from them no solution is to be regarded as complete. The large measure of agreement among competent students of the question in relieving the youth of our day from many terrors, as artificial as they have been degrading and harmful to the development of personality and character, is a matter for intense gratitude on the part of all parents, teachers, and social workers. What we now await is a similar measure of agreement as to the educative and other means of either the prevention or cure of that regressive and auto-erotic attitude to life of which masturbation is the symptomatic expression. I may very well be wrong, but my own study of the literature of the subject would suggest that independent and specialised research has now sufficiently progressed for synthetic and constructive action to be possible. At any rate, I would urge that the possibility should be explored in some way which the proceedings of this highly significant Congress may indicate. And what I have said in regard to the special difficulty of masturbation applies equally to all the many expressions of the inadequate and abnormal development of the sexual potentialities of the child resulting in those other and often more subtle delinquencies to which there is no opportunity now to refer. but in regard to which I may perhaps quote one rather striking passage. Professor *Cyril Burt,* whose valuable book on the *Delinquent Child* will be known to many of you, has recently in a lecture given under the auspices of the British Social Hygiene Council, made the following statement in regard to the psychological causes of prostitution which I venture to read to you because of its bearing not only upon the general problem of delinquency but equally upon the problem of right emotional development to which I made reference in the earlier part of my paper. I may perhaps add that a few investigations which I have been able to conduct personally point in the direction of the same conclusions to which Professor *Burt* has provisionally come. To quote from Dr. *Burt* he says:

"Recently, at my suggestion, a probation officer attached to one of the larger police courts in London, has attempted an inquiry into the causes of prostitution. The numbers studied are at present too few to yield reliable statistics. But I have added her data to my own, and may perhaps venture to give a provisional summary of the results that emerge.

As in other forms of juvenile delinquency, many different factors may contribute towards the ultimate lapse. A few prostitutes — chiefly those of the lowest type — are mentally deficient; the majority are dull; and nearly all are emotionally unstable. General innate mental conditions of this sort have an undoubted influence; the girl is unable to get or to keep a satisfactory job, and at the same time her judgment is too obtuse or too erratic for her to hold clearly in mind the danger and the degradation of a dissolute life. In many instances the home environment forms another predisposing factor. In 23 per cent. of the cases studied the parents were vicious, neglectful, or incompetent; and, in an additional 12 per cent. (at the very least), the discipline had been too weak, too seovere, or in other ways injudicious. It is true that 30 per cent. of the girls had comfortable homes, to which they could have returned. had they chosen; but 16 per cent. were altogether homeless. either from childhood or soon afterwards — many coming from orphanages or from workhouses, where they had been trained for domestic service.

Occasionally some event in the girl's history was responsible for her downfall (though not, indeed, so frequently as their somewhat romantic narratives would seem to suggest); 2 per cent. had been deserted by their husbands; 4 per cent. had been seduced by friends, by employers, or even by relatives during early childhood; 6 per cent. had been turned out of their homes, or had lost their situations, owing to some youthful escapade. It is instructive to note what a large proportion of prostitutes have been domestic servants — an occupation where nowadays employment can nearly always be obtained. So far as employment is concerned, domestic servants, together with waitresses and actresses (usually chorus girls or dancing instructresses though the phrase is often a vain and meaningless euphemism), furnish over 80 % of the total number. Shop girls and factory girls account, in my cases, for most of the rest.

Only 7 per cent. seem in any way to have been genuinely forced into prostitution by economic need. But most of the girls possessed tastes and inclinations which the normal earnings of a person with their intelligence could never hope to satisfy — a love of drink, dress, or selfdisplay, of extravagance and luxury, and of all the varied excitements that life in town can afford; and many seemed constitutionally too lazy to earn even what little they could by regular hours and early rising, and by an honest life of daily drudgery. Less than 5 per cent. were sincerely willing to return to their own homes or to accept and stick to a decent occupation when it could be found.

So far, these figures tally with conclusions reached by most other social workers. But the factors which to me seem more significant than any are but lightly touched upon in previous studies of the problem. The chief psychological characteristic of the prostitute (so far as such persons have any single characteristic in common) lies, not in her intellectual endowment or its short-comings, but in her temperament; she shows, not so much a deficiency of intelligence as an excess of emotionality. She seems, when her brazen mask is broken through and she shows herself for what she is, a gay, wilful, self-indulgent creature, singularly restless and strangely inconsistent, vain yet hopelessly untidy and careless, conceited yet devoid of genuine self-respect, full of foolish laughter yet easily depressed, indolent and yet adventurous, quarrelsome and yet easily led. All her instincts and emotions are apt to be over-developed. But, above all, in more than half the cases I have analysed the girl has been demonstrably over-sexed. Of all single causes, therefore, I am inclined to lay most stress on the excessive and precocious sexual nature of the girl herself.

Prostitution is usually defined as the promiscuous offering of sex relations for money or mercenary considerations. It is supposed to exist because the female has no direct psychical interest in the matter, but is simply sought out by a male who is willing to pay for what he wants. This may be true when the practice has become a habit; but it is far from indicating the real origin of individual cases. It is, for example, seldom recognised that in the streets and works of most large towns, there are girls as well as youths who are seeking the opposite sex — girls in good positions, who need no money and are in regular work, who yet find this simply a convenient way for meeting fresh acquaintances, and of gratifying their primitive emotions. And in at least 85 per cent. of the cases I have collected the first lapse from chastity (and often the first series of such lapses) arose in some more or less emotional situation in which the girl's own sex instinct evidently played an essential role; cash or its equivalent formed no part of the inducement"[1]).

Ladies and Gentlemen, I am deeply sensitive of the honour you have conferred upon me in giving me the opportunity to speak to you upon a subject of such importanceo. I would end, as I ventured to begin, by an appeal to this Congress and all the varied interests and investigations represented in it to take some steps to relate those in-

1) "The Contribution of Psychology to Social Hygiene". By Cyril Burt. M.A., D.Sc. "Foundations of Social Hygiene" (British Social Hygiene Council 1926). p. 42.

terests and investigations more intimately to each other than has hitherto been either possible or desirable, and more particularly in regard to the solution of the three problems in the lives of adolescents which have mentioned and of the many other equally important problems of this so critical period of human development.

I am among those who are inclined to think that in our day we are passing through an experience in which our scientific development has overtaken our moral development. Our new powers and resources call for the evolution of higher expressions of our moral and spiritual natures more in conformity with them, and Science cannot detach itself from a large measure of responsibility for that evolution.

Gedruckt bei der
von Münchow'schen Universitäts-Druckerei
Otto Kindt in Gießen

Die Massage der inneren Geschlechtsorgane beim Manne und Weibe. Von *A. Müller*. Mit 53 Figuren. Gr.-Oktav. VII, 122 Seiten. 1926. M. 6.-, geb. M. 7.60.

Das Buch ist eine Sonderausgabe der Massage der Beckenhöhle aus der zweiten Auflage des Lehrbuchs der Massage des Verfassers. Die hierin beschriebene Massagetechnik unterscheidet sich dadurch von der üblichen »Prostala«- und »Ture Brandt«-Massage, daß sie aufs strengste der normalen und pathologischen Physiologie des Muskelapparates der Beckenhöhle als des Hauptgegenstandes der Massage angepaßt ist.

Die moderne Therapie der Genorrhöe beim Manne. Ein Leitfaden für Studierende und Ärzte. Von *P. Asch*. 2. Auflage. Mit 25 Abbildungen im Text. Oktav. 84 Seiten. 1920. M. 3.–, geb. M. 4.–.

»Der Verfasser bespricht in Form zwangloser Vorlesungen diejenigen Behandlungsarten der akuten und chronischen Genorrhöe sowie ihrer Komplikationen, die sich ihm in seiner 15jährigen selbständigen Praxis als Spezialarzt am besten bewährt haben. . . Für den Speziallisten und mit dem Fach vertrauten Arzt bietet es eine Fülle von Anregungen und auch von Belehrungen.« Zeitschrift für ärztliche Fortbildung.

Die Behandlung der Haut- und Geschlechtskrankheiten. Von *E. Hoffmann*. 4., vermehrte Auflage. Oktav. 199 Seiten. 1925. M. 3.50, geb. M. 4.70.

»In der nach zwei Jahren schon wieder notwendig gewordenen Neuauflage dieses beliebten Buches wurden einige Kapitel neu eingefügt und alles auf den neusten Stand der Dinge ergänzt (Neosilbersalvarsanbehandlung, Wismuthbehandlung der Lues usw.). Für die ausführliche Gestaltung der diagnostischen Hinweise werden die Leser besonders dankbar sein.« Zentralblatt für Haut- und Geschlechtskrankheiten.

Menschenzucht. Ein Merkbuch für die Reifen beiderlei Geschlechts. Von *F. Kisch*. Oktav. 100 Seiten. 1920. M. 2.80.

»Hinter diesem merkwürdigen Titel verbirgt sich eine volkstümliche Darstellung der gesichteten Tatsachen und Forderungen der Eugenik, denen man gerade in jetziger Zeit, wo es wohl weniger auf eine möglichst hohe Geburtenzahl als auf die Erzielung eines qualitativ weitgehend gehobenen Nachwuchses ankommt, allgem. Beachtung und Beherzigung wünschen muß.« Monatsschrift für Kinderheilkunde.

Die sexuelle Untreue der Frau. Eine sozial-medizinische Studie von *H. Kisch*. Zwei Bände. Oktav. Kompl. M. 7.–, geb. M. 9.50. I. Band: *Die Ehebrecherin*. Dritte, vermehrte Auflage. Oktav. 260 Seiten. 1918. M 4.–, geb. M. 5.50. II. Band: *Das feile und das freie Weib*. Eine sozial-medizinische Studie. Zweite Auflage. Oktav. 216 Seiten. 1921. M. 4.–, geb. M. 5.50.

«Im Sinne des inzwischen verstorbenen Verfassers hat der Sohn, *Dr. Franz Kisch*, die vorliegende zweite Auflage einer Umarbeit unterzogen, die sich in dem veränderten Titel schon geltend macht. K. will gegenüber der ersten Auflage noch mehr den Unterschied betonen zwischen dem ungebunden seine Sexualität frei auslebenden Weibe und der feilen Dirne. Im übrigen ist der früheren Besprechung nichts hinzuzufügen; der Name des Autors hat ja auf diesem sozial-medizinischen Gebiete den besten Klang.« Med. Korrespondenz für Württemberg.

Freundschaft und Sexualität. Von *S. Placzek*. 6., wenig veränderte Auflage. Oktav. 188 Seiten. 1927. M. 4.–, geb. M. 5.–.

»Die Bedeutung dieser wertvollen psychologischen Studie des bekannten Berliner Nervenarztes ist durch die rasch aufeinanderfolgenden Auflagen allgemein anerkannt worden. Die fortschreitende Klärung der Beziehungen zu Freundschaft und Sexualität wird immer ein wesentliches Verdienst des Verfassers bleiben.« Medizinische Klinik.

Das Geschlechtsleben der Hysterischen. Eine medizinisch-soziologische und und forensische Studie. Von *S. Placzek*. 2., wenig veränderte Auflage. Gr.-Oktav. VII, 276 Seiten. 1922. M. 7.–, geb. M. 9.–.

Ein Verzeichnis der sexualwissenschaftlichen Werke unseres Verlages ist kostenlos durch jede Buchhandlung oder auch direkt zu beziehen.

Das Geschlechtsleben in der Völkerpsychologie

Von Dr. Otto Stoll, o. Professor an der Universität Zürich

Mit zahlr. Abbildungen. Lexikon-Oktav. XIV, 1020 S. 1908. M. 30.–, geb. M. 33.–

Sozialbiologie

(Bevölkerungswissenschaft und Gesellschaftshygiene)

Von Dr. jur. Alexander Elster

Groß-Oktav. III, 483 Seiten. 1923. *(Handbuch der Wirtschafts- und Sozialwissenschaften Bd. 8.)* M. 9.–, gebunden M. 10.50

Geschichte der Medizin

Von Dr. med. et phil. Paul Diepgen, Professor in Freiburg i. B.

I.: *Altertum.* Zweite Auflage. 116 Seiten. 1923. *(Samml. Göschen Bd. 679.)* Geb. M. 1.50

II.: *Mittelalter.* 118 Seiten. 1914. *(Sammlung Göschen Bd. 745.)* Gebunden M. 1.50

III.: *Neuzeit.* Von Andreas Vesalius bis zur Begründung der Zellularpathologie durch Rudolf Virchow (1858). 142 Seiten. 1919. *(Samml. Göschen Bd. 786.)* Geb. M. 1.50

IV.: *Neueste Zeit.* Von der Begründung der Zellularpathologie bis zur Gegenwart. Erster Teil. Mit 4 Figuren. 146 Seiten. *(Samml. Göschen Bd. 883.)* Geb. M. 1.50

Klinisches Wörterbuch

Die Kunstausdrücke der Medizin

Erläutert von Sanitätsrat Dr. med. Otto Dornblüth

Dreizehnte und vierzehnte, vollkommen umgearbeitete Auflage von Dr. med. Emil Bannwarth. Oktav. VIII, 464 S. 1927. Geb. M. 7.50.

(Veits Sammlung wissenschaftlicher Wörterbücher)

12000 Fremdwörter und Kunstausdrücke

aus den alten und neuen Sprachen mit kurzer Angabe der Ableitung und der Bedeutung

Die Psychoneurosen

Neurasthenie, Hysterie und Psychasthenie

Ein Lehrbuch für Studierende und Ärzte

Von Sanitätsrat Dr. med. Otto Dornblüth

Groß-Oktav. XII, 700 Seiten. 1911. M. 10.–, geb. M. 11.50.

Bei Fragen zur Produktsicherheit wenden Sie sich bitte an:
If you have any questions regarding product safety,
please contact:

Walter de Gruyter GmbH
Genthiner Straße 13
10785 Berlin
productsafety@degruyterbrill.com